新 心エコーの読み方，考え方

[改訂4版]

榊原記念クリニック　埼玉医科大学総合医療センター　**羽田勝征**［著］

CLINICAL ECHOCARDIOGRAPHY:
EVIDENCE- AND EXPERIENCE-BASED APPROACHES

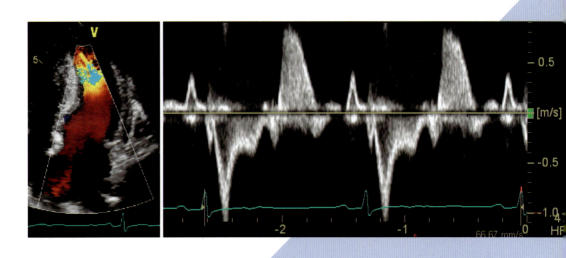

中外医学社

改訂4版の序

　私が心音図研究室に入局した当時は患者を見る，聴く，触る，の診療が大きな比重を占めておりました．Mモード法が導入され始めた頃で，その後，断層法，パルス・連続ドプラー法，カラードプラー法と発展していく過程で心エコーを中心とした診断学を学びました．今日，若い先生方は"考える"ことが苦手なようです．physical examination に限らず，心エコー所見の読みも art（医術＝経験で習得する技）です．すべての読影は知識と経験によるものです．しかし，読影には思い込み，ときには錯覚が混入します．裸の真実は存在しません．画像診断は読みがすべてで，計測と理屈は後からです．

　数多くの症例からデータを集めて統計的分析により複雑な事象の中に共通性，有意性，相関性，あるいは方向性を見出すのが研究です．新しい論文は知識と視野を広げ，日頃の経験不足や不勉強を補い，独断を修正し，また，疑問を一気に解決させます．目から鱗です．論文を読んだ後は同じ所見でも見る目が変わります．しかし，自らの経験とはどうしても相容れない論文や新たな疑問が生じてくる論文があります．研究の集大成とも言えるガイドラインはワーキンググループが古今東西の研究成果を取捨選択し，各メンバーの経験を加味した最大公約数的意見をまとめたものです．ガイドラインが最良の医療を保証するものではありません．論文にも限界があります．思い込みは経験だけでなく研究にも生じるからです．論文は鵜呑みにするものではなく，批判的に読むものです．エビデンスやガイドラインは絶えず軌道修正され，医学はつねに進歩し続けています．

　本書は"心エコーを中心とした臨床心臓病診断学"を目指したものです．若い先生方やソノグラファーの方々には自らの経験を大切にしつつ，データと論理のみではわりきれないエビデンスを学んでいただきたいという思いです．経験はいかなる論文よりも重みを持つことがあります．読者には診療と研究，両者の面白さを学びながら，知的好奇心と探究心を深め，チャレンジ精神を発揮していただきたいと願っております．情報と知識は異なります．情報を見極めるのは経験に裏付けされた知識，および洞察力です．生体は不確実性の塊です．これは臨床医学の醍醐味でもあります．"たった一拍にて人の一生を決めてはならない"は Burch 先生の言葉です．医療は複雑系の偉大なる産物，崇高な生命を扱っている（中田 力．穆如清風—複雑系と医療の原点．医事新報社）ことを忘れてはなりません．

　改訂4版でも関東中央病院の原田 修ソノグラファーには説得力のある，すばらしい画像を提供していただきました．感謝しております．

　　　　2018年7月吉日

　　　　　　　　　　　　　　　　　　　榊原記念クリニック
　　　　　　　　　　　　　　　　　　　埼玉医科大学総合医療センター　　羽 田 勝 征

序

　本著執筆の目的は著者の経験を若い先生方やソノグラファーに伝えること，であります．3年間の連載をそのまままとめて2000年に出版した旧著の内容はあまりにも古くなっておりました．改訂のつもりが最終的には書き直す結果となった次第です．

　患者を前にして何をまず先に考えるか，何が否定できるか，から診療は始まります．知らなければ重大な誤診を招きますが，知っていても誤まることはあります．多くは"思い及ばず"です．教科書や文献は鑑別診断までは教えてくれません．心不全としては心拍数が速くない，息切れが強い割には心電図変化が乏しい，雑音があるのでとても虚血性心疾患とは思えない……などの印象は大切な情報です．これらはエビデンスではなく，日頃の経験で学ぶものです．多忙な診療と不確定要素の多い情報の中で選択と決断を迫られる毎日であります．"勘"も必要です．臨床医学の常です．心エコーも然りです．数値だけで診断できるものではありません．どの所見を重視して何を無視するか，臨床像，他の検査との対比を繰り返しつつ，心エコーの読みを深めるべきです．これが経験です．

　本著は心エコーの教科書を目指したものではありません．また，心エコーのすべてを網羅したものでもありません．内容は施設を代表した考え方ではなく，あくまでも"私個人の経験に基づく心エコーの読み方"です．単なる文献の紹介にはしたくありませんでした．文献を踏まえた常識的記載に心がけたつもりですが，経験不足，経験の偏り，勘違い，文献漏れ，等，はありそうです．校正が終わって読み直しても，著者の勉強不足や記述不足を痛感しています．

　優秀なソノグラファーの観察はさすがに豊富です．学ぶことは多々ありました．著者が初めて知ったことでも彼らはすでに気づいていることがあります．医者とのコミュニケーションが不充分なために読影に充分活かされていないことを痛感しています．心エコーはもっと活用すべきです．それだけの情報がまだ埋もれております．

　本著はその後10年の私の経験を踏まえたつもりです．心エコーに従事する若い方々の経験不足を補うものになれば望外の喜びです．

　締切りのない執筆でいつになるかわからなかった著書がやっと出版できたのは，中外医学社の荻野邦義，上村裕也，両氏の叱咤激励と迅速な編集によるところが大でした．改めて謝意を表します．

　　2009年3月吉日

　　　　　　　　　　　　　　　　　　　　　　　　　　　　　　　羽 田 勝 征

目次

CHAPTER 1 心エコーを診療に活かす 1

A．病態に応じた心エコー図検査の適応と依頼 ……………………………… 1
B．身体所見の考え方 ………………………………………………………… 2
C．胸部X線写真との対比 …………………………………………………… 3
D．心電図との対比 …………………………………………………………… 4
E．依頼と報告書の書き方 …………………………………………………… 6

CHAPTER 2 正常像を学ぶ 8

A．心エコー図所見 …………………………………………………………… 9
　［1］Mモードエコー法をいかに利用するか ……………………………… 9
　［2］左室の大きさと壁運動 ………………………………………………… 10
　［3］壁厚の求め方 …………………………………………………………… 16
　［4］高齢者でみられる中隔上部の突出（S字状中隔）………………… 17
　［5］乳頭筋 …………………………………………………………………… 18
　［6］僧帽弁動態と腱索 ……………………………………………………… 18
　　　　a）鞍型を呈する僧帽弁輪 ……………………………………………… 21
　　　　b）非病的SAM（僧帽弁の収縮期前方運動）……………………… 23
　　　　c）弁輪石灰化（MAC，MRC）……………………………………… 23
　［7］大動脈弁 ………………………………………………………………… 24
　［8］ランブル疣腫とストランド …………………………………………… 26
　［9］心膜エコー，エコーフリースペース，および心外膜脂肪 ………… 27
　［10］左室流出路と大動脈 …………………………………………………… 28
　　　　a）左房背方の下行大動脈 ……………………………………………… 30
　　　　b）腹部大動脈 …………………………………………………………… 30
　　　　c）腸骨動脈と大腿動脈 ………………………………………………… 30
　［11］左房と左心耳 …………………………………………………………… 31
　［12］肺静脈隔壁 ……………………………………………………………… 31

i

［13］ 心房中隔領域：卵円窩，卵円孔開存，心房中隔瘤 …………………………31

［14］ 右室と右房 …………………………………………………………………34

［15］ 静脈洞弁と Chiari's network …………………………………………………36

［16］ 三尖弁 ………………………………………………………………………36

［17］ 右室流出路と肺動脈，肺動脈弁領域 ……………………………………37

［18］ 冠静脈洞 ……………………………………………………………………38

［19］ 下大静脈 ……………………………………………………………………38

［20］ 右側内頚静脈 ………………………………………………………………39

［21］ 肝静脈 ………………………………………………………………………40

B．カラードプラー所見 ……………………………………………………………40

［1］ 流入血ドプラー …………………………………………………………41

［2］ 組織ドプラー（TDI）の記録 …………………………………………42

［3］ 正常者駆出血ドプラー …………………………………………………44

a）左室流出路と大動脈弁口部ドプラー ………………………………45

b）右室流出路と肺動脈弁口部ドプラー ………………………………45

［4］ 肺静脈血流ドプラー ……………………………………………………45

［5］ 健常者の弁逆流ドプラー ………………………………………………46

CHAPTER

3 心機能障害と心不全を理解する   53

A．心不全とは ………………………………………………………………………53

B．収縮機能の評価 …………………………………………………………………56

［1］ M モード法による駆出率（Teichholz 法）と左室内径短縮率 ………57

［2］ 断層法による駆出率（シンプソン変法）………………………………57

［3］ systolic time intervals（STI）……………………………………………58

［4］ 心拍出量（CO）…………………………………………………………58

［5］ EPSS（E point septal separation）………………………………………59

［6］ peak dP/dt …………………………………………………………………59

C．右心機能の評価 …………………………………………………………………60

D．駆出率の保たれた心不全（HFpEF）…………………………………………61

E．拡張機能の評価 …………………………………………………………………63

［1］ M モードエコー法による評価 …………………………………………63

a）僧帽弁エコー図による B-B'ステップ ……………………………63

b）左室後壁の拡張早期スロープ………………………………………63

c）僧帽弁エコーの拡張期後退速度（DDR）…………………………63

［2］ ドプラー法による評価 …………………………………………………64

a）僧帽弁流入ドプラー…………………………………………………64

b）拡張中期"L"波 ……………………………………………67

c）肺静脈血流ドプラー ………………………………………68

d）肺動脈弁逆流ドプラー ……………………………………68

e）Mモードカラーによる左室流入血流伝播速度（FPV）………68

f）組織ドプラーE/e'（E/E'）…………………………………69

［3］左房容積と左房径 …………………………………………71

F．Tei index …………………………………………………………73

G．ストレインイメージング ………………………………………75

H．三次元心エコー法 ………………………………………………75

I．負荷心エコー図法 ………………………………………………76

CHAPTER 4 虚血性心疾患を見落とさない 82

A．冠動脈ドプラー …………………………………………………83

［1］左右冠動脈起始部（#5, 6，#1）…………………………83

［2］左前下行枝遠位部（#7, 8付近）…………………………83

［3］中隔枝 …………………………………………………………84

［4］左回旋枝（#14, 15の遠位部）……………………………85

［5］右冠動脈遠位部の後下行枝（PDA）………………………85

B．壁運動異常の検出 ………………………………………………85

［1］前下行枝（LAD）領域 ……………………………………85

［2］左回旋枝（LCX）領域 ……………………………………86

［3］右冠動脈（RCA）領域 ……………………………………86

C．虚血によらない壁運動異常 ……………………………………90

D．急性冠症候群 ……………………………………………………92

E．たこつぼ心筋症 …………………………………………………93

F．脳血管障害の心電図異常と心筋障害 …………………………94

G．虚血性心筋症（ICM）…………………………………………95

H．心筋梗塞による心不全と合併症 ………………………………97

［1］左室内血栓 …………………………………………………97

［2］僧帽弁閉鎖不全 ……………………………………………98

［3］自由壁の破裂と心タンポナーデ …………………………98

［4］心室中隔穿孔 ………………………………………………99

［5］右室梗塞 ……………………………………………………99

［6］心室瘤，仮性心室瘤，心外膜下心室瘤 …………………100

［7］心筋内出血，血腫，およびその破裂 ……………………100

I．冠動脈粥状硬化によらない冠動脈疾患 ………………………100

iii

CHAPTER 5 心肥大と肥厚を評価する 104

A．高血圧と心肥大 ………………………………………………………… 104
B．高血圧と心機能 ………………………………………………………… 106
C．肥満と心不全 …………………………………………………………… 107
D．スポーツ心 ……………………………………………………………… 107

CHAPTER 6 弁膜症を診る 109

1．総論 …………………………………………………………………… 109
A．心房細動の有無を明らかにする ……………………………………… 110
B．逆流シグナルと弁膜症を使い分ける ………………………………… 110
C．病歴と身体所見を重視する …………………………………………… 110
D．自分なりの"逸脱"をはっきりさせる ………………………………… 111
E．弁接合部は"浅いか深いか"を見る …………………………………… 111
F．軽度の弁逆流でも重視すべきもの …………………………………… 112
G．逆流シグナルは"偏位するか否か"を見る …………………………… 112
H．弁逆流は"原因か結果か"を考える …………………………………… 114
I．弁のMモードエコー …………………………………………………… 114
J．逆流の半定量化 ………………………………………………………… 114
K．弁膜症定量化の問題 …………………………………………………… 115
L．逆流のピーク流速と時相 ……………………………………………… 116
M．手術の適応 …………………………………………………………… 117

2．僧帽弁膜症 …………………………………………………………… 118
A．僧帽弁狭窄（MS） ……………………………………………………… 118
　　［1］弁口面積の算出 …………………………………………………… 121
　　［2］僧帽弁狭窄に合併する僧帽弁閉鎖不全 ………………………… 122
　　［3］経皮的僧帽弁交連裂開術（PTMC） …………………………… 122
　　［4］僧帽弁狭窄症の手術適応 ………………………………………… 124
　　［5］弁形成術後僧帽弁狭窄 …………………………………………… 124
B．僧帽弁閉鎖不全（MR） ………………………………………………… 125
C．器質的僧帽弁閉鎖不全 ………………………………………………… 125
　　［1］リウマチ性 ………………………………………………………… 126
　　［2］逸脱 ………………………………………………………………… 128

［3］腱索断裂 ·· 132

［4］僧帽弁逸脱症候群 ···································· 133

D．機能性僧帽弁閉鎖不全 ································ 133

［1］tethering MR ··· 133

［2］弁輪拡張による MR: atrial functional murmur ··· 135

［3］Burch の乳頭筋不全症候群 ······················· 137

E．薬剤性弁膜症 ··· 137

F．その他の僧帽弁閉鎖不全 ·························· 139

［1］PTMC 後例 ··· 139

［2］僧帽弁形成術・弁輪縫縮後例 ··················· 140

［3］先天性僧帽弁クレフト ···························· 141

［4］パラシュート僧帽弁 ······························ 141

［5］弁輪石灰化 ·· 141

［6］伝道障害時の僧帽弁逆流 ························· 141

［7］拡張期の僧帽弁逆流 ······························ 141

G．僧帽弁閉鎖不全の重症度評価と定量化 ········· 142

H．手術適応 ··· 145

［1］急性の僧帽弁閉鎖不全 ···························· 145

［2］慢性器質的僧帽弁閉鎖不全 ······················ 145

［3］機能性（tethering）僧帽弁閉鎖不全 ············· 146

3．大動脈弁膜症 ···································· 153

A．大動脈弁狭窄（AS）································· 153

［1］硬化・変性による狭窄 ···························· 154

［2］大動脈二尖弁 ······································· 154

［3］リウマチ性狭窄 ···································· 156

［4］狭窄の重症度評価 ·································· 157

［5］低圧・低流量の大動脈弁狭窄 ··················· 159

［6］臨床像，心カテーテル，心エコードプラー所見の不一致 ··· 161

［7］楽音様雑音と大動脈弁狭窄 ······················ 164

［8］合併する僧帽弁閉鎖不全と大動脈弁閉鎖不全の評価 ··· 164

［9］S字状中隔，閉塞性肥大型心筋症，discrete 型弁下狭窄，左室中部閉塞との
鑑別，あるいは合併の診断 ························ 165

［10］弁置換の適応 ······································· 165

［11］経カテーテル大動脈弁留置術，または置換術（TAVI or TAVR）········ 167

B．大動脈弁閉鎖不全（AR）··························· 169

［1］成因 ··· 170

［2］急性大動脈弁閉鎖不全 ···························· 172

［3］大動脈弁の形態 ………………………………………………………… 173

［4］大動脈径の計測 ………………………………………………………… 175

［5］弁逆流の方向 …………………………………………………………… 176

［6］左室流出路病変の検索 ………………………………………………… 177

［7］左室径 …………………………………………………………………… 177

［8］半定量化 ………………………………………………………………… 177

［9］合併する僧帽弁逆流の評価 …………………………………………… 180

［10］手術適応 ………………………………………………………………… 181

4．三尖弁と肺動脈弁膜症 …………………………………………………… 186

Ａ．三尖弁疾患 ……………………………………………………………… 186

［1］機能性三尖弁逆流 ……………………………………………………… 186

［2］器質的三尖弁逆流 ……………………………………………………… 188

［3］high pressure（高圧）TR と normal pressure（正常圧）TR ……… 189

　　　ａ）高圧三尖弁閉鎖不全 ……………………………………………… 190

　　　ｂ）正常圧三尖弁閉鎖不全 …………………………………………… 191

［4］三尖弁閉鎖不全の手術適応 …………………………………………… 192

［5］三尖弁狭窄 ……………………………………………………………… 193

Ｂ．肺動脈弁と肺動脈の疾患 ……………………………………………… 194

［1］肺動脈弁狭窄と弁上狭窄 ……………………………………………… 194

［2］肺動脈弁閉鎖不全 ……………………………………………………… 194

［3］特発性肺動脈拡張症，特発性肺動脈瘤，および肺動脈分枝狭窄 …… 195

5．人工弁 ……………………………………………………………………… 199

Ａ．種類 ……………………………………………………………………… 199

Ｂ．paravalvular leak（PVL）と detachment ………………………… 199

Ｃ．弁機能障害と血栓弁　stuck valve …………………………………… 202

［1］僧帽弁位人工弁 ………………………………………………………… 204

［2］大動脈弁位人工弁 ……………………………………………………… 204

［3］三尖弁位人工弁 ………………………………………………………… 206

Ｄ．弁の透視 ………………………………………………………………… 206

Ｅ．patient-prosthesis mismatch（PPM）の問題 …………………… 206

Ｆ．術後心機能の評価 ……………………………………………………… 207

Ｇ．僧帽弁置換術後の三尖弁閉鎖不全 …………………………………… 207

Ｈ．大動脈弁置換術後の弁下狭窄 ………………………………………… 208

Ｉ．弁輪部膿瘍と瘤 ………………………………………………………… 209

目次

6. 感染性心内膜炎 ································ 212

A. 基礎疾患 ····································· 212

B. 診断の進め方 ······························· 213

[1] 疣腫 ·································· 215

[2] 塞栓症 ································ 217

[3] 感染性動脈瘤 ························ 217

[4] 逆流性雑音 ·························· 217

[5] 腱索断裂 ···························· 217

[6] 弁瘤と穿孔 ·························· 218

[7] 弁輪部膿瘍, 仮性瘤と解離・破裂 ··· 218

[8] 心室中隔膿瘍・解離 ················ 220

[9] 乳頭筋不全と断裂 ·················· 221

[10] 弁狭窄 ······························ 221

[11] 特殊な病態 ························ 221

C. 他科を受診する感染性心内膜炎 ············· 222

D. 手術の適応 ································· 222

CHAPTER

7 心房細動に注意する
225

A. 心房細動の有無を知る ····················· 225

B. 左房内血栓と脳塞栓 ······················· 226

C. 心房細動と弁逆流: もう一つの機能性僧帽弁閉鎖不全 ········ 227

D. 心房細動と肝静脈ドプラー ················· 230

E. 心房細動例の心機能評価: 定量化の問題 ······ 232

F. 心房細動と心不全 ························· 233

G. 心房細動と拡張障害 ······················· 235

H. 心房細動と徐脈 ··························· 235

CHAPTER

8 大動脈疾患を捉える
238

A. Valsalva 洞瘤と破裂 ······················· 241

B. 胸部大動脈瘤と解離 ······················· 242

[1] 偽腔 ·································· 245

[2] 大動脈弁閉鎖不全 ·················· 245

[3] intimal flap（内膜剝離） ············ 246

[4] 大動脈弁輪部膿瘍 ·················· 248

vii

C．腹部大動脈瘤と解離 ··· 248

　　［1］偽腔閉塞型解離 ··· 249

　　［2］PAU（penetrating atherosclerotic ulcer） ··············· 249

　　［3］ULP（ulcer-like projection） ································· 249

D．感染性動脈瘤 ··· 250

E．炎症性大動脈瘤 ··· 250

F．大動脈縮窄 ··· 250

CHAPTER 9 先天性心疾患を知る
253

A．Eisenmenger 症候群 ··· 253

B．心房中隔欠損症 ··· 253

　　［1］短絡シグナルの検出 ··· 255

　　［2］肺高血圧の評価と肺動脈弁狭窄の有無 ··············· 256

　　［3］僧帽弁逸脱の合併 ··· 257

　　［4］経食道エコー図検査の意義 ··································· 257

　　［5］閉鎖術の適応 ··· 258

　　［6］卵円孔開存（PFO） ··· 258

　　［7］冠静脈洞型心房中隔欠損症 ··································· 261

C．房室中隔欠損症 ··· 261

D．心室中隔欠損症 ··· 262

　　［1］合併症 ··· 264

　　［2］閉鎖術の適応 ··· 265

E．左室・右房短絡 ··· 266

F．動脈管開存症 ··· 266

G．Fallot 四徴症 ··· 267

H．漏斗部狭窄 ··· 268

I．右室二腔症 ··· 268

J．修正大血管転位症 ··· 268

K．Ebstein 奇形 ··· 270

L．その他の稀な先天奇形 ··· 272

　　［1］discrete 型大動脈弁下狭窄 ··································· 272

　　［2］大動脈弁上狭窄 ··· 273

　　［3］心房中隔瘤 ··· 273

　　［4］左上大静脈遺残 ··· 274

　　［5］冠動脈奇形 ··· 274

　　［6］心室憩室，および crypt ··· 275

［7］僧帽弁副組織 ………………………………………………………………………… 276

［8］三心房心 ……………………………………………………………………………… 276

［9］心房内・心室内 band，索状構造物，筋束 …………………………………… 276

［10］左心耳瘤 ……………………………………………………………………………… 276

［11］僧帽弁奇形 …………………………………………………………………………… 277

CHAPTER 10 心筋疾患を診断する

281

A．非対称性中隔肥大（ASH）…………………………………………………………… 284

B．閉塞性肥大型心筋症（HOCM）……………………………………………………… 285

　［1］SAM（僧帽弁の収縮期前方運動）…………………………………………… 285

　［2］圧較差の評価 …………………………………………………………………… 290

　［3］合併する僧帽弁閉鎖不全の成因 …………………………………………… 290

　［4］ピーク流速と波形による流出路狭窄，僧帽弁逆流の識別 …………… 292

　［5］頻脈性不整脈の合併 ………………………………………………………… 292

　［6］右室内狭窄の合併 …………………………………………………………… 293

　［7］感染性心内膜炎の合併 ……………………………………………………… 293

　［8］治療 …………………………………………………………………………… 293

　［9］弁下狭窄をきたすその他の疾患と病態 ………………………………… 294

　　　a）S字状中隔 ………………………………………………………………… 294

　　　b）LVH with dynamic obstruction ……………………………………… 295

　　　c）僧帽弁形成術後，あるいは経カテーテルによる僧帽弁留置後に
　　　　出現する弁下狭窄 ……………………………………………………… 295

　　　d）hypertensive hypertrophic cardiomyopathy ……………………… 295

　　　e）dynamic obstruction を惹起する薬剤と病態 …………………… 295

　　　f）discrete 型大動脈弁下狭窄 ………………………………………… 296

　　　g）大動脈弁置換術後の弁下狭窄 ……………………………………… 296

C．左室中部閉塞型心筋症（MVO）…………………………………………………… 296

D．心尖部肥大型心筋症（APH）……………………………………………………… 298

E．拡張相肥大型心筋症 ………………………………………………………………… 300

F．拡張型心筋症（DCM）……………………………………………………………… 300

　［1］緻密化障害（LVNC）………………………………………………………… 303

　［2］頻脈誘発性心筋症 …………………………………………………………… 305

G．拘束型心筋症（RCM）……………………………………………………………… 306

H．不整脈原性右室心筋症 ……………………………………………………………… 307

I．二次性心筋症とその他の心筋障害 ……………………………………………… 307

　［1］心アミロイドーシス ………………………………………………………… 308

［2］心サルコイドーシス……………………………………………………………311

［3］ヘモクロマトーシス……………………………………………………………312

［4］筋ジストロフィー………………………………………………………………312

［5］ライソゾーム病…………………………………………………………………312

　　　　a）心 Fabry 病……………………………………………………………313

　　　　b）ムコ多糖代謝異常症（MPS）…………………………………………313

　　　　c）糖原病…………………………………………………………………314

［6］膠原病と心病変………………………………………………………………314

［7］急性心筋炎……………………………………………………………………314

［8］その他の心筋障害……………………………………………………………316

　　　　a）ミトコンドリア心筋症…………………………………………………316

　　　　b）末端肥大症に見られる心筋症…………………………………………316

　　　　c）甲状腺機能亢進症による心筋障害……………………………………316

　　　　d）Chagas 病………………………………………………………………317

　　　　e）薬剤性心筋症害………………………………………………………317

　　　　f）放射線照射と心血管障害………………………………………………317

CHAPTER 11 心膜疾患を究める　　326

A．急性心膜炎……………………………………………………………………326

　［1］心膜液とエコーフリースペース……………………………………………326

　［2］心膜液の分布…………………………………………………………………327

　［3］X 線 CT，MRI の重要性……………………………………………………328

　［4］急性心膜炎の診断……………………………………………………………328

　［5］心筋障害後症候群……………………………………………………………329

　［6］急性心膜炎のフォロー………………………………………………………330

B．開心術後の心膜液貯留………………………………………………………330

C．心タンポナーデ………………………………………………………………331

D．慢性心膜炎……………………………………………………………………332

E．収縮性心膜炎（CP）…………………………………………………………332

　［1］臨床像…………………………………………………………………………334

　［2］心膜癒着・肥厚の評価………………………………………………………335

　［3］心エコードプラー検査による診断…………………………………………336

　［4］組織ドプラーの利用…………………………………………………………339

　［5］dip and plateau 所見…………………………………………………………339

　［6］収縮性心膜炎と紛らわしい，あるいは診断を難しくする病態……………341

　［7］心房中隔欠損症の合併………………………………………………………342

［8］開心術後の収縮性心膜炎 ……………………………………… 342

［9］一過性収縮性心膜炎 …………………………………………… 343

［10］拘束型心筋症との鑑別 ………………………………………… 343

［11］手術適応 ………………………………………………………… 344

F．限局性心膜炎 ………………………………………………………… 344

G．浸出性収縮性心膜炎 ………………………………………………… 345

H．心膜血腫 ……………………………………………………………… 346

I．心膜囊胞 ……………………………………………………………… 346

J．心膜欠損 ……………………………………………………………… 346

CHAPTER 12 肺高血圧と肺血栓塞栓症を見逃さない　353

A．肺高血圧の原因 ……………………………………………………… 353

［1］Eisenmenger 症候群 …………………………………………… 353

［2］肺性心 …………………………………………………………… 354

［3］肺動脈性肺高血圧症 …………………………………………… 354

［4］肺動脈血栓塞栓症 ……………………………………………… 355

［5］左心疾患，高心拍出量症候群に伴う肺高血圧症 …………… 357

［6］肺静脈閉塞性疾患（PVOD）/肺毛細血管腫症（PCH）…… 357

［7］pulmonary tumor thrombotic microangiopathy（PTMA）…… 357

B．心エコー図所見 ……………………………………………………… 357

［1］肺動脈弁エコー ………………………………………………… 360

［2］ドプラー所見 …………………………………………………… 360

CHAPTER 13 血栓・血腫・腫瘍を鑑別する　362

A．血栓 …………………………………………………………………… 363

［1］左房内血栓 ……………………………………………………… 364

［2］左室内血栓 ……………………………………………………… 366

［3］右心の血栓 ……………………………………………………… 366

［4］動脈内・静脈内血栓 …………………………………………… 367

B．非細菌性血栓性心内膜炎（NBTE）………………………………… 368

C．血腫 …………………………………………………………………… 368

D．腫瘍 …………………………………………………………………… 370

［1］良性腫瘍 ………………………………………………………… 370

ａ）粘液腫 ……………………………………………………… 371

　　　　　ｂ）乳頭状線維弾性腫 ･･････････････････････････････････････ 372

　　　　　ｃ）線維腫 ･･･ 373

　　　　　ｄ）横紋筋腫 ･･ 373

　　　　　ｅ）血管腫 ･･･ 373

　　　　　ｆ）心房中隔の脂肪腫様肥大 ･････････････････････････････････ 374

　　　　　ｇ）囊胞 ･･･ 375

　　　　　ｈ）血液囊腫 ･･ 375

　　　　　ｉ）その他 ･･･ 375

　　　［２］悪性腫瘍 ･･ 375

　　　　　ａ）肉腫 ･･･ 376

　　　　　ｂ）悪性リンパ腫 ･･ 376

　　　　　ｃ）悪性中皮腫 ･･･ 377

　　　　　ｄ）転移性腫瘍 ･･･ 377

　Ｅ．鑑別を要するその他の腫瘤 ･････････････････････････････････････ 378

　　　［１］inflammatory（myofibroblastic）pseudotumor ････････････ 378

　　　［２］大きい弁輪石灰化と乾酪化 ･･･････････････････････････････････ 378

　　　［３］calcified amorphous tumor（CAT） ･･････････････････････ 379

　　　［４］inverted left atrial appendage ･･･････････････････････････ 380

　　　［５］心外性腫瘤 ･･･ 380

CHAPTER 14　誤認はなぜ起こるのか　385

　Ａ．誤認とは何か ･･･ 385

　Ｂ．誤認の実例 ･･･ 386

CHAPTER 15　心エコー上達への道　393

　　　［１］知的好奇心と探求心を欠かさない ･･･････････････････････････ 393

　　　［２］ルチン検査で正常像を学ぶ ･･･････････････････････････････････ 393

　　　［３］ドプラー検査と計測は最後にする ･･･････････････････････････ 394

　　　［４］検査中の心電図所見に留意する ･････････････････････････････ 394

　　　［５］求めた数値・計測値の妥当性を考える ･･･････････････････････ 394

　　　［６］グループ内，施設内で討論する ･････････････････････････････ 394

　　　［７］自分の判断・診断に対して問題点を残しておく，また，結果を知る ･･････････ 394

　　　［８］説得力のある記録に徹する ･･･････････････････････････････････ 395

　　　［９］講習会，研究会，学会に発表，参加する，そしてまとめる ･･････････ 395

［10］教科書と文献検索：他人の経験とEBMを学ぶ ……………………… 396

［11］心エコー図検査の前に考える ……………………………………… 396

［12］1拍保存・1拍計測の限界を知る…………………………………… 396

索引 ……………………………………………………………………… 397

CHAPTER 1 心エコーを診療に活かす

　診断とは，症状と診察，検査所見を勘案して順序正しい鑑別疾患に絞り込んでいく作業である．
　読影はその病気の頻度，各検査の感度・特異度に依存する．読みには知識と経験だけではなく，画質，生体の不確実性・不安定性が反映する．心エコー図検査はEBM（evidence-based medicine）と主治医の経験（experience-based medicine）に基づく診断である．50%・50%の可能性でも決断しなければならないので，結果としての間違いは避けられない．これは誤認や誤診ではない．診断は，確診的症状や所見でないかぎりは病態が説明できて，かつ頻度の高い疾患をまず考える．検査は簡単な検査，感度・特異度のよい検査が優先となるが，相対的適応である場合は施設の規模と主治医の専門性にも左右される．

> 最終診断に至ったとしても問題点と疑問点は残しておくべきである．

　先に否定しておかねばならない疾患もあれば，最初から診断しなければならない疾患もある．あるいは否定できない疾患を残したまま，治療を開始することもある．最終診断がついたときに鑑別診断になかった疾患なら，臨床医として，また心エコー図検査のプロとしては反省すべきである．そして，もう一度，見直すべきである．このことが勉強になる．

A 病態に応じた心エコー図検査の適応と依頼

　最近の風潮として，杓子定規な依頼が多くなっている．"弁膜症""心不全""心拡大""心機能評価""術前検査"などは，ほとんど端末画面上で機械的に選択されたもので，ソノグラファーに真の情報は伝わっていない．きめ細かい記入ができないのは電子カルテのデメリットであるが，工夫は必要であろう．
　循環器科初診では全例近く心エコー図検査を申し込む施設が増えてきた．全例に検査を行うので適応は考えなくてよいという問題ではない．1つの症状，1つの所見ごとに適応を考え，否定できる疾患と可能性のある疾患を念頭に置いて依頼しなければならない．多忙な外来であっても，慣れてくれば数秒の思考である．何も考えないで施行した検査は，診断がついても知識の蓄積にはならない．

> 考えた通りの診断ならば自信が深まるし，思いもよらない結果なら反省すればよい．

　心エコー図検査の適応は施設により，また個人により様々である．わが国のガイドライン[1]では

一般的適応としての記載はない．米国のかつてのガイドライン[2]では，専門医の聴取した無症候性雑音 2/6 度以下は検査の必要なし，が，改訂版[3]では，一般的に検査が有用，効果的であるという合意とエビデンスがあれば Class Ⅰ，その根拠が乏しければ Class Ⅲ と，曖昧になっている．それほど普及してきた検査である．

> 診断を考えた依頼は臨床能力を高め，心エコー図読影の見落としを防止する．

心エコー図検査はやってみないとわからないのではなく，検査の前から可能性を考えるよう努力すべきである．これは臨床能力の向上に役立つ．

もちろん，身体所見，胸部 X 線写真，心電図が正常であっても，

> 心症状があれば心エコー図検査は行うべきである．

これだけ多忙な診療では，すでに心エコー図検査を施行してある患者の診察は非常に楽である．ポイントが絞れるからである．このためにとりあえず検査を行ってから診療が始まるのが現状である．

目的のない検査ほどつまらないものはない．依頼に"術前検査"と書くのは症状がなく，身体所見，心電図，胸部 X 線写真が正常なときだけである．その場合，心エコー図検査は不要かもしれない．何か所見か症状を伝えない限り心エコー図検査は生かされない．

B 身体所見の考え方

身体所見の意義は初診で心疾患の方向付けが可能なことと，効率的検査の選択や心エコー図検査依頼の目的が明確になること，にある．また，患者とのコミュニケーション構築にも役立つ．

> 身体所見を無視したために診断が遅れ，あるいは誤認するという状況はつねに起こりうる．しかも，身体所見に関心がなければ最後までそのことにも気づかないのが現在の診療である．

先に心エコー図検査が行われていると身体所見は無視されやすい．診断後であっても無視できない身体所見がある．身体所見は心エコー図検査以上でも以下でもない．得られる情報は異なる．

> 身体所見は短時間で病態の方向性を知ること（誤認防止），次に行うべき検査の選択と緊急性の有無判断，診断後の経過観察に有用である．

■心雑音と心エコー図検査（表 1-1）

心エコー図検査がルチン検査となった今日でも，聴診は誤認防止と病態の理解には有用である．高齢者の Levine 1-2/6 度の収縮期駆出性雑音は aortic sclerotic murmur[4]と言われてきた．成因は大動脈弁の硬化と開放制限，すなわちピーク流速増大によるので"大動脈弁硬化性雑音"と言うべきものであろう．50 歳以上の 50%（50/50 murmur[4]），60 歳代以上では 30% に存在する[5]，という

1. 心エコーを診療に活かす

表 1-1 聴診所見が無視できない心疾患

1. 大動脈弁狭窄症の聴診
2. 急性心膜炎の心膜摩擦音
3. 上行大動脈解離時の大動脈弁逆流性雑音
4. 急性冠症候群での乳頭筋不全・断裂，中隔穿孔，左室流出路狭窄
5. 機能性僧帽弁閉鎖不全の逆流性雑音
6. 心不全時のギャロップ（3音，4音）
7. 急性肺血栓塞栓症の2音分裂と2音肺動脈成分の亢進
8. 肺高血圧誤認防止のための肺動脈弁狭窄の有無
9. 感染性心内膜炎時の逆流性雑音
10. 出没する小さい心雑音：大動脈弁硬化性雑音，機能性雑音，HOCM，MVO，その他

報告がある．大動脈弁硬化と大動脈弁狭窄は程度の問題である（25頁**図 2-22** 参照）．将来，大動脈弁狭窄へ進行する可能性があるので，

> 健常者を含めて 60 歳以上者の大動脈弁口ピーク流速値は僧帽弁流入ドプラー E/A や E/e' 以上に必要な情報である．

大動脈弁狭窄と僧帽弁閉鎖不全は合併することもあるので，収縮期雑音の音源同定は日頃から心エコードプラー所見との対比検討を学ばざるを得ない．

小さい駆出性雑音は変動しやすく，あるいは出没するのが特徴なので聴き落としが生じ，また無視されやすい．高齢者 S 字状中隔，hyperkinetic heart，貧血，稀な軽症肺動脈弁狭窄，あるいは機能性雑音，などがある．評価には，大動脈弁口部だけでなく，左室流出路や肺動脈弁口部の流速も求めるべきである．

肺動脈弁逆流シグナルや大動脈弁逆流は珍しくないので，稀な肺動脈弁逆流性雑音を大動脈弁閉鎖不全と誤認することがある（195頁**図 6-86** 参照）．

> 逆流や狭窄が見つかったときは必ず再聴診する習慣を身につけるべきである．聴診の向上に繋がる．

C 胸部 X 線写真との対比

心胸郭比　cardiothoracic ratio（CTR）は胸郭内径に対する心陰影横径の％比（**図 1-1, 1-2**）で，心陰影の右縁は右房，左縁は左室である．CTR 値には体型，心臓の向き，回転，内腔の大きさと壁厚，撮影時の呼吸相，測定誤差も関与する．心疾患例で必ず大きくなるわけでもない．拡張型心筋症の 23％は CTR 50％以下だったとする報告がある[7]．健常者では CTR と左室内径は相関しない（**図 1-3**）．心房細動例を長期に観察していると心陰影拡大が進行してくる例（233頁**図 7-10** 参照）があるように，

> 心胸郭比に与える大きな因子は心房拡張である．

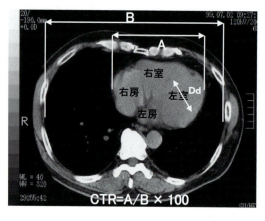

図 1-1 心胸郭比（CTR）の意味（健常例）
心臓の最大横径レベルでの X 線 CT 像である．
心陰影の右縁は右房，左縁は左室である．

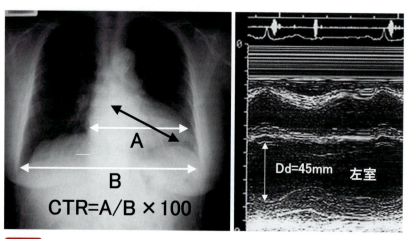

図 1-2 健常者の CTR と左室径（50 歳代女性）
CTR は 56％で"心拡大"であるが，心エコー図検査では異常を認めなかった．このような例はきわめて多い．肥満，横隔膜の挙上，心臓長軸の傾き（横位心，黒矢印）も CTR に影響を与える因子である．

> CTR は BNP 値と似たところがある．初診時には参考値，基準値として必要であり，また，心疾患の推移をみる上で役に立つ（図 1-4）．

D 心電図との対比

循環器医師なら「心電図異常」や「LVH」で依頼すべきではない．何を観察すべきかがわかるような所見を具体的に書くべきである．

安静時心電図の ST/T 変化の評価は最も悩ましい．正常のこともあれば，心肥大，虚血性心疾患，心筋症，原因不明，様々である．病歴の聴取は有力な情報となる．

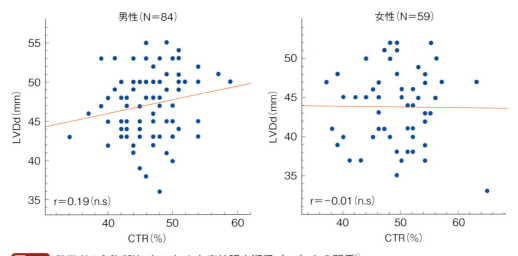

図 1-3 健常者の心胸郭比（CTR）と左室拡張末期径（Dd）との関係[6]

胸痛，高血圧，動悸などで来院したが，心電図が洞調律かつ，正常で心疾患が否定された例での検討である．胸郭の変形例は除いてある．相関はない．

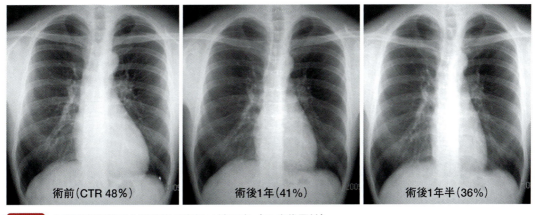

図 1-4 大動脈弁閉鎖不全術前後の胸部 X 線写真（30 歳代男性）

CTR にも意味がある．術前の左室拡張末期径 62 mm，駆出率 54%は弁置換 1 年半後にそれぞれ，49 mm，65%に改善した．術前の胸部 X 線写真では左室拡張がわからなかった一例である．

> 心エコー図検査で虚血性心疾患と判断できるのは安静時検査で冠動脈支配領域に一致して壁運動に異常を認めるときか（85 頁参照），発作時や負荷エコーで壁運動異常が出現したときである．最近は冠動脈ドプラーによる高流速血流シグナルから狭窄部を見つけることも可能となった（83 頁参照）．

経験的には voltage criteria としての高電位差や junctional ST/T 低下，T 波平低は非特異的所見と言われるごとく，心エコー図所見に異常を認めないことが多い．

> 心エコー図検査の絶対適応は，異常 Q 波，一部の poor R progression, down slope の ST/T 低下，症状のある ST 変化，あるいは陰性 T 波，左脚ブロックである.

　完全・不完全右脚ブロックのみは相対適応である．心房中隔欠損を見落してはならない．左脚ブロックには壁運動異常（asynchrony）があるので虚血性心疾患の評価は難しくなる.

　非特異的 ST/T 変化は相対的適応であろう．検査で正常を確認しておけば安心というだけである.

> 異常 Q 波はまず，心筋梗塞，肥厚（肥大型心筋症）のいずれかである.

■失神と心エコー図検査

　絶対適応である失神の原因別診断として最も多いのは 35〜65％の神経調節（反射）性失神 neuromediated syncope で，次は心原性の 5〜37％である[8)]．心疾患による失神は重大である．急性肺血栓塞栓症，大動脈解離，高度大動脈弁狭窄，肥大型心筋症（閉塞型，中部閉塞型），心タンポナーデで，他に不整脈がある．ガイドライン[8.9)]では神経調節性失神の 1 つとして状況失神（咳嗽，金管楽器吹奏，重量挙げ，食後，運動，排尿，…）を挙げている．いずれの状況でも Valsalva 負荷，カテコラミンの賦活，前負荷減少，および左室容量の縮小，が予想されるので dynamic obstruction としての SAM の出現（285，295 頁参照）は否定できないが，記載がない．立ちくらみや起立性失神の一部にはこの病態が潜んでいる可能性がある．失神の検査に際して行う head-up tilt test（HUT）の際には収縮期雑音と心エコーによる SAM 出現の有無はチェックすべきである．β ブロッカーによる改善からも dynamic obstruction は否定しておくべき病態である.

> 失神例の心エコー図検査で，小さい，動きのよい左室を見たときは Valsalva 負荷（298 頁図 10-21 参照），あるいはドブタミン負荷で SAM 出現の有無をチェックすべきである.

E 依頼と報告書の書き方

　様式は各施設様々である．最低限の計測項目は書式に従って埋めるが，数値のみの羅列では主治医には伝達されにくい．主治医はすべての動画を見るわけではない.

[1] ポイントは何か，一目でわかる依頼に徹する．心雑音，心電図異常，よりも具体的所見とし，検査者が観察のポイントをつかみやすい記載にする.

[2] 最終的には依頼目的に答えた報告書とする．思いもよらない所見・数値，注目すべき陽性・陰性所見はコメントとしてあらためて記載するのも一法である.

[3] 60 歳代以上例のレポートでは大動脈弁口部ピーク流速値は必須である.

[4] 検査時の心拍数，不整脈（心房細動，PAC，PVC，など），伝導障害の有無，を記載する.

[5] 画質の項に不良，良，良好，の欄を設ける.

[6] 添付する診断的，あるいは注目すべき静止画像は記憶に残るような工夫がいる．Mモードエ
コーは情報が伝わりやすい．

■文献

1) 日本循環器学会. 循環器病の診断と治療に関するガイドライン（2009年度合同研究班報告）. 循環器超音波検査の適応と判読ガイドライン（2010年改訂版）.

2) ACC/AHA Guidelines for the Clinical Application of Echocardiography. Circulation. 1997; 95: 1686-744.

3) ACCF/ASE/ACEP/ASNC/SCAI/SCCT/SCMR 2007 appropriateness criteria for transthoracic and transesophageal echocardiography. J Am Coll Cardiol. 2007; 50: 187-204.

4) Constant J. Bedside Cardiology. 5th ed. Baltimore: Lippincott Williams & Wilikins; 1999. p.219.

5) Perez GL, Jacob M, Bhat PK, et al. Incidence of murmur in the aging heart. J Am Geriatr Soc. 1976; 24: 29-31.

6) 羽田勝征. 心胸比と心エコー. In: 竹中　克, 編. 症状と所見から考える心・血管エコー. 東京: 中山書店; 2008. p.265-7.

7) Kono T, Suwa M, Harada H, et al. Clinical significance of normal cardiac silhouette in dilated cardiomyopathy--evaluation based upon echocardiography and magnetic resonance imaging. Jpn Circ J. 1992; 56: 359-65.

8) 日本循環器学会. 循環器病の診断と治療に関するガイドライン（2011年度合同研究班報告）. 失神の診断・治療ガイドライン（2012年改訂版）.

9) Moya A, Sutton R, Ammirati F, et al. Guidelines for the diagnosis and management of syncope（version 2009）. Eur Heart J. 2009; 30: 2631-71.

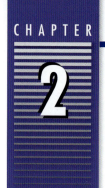

正常像を学ぶ

　正常を知ってはじめて異常がわかる．心エコー図検査に限らず，正常と判定するのには計測値が基準値内であるべきだが，それでも100％が入るわけではない．数多く経験して実感として習得することも重要である．また，臨床像，身体所見，他の検査所見との対比により健康人の心エコー図所見を学ぶべきである．

> 正常かどうかは計測して判断することもあるが，多くは視認にて判定するものである．

　計測のみに終始していると正常か異常かだけでなく，病態がわからなくなることがある（a paradox of precision）[1]．"見た目"は大切である．心エコー図検査に従事していると，視認のみで正常や異常だけでなく，"意見の分かれる境界領域"までがわかるようになる．それがプロである．また，

> 慣れてくると心エコー図検査の計測値は視認による印象と矛盾しない．厚ければ厚く測るのがコツである．一致しなければ再計測してみる．

　計測に自信があるなら目を修正する．定量化と言えども万能ではない．測定誤差がある．"目"ほど確かなものはない．成人の数値は論文でない限りは慣習として体表面積で補正しない．しかし，

> 体格が大きい人，小さい人では数値の扱いに注意する．

　心エコー図検査の初心者がまず判断に苦慮するものは，心内膜・肉柱の同定と測定法である．心内膜はティッシュハーモニックが導入され，見やすくはなった．とくに，心内膜エコーはコンピューターによる自動トレースで可能であるが，マニュアルによる補正は必要である．計測では個人の"くせ"を排除して，少なくとも施設内での統一は図るべきである．

　先入観やバイアス，錯覚が視認を誤まらせることがある．計測することにより学問，エビデンスは生まれる．

■記録時の呼吸

　観察と動画の記録は平静呼吸の下で行うのが原則である．呼吸性変動の観察を目的としない限り，計測は軽い呼気止めの記録を用いる．深呼吸での観察は生理的ではない．健常な人では吸気で胸郭が膨らんで（観察困難となることが多い）胸腔内圧は低下するので右心流入が増加する（下大静脈径は細くなる）．このとき，三尖弁開放（Mモードエコーの D-E スロープ）は急峻となり，僧帽弁開放速度（D-E スロープ）と E 波は低下する[2]．これに応じて三尖弁口拡張早期流入速度は上

2. 正常像を学ぶ

昇，僧帽弁口流入速度は低下する．吸気時には右室腔はわずかに大きくなり，心室中隔は左室側にごくわずかに偏位する．これが顕著になれば奇脈で認められる septal bounce である（338頁参照）．これには膨らんだ肺の血管床に血液がプーリングすることに起因する左心流入の減少と左室内腔の縮小も関与する．この結果，吸気時，駆出血流は減少し，左室収縮期血圧は健常者では 10 mmHg 以内で低下する．呼気では逆の現象が起こる．これは呼気時の右室拡張期圧が左室のそれよりも 5 mmHg 以内で低いことによる．

> 動画の記録は呼吸性変動が大きいときは軽い呼気止めが基本であり，その間，①体動がないこと，②理由がない限りプローブを動かさないこと，である．後の提示を念頭に置いた記録に徹する．

A 心エコー図所見

[1] M モードエコー法をいかに利用するか

省略する施設が多くなったが，利用価値はまだある．M モードエコー法は任意の断層像でカーソルラインを定め，縦軸を深さ，横軸を時間とした動態曲線である（図 2-1）．距離分解能，時間分解能がよいというのは大きなメリットである．最近は断層像中心であり，M モードエコー法は無視される傾向にある．胸骨左縁長軸像を観察するときに注目すべき箇所の一つは中隔の hinge point である（図 2-2）[3]．大動脈前壁とそれに連なる中隔上部は収縮期に前方，かつ足方に移動し，中隔の中・下部は左室内腔に向かう．その中間部は内腔の縮小には関与しない．組織ドプラ法では青赤

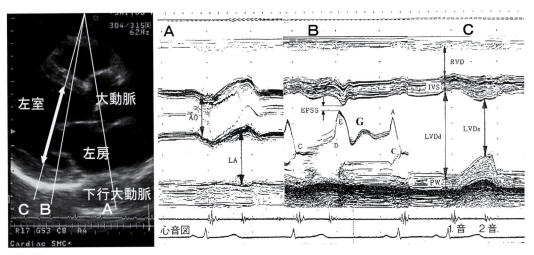

図 2-1 胸骨左縁長軸像（左図）と M モードエコー図（右図）との関係
胸骨左縁長軸像でカーソルラインを大動脈弁レベル（A），僧帽弁（B），腱索レベル（C）に設定して記録したもの．計測の基本は lead to lead である．収縮末期の同定は心音図記録がないときは中隔の小さい窪みで行う．これは後壁の収縮期ピークよりやや早期にある．右室径は短軸像から明らかなごとく，右室の最大径を反映していない．AO: 大動脈，LA: 左房，LVDd: 左室拡張末期径，LVDs: 左室収縮末期径，IVS: 心室中隔，PW: 後壁，RVD: 右室径，EPSS: E point septal separation（59頁参照）

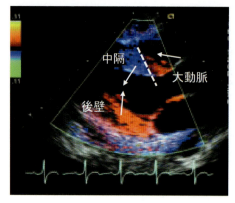

図 2-2 組織カラードプラーによる中隔の hinge point（点線）（文献 3 の図に著者が改変）
矢印は収縮期の運動方向を示す．上方（赤色）と下方（青色）に向かう中隔上部の境界領域が hinge point である．

の反転部となる．この上部中隔は M モード法で奇異性運動を示すことが理解されよう．

> M モードエコー法の利用価値は病態の理解を深める，および誤認防止や情報伝達に貢献する，ことにある．

M モードエコー法には以下のメリットがある．
　①時相計測にはすぐれている．M モードカラーでは血流の時相がわかりやすい．
　②心音，脈波や圧との同時記録が可能で心音の発生機序や血行動態の理解が容易である．
　③構造物の振動・細動・浮遊は診断に，またアーチファクトとの鑑別に利用できる．
　④1 枚の M モード画像で動画の所見を正確，簡潔に，説得力のある所見として伝えることができる．
　⑤M モードエコー法を知れば断層像の読みが深くなる．
弁の解放制限，振幅低下を論じるときには M モードエコー法による記録も参考とする．動画は検査者が理解していても，第三者への情報伝達には M モードエコー所見は簡便で，ときには説得力がある．

> 症例提示や報告には動画の代用として M モードエコー法の利点を生かすべきである．

しかし，断層像を無視した M モードエコー法の固守は時代錯誤である．断層法の補完として利用する．

[2] 左室の大きさと壁運動

　胸骨左縁からの長軸・短軸像は検査の始めに観察すべき標準的断層像である．さらに，心尖部アプローチによる長軸像，四腔像，二腔像，および心尖部レベルでの短軸像で左室全領域をカバーして判定する（図 2-3）．さらに上行大動脈を加えた五腔断層を加えることもある．一見して，左室の大小，動きの評価ができるように習熟すべきである．
　短軸像は心尖部，乳頭筋，腱索，僧帽弁，大動脈弁輪の各レベルで観察する．これらの断面と冠動脈支配領域との位置関係は図 2-4 のごとくである．左室短軸像はプローブを傾斜させるか，肋間

2. 正常像を学ぶ

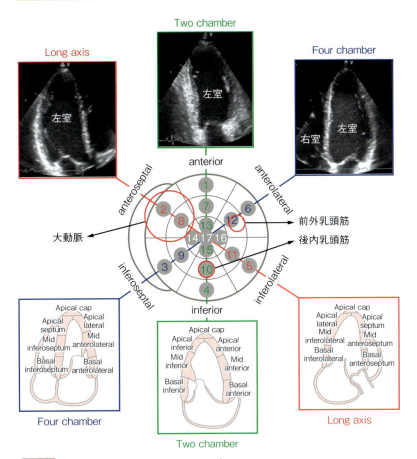

図 2-3 健常者の標準的心尖部三断層像[4)]
上記の断層像と胸骨左縁長軸・短軸像で左室がほぼカバーされる．短軸像ではプローブを傾けるか，肋間をずらして各レベルを観察する．虚血性心疾患では心尖部の描出は不可欠である．下壁は右冠動脈，心尖部・中隔・前壁は左冠動脈，側壁は回旋枝，の支配である．inferolateral は 6 時の方向で posterior とも言われる（図 2-4 参照）．大動脈と乳頭筋（○）は筆者の追加による．

をずらすことで左室の全領域が観察されるので，虚血性心疾患の評価には必須である（86 頁図 4-6 参照）．このとき，

> 左室短軸像では各レベル，正円に描出することが基本である．

　心電図を参考として僧帽弁閉鎖直後を最大径（Dd），僧帽弁開放直前を最小径（Ds）とする．楕円に見えるときは斜めに入っていると考えるべきで，壁動態の評価は可能であるが注意する．楕円形は M モードエコー法には適さない断面である（図 2-5 右，破線）．一部の左室短軸像ではたとえ正円像でも 12～1 時方向の一部が限局的に薄く見え，一見，壁運動低下と誤認されやすいが，正常所見である[5,6)]（図 2-6）．心室中隔左室側の上部に筋束がつくと直下の中隔が薄くなる例がある．
　なお，下壁基部，ときには前壁中隔の心筋内に U 字形ないし V 字形に陥凹する心筋の小さい欠損像は crypt と言われる．当初は MRI での肥大型心筋症例からの報告であったが（284 頁参照），

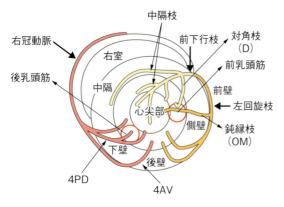
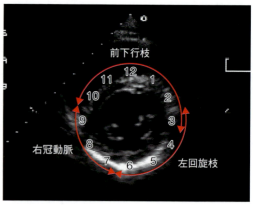

図 2-4 冠動脈の支配領域と左室短軸像
左室短軸像から見た支配領域である．前壁側中隔 10 時から前壁 3 時までと心尖部は前下行枝（LAD）支配領域，側壁 3 時から 6 時までは回旋枝（LCX）領域である．3 時方向の前乳頭筋は 2 枝支配，7〜8 時は右冠動脈（RCA）領域で範囲は狭い．8 時方向の後乳頭筋は RCA の一枝支配である．個体差があるのであくまでも参考である．

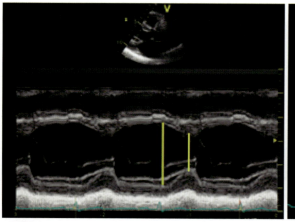
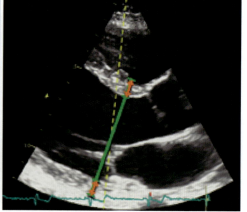

図 2-5 M モードエコー図（左図）と断層法（右図）による左室径と壁厚の計測[4]
長軸像では視認で中隔と直交する短軸径を僧帽弁先端レベルで，心電図を参考にして拡張末期（最大径）と収縮末期（最小径）で測定する．両法が利用されている．

正常者でも見られるという．心エコー図検査でもそれらしき構造物が見られることがあるが，臨床的意義は不明である．

　横隔膜の挙上した肥満例や横隔膜ヘルニア，腹水貯留例では下・後壁が拡張期に圧排されて壁運動異常 asynchrony と誤ることがある（90 頁図 4-13 参照）．

> 心尖部アプローチで見る心尖部は解剖学的心尖部とは異なり，左室前壁寄りになることが多い．

2. 正常像を学ぶ

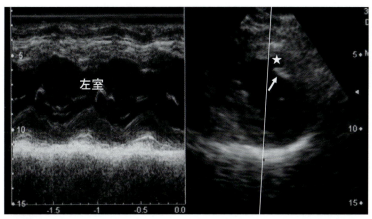

図 2-6 健康な 50 歳代女性で見られた 1 時方向の菲薄化と欠損像（☆）
心筋は直下の肉柱（矢印）に隣接して薄く欠損して見え，かつ運動振幅は低下していた．このような像は珍しくはない．誤認しやすいが異常壁運動とはしない．

■ 心尖部の描出

　解剖学的心尖部の描出には工夫がいる．通常の心尖部四腔像では左室，右室，両心房が最大となる断面をよしとする．四腔像では呼気止めよりも吸気止めの方が良好な画像が得られることがある．しかし，この断面では解剖学的心尖部を見ているわけではない．プローブをやや前壁よりに寄せて捉える二腔像に近い長軸像で真の心尖部が観察される．心筋梗塞，肥大型心筋症での瘤，などの観察には必須の断面となる（299 頁図 10-22 参照）．

　したがって通常の心尖部から心基部までの長軸は 3D 像や MRI による長軸像より短く，そのために心エコー図検査で求めた左室容量が過小評価される．

　左室短軸像での面積中心は円の中心より中隔側にあるので，左室全体としては収縮しつつ，やや前胸壁側に向かう．
　したがって，

> M モードエコー法では健常者中隔の収縮期振幅は後壁の振幅より小さくなる（図 2-1 参照）．

　これは，背臥位の記録で左室が後方に位置することと関係があるのかもしれない．また，左室短軸像で見ると収縮期には心基部では時計方向に，心尖部では反時計方向に数度回転する．ねじれ（torsion）である．
　左室短軸径は計測の基本である．左室径の計測は胸骨左縁アプローチを利用した 2 つの方法がある．断層静止画像で on screen による方法（図 2-5 右）と M モードエコー法（図 2-5 左，図 2-7）であるが，最近は前者での計測が増えている．断層法ではトラックボールを利用して内腔が最も大きくなる，あるいは僧帽弁の閉鎖直後の静止画像で拡張末期径を，内腔が最小となる，あるいは僧帽弁の開放直前の静止画像で収縮末期径を求める．断層の静止画像では正しい短軸径が計測できる．

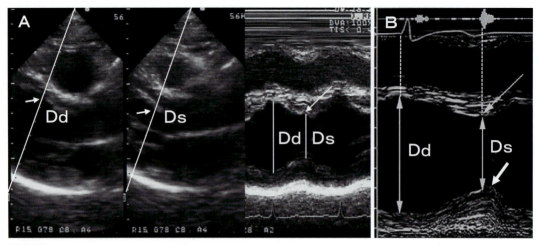

図 2-7 M モードエコーによる左室径計測と収縮末期の同定法
A：心臓は長軸方向にも動くので拡張末期径（Dd）と収縮末期径（Ds）は厳密には同一部位を見たものではない．断層静止画像での計測ではこのようなことはなく，最大，最小径で行う．B：心室中隔の小さいノッチ（細矢印）は大動脈弁閉鎖に由来し，2音に一致する．

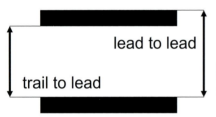

図 2-8 M モードエコーでの心内膜測定法
最近の装置では裾引き（trail）エコーは細いためにあまり考慮されなくなった．

心内膜エコーの内側で計測する．

　心内膜の同定は断層像の方が容易である．M モードエコーによる計測の原則は米国心エコー図学会（ASE）の勧告に従えば，lead to lead である（図 2-8）．内腔に限っては同定が容易な trail to lead（内・内）をとる方法もある．このあたりの計測法は各施設で統一しておく．

　M モード法による拡張末期径（Dd）は心電図 QRS 波の開始，あるいは R 波の頂点で求める（図 2-7）．収縮末期径（Ds）の同定には多少の経験が必要である．心音図の同時記録があれば 2 音で（図 2-1 参照），記録がないときは左室後壁のピークか心室中隔エコーの最下点で代用される．後壁のピークは中隔のそれより若干遅れている．この両者のタイミングは微妙にずれているが Ds や駆出率に大きな影響はない．

> 2 音との対比によれば心室中隔の左室側エコーに見られるノッチ（くぼみ）が収縮末期である（図 2-7）．

　大動脈弁閉鎖による波動が中隔に伝わったものである[7]が同定できないことも多い．壁運動が平坦であると心電図 T 波も参考にされるが，それでも悩む場合がある．正しい短軸径が得られないときは断層静止画像でカーソルを回転させて短軸径を記録する装置（anatomical M モード）を利用

するが，解像力はやや低下する．

> 左室短軸径（Dd，Ds）の測定は基本中の基本で，最初に習得すべきものである．わが国の基準値は Dd＝40〜53 mm，Ds＝20〜35 mm，IVS＝PW＝7〜10 mm ぐらいである．この内径は ASE のガイドラインより小さ目である[4]．

　視認では左室径の正常・軽度拡大・拡大の3段階がわかればよい．僧帽弁の大きさには個体差が少ないので，僧帽弁エコーとの関係で雰囲気をつかむことも大切である．

　なお，ルチン検査では診断距離は 14〜16 cm ぐらいで一定とした方が肥厚や拡張を目視で判定するのには容易である．左室の大きさに合わせて可能な限り拡大して撮るという施設もある．左室径を決定すると，Teichholz の式（57頁参照）による左室容量と駆出率は瞬時に on screen にて表示される．とくに，病棟往診，外来のチョイ当てエコーでは1枚残しておくと便利である．今日は駆出率は Simpson 変法によるのが標準である（57頁参照）．

> 左室壁運動評価の習熟には最も時間がかかる．視認による駆出率（visual ejection fraction）の推定が可能になるよう経験を積むべきである．

　目視による駆出率は訓練すれば上達する[8]．臨床的には充分，利用できるものである[9-12]．MRI との比較では視認はやや低めに評価するが相関はよいという[13]．救急患者，外来，病棟でのチョイあてエコーでの検査では目視は威力を発揮する．正常，subnormal（境界領域），やや低下，かなり低下で充分かもしれない．経験を積めば，40％前後，30％前後などの表現が可能となる．数値がわからないと治療ができないというものでもない．

> 最近は正常，あるいは保持された駆出率は 50％以上とされている．目視による subnormal EF（50〜59％）の判定が可能になるよう習熟すべきである．

■心窩部アプローチ

　慢性呼吸器疾患患者や高齢者の一部，S字状中隔，では胸骨左縁アプローチで計測不能の場合がある．その場合は季肋下から左室の描出が可能である（図 2-9）．Mモード法で得られる像は中隔下部（右冠動脈領域）と側壁（左回旋枝領域）である．短軸像では胸壁アプローチと位置関係が逆転する．このアプローチは下大静脈，肝静脈，下行-腹部大動脈エコー，ドプラーの観察にも用いる．心房中隔や右室流出路の描出にも利用できる．この部位からの四腔断面では卵円孔や心房中隔欠損の短絡が観察されることがある．

　このアプローチでは過大な三尖弁輪の動きに注目する．肝臓に接する横隔膜と壁側心膜は分離されずに，心臓と心外膜は左右方向に滑らかに運動するのが観察される．

■胸骨右縁アプローチ[14]

　右側臥位にして行うアプローチである．上行大動脈，右房，心房中隔の描出，大動脈弁狭窄時の

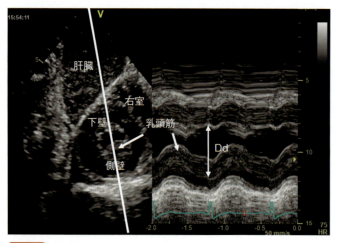

図 2-9 心窩部アプローチによる左室の短軸像
胸骨左縁アプローチにて正しい短軸像が捉えられないとき（S字状中隔，肥満，呼吸器疾患，など）にはトライしてみる価値がある．Mモードエコーで捉えるのは下壁と側壁である．Dd：拡張末期径

ピーク流速決定，などで利用する．また，心房中隔欠損の観察にはすぐれている．

[3] 壁厚の求め方

左室径と同様，断層静止画像とMモード記録による計測の2種類がある．どちらでもよいが，後者ではカーソルが中隔と直交していなければならない．偽性肥厚の原因となる肉柱を避けるためには左室短軸像と長軸像を参考にして正しい内腔を決定する（図 2-10）．これは経験以外の何ものでもない．中隔，後壁の壁厚は左室径計測と同時に胸骨左縁長軸像の拡張末期で測定する．

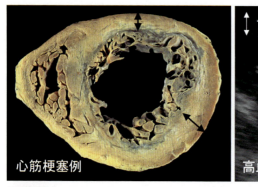
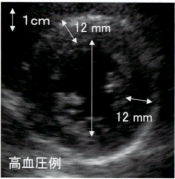

図 2-10 心内膜・肉柱の病理とエコーによる壁厚の測定
病理像（左図），断層像（右図）で明らかなごとく，いずれでも肉柱と心内膜との分離は容易でない．左図では乳頭筋は不明瞭である．壁厚は長軸像で決定することが多い．壁厚↔の計測は経験によるものである．右図は軽度の肥厚と判定した．（左図は岡田了三，河合祥雄．カラーアトラス心筋梗塞．東京：日本ベーリンガーインゲルハイム KK；1989 より）

2. 正常像を学ぶ

> 心室中隔上部の内側から自由壁に向かう左室肉柱（筋束）と右室側に付着する中隔帯 septal band は必ず同定する.

　septal band や筋束を含めると肥厚と誤認される. M モード法による計測では内膜エコーの同定にこだわるべきではない. M モードエコー図では QRS 開始時は A キックの影響で心室中隔が一瞬薄くなるので，肥厚があっても過小評価される. M モード法の限界である. このときは直前の厚いところで測定すべきとする報告があるが，A キックが大きいという注釈が必要である. その点，断層像での計測は悩まない.

> 健常者の心室中隔と後壁はほぼ同じ厚さであり，拡張末期で 7〜10 mm である. 女性若年者は薄めである. 7 mm は薄め，11，12 mm は厚めという印象がある. 13 mm なら厚いとすぐわかる. 初心者はそういうことを知って計測法を習得すべきである.

■筋束と仮性腱索

　中隔の上部左室側から自由壁に走る筋束の他にも肉柱はよく見られる. よく観察していると小さい筋束が 1〜2 本，左室壁から分離して壁そのものが薄くなっていることがある（図 2-6 参照）. このあたりは経験にて対処する.

　筋束より細いものは弁に付着しないことから仮性腱索と称される. しかし，厳密な区別はない. fibromuscular band とも言われる. 左室腔を横断，縦断する筋束は心室性期外収縮の原因とも言われた[15]が，その後否定された.

[4] 高齢者でみられる中隔上部の突出（S 字状中隔　sigmoid septum）

　米国では HCM の亜型と考えられているが（282 頁図 10-1，294 頁参照），わが国では高齢者特有の形態である. 胸骨左縁長軸像で見る心室中隔上部から大動脈前壁への移行部（AS 角）形態は様々である（図 2-11）. 高齢者ではこの移行部が急峻となる例があり，S 字状中隔と言われる. かつては偽性肥厚の一因ともなった. 通常，AS 角は 128 ± 6 度[16]，あるいは 143〜145 度[17]であるが，S 字状中隔では 93 ± 14 度[17]，そのうち，弁下部圧較差（＋）群：87.2 ± 14.2，圧較差（−）群：99.9 ± 8.8 である[16]. この角度は時相，プローブの位置にも影響される. 診断基準はないが，90 度前後以下なら S 字状中隔と言えるであろう.

　最初のアメリカからの報告[18]では加齢，大動脈硬化，中隔の線維化に伴うもので臨床的意義はないとされていた. 弁下狭窄がなければ意味は持たないが，一部に安静時に，あるいは血圧，体位，呼吸，貧血，脱水，薬物，などで SAM が出現して dynamic obstruction を引き起こす. HOCM と鑑別すべき病態である.

> S 字状中隔の人は一般に高齢者で高血圧の合併があり，内腔は小さく，壁運動はよい. 一部に SAM と弁下狭窄を作り，血行動態は HOCM と類似する.

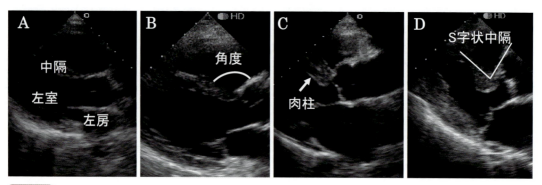

図 2-11 4例の健常者にみられる心室中隔の様々な形態
大動脈前壁に移行する中隔上部の形状は先鋭状（A）から棍棒状（B）まで，様々である．肉柱（C）が付着することも稀ではなく，肥厚と誤認されやすい．D は 90 歳からの記録で心室中隔上端が左室流出路に飛び出しており，いわゆる S 字状中隔 sigmoid septum と言われる．定義はないが，大動脈前壁と中隔のなす AS 角は 90 度前後以下であろう．流出路で圧較差が生じない限りは臨床的意義はない．本例は 1 m/sec の正常流速であった．若年者や胸壁の薄い例では逆に AS 角は大きくなる．

　高齢者では上行大動脈の長さは年齢と相関して延長するので[19]，延長した上行大動脈の基部が中隔を下方，内腔に向かって押しやることが S 字状中隔の成因かもしれない．なお中隔上部には筋束が付着することもあり，肥厚の有無は判定困難なことがある．

［5］乳頭筋

　左室短軸像では 3 時と 8 時方向付近にそれぞれ，前外側，後内側乳頭筋の 2 個が付着する構造物である．先端は腱索を介して僧帽弁前・後尖に付着して閉鎖に寄与する（135 頁図 6-25 参照）．乳頭筋は心尖部に向かうほど近接して小さくなり，明瞭でなくなる．左右の不均等だけでなく，3 個以上の存在，同定困難例，周囲肉柱との識別不能（16 頁図 2-10 左図）例，など様々である．乳頭筋不全・断裂や乳頭筋梗塞を疑う例，閉塞性肥大型心筋症，その他，乳頭筋付近の左室内異物，の観察では各レベルの短軸像と長軸像を駆使して固定しなければならない．

> 乳頭筋と肉柱は心臓の中では variation の多い構造物の 1 つである．

［6］僧帽弁動態と腱索

　図 2-12 は左室と僧帽弁・大動脈弁領域の病理像である．短軸像での前尖の周径はおおよそ 1/3 と短いが，開放振幅は前尖の方が後尖より大きい．後尖は 3 個の scallop からなる．心エコー図検査では逆流や逸脱の部位診断に用いられている．機能性僧帽弁閉鎖不全症で大きくなるのは後尖側弁輪である．

> 閉鎖時に両弁尖の先端は数 mm の接合面（coaptation zone）で接する．
> 心エコー図検査での計測は困難であるが，観察は必須である．

　接合の位置も重要である．心尖部寄りか弁輪寄りか，接合は正常か浅いか，これは機能性僧帽弁逆流の評価に重要な所見となる（111 頁参照）．

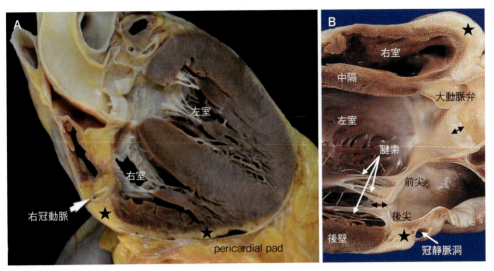

図 2-12 心臓の五腔に近い断層像（A）[20]と長軸断層像（B）[21]相当の解剖所見

心外膜直下の脂肪（★ epicardial fat）は右室前面と両心室房室間溝部に多く，むしろ左室後壁側は少ない．壁側心膜（parietal pericardium）外側の脂肪（pericaldial pad）は横隔膜に接する部位から心尖部で目立つ．両端黒矢印↔（著者が追加）は大動脈弁と僧帽弁の接合面（coaptation zone）である．

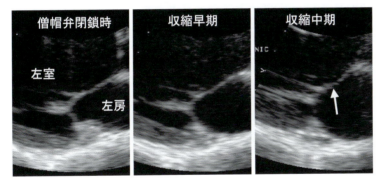

図 2-13 健常者の僧帽弁動態
左室圧が上昇する収縮中期には左室は緊張して両弁尖の接合は完全となり左房側に凸になる．逸脱ではない．

　長軸像での正常な僧帽弁は閉鎖時，平坦，ないし左室側に凸であるが，収縮が進むと左室圧が高まるので僧帽弁接合は完全となり，左房側にしなるようになる（図 2-13）．健常者で見られる軽微な僧帽弁逆流が収縮期前半となる理由である（図 2-14A）．逆流の方向は左房中央かやや後方寄りに向かう．逆流部位は心尖部二腔断層像で両弁尖の接合部を観察すればわかりやすい．長軸断層像では逆流が弁接合部中央に見えても，二腔断層像では内側か外側寄りであることがある（図 2-15）．逆流時相の決定はデジタル画像のコマ送りでも観察できるが，M モードカラー法は理解しやすい（図 2-14A）．

　M モード記録で明らかなごとく，洞調律では拡張早期（E 波）と心房収縮期（A 波）の 2 回の開放が見られる．両弁尖とも中央部で最も振幅は大きい．前尖先端は最大開放時には心室中隔に接するように向かう．この間隔は EPSS（E point septal separation）と言われ（図 2-16, 図 2-1 参照），正常値は 5 mm 未満である．これは駆出率と相関し，悪いほどこの間隔は大きくなる（59 頁参照）．後尖は拡張期に背側に向かうが，振幅は小さい．徐脈であれば前尖は肥厚がないかぎり拡張早期は

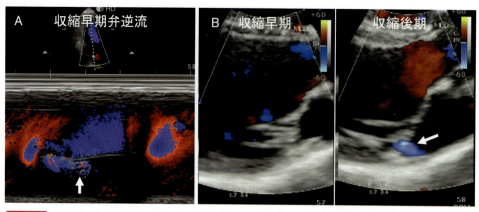

図 2-14 健常者の僧帽弁に見られた収縮早期（A）と後期（B）の逆流
A 下段（1度ブロックのある健常者）はMモードカラーによる収縮早期のモレで，圧が上昇する中期には接合が完全となるためにモレは消失している．Bは収縮期後半にわずかに逸脱する前尖内側からのモレであった．機能的には異常かもしれないが，病的とは言いがたい．trace（trivial）とされる逆流である．

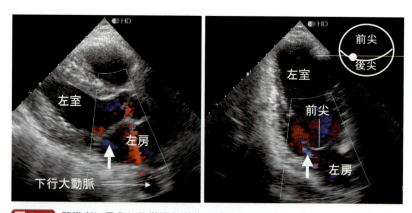

図 2-15 健常者に見られる僧帽弁逆流シグナル
胸骨左縁長軸像（左図）では一見弁口部中央からの逆流に見えるが，心尖部二腔像（右図）では後交連寄りの逆流（矢印）であることがわかる．いずれでも逆流の方向は大きく偏位していない．収縮早期逆流であることが多い．

緩やかな運動となり，拡張中期にはG波が出現して三相性となる．

> 両弁尖の動態を理解するには胸骨左縁アプローチによるMモード法を利用すべきである．弁の"柔らかさと開放振幅"がよくわかる．

　Mモード法による記録を見て断層像を見直すと読みがさらに深くなる．心房収縮で開放した前尖のA波はピークのあと閉鎖運動に向かい，心尖拍動図の立ち上がりに一致して左室は収縮し始め，僧帽弁は急速に閉鎖する（図 2-16）．また，後尖の運動振幅は加齢とともに低下する．弁輪の硬化や石灰化では後尖の動きは失われる．僧帽弁後尖は大動脈弁に次いで加齢を反映する構造物である．

　左室圧の立ち上がり開始はACの下行脚B点という変曲点に一致する．左室圧が左房圧を凌駕

2. 正常像を学ぶ

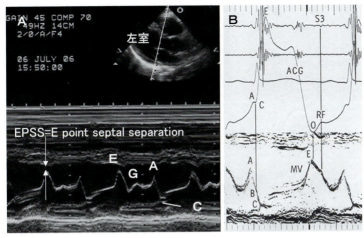

図 2-16 正常僧帽弁エコーと心機図との同時記録（B は文献 22 より）
弁動態の観察には左図 A のごとく，先端にビームを置いて記録する．柔らかい弁では拡張中期波（G）を認める．僧帽弁の閉鎖点は C である．右図のごとく，心尖拍動（ACG）の開始（C）は左室の収縮開始に一致し，僧帽弁前尖の B 点と一致する．O 点と E 点，3 音（S3）と RF は本図では一致しているように見えるが一致しないことが多い．前尖と中隔までの距離（EPSS）は駆出率を反映する．本例では 3 mm と正常範囲内（< 5 mm）にある（59 頁参照）．

して両弁尖が接合する点は C である．僧帽弁は心房収縮で不完全閉鎖し，左室収縮で完全閉鎖する．両弁尖の M モードエコーは同時に全周期を通じて記録できることは少ない．弁輪部が長軸方向によく動くからである．

> 健常な僧帽弁，三尖弁では収縮期，拡張期の細動は見られない．

2 つの前外・後内乳頭筋先端部から腱索が枝分かれして細くなる．弁に付着する腱索は小さいものまで入れると 120 本ぐらいと言われている[23]．左室心内膜から直接，後尖に付着する腱索もある．弁尖の先端寄りの左室側に付く部分は rough zone，弁腹は clear zone，弁輪部寄りは basal zone と言われる（図 2-17）．弁腹につく腱索（strut chorda）は tethering MR（146 頁参照）の僧帽弁形成術時にカットされることがある．最近は正常な腱索もときに観察されるようになったが，小さい腱索はまだ同定できない．2 個の乳頭筋どちら側からの腱索かも判断できないことが少なくない．拡張期に左室内で浮遊，振動するエコー（ときにヒラヒラと形容される）は過長・余剰腱索であり，人工弁置換術後であれば切断された腱索の一部のこともある．拡張期は流速が遅いので動きは緩やかとなる．この腱索は弁の閉鎖に関与せず，収縮期に左房内に反転することはなく，異常ではない．

両側の乳頭筋と腱索を同時に観察するには両弁尖の交連部を縦断する心尖部二腔像がよい（図 2-3，図 2-15 右参照）．逸脱と逆流部位の同定に利用する断面である．

a）鞍型を呈する僧帽弁輪

弁口部の短軸像を一断面で観察するのは難しい．僧帽弁輪は鞍型（saddle 型）[25-27]と言われるよう

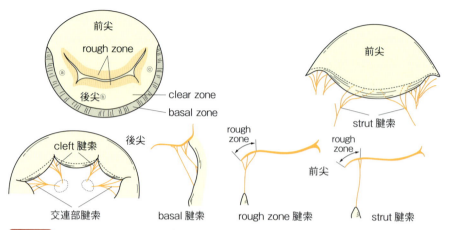

図 2-17 僧帽弁と腱索の模式図[24]

basal 腱索は後尖の基部から後壁に直接付着する腱索（三次腱索とも言われる）である．
strut 腱索は両乳頭筋から rough zone を離れて、前尖の弁腹寄りに付着する太い腱索である．

に1つの平面にはないからである．3D 心エコー図所見ではこの弁輪面は見事に観察されている[27]．

> 収縮期の僧帽弁前尖は四腔断層像では左房に向かって凸に，長軸像では心尖部に向かって凸に観察される（図 2-18）．

後尖は anterior, middle, lateral と3個の scallop に分けて動態を見る習慣が大切である．短軸像では同時に観察できるが，胸骨左縁アプローチによる長軸像ではプローブを外側と内側に振れば同

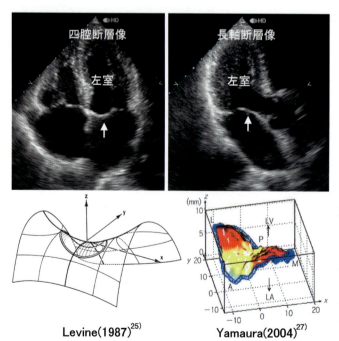

図 2-18 心尖部アプローチによる健常者僧帽弁輪の形態と模式図

上段左図では矢印のごとく四腔断層像では僧帽弁前尖は逸脱様に見えるが，上段右図の長軸断層像では逸脱には見えない．鞍型の弁輪面（下段）で説明される．

定できる.

b）非病的 SAM（systolic anterior motion of the mitral valve, 僧帽弁の収縮期前方運動）
（285 頁参照）

　僧帽弁先端部は収縮期にわずかに前方に向かう．流出路圧較差を生じない小さいものは異常ではない．僧帽弁が余剰のほか，左室の小さい，動きのよい症例で観察され，小さい SAM は非特異的である．安静時に SAM がなくても，S 字状中隔と同様に（17, 294 頁参照）しゃがみ立ち，下痢，脱水，貧血，運動，ときには咳[28]，あるいは，ジギタリス投与下，周術期[29]，などで前負荷の減少や収縮力増強の際に SAM と弁下圧較差が出現し，ときに胸痛，低血圧，めまい，失神を惹起することがある．

　小さい左室は思いもよらない状況下で SAM が出現し，一過性の低血圧をきたすことがあるというのが唯一のデメリットである．ドブタミン負荷エコーで SAM と流出路狭窄が惹起されることがある[30]のも理解されよう．

c）弁輪石灰化　mitral annular calcification（MAC），mitral ring calcification（MRC）

　高齢者で見られる所見であり，異常ではない．50 歳以上では 10％に見られ，女性は同世代の男性より 3 倍多いと言われている．後尖の左室側付着部は屈曲・伸展の繰り返しで最も機械的刺激を受ける箇所である．この部位は加齢に伴って線維化が始まり，進行すると石灰沈着を見る（図 2-19）．後尖基部は上方に立った形となり，運動の制限をきたすが狭窄まで至る例（sclerotic MS）はきわめて稀である．日常経験するのは最も大きくても長軸像での後尖基部の径 5, 6 mm までの塊状エコー，左室短軸像では後尖弁輪に沿った長さ数 cm までの皿状に見える弁輪石灰化である．石灰沈着が大きくなると後尖の同定が困難となる．

> 高齢，女性，腎不全（血液透析），閉塞性肥大型心筋症は石灰沈着の加速因子である．

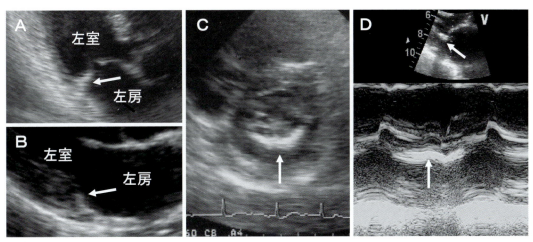

図 2-19 僧帽弁輪基部の肥厚（A, B）と石灰化（C, D）の 4 例
線維化と肥厚，石灰沈着は後尖基部の左室側から始まり，進行すると短軸像では皿状エコー（C）を呈する．交連部を超えて弁狭窄まで発展する例はきわめて稀である．弁輪石灰化例では後尖の動きは低下する（D）．

弁輪石灰化は動脈硬化因子の一つとも言われており[31]，不整脈・房室ブロック，冠動脈疾患，僧帽弁機能との関連が指摘されている．弁輪石灰沈着のある例では大動脈弁硬化，脳梗塞[32]，心血管障害[33]の頻度が高くなる．大きい石灰沈着は腫瘍や血栓と紛らわしくなる（378頁参照）．

[7] 大動脈弁

> 大動脈弁は加齢（硬化・変性）を最も強く反映する心臓構造物である．

若い人ほどエコー輝度は弱く，大きく開放し，高齢になるほど線維化（弁硬化）を反映してエコー輝度は増強する．屈曲・伸展する弁基部の大動脈側に石灰化が始まり，最終的には開放制限に至る．
一般には拡張期の短軸像で辛うじて交連（接合）部が観察されるが，それでも右冠尖と左冠尖か無冠尖の交連部のみで左・無冠尖の交連はビームに平行するために見えないことが多い．たとえ見えなくても健常者は120度ずつのY字型で閉鎖し，開放するという前提で観察する習慣をつけるべきである．慣れてくると動画で何となく三弁である，あるいは二尖弁ではないか，という疑いができるようになる．短軸像での最大開放は高齢者では低下し，逆おむすび状の弁開放となる（図2-20）．

> 健常者Mモードエコーでは収縮期前半に細動を見ることは稀ではない（図2-21）．有意な弁狭窄があれば細動は出現しにくいのでチェックするには意味がある．

弁硬化の定義はきわめて曖昧である．弁尖の肥厚とエコー輝度の増強があるが開放制限のないものは aortic valve sclerosis（大動脈弁硬化）と言われる[35]．しかし，開放制限の定義はあいまいである．開放制限とピーク流速は平行するようである．ピーク流速2〜2.5 m/sec が弁狭窄との境界領域である[35]．高齢者では弁肥厚と一部の石灰化は稀でない．心雑音の原因となる（大動脈弁硬化性雑音 sclerotic murmur）．

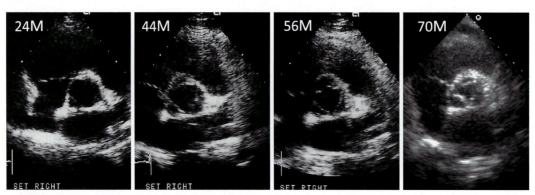

図 2-20 年齢と大動脈弁口（短軸像）との関係
大動脈弁は加齢を最もよく反映する．年齢とともに大動脈弁開放振幅は小さく，弁口部流速は増加する[34]（表2-1参照）．

2. 正常像を学ぶ

> 高齢ほど大動脈弁口ピーク速度は増加する（表2-1）．"弁硬化＝開放制限
> ＝ピーク流速の上昇"という目で観察すべきである．

　大動脈弁硬化と冠動脈疾患には共通な因子がある[35,36]．弁硬化の機序は複雑で，加齢，高血圧，喫煙，LDLコレステロール，その他の関与がある[36-39]．健常な大動脈弁口面積は3～4 cm^{2}と言われている．駆出性雑音のある中高年齢者では大動脈弁口部のピーク流速は雑音のない群より速い[40]．健常者と高齢者弁狭窄は長いスペクトラムの両端を見ていることになる（図2-22）[38]．X線CTによ

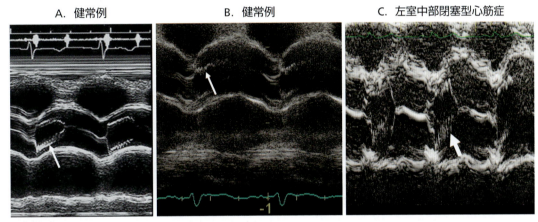

図 2-21　収縮期細動（白細矢印）を見る健常例の大動脈弁と対照に示した左室中部狭窄症の大動脈弁（296頁参照）

細動や振動があれば有意な弁狭窄はないと判断できる．上方に開放する弁は右冠尖であるが，下方に開く弁は無冠尖か左冠尖である．弁下部に狭窄がある（discrete type，S字状中隔，MVO，HOCM）と弁振動は粗動（太矢印）となる．

表 2-1　健常な高齢者大動脈弁口面積，流速と年齢との関係[34]

55～71歳	2.56±0.63 cm^2
	（126±27 cm/sec）
75～76歳	2.07±0.72 cm^2
	（127±53 cm/sec）
80～81歳	1.91±0.74 cm^2
	（131±53 cm/sec）
85～86歳	1.77±0.75 cm^2
	（143±55 cm/sec）

（　）内はピーク流速である．弁口面積と比較してやや遅い印象がある．

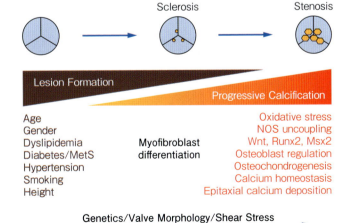

図 2-22　大動脈弁硬化から狭窄への移行因子[38]

年齢，性別，脂質異常，高血圧，酸化ストレス，カルシウム代謝，など多くの因子が作用する．

る大動脈弁の石灰化は冠動脈疾患を含めた心血管イベントを予測する独立因子とも言われている[41]ので大動脈弁の観察には意味がある．大きさの同じ3個の大動脈弁は均等に圧負荷を受けるはずだが，弁の硬化・変性はときに一様ではない．197例の検討では肥厚は，無冠尖56％，右冠尖35％，左冠尖9％という[42]．

加齢（aging）は生理現象である．加齢が進めば老化（senescence）である．老化は加齢と違い精神・身体機能の低下というマイナスの面を表現する用語である．老化を生理的老化と病的老化の2つに分類することもある．

最近は老化よりも"frail（日本老年医学会 2014年）"が用いられるようになった．

> 大動脈弁，ときに僧帽弁エコーには年齢を反映させるが，三尖弁と肺動脈弁エコーは加齢の影響を感じさせない．

50歳以上の健常者では軽度の大動脈弁逆流ジェットは稀でない．弁口部から左室流出路中央，やや僧帽弁側に向かう印象があるので，大きく偏位する逆流はやはり対側の冠尖に何らかの障害があると考えるべきであろう．

[8] ランブル疣腫 Lambl's excrescence とストランド valve strand

健常者の大動脈弁，僧帽弁に小さい異物が見られることがある．詳細な観察には経食道エコーがよい．ランブル疣腫は弁の閉鎖縁に付着するヒゲ状突起物[43,44]であり（図 2-23），ストランドはフィラメント状のヒラヒラするひも状のもの[45,46]と言われるが，組織学的には異なる．エコー上の識別は難しい．前者は弁の損傷部に小さい血栓が付着して形成，後者は剥離した内膜の一部，とも言われる．いずれも脳塞栓，TIA，cryptogenic stroke のリスクとなると思われるが，健常者でも塞栓源検索者でも40％前後に見られるので関係ないとする報告[47]もある．ストランドは経食道エコー施行例中40～50％に見られるもので，年齢，基礎疾患，塞栓とは関係ないとされている[48]．

鑑別すべきものに乳頭状線維弾性腫（372頁参照），感染性・非細菌性心内膜炎（215, 222頁参照），

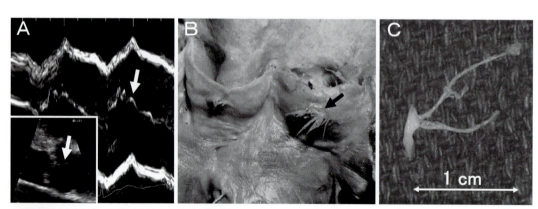

図 2-23 大動脈弁に付着するランブル疣腫
A：大動脈弁先端に付着する小さい糸状エコーで細動をみた．健常者で観察されたもので確定されていない．B：病理では大動脈弁の閉鎖縁に付着するヒゲの突起物である[43]．C：切除所見．大動脈弁の先端に付着し，大動脈内の hypermobile, filiform エコーとして観察されていた[44]．

2. 正常像を学ぶ

腱索断端(217頁参照)がある．とくに偏位する弁逆流があればランブル疣贅は考えにくい．Mモードエコー法では細動，振動が記録される．経食道エコー図所見も参考とする．

[9] 心膜エコー，エコーフリースペース，および心外膜脂肪 (326頁参照)

かつて，この三者の識別は容易でなかったが，今日，超音波機器の改良とX線CTとの対比により，評価可能となった[20]．心臓周囲は臓側心膜 epicardium（心外膜）と壁側心膜 parietal pericardium（あるいは単に pericardium と言う）からなる袋（心膜腔）に包まれており，内部は10数ml以下のリンパ液が存在する．1層の内皮細胞からなる心外膜は脂肪（epicardial fat）を介して心筋と密着しており，大動脈と肺動脈の基部で反転して壁側心膜に移行する．心膜液は断層像では右室前壁側と左室後壁側にわずかなエコーフリーとして認識される程度のもので，静止した心膜腔内で心臓が動くことより貯留液と判断できる．

右室前壁側のみのエコーフリースペースは脂肪の可能性が高く，後壁側のみのエコーフリースペースは心膜液貯留とされていた時期がある．relatively echo-free とも表現されていた[49]．脂肪の存在が意識されていなかった時代である．収縮性心膜炎が否定できず，開胸や心膜生検を受けた症例もある[50]．X線CTとの対比から従来の後壁側エコーフリースペースは心外膜脂肪であることがわかったのは1982年のわが国からの報告である[51]．今日の機器ではダイナミックレンジが広くなり，脂肪は完全にエコーフリーとはならないので脂肪との鑑別は以前より容易である．右室前方でも左室後方でも心膜液と脂肪との共存は珍しくない（図2-24）．後壁側ではわずかな心膜液と脂肪はいずれとも決めがたいことがある．左半側臥位の記録では心臓は最後方に移動する．したがって記録した短軸像でみるとわずかな心膜液は7〜8時方向で貯留する（図2-25）．心尖部四腔像では右房側に貯留している．

> 心外膜脂肪は右室側前面，房室/心室間溝に多い．確定にはX線CTがよい[20]（327頁図11-2参照）．

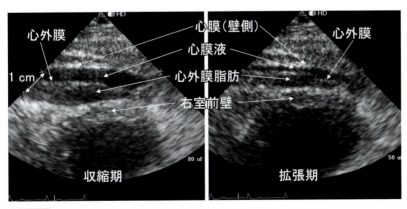

図2-24 右室前壁側に心外膜脂肪と心膜液が観察された健常例

最近の装置では前胸壁側は観察されやすくなった．壁側心膜は動かず，心外膜とその下の脂肪，右室前壁は一体となって心周期を通じて動いていた．心膜液があるときは直下の心外膜脂肪の同定は容易となる．

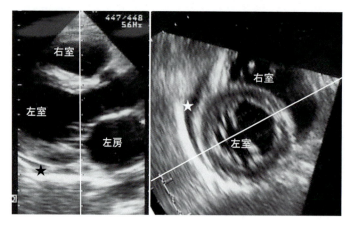

図 2-25 健常者で観察された
エコーフリースペース
（心膜液）

左半側臥位の記録のために心臓が最下方（患者の左側方）に移動して，わずかな心膜液（★）は図のように観察される．

最近は心外膜脂肪はメタボリック症候群や冠動脈疾患との関連で注目を集めている[52-54]．脂肪と心膜液の共存する例では容易に同定できる．

> 心外膜脂肪は心筋とともに動くが，壁側心膜，および，その外側の脂肪は心臓とともには動かないはずである．

健常者でも心膜癒着のない保証はないので，鑑別は慎重に行う．ほとんどのわずかなエコーフリースペースはエコー源が何であれ急性心膜炎を疑わせる所見がなければ臨床的意義はない．

> 心膜は全周に存在するが，超音波検査ではとくに後壁側心膜エコーの輝度が高くなる．

心膜エコーとエコーフリースペースを詳細に検討するならMモードエコー図も参考になる．一般に内部が完全にエコーフリーで後壁側の最外側の線状エコー（壁側心膜）が平坦で動かないときは生理的か病的心膜液の可能性がある．エコー輝度を有するものなら（粒状エコーと表現される）経験的には心外膜脂肪であると考えるが，個体差，ゲインのセッティングも影響を受ける．心外膜脂肪は拡張期に心膜の圧排を受けると薄くなる．

最外側の心膜エコーが心室壁とともに動けばフリーの貯留液は否定してよい．このときは正常の場合と癒着の可能性がある．

経胸壁アプローチによる心膜の計測は容易でないが，経食道アプローチとX線CTとの検討では相関がよいという[55]．それによれば正常な壁側心膜の厚みは1.2±0.8 mmで，2.5 mmを超えない．

> CTとMRIの検討では心膜の厚みは0.7〜1.7 mmである[20]．

心膜肥厚が問題になるのは，収縮性心膜炎（332頁参照）を疑うときである．

四腔断層像での両側房室弁，とくに三尖弁輪部付近，右室前壁から大動脈前壁移行部の脂肪は腫瘤状に見えることがある（19頁図2-12，376頁図13-18参照）．

［10］左室流出路と大動脈

左室流出路は大動脈弁輪下部，心室中隔上部，僧帽弁前尖に囲まれた領域である．流出路は決し

2. 正常像を学ぶ

て円柱ではなく，上部は短軸像で見れば左右にやや長い楕円形である[56]が，連続の式による大動脈弁口面積の算出時には円形と仮定している．この領域はTAVI（169頁）の際には詳細な観察を必要とする．弁輪径はX線CTで正確に計測される．Valsalva洞瘤・破裂，大動脈弁疣腫，中隔に付着する肉柱，僧帽弁瘤や副組織，余剰腱索，弁下狭窄の原因となるS字状中隔，突起物（discrete type 弁下狭窄），SAM，など観察すべきものは多い．

大動脈には大動脈弁輪から上行（≦35 mm）・弓部（≦30 mm）・下行大動脈（≦25 mm），さらに腹部大動脈（≦20～15 mm）まである．上限値＋5 mmなら瘤様拡大，＋10 mmなら大動脈瘤と言える．Mモード法の時代からValsalva洞径が測定の標準部位であったが，心周期により弁輪径-Valsalva洞径の間を見るので正確ではない．断層法では上行大動脈まで正確に計測すべきである（図2-26）．大きい，あるいは小さいと判断するか，弁置換が考慮されるなら弁輪径を，あるいは大動脈瘤・解離が疑われる例，大動脈弁置換術後例では弓部まで観察すべきである．上行大動脈は胸骨直下に位置するために，症例によっては瘤は見落とされがちである．弓部，下行大動脈の評価には鎖骨・胸骨上窩の長軸像も利用する．顔は軽く上に向けて記録する．大動脈縮窄や大血管転位の診断に利用される．

> 大動脈径には，弁輪径，Valsalva洞径，sino-tubular junction（洞管移行部，STJ），上行大動脈径の4つある（図2-26）．

最近は大動脈弁複合体という概念が導入され，弁輪と上行大動脈は弁逆流の発生機序に意味を持つ径となっている（170頁，247頁図8-16参照）．

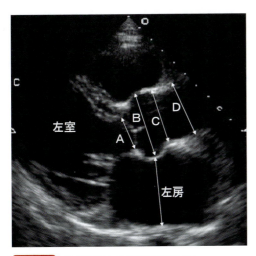

図2-26 大動脈径と左房径の測り方
A：（外科的）弁輪径，B：Valsalva洞径，C：STJ（洞管移行部 sino-tubular junction），D：上行大動脈径の4ヵ所ある．通常はBであるが，弁輪拡張症，弁置換適応例，大動脈瘤，解離では4ヵ所に注目すべきである．STJは同定困難なことが多い．長軸断層像での左房径測定法は決まっていない．

表2-2 大動脈各部位の基準値[4]

Aortic root	Absolute values（cm）	
	Men	Women
Annulus	2.6±0.3	2.3±0.2
Sinuses of Valsalva	3.4±0.3	3.0±0.3
Sinotubular junction	2.9±0.3	2.6±0.3
Proximal ascending aorta	3.0±0.4	2.7±0.4

弁輪径と STJ は長軸静止画像で，Valsalva 洞径は静止画像か M モード記録による．STJ，弁輪径の正常値はそれぞれ，25.2 ±2.1，21.6±2.4 mm というデータがある[57]．JAMP study[58]では成人の大動脈弁輪径：男 22±3，女 20±2 mm，Valsalva 洞径：男 31±4，女 28±3 mm，STJ 径：男 26±3，女 24±3 mm，である．ASE ガイドライン（表2-2）より小さい．弁輪径は Valsalva 洞径や STJ 部と異なり，年齢の影響を受けにくいと言われる．

高血圧と年齢の影響を受けるのは Valsalva 洞からである．annuloaortic ectasia（AAE）は弁輪と Valsalva 洞径が大きくなる疾患である．上行大動脈拡大例では STJ が消失して大動脈弁逆流の原因となる．正常例でも STJ が同定できない例は少なくない．

大動脈弁輪径は胸骨左縁か心尖部長軸像で弁付着部の内側を測定する．大動脈弁輪拡張症の診断か弁置換の際に必要な計測値である．弁輪測定の時相は一定しないが，駆出血流や心拍出量を求めるときは収縮期で，弁置換を考慮するときは拡張期で測定するようである．収縮期にはわずかに大きくなるが，無視されることが多い．

M モード法での大動脈径は習慣的に lead to lead で測定されてきたが，MRI や X 線 CT との対比からは trail to lead（内・内計測）の計測も妥当とされている．そのほかの部位は断層像で測定する．なお，Valsalva 洞部や上行大動脈壁にはプラークが付着することがあるので，M モード法では限界となる．

しかし，水平断面に限っては X 線 CT（大動脈壁を含める外径である）の方が正確に計測できる．

a）左房背方の下行大動脈

胸骨左縁長軸像では房室移行部から左房後方で観察される．心尖部四腔断層像では左房のやや外側（画面の向かって右側）に位置する．

> 下行大動脈径は上行大動脈径と対比する習慣を身につけるべきである．上行より細く，下行大動脈径の正常値上限は 25 mm ぐらいである．

ルチン検査にて大動脈縮窄症（細い場合と，縮窄後拡張がある）を疑うこともあれば，拡張や内膜剥離，あるいはカラードプラーから下行大動脈解離（DeBakey B 型）を発見することがある（248 頁図 8-18 参照）．

b）腹部大動脈

心エコー図検査をする高齢者では症状がなくても腹部大動脈エコーを見る習慣をつけるべきである．腹部大動脈瘤や解離を発見することがある．横隔膜レベルでの大動脈ドプラーは大動脈弁閉鎖不全の半定量化にも利用できる（174 頁図 6-67 参照）．

> 腹部大動脈径の正常値上限は上腹部〜分岐部で 20〜15 mm ぐらいである．

最近は腹腔動脈，その他の分枝狭窄も評価可能となった．

c）腸骨動脈と大腿動脈

閉塞性動脈硬化症では腹部動脈から左右の腸骨動脈への分岐部，大腿動脈，さらに末梢は観察領域である．とくにドプラー流速による狭窄部の同定は不可欠である．

2. 正常像を学ぶ

［11］左房（71 頁参照）と左心耳

　左房は胸骨左縁長軸，短軸像と心尖部四腔断層像で観察する．測定は胸骨長軸像，あるいは M モード法による大動脈後方の短軸径で最大径（拡張早期）で行う（図2-1，図2-26）．大動脈後壁と左房前壁は接して分離できないが，やや上方では間に心膜横洞（図2-12 参照）というスペースを見る．また右肺動脈が走行する部位でもある．大動脈後壁エコーの trailing edge から左房後壁エコーの leading edge までが左房径である．三次元のものを一次元の数値で代表させることには限界があるが，M モード法による前後径は指標として利用されてきた長い歴史がある．個々の例で推移を見るのは今でも意義がある．

> M モードエコー法による左房径は 20〜40 mm，左房/大動脈比は 0.7〜1.1 前後である．

　大動脈と同様，年齢や体格とも相関する．大動脈径との対比も参考とする．扁平胸では左房径は小さくなる．左房の後方には脊柱があるので前後径の拡張には限界がある．拡張してくると左右に広がるのはそのためである．心尖部四腔断層像での視認法もよく利用される．男性（40〜49歳）の場合で左房横径 3.6±0.4 cm，左房縦径 4.8±0.7 cm，右房横径 3.3±0.5 cm，右房縦径 4.5±0.6 cm なので[59]，両心房とも 4.0×5.5 cm が上限と考えることができる．正常者の心尖部四腔断層像では左房は拡張期の左室より面積が小さく，かつ，右房と左房はほぼ同じ大きさである．この断面では左心耳や下行大動脈も観察できる．

　図2-27 で示されるごとく，左房容積を求める際に利用されている心尖部四腔断層像は真の長軸最大径を捉えていない．四腔断層像での心房容積評価の限界を示すものである．

> 左房拡張は慢性心房細動例ではよく見られる所見で，血流うっ滞は脳塞栓症の危険因子となる．また，僧帽弁逆流のない洞調律での拡大は左室の拡張障害（左房圧上昇）を示唆する．

　左房容積（71 頁参照）は左室充満圧や予後を反映すると言われている．

　なお，弁輪径の測定法と基準値はまだ確定していない．収縮末期での健常者の上限値は胸骨左縁長軸像の僧帽弁輪径で 25 mm 前後，四腔断層像の三尖弁輪径で 30 mm 前後，ぐらいであろうと思われる．心房細動例や機能性僧帽弁閉鎖不全例での評価には参考にすべき数値である．

［12］肺静脈隔壁

　初めて左房を短軸像で観察したとき異常と診断されがちな健常構造物の１つである．大動脈短軸像で左房が画面に向かって右上方に向かう三日月状の左心耳の入り口部分の外側壁に付着するもので，膜状構造物に見えないときは，血栓や腫瘍と紛らわしい．この形状には個人差があるので経験するしかない．洞調律では隔壁と考えてよいが，心房細動例では血栓か否の識別に苦慮する．鑑別は経食道エコー法による（図2-28）．

［13］心房中隔領域：卵円窩，卵円孔開存，心房中隔瘤

　心房中隔瘤の臨床的意義はあまりないが，卵円孔開存は重要な所見となる．

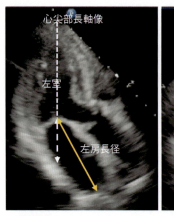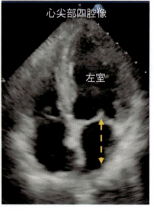

図 2-27 心尖部長軸像での左房長径（黄実線）と四腔像での左房長径（黄点線）の違い

左房容積の計測に利用されている従来の四腔像（右図）は正しい左房長径を捉えていない．

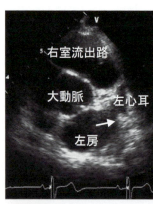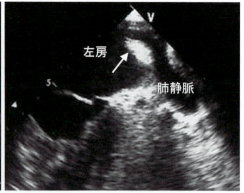

図 2-28 血栓様に見える正常者の肺静脈隔壁エコー（洞調律）

左の経胸壁エコーでは矢印のごとく腫瘤に見えたが，経食道心エコーでは腫瘤はなく，隔壁であった（右図）．このような状況は多い．洞調律で拡張不全や血液凝固障害がなければ血栓は生じないという状況証拠も大切である．

　心尖部アプローチによる四腔断層像では薄い一次中隔からなる卵円窩がドロップアウトして欠損像に見える（図 2-29）．窪みとしては観察されなくても健常者で卵円孔開存が観察されるのは少ない（図 2-30）．卵円孔開存は一次中隔と二次中隔が癒合せずに一部がスリット状に重なったものであり，真の欠損ではない（260 頁図 9-7 参照）．スリット状の間隙から左右あるいは右左短絡を認めて診断する．右房の拡張を見ないので二次孔欠損と誤認されることはないが，最終診断は経食道エコーかコントラストエコー法による．偶然，発見された卵円孔開存は脳塞栓のリスクにはならないので放置である[60]．

　心房中隔が肥厚する疾患はきわめて稀なので測定の意義はない．厚みは体表面積や高血圧，加齢と相関するようだが，脳血管障害や虚血性心疾患とは関係がない．食道エコーでは平均 6 mm の厚

2. 正常像を学ぶ

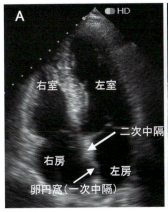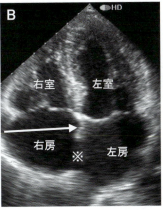

図 2-29 心房中隔卵円窩のエコー所見（A：正常例，B：心房細動例）

一次中隔である卵円窩は薄い組織である．心尖部アプローチではビームが平行に入るために一見，欠損孔（右図※印）として観察されることが多い．この領域の所見は個体差が大きい．

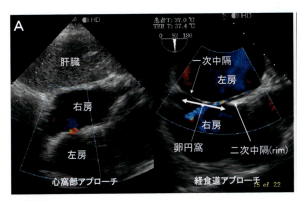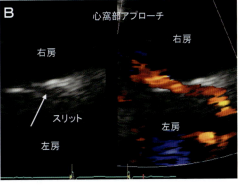

図 2-30 偶然に発見された卵円孔開存2例の左右短絡

A：心窩部アプローチ（左）では小さい二次孔欠損と思われたが，経食道アプローチ（右）ではスリット状の卵円孔開存で，左右短絡をみとめた．右心系は拡張していない．健常者洞調律例である．B：心窩部アプローチ（bicaval view）にて捉えた左右短絡である．スリットを通る短絡シグナルがかろうじて観察された．心房細動例のために左房は大きい．病理学的には卵円"窩"（260頁図 9-7 参照）であっても超音波検査では"窩"には見えない．

さ（2〜17 mm）[61]で，剖検では 5.7 ± 1.8 mm[62]という．

> 心房中隔が肥厚する疾患は脂肪腫様肥大 lipomatous hypertrophy（374頁参照）とアミロイドーシス（308頁参照），および心房血腫（368頁参照），良性（370頁参照）・悪性腫瘍（375頁参照）である．

　心房中隔瘤とは言わないまでも両側に心房中隔が波動する例は珍しくない．redundant，あるいは mobile という表現もある．心房中隔瘤の定義はあいまいで，どちらかに 10 mm 以上[63]，あるいは 15 mm 以上[64]突出する場合に称される．心エコー図検査での頻度は 0.29％という報告があるが[64]，最近は装置の解像度も上昇しており，もっと多い印象がある．卵円孔開存や瘤内血栓の報告があるのでそのつもりで観察すべきである．

　卵円窩に限局するタイプと心房中隔全体に及ぶ場合がある（図 2-31）．卵円孔開存は心房中隔瘤の 33〜70％に合併する[63]．瘤には高頻度に大きい卵円孔開存や Eustachian valve，右房内ストラン

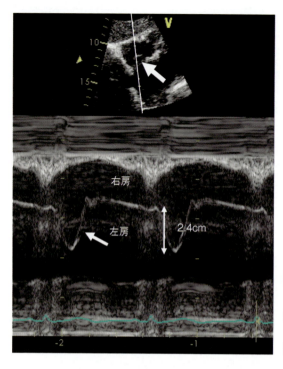

図 2-31 心窩部アプローチによる心房中隔瘤の動態
瘤は収縮早期には左房側に向かい，収縮期後半から（矢印）拡張期は右房側にある．卵円孔開存は認められなかった．

ドの合併を見るという[65]．

心房中隔瘤の重要な合併症は卵円孔開存と短絡で，脳塞栓の危険因子であるという報告[66]もある．

■ 心房中隔のシフト

心尖部四腔断層像では心房中隔はあまり動かないように見える．正常例では収縮末期には左房圧が右房圧より高くなるので心房中隔はこの時期，右房側に偏位するとされている[67,68]．心房中隔瘤の動きを見ても瘤は収縮後期から拡張期にかけては右房側にある（図 2-31）．

[14] 右室と右房

右室固有の病気は少ないこともあり，計測はしないことが多い．心尖部四腔断層像では画面の左側に右室，右房を描出する（図 2-32）．このとき外側三尖弁輪の動きは僧帽弁より過大なことがわかる．この断面での右室の拡張期面積は 11〜28 cm² で，左室面積の 1/2〜2/3 である．この対比は右室拡張の有無判定には参考となる．右室は胸骨左縁アプローチの短軸像で左室 8 時から 1 時の方向で胸骨直下に三日月状に観察される．大動脈弁レベルの短軸像での上方は流出路で，画面向かって左方が三尖弁，右側が肺動脈弁と肺動脈である．胸骨下縁からの長軸像を描出したあと，胸骨の裏側をのぞく断面で右室，三尖弁，右房の流入路が観察できる（図 2-33）．

> 右心系は四腔断層像で左室や左房との比較で論じる．正常，大きめ，拡大，著明拡大で判定する．

心窩部アプローチによる三尖弁輪運動の観察は心膜癒着の有無判定に利用される（図 2-33B）．

2. 正常像を学ぶ

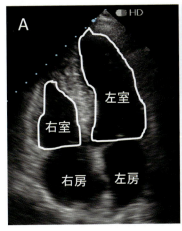
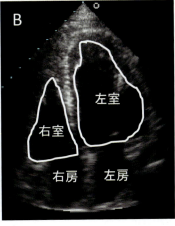

図 2-32 視認（心尖部四腔断層像）による右心の評価法

いずれも正常例である．右室は左室とのバランスで判断する．拡張末期で左室面積の 2/3 以下であれば正常と判定する[69]．右房と左房の大きさはほぼ同じである．断面によっては右室の大きさは変化するので大雑把な目安である．

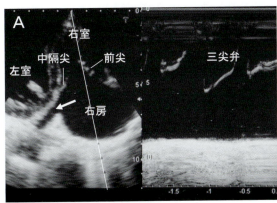
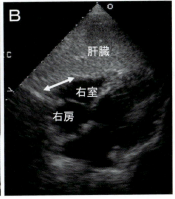

図 2-33 胸骨左縁アプローチ（A）と心窩部アプローチ（B）による右心の描出

A の右室流入路断層像は中隔尖，前尖，三尖弁逆流の観察に利用される．矢印は冠静脈洞である．B はとくに下大静脈流入部，心房中隔，三尖弁，右室の弁輪運動の観察に利用される．健常者では横隔膜面を左右（横方向）に動くが，収縮性心膜炎では縦方向に動くと言われる．開心術後患者では必須の観察領域である．

　右心は前負荷，後負荷に対して鋭敏で形状と機能は影響を受けやすい．また左心に比較して一断面で捉えるのは右室の一部にすぎず，全体像が観察されにくい．右心機能の評価法は確立していないが，Tei index は 1 つの評価法である（73 頁参照）．

> 右室壁は通常は計測しない．右室自由壁は 3 mm 以下でそのつもりで観察する．5 mm 以上は肥厚である．

　かつて近距離の胸骨直下は観察困難なために無視されていたが，最近は右室の心膜までよく見えるようになった（図 2-24 参照）．
　右室の乳頭筋の大きさと形は左室以上に多様である．前・内乳頭筋の 2 本は解剖学的には比較的はっきりしている．内乳頭筋は septal band（中隔帯）から起始して前尖と中隔尖に腱索を出すが，しばしば小さく，ときに欠如すると言われている[70]．腱索が直接，中隔から起始することもある（190

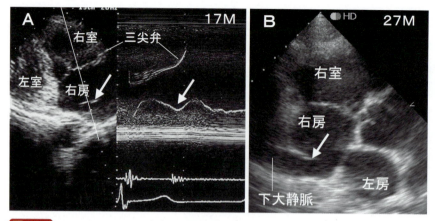

図 2-34 Chiari's network (A) と Eustachian 弁 (B)
A は冠静脈洞〜下大静脈入口部付近で観察される浮遊する網目状エコーであるが，紐状にも見える．B は下大静脈入口部に付着する膜状の，ないし，小さい弁様の振動エコーである．いずれも健常例で観察されたもの．

頁図 6-82 参照）．前乳頭筋は septal band から移行した moderator band（調節帯）に付着して後・前尖に腱索を出す[70]．乳頭筋の同定は困難である．

[15] 静脈洞弁と Chiari's network

　胎生期には下大静脈流入口には Eustachian 弁（図 2-34B），冠静脈洞入口部には Thebesian 弁がある．いずれも小さな突起物で，可動性はあるものとないものがある．右房内腔を浮遊する組織は Chiari's network（図 2-34A）と言われるもので，三者ともに右房の静脈洞弁由来のものである．腫瘍や疣腫，血栓との鑑別に挙げるべき構造物である．Chiari's network の頻度は剖検で 1.4〜4% と言われており[71]，経胸壁アプローチでは 1.5%[72]，経食道エコーでは 2% の報告[71]がある．後者の報告では遺残例では有意に卵円孔開存の合併が多いという（対照の 23% に対して 83%）．小学生・中学生の検診での prospective な検討では 9.5% と高い[73]．若年者で多いのは年齢とともに褪縮，消失するためかもしれない．Chiari's network については血栓形成，卵円孔開存経由の動脈塞栓，心臓カテーテル迷入，などのリスクが報告されている．

[16] 三尖弁

　逆流発生因子としての心房細動の有無を知って観察する（186, 225 頁参照）．ルチン検査でも大動脈弁レベルの短軸像，心尖部四腔断層像，胸骨左縁および心窩部アプローチからの右室流入路断面から三尖弁は見るべきである（図 2-33, 2-34, 2-35）．三尖弁は僧帽弁より薄い．文字通り，3 個の弁尖からなるが，乳頭筋，腱索を含めて normal variation は大きい．1 枚の膜様構造物が区切られている感じで前尖が大きく，中隔尖，後尖の順で小さくなる[74]．僧帽弁より未分化のためか弁尖の同定は容易ではないと言われる．肉眼的には cusp の定義も僧帽弁のように明快ではなく，弁尖の数は，62% は 3 個であるが，30% は 2 個，8% は 4 個存在するとする報告もある[75]．最近は超音波装置の解像度がよくなり，一部で接合部や腱索（190 頁図 6-82 参照）が観察されるようになった．

2. 正常像を学ぶ

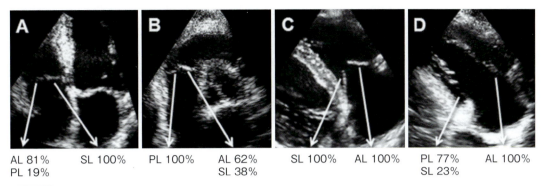

AL 81%　SL 100%　　PL 100%　AL 62%　　SL 100%　AL 100%　　PL 77%　AL 100%
PL 19%　　　　　　　　　　　SL 38%　　　　　　　　　　　　SL 23%

図 2-35 各断面像からみた三尖弁の同定[76]
四腔断層像（A）では中隔側の弁尖は 100%中隔尖（SL）である．外側の弁が前尖（AL）となるのは 81%，後尖（PL）の確率は 19%となる．断面により弁尖の見え方は異なる．

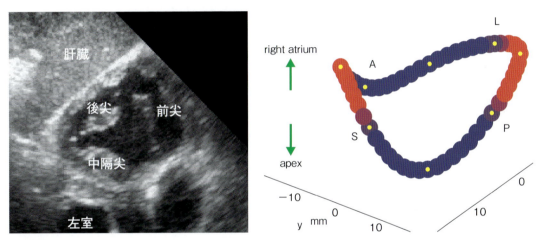

図 2-36 心窩部アプローチで捉えた三尖弁口短軸像（左図：en face 像）と三尖弁輪形態（右図：Fukuda S. Circulation. 2005; 114: 1492-8）
三尖弁輪面は僧帽弁輪と同様，平面上にはない．

　経食道三次元エコー法による検討も行われている．経胸壁アプローチの断面では三弁の同定は図 2-35 のようである[76]．
　器質的障害は稀で肥厚，石灰沈着もほとんどない．三尖弁エコーは加齢を反映しにくい．弁尖の接合部は他の弁より浅いと言われている．逆流が容易に起こる理由かもしれない．心窩部アプローチにて工夫すれば三尖弁口の短軸像（"en face" view）を見ることができる（図 2-36）．今後の 3D 心エコー図検査に期待する断面である．三尖弁はもっと注目すべき弁であろう．

[17] 右室流出路と肺動脈，肺動脈弁領域

　この領域の疾患はきわめて少ないので，心雑音や発熱の依頼でないかぎり簡単に終わる．胸骨左縁からの長軸像と大動脈弁レベルの短軸像とで評価する（図 2-37）．肺動脈の前・側壁は観察されないので弁輪径の測定が必要なときは駆出時のカラードプラー像を参考とするが，それでも正確な

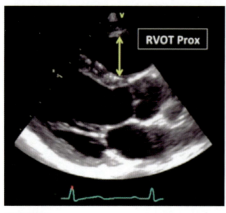 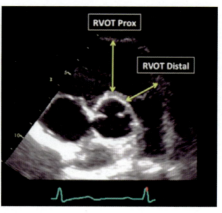

図 2-37 右室流出路と肺動脈弁輪径の計測法[4]
現実には右室前壁側と肺動脈弁輪外側は同定困難なことが多く，ルチンに計測される指標ではない．RVOT Prox：右室流出路近位部，RVOT Distal：右室流出路（弁輪部）

弁輪径は困難なことがある．
　一部の症例では左右の分枝まで観察されるが，肥満者や慢性呼吸器疾患では見えない．弁に異常のない逆流シグナルはきわめて多い．

> 逆流シグナルは肺動脈拡張期圧の評価に利用できる（68頁参照）．

　収縮期（駆出性）雑音の依頼であれば，左室流出路・大動脈弁口部だけでなく，右室流出路・肺動脈弁口部のピーク流速も測定すべきである．

[18] 冠静脈洞

　胸骨左縁長軸像と心尖部二腔断層像では房室間溝部に脂肪に埋もれた10mm前後以下の管腔構造物として観察される（図2-38）．左室後部の房室間溝を通り，下大静脈の近くで右房に開口する．右室流入路断面では三尖弁直下に観察できる（図2-33参照）．この断面での正常径は5〜8mmである[77]．計測する必要はないが，大小がわかるような観察は必要である．
　マルチスライスX線CTでの正常径は断層像と同じ断面での計測ではないが11〜12mmである[78]．かつて胎生期には左上大静脈と繋がっており，生下時には左房後方の静脈はMarshal靱帯として遺残する．冠静脈洞が拡大していれば右房圧上昇や左上大静脈遺残を考える（274頁図9-29参照）．左上肢からのコントラスト剤静注で造影され，右房に注げば診断できる．経胸壁アプローチでも冠静脈洞ドプラーはきわめて稀に記録できる（図2-39）．波形は肺静脈ドプラーに類似する．

[19] 下大静脈

　下大静脈は心窩部アプローチにて右房入口部で観察する（図2-40）．この所見は大血管転位症例での右房同定には必須である．例外としては奇静脈を介して上大静脈に注ぐ下大静脈遮断がある．下大静脈径は右房圧を反映するので心不全例では重要な指標となる．入口部より末梢1〜2cmの部位で計測する．遠位部では正常者でも呼吸性変動は明らかでなくなる．右房圧5mmHg以下の

2. 正常像を学ぶ

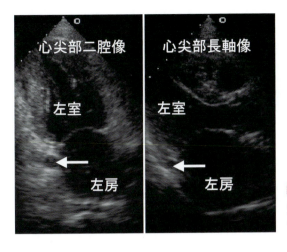

図 2-38 冠静脈洞径の大きさ
冠静脈洞は房室間溝を通って右房に注ぐ．正常例であるが，二腔像ではやや大きく見える．

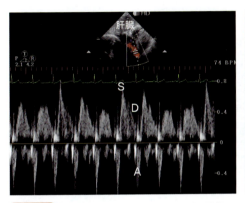

図 2-39 心窩部アプローチで捉えた健常者の冠静脈洞ドプラー
記録されるのはきわめて稀である．波形は一見，肺静脈ドプラーに類似する．

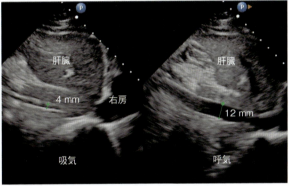

図 2-40 吸気で縮小する健常者の下大静脈径
呼吸性変動は短軸像で確認する．右房圧が正常のときは下大静脈の短軸像は楕円形であることに注意．心窩部アプローチにて右房の入口部で縦断面を描出して 1～2 cm 遠位部で計測する．

正常なら呼気で 16 mm 以下，吸気で 50％以上，細くなる（虚脱，collapse）という報告[79]があったが，最近のガイドラインでは径で 21 mm 以下，虚脱＞50％が基準値となっている（188 頁表 6-13 参照）．

下大静脈の呼吸性変動を見るには短軸像も参考とする．右房圧が正常のときは楕円形なので径の計測は注意する．肺高血圧と心不全では評価は必須である（191 頁参照）．右心不全，溢水では右房圧の上昇を反映して大きく正円となり，呼吸性変動は消失する．また，11 mm 以下では脱水を意味する[79]．なお，運動選手では拡張すると言われている[80]．

下大静脈の走行はビーム方向と直交するためにドプラー計測には不向きである．

[20] 右側内頸静脈

右心の動態評価と頸静脈怒張の理解に右側内頸静脈エコーは記録してみる価値はある．右房圧を直接，反映するからである．収縮性心膜炎の診断にも参考となる（334 頁図 11-9 参照）．上大静脈

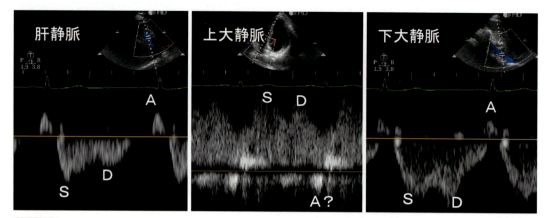

図 2-41 肝静脈と上・下大静脈ドプラーを捉えた健常者の一例
本質的にはS波，D波，A波の三相性である．肝静脈ドプラーが最も観察容易である．
波形には個体差が大きいが，洞調律ではS＞DでAは逆転する．

ドプラー（図 2-41）は記録困難なので記録されることはない．

[21] 肝静脈

正常径は 10 mm 以下である．拡張と判断すれば計測する．ドプラーは右房圧の評価，収縮性心膜炎，三尖弁逆流の評価に利用できる．

下大静脈の右房流入部から数 cm 末梢で上方の肝臓から下向きに下大静脈に流入する（図 2-42）．下大静脈と同様，右房圧を反映する．ビームと平行するために下大静脈よりも肝静脈の方がドプラー波形は記録しやすい．本質的には上下逆転した上大静脈波形と類似する．

> 正常肝静脈血流は下大静脈を通って心臓に向かう下向きの収縮期S波，拡張期D波からなり，正常洞調律ではD波よりS波の方が深く，かつ，S波，D波は吸気でより深くなる（図 2-42）．

心房収縮の A 波は小さく上向きである．

> 健常者肝静脈ドプラーの呼吸性変動は多彩である．S波，D波が癒合するもの，呼吸性変動の少ないもの，など個体差が大きい（図 2-42）．

心房細動例では三尖弁逆流がなくてもS波は浅くなる．高度の三尖弁逆流があると収縮期波は逆転して上向きの陽性波となる（232 頁図 7-9 参照）．また，開心術直例では一時期，収縮性心膜炎のそれと類似することがあるので，一過性の潜在性収縮性心膜炎は否定しえない．収縮性心膜炎の診断には肝静脈ドプラー波形を利用するので，正常者の波形にも通じておかねばならない．

B カラードプラー所見

ゲインは流入血や駆出血が最大に表示され，かつ，内腔が黒く抜け，心室壁や弁にカラーシグナ

2. 正常像を学ぶ

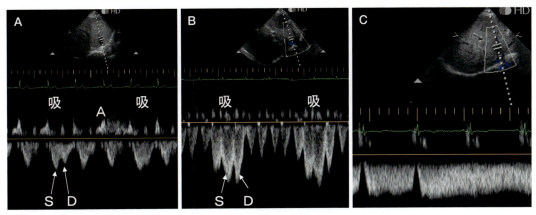

図 2-42 健常者 3 例に見られた肝静脈ドプラーの呼吸性変動パターン
健常者では一般に D 波より S 波の方が深い．両方とも吸気で深くなる．呼吸性変動は B の方が著明である．C のように，S 波，D 波がはっきりしない呼吸性変動もある．肝静脈ドプラーの呼吸性変動は多様である．

ルが表示されない設定とする．

[1] 流入血ドプラー

ルチン検査でも観察と計測は必要である．僧帽弁流入血は心尖部アプローチの長軸像か四腔断層像で拡張早期流入（E 波）のカラードプラーが大きく赤く染まる断面とする．拡張期に最大開放する僧帽弁口の先端部にサンプルボリュームを置いてパルスドプラー法で記録する．この位置は施設内での統一が必要である．弁輪寄りの計測では流速は低下する．

> 流入波形を規定する因子は左房・左室圧較差であるが，実際に大きく影響するのはサンプルボリュームの位置であり，次が呼吸変動であろう．

この波形は拡張期指標として利用される（64 頁参照）．計測項目は図 2-43 のように行う．E 波は僧帽弁が開いたあとの急速流入期波形である．E 波は拡張早期の左房・左室圧較差で決まる．A 波は心房収縮で流入する血流波形で，洞調律では E，A 波の二峰性となる．E 波の下降脚，減速時間 deceleration time（DT）は左室の弛緩とコンプライアンス（固さ，伸展性）を反映する．この時期，E 波は緩やかなスロープを形成し，ときに三峰性（G 波，L 波，67 頁参照）に見えることがある．E 波の高さと DT，および E/A が拡張期指標となる（第 3 章参照）．

収縮終了時（2 音か大動脈弁閉鎖シグナル）から E 波の立ち上がり開始時期までは等容拡張期 isovolumic relaxation time（IRT）で左室の $-dP/dt$ を反映する指標となるが，計測困難なことから無視されることが多い．

流入動態は年齢の影響を受ける．年齢とともに E 波の高さは低くなり，E/A 比は低下，60 歳前後で逆転する（図 2-44，2-45）．DT は拡張障害で延長する．しかし，E/A 比，DT にはバラツキが大きい[81]．この E/A 比の逆転は高血圧例ではもっと早く起こると言われている．

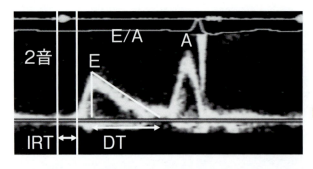

図 2-43 僧帽弁流入ドプラーの指標
on screen で容易に計測される．計測困難な IRT はあまり利用されない．

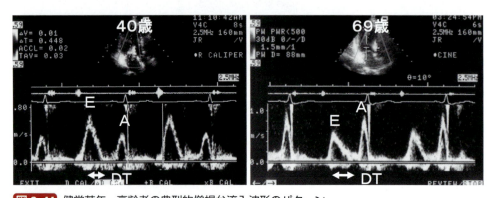

図 2-44 健常若年，高齢者の典型的僧帽弁流入波形のパターン
加齢により E 波は低下し，傾きは緩やかとなり〔DT（減速時間）の延長〕，A 波は大きくなる．

> 基準値は，IRT：65〜105 msec，E 波：70〜100 cm/sec，A 波：45〜70 cm/sec，E/A：1.0〜1.5，DT：160〜280 msec，というデータがある[82]．

心不全が考えられる状態で E/A 比が 1.5 以上のときは偽正常化現象，2 以上で拘束型パターン（65 頁参照）と言われる．

> 拡張期指標は心不全を診断するものではない．心不全の症例，あるいは疑いのある症例で病態を評価するために利用するものである．

なお，PQ 間隔が延長すると僧帽弁の早期閉鎖に一致して流入血 A 波は早期に終了する（図 2-46）．
　三尖弁流入波形は三尖弁逆流・狭窄，収縮性心膜炎がないかぎりは利用されない．右室心尖部は不明なので記録するときは三尖弁口部で赤色の流入ドプラーが広く観察される断層像でパルス法を用いる．健常者では三尖弁 E 波：35〜73 cm/sec，A 波：21〜58 cm/sec，DT：120〜229/msec である[69]．同一症例での比較では僧帽弁に較べて三尖弁の DT はより長く，A 波はやや低い．三尖弁 E/A 比は僧帽弁よりは小さい[83]．

[2] 組織ドプラー（tissue Doppler imaging：TDI）の記録（図 2-47）（第 3 章 69 頁参照）

拡張機能の一指標として利用されてきた．心筋内の拡張早期速度〔かつては E' とも言われたが，

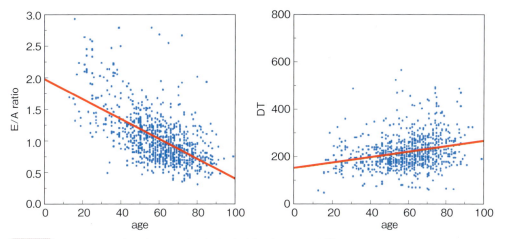

図 2-45 年齢と E/A（左図），DT（減速時間）（右図）との関係[81]

健常者 927 例での検討．若年者の E/A は 1 以上（60 歳前後で逆転）であり，DT は年齢とともに延長することがわかる．DT の基準値は 160～280 msec とされることが多い．しかし，ばらつきが大きく，年齢を考慮しても 2 つの指標のみでは何も言えない．E/A と DT は心不全を診断するための指標ではなく，心不全の病態を評価するための指標である．30 歳以下に限れば E/A > 1 である．

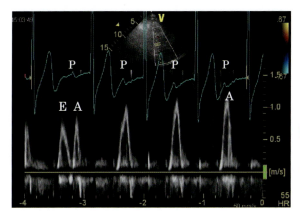

図 2-46 Wenchebach 型房室ブロックの僧帽弁流入血ドプラー

P 波が拡張早期に近づくほど A 波は E 波と重なり，高値となる．また，PQ 間隔が延長すると A 波は早期に終了する．

今日の e' で弛緩の指標である（68 頁参照）〕は，当初，心尖部アプローチによる心筋内パルスドプラーとして計測したわが国からの 1995 年の報告に始まる[84]．胸骨左縁アプローチ[85]に比較してベクトル成分がより大きくなる心尖部アプローチによる測定の方がすぐれた方法論と思われた[86]．左室充満圧（左房圧）推定値としての，E（僧帽弁流入波）/e' の利用は，収縮性心膜炎と拘束型心筋症の鑑別に有効と発表された 1996 年[87]以降である．

今日，E/e' は僧帽弁流入波形による E/A，DT と同時に計測される．心尖部四腔断層像で，中隔と側壁の弁輪部にサンプルボリュームを置いて記録する．e' は心尖部四腔断層像で中隔側弁輪か側壁側弁輪，あるいは両側の平均値で求める．入射角は補正しないので角度を小さくする工夫が必要である．心尖部短軸像で見ると，前壁側と下・後壁側の e' 値は中隔側 e' と側壁側 e' の間にある[88]．

E/e' は E/A と異なり，偽右正常化現象のないことが本法の利点である[89]．

なお，組織ドプラーの収縮期 s' は左室圧 dP/dt と相関すると言われている[90]が，ルチンの計測に

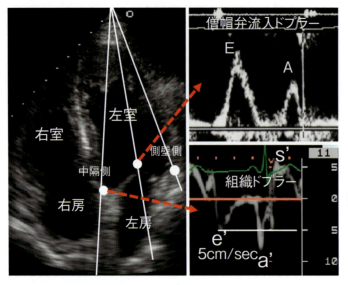

図 2-47 組織ドプラーの求め方
心尖部四腔断層像で求める．角度補正は行わないので壁に沿うビーム方向を決定する．弁輪 e' は中隔か側壁，あるいは両者の平均値とする．

はなっていない．a' も記録可能であるが，利用されない．

e' の値は中隔側＜側壁側なので計測部位は決定するか平均値を用いる．E/e' は年齢の影響を受けない．中隔と側壁の平均値で＜8，8〜15 が境界値，＞15 は平均左室拡張期圧＞15 mmHg，は長く利用されてきた経緯があるが，今日，この指標のみによる左房圧推定には限界がある（69 頁参照）．

僧帽弁輪石灰化例では e' は利用できないので左室充満圧推定には E/A が用いられる[91]．E/A＜0.8 なら充満圧は正常（≦12 mmHg）であるが，＞1.8 なら充満圧は＞12 mmHg である．E/A が 0.8〜1.8 の間では IVRT（等容拡張期）を利用して≧80 msec なら正常，＜80 msec なら上昇に分類できるという．

[3] 正常者駆出血ドプラー

すでに述べたごとく，年齢とともに大動脈弁硬化は進行し，弁は開放制限をきたして（図 2-20）弁口部流速は速くなる．高齢者では駆出性雑音（大動脈弁硬化性雑音 sclerotic murmur）の音源となる．大動脈弁狭窄，弁下狭窄，あるいは収縮期雑音の依頼では大動脈弁口部と流出路ドプラー記録は必須となる．心尖部アプローチによる長軸断層像で観察する．遠ざかる流れなので青色である．このときビームができるだけ流出路を通って弁中央を通過する断面が理想的となる．パルス法よりも連続波ドプラーの方がピーク流速の決定は容易である．左室流出路から速度を増した駆出血流は収縮早期の大動脈弁口部で最大となる．ピークは前半にある（図 2-48, 2-49）．中等度以上の狭窄ではピークは収縮中期に移動する（157 頁図 6-50 参照）．

> 弁口部ピーク流速の上限は年齢に依存するが 1.7 m/sec ぐらいである（表 2-3）．2.0 m/sec 前後は境界領域で軽度開放制限か弁硬化（図 2-49）とされることが多い．2.5〜3 m/sec は軽症大動脈弁狭窄である．

弁硬化か弁狭窄かは年齢を加味した程度の問題と言える．

2. 正常像を学ぶ

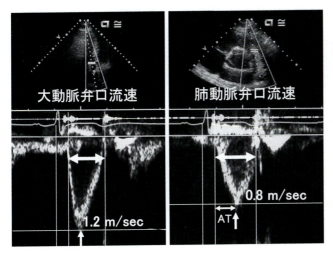

図 2-48 健常者大動脈弁口部と肺動脈弁口部の駆出ドプラー波形

正常値はそれぞれ，1.0〜1.7，0.6〜0.9 m/sec くらいである（表 2-3 参照）．大動脈駆出は肺動脈駆出よりわずかに遅れて始まり，早く終わる．ピークは前者が収縮早期に，後者は収縮中期にある．大動脈弁口部のピーク流速は狭窄の増強とともに収縮中・後期に向かう．駆出開始時間の評価は CRT の適応決定に参考となる．右心の AT（acceleration time）の短縮は肺高血圧の指標にもなる．

a）左室流出路と大動脈弁口部ドプラー（図 2-48 左）

　流出路では心室中隔寄りが速くなる．年齢によるが，正常値は 0.7〜1.1 m/sec なので（表 2-3），ピーク流速はパルス法で決定する．弁口部と合わせて 60 歳以上では必須の流速値となる．

b）右室流出路と肺動脈弁口部ドプラー（図 2-48 右）

　異常を見る疾患はきわめて少ないがピーク流速を求める習慣があれば見落しは防止できる．弁口部駆出ドプラーの正常像は大動脈弁口部のそれと異なり，ピークはやや遅く，収縮期中央にくるドプラーシグナルとなる．この関係は修正大血管転位症でも同じなので，駆出動態は心室の形態で規定されるものではないことがわかる（270 頁図 9-23 参照）．

> 肺動脈駆出血流流速の基準値は左心より遅く，0.6〜0.9 m/sec ぐらいである（表 2-3）．

　右室流出路は前胸壁に平行しやすく，速度を求めるには工夫が必要である．
　一部の肥大型心筋症，先天性心疾患，不明熱での検査で予期せずに狭窄や疣腫が見つかることがある．右心系は誤認・見落としの温床部位でもある．

> 弁に異常を認めない弁口部高流速血流は機能性雑音の一因となる．

[4] 肺静脈血流ドプラー

　正常例では臨床的意義はない．収縮性心膜炎や心不全で拡張機能の評価が必要なときに利用する．肺静脈に狭窄をきたすきわめて稀な疾患は下行大動脈による圧排とカテーテルアブレーション後の合併症である．フレームレートを上げて関心領域を狭くして速度レンジを下げるのがコツである．波形は心房の弛緩による収縮早期の S1 波，収縮期 S2 波，拡張期 D 波，および心房収縮に伴う逆流波 A の 4 相からなる（図 2-50）．S1 は心房細動では消失するが，洞調律でも観察されないことがある．健常者では S 波は D 波より大きく，陰性 A 波の幅は僧帽弁流入波形 A 波より短い．限られた症例でしか計測できない．

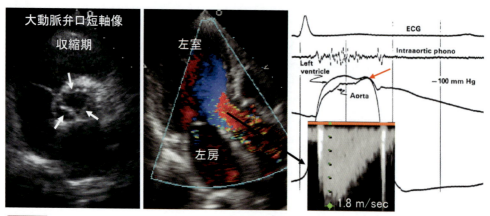

図 2-49 健康な 70 歳代男性の大動脈弁とピーク流速記録

大動脈弁硬化性雑音を聴取し，弁に軽度の肥厚を認めた症例．流速のピークが収縮期前半にあるのが特徴である．右図の同時圧波形は無害性雑音例での記録（Constant J. Bedside Cardiology. 4th ed. London: Little, Brown and Co; 1993. p.223）を本例のドプラー波形に重ね合わせたもの．赤矢印は左室・大動脈圧較差の逆転を示す．

表 2-3 駆出・流入血ドプラー流速の基準値（m/sec）

(Hatle L, Angelsen B. Doppler Ultrasound in Cardiology. 2nd ed. Philadelphia: Lea & Febiger; 1975)

	子供 平均	子供 範囲	成人 平均	成人 範囲
僧帽弁流入	1.00	0.8〜1.3	0.9	0.6〜1.3
三尖弁流入	0.60	0.5〜0.8	0.5	0.3〜0.7
肺動脈駆出	0.90	0.7〜1.1	0.75	0.6〜0.9
左室流出路	1.00	0.7〜1.2	0.90	0.7〜1.1
大動脈駆出	1.50	1.2〜1.8	1.35	1.0〜1.7

経食道アプローチによれば4本の肺静脈血流が観測できる．

[5] 健常者の弁逆流ドプラー

機器の改良に伴い，健常と言わざるを得ない弁逆流がよく観察されるようになった（図 2-51, 2-52）．弁そのものに異常を認めず，症状や心雑音・心拡大のないわずかな弁逆流シグナルは病的とは言わない．健常者での検討は多い[92-96]．逆流の頻度は年齢，方法論，定義，さらには機器の感度にも依存する．

頻度は以下の通りである．

　①どの弁にも軽度逆流はみられ，頻度は 3〜92％である．
　②頻度は肺動脈弁（最高 92％）[93]，次が僧帽弁と三尖弁で，高齢者では大動脈弁逆流は増える．
　③大動脈弁逆流は 50 歳以下では見られない[95,96]か，稀である[92]．高血圧があると弁逆流の頻

2. 正常像を学ぶ

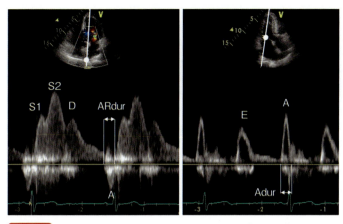

図 2-50 胸骨左縁アプローチにて記録した健常者の肺静脈ドプラー（左図）と僧帽弁流入ドプラー（右図）

心房細動では S1 は消失する．拡張障害がなければ S1＜S2＞D である．肺静脈ドプラーの A 波（ARdur）と僧帽弁流入血 A 波（Adur）の幅の差は左房圧の推定に利用される（68 頁参照）が限界がある．

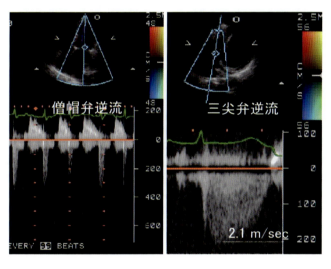

図 2-51 健常者に見られた収縮早期僧帽弁逆流（左）と全収縮期三尖弁逆流（右）

左室圧が上昇して弁接合が完全になると僧帽弁逆流は消失する．わずかな三尖弁逆流シグナルは健常者でもピーク流速が捉えられる．

度は増すと言われている．

④高齢者，とくに 80 歳以上では過半数で複数の弁逆流が見られる（89％）[93]．弁逆流は過剰診断にもなりやすい．

> 日常の検査で症状，身体所見，心電図，胸部 X 線写真等と比較する習慣をつけ，自分なりの"正常な弁逆流ドプラー像"を学ばなければならない．

逆流シグナルの評価は簡便なことから，ほとんどの施設では 3 段階法（mild, moderate, severe）にて表現する．瞬間的な，持続の短い逆流は trace（trivial）と言われる．trace を加えて 4 段階にする場合と mild に含めて 3 段階にする場合がある．どの弁にも共通する非病的逆流シグナルは，

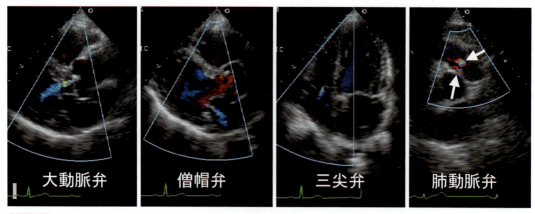

図 2-52 洞調律の健常高齢者（70 歳代女性）に見られた四弁逆流（いずれも mild）
軽度の高血圧があり，大動脈弁硬化性の駆出性雑音があった．三尖弁逆流と肺動脈弁逆流に限っては偏位することも稀ではない．複数の逆流も観察される．

①逆流性雑音がない．
②到達度で軽度と言われるもの．
③弁に異常がない．
④心腔・大血管の拡張がない．
⑤僧帽弁，大動脈弁に限っては逆流ジェットは偏位しにくいことが多い．
⑥僧帽弁逆流は収縮期前半に限局し，ピーク流速は決定できない．

を参考とする．多くの健常僧帽弁は図 2-14, 2-51 左のごとく，左室圧の高まる収縮中期以降は接合が完全となり，逆流は起こらなくなる．健常者の僧帽弁逆流が運動で消失するのは血圧上昇と心筋収縮により支持組織の緊張が高まり弁接合が完全となるためであろう[97]．

収縮期後半の逆流は弁の障害と考えるべきである．かつて，健常者の全収縮期性三尖弁逆流（図 2-51 右）は存在しなかったが，機器の向上から容易に記録されるようになった．

洞調律例の全収縮期性僧帽弁逆流で mild の場合は健常か否か意見が分かれる．ピーク流速が計測できる例は異常と考えてよいが，ドプラーの感度がさらに向上する将来は不明である．

三尖弁や肺動脈弁に限っては健常者で逆流方向が偏位することは稀ではない．

■ 高齢者無症候性大動脈弁逆流の考え方

高齢者の軽度弁逆流はきわめて多い（図 2-52）．年齢も考慮すべきである．大動脈弁逆流の臨床的意義は弁形態，シグナルの幅と偏位，内腔拡大，雑音の有無なども勘案して評価する．弁逆流は弁の線維性肥厚と硬化，石灰沈着による変形に閉鎖縁の接合不全が加わったものであろうが，現有の装置では接合不全そのものは観察できない．観察できれば弁膜症である．乳頭筋レベルまで達する大動脈弁逆流には手術適応例と無症候性があるので，かつての到達度による評価には限界がある．

重症度評価には種々の指標を参考とする（178 頁参照）．異常かどうかは計測して決めるものではない．あくまでも視認と年齢と臨床像による．trace, mild は異常ではないことが多い．moderate では経過観察は必須である．施設によって mild, mild to moderate, moderate, 三者の判定は微妙

2. 正常像を学ぶ

に異なるものである.

逆流＝弁膜症ではない．先にカラードプラー検査を行うと弁の観察がおろそかになるので,

> 弁動態を充分に観察した後にカラードプラーで評価する習慣を忘れてはならない.

■文献

1) Fraser AG. 特別講演: Challenges for echocardiography in the 21st century-imaging quality and clinical outcomes. 第 20 回日本心エコー図学会. 2009 年 4 月, 高松.

2) 羽田勝征, 坂本二哉, 天野恵子, 他. 健常者における房室弁開放時相の心エコー図学的検討. J Cardiogr. 1981; 11: 1181-91.

3) Feigenbaum H, Armstrong WF, Ryan T. Feigenbaum's Echocardiography. 6th ed. Tokyo: Lippincott Williams & Wilkins; 2005. p.53.

4) Lang RM, Badano LP, Mor-Avi V, et al. Recommendations for cardiac chamber quantification by echocardiography in adults: An Update from the American Society of Echocardiography and the European Association of Cardiovascular Imaging. J Am Soc Echocardiogr. 2015; 28: 1-39.

5) 山田 聡. 虚血性心疾患の壁運動異常. 心エコー. 2004; 5: 280-8.

6) 小野塚久夫. 診断を誤らないために. 心エコー. 2005; 6: 634-41.

7) Kanai H. Propagation of spontaneously actuated pulsive vibration in human heart wall and in vivo viscoelasticity estimation. IEEE Trans Ultrason Ferroelect Freq Control. 2005; 52: 1931-42.

8) Johri AM, Picard MH, Newell J, et al. Can a teaching intervention reduce interobserver variability in LVEF assessment. J Am Coll Cardiol. 2011; 4: 821-9.

9) Muller X, Stauffer JC, Jaussi A, et al. Subjective visual echocardiographic estimate of left ventricular ejection fraction as an alternative to conventional echocardiographic methods: comparison with contrast angiography. Clin Cardiol. 1991; 14: 898-902.

10) Shahgaldi K, Gudmundsson P, Manouras A, et al. Visually estimated ejection fraction and triplane echocardiography is closely correlated with quantitative ejection fraction by real-time three dimensional echocardiography. Cardiovasc Untrasound. 2009; 7: 41.

11) Shin T, Lichitenberg R, Jacobs W. Ejection fraction: subjective visual echocardiographic estimation versus radionuclide angiography. Echocardiography. 2003; 20: 225-30.

12) Brodheim DS, Beeri R, Feinberg MS, et al. Reliability of visual assessment of segmental left ventricular function: A multicenter study by the Israel Echocardiography Research Group. J Am Soc Echocardiogr. 2010; 23: 258-64.

13) Holloway CJ, Edwards LM, Rider OJ, et al. A comparison of quantitative assessment of left ventricular ejection fraction by cardiac magnetic resonance. Int J Cardiovasc Imaging. 2011; 27: 563-9.

14) Tei C, Tanaka H, Kashima T, et al. Real-time cross-sectional echocardiographic evaluation of the interatrial septum by right atrium-interatrial septum-left atrium direction of ultrasonic beam. Circulation. 1979; 60: 539-46.

15) Suwa M, Hirota Y, Nagao H, et al. Incidence of the coexistence of left ventricular false tendons and premature ventricular beats in apparently healthy subjects. Circulation. 1984; 70: 793-8.

16) 福田信夫, 浅井幹夫, 富永俊彦, 他. S 字状中隔による左室流出路狭窄の出現に関する一考察. J Cardiogr. 1984; 14: 445-57.

17) 西田研治, 斉藤 徹, 上嶋権兵衛, 他. "Sigmoid septum" の臨床的意義: ことにその心エコー図所見について. J Cardiogr. 1988; 10: 873-9.

18) Goor D, Lillehei CW, Edwards JE. The "sigmoid septum". Variation in the contour of the left ventricular outt. Am J Roentgenol Radium Ther Nucl Med. 1969; 107: 366-76.

19) Sugawara J, Hayashi K, Yokoi T, et al. Age-associated elongation of the ascending aorta in adults. J Am Coll Cardiol Imag. 2008; 1: 739-48.

20) Klein AL, Abbara S, Aqler DA, et al. American Society of Echocardiography clinical recommendations for multimodality cardiovascular imaging of patients with pericardial disease: endorsed by the Society for Cardiovascular Magnetic Resonance and Society of Cardiovascular Computed Tomography. J Am Soc Echocardiogr. 2013; 26: 965-1012.

21) Sheppard M, Davies MJ. Practical Cardiovascular Pathology. London: Arnold; 1998. p.55.

22) 羽田勝征. 心機図と心エコー図. 臨床医. 1985; 11: 122-3.

23) Constnat J. Bedside Cardiology. 5th ed. Philadelphia: Lippincott Williams & Wilkins; 1993. p.243.

24) 新井達太. 心臓弁膜症の外科. 2版. 東京: 医学書院; 2007. p.12-3.

25) Levine RA, Triulzi MO, Weyman AW. The relationship of mitral annular shape to the diagnosis of mitral valve prolapse. Circulation. 1987; 75: 756-67.

26) Levine RA, Handschumacher MD, Sanfilippo AJ, et al. Three-dimensional echocardiographic reconstruction of the mitral valve, with implications for the diagnosis of mitral valve prolapse. Circulation. 1989; 80: 589-98.

27) Yamaura Y, Watanabe N, Ogasawara Y, et al. Geometrical demonstration and three-dimensional quantitative analysis of the mitral valve with real-time three-dimensional echocardiography: Normal anatomical image creation system. J Am Echocardiogr. 2004; 2: 99-194.

28) Harada O, Ito N, Sugishita Y, et al. Systolic anterior motion of the mitral valve induced by coughing. J Echocardiogr. 2011; 9: 125-6.

29) Luckner G, Margreiter J, Jochberger S, et al. Systolic anterior motion of the mitral valve with left ventricular outflow tract obstruction: Three cases of acute perioperative hypotension in noncardiac surgery. Anesth Analg. 2005; 100: 1594-8.

30) Meimoun P, Benali T, Sayah S, et al. Significance of systolic anterior motion of the mitral valve during dobutamine stress echocardiography. J Am Soc Echocardiogr. 2005; 18: 49-56.

31) Allison MA, Cheung P, Criqui MH, et al. Mitral and aortic annular calcification are highly associated with systematic calcified atherosclerosis. Circulation. 2006; 113: 861-6.

32) Rodriguez CJ, Bartz TM, Longstreth WT Jr, et al. Association of annular calcification and aortic valve sclerosis with brain findings on magnetic resonance imaging in community dwelling older adults. J Am Coll Cardiol. 2011; 57: 2172-80.

33) Fox CS, Vasan RS, Parise H, et al. Mitral annular calcification predicts cardiovascular morbidity and mortality: the Framingham Heart Study. Circulation. 2003; 107: 1492-6.

34) Lindroos M, Kupari M, Heikkila J, et al. Prevalence of aortic valve abnormalities in the elderly: an echocardiographic study of a random population sample. J Am Coll Cardiol. 1993; 21: 1220-5.

35) Otto CM, Lind BK, Kitzman DW, et al. Association of aortic-valve sclerosis with cardiovascular mortality and morbidity in the elderly. N Engl J Med. 1999; 341: 142-7.

36) Stewart BF, Siscovick D, Lind BK, et al. Clinical factors associated with calcific aortic valve disease. J Am Coll Cardiol. 1997; 29: 630-4.

37) Pohle K, Mäffert R, Ropers D, et al. Progression of aortic valve calcification: association with coronary atherosclerosis and cardiovascular risk factors. Circulation. 2001; 104: 1927-32.

38) Owens DS, Otto CM. Is it time for a new paradigm in calcific aortic valve disease? JACC Cardiovasc Imaging. 2009; 2: 928-30.

39) Stritzke J, Linsel-Nitschke P, Markus MRP, et al. Association between degenerative aortic valve disease and long-term exposure to cardiovascular risk factors: results of the longitudinal population-based KORA/MONICA survey. Eur Heart J. 2009; 30: 2044-53.

40) 戴 素蘭, 羽田勝征, 伊藤敦彦, 他. 超音波ドップラー法による駆出性雑音の検討. J Cardiology. 1992; 22: 85-94.

41) Owens DS, Budoff MJ, Katz R, et al. Aortic valve calcium independently predicts coronary and cardiovascular events in a primary prevention population. JACC Cardiovasc Imaging. 2012; 5: 619-25.

42) Cujec B, Pollick C. Isolated thickening of one aortic cusp: preferential thickening of the noncoronary cusp. J Am Soc Echocardiogr. 1988; 1: 430-2.

43) Pomerance A, Davies DJ. The Pathology of the Heart. London: Blackwell Scientific Publications; 1975. p.500.

44) Aggarwal A, Leavitt BJ. Giant Lambl's excrescences. N Engl J Med. 2003; 349: e24.

45) Tice FD, Slivk AP, Walz ET, et al. Mitral valve strands in patients with focal cerebral ischemia. Stroke. 1996; 27: 1183-6.

46) Roberts JK, Omarali I, Di Tullio MR, et al. Valvular strands and cerebral ischemia. Effect of demographics and strand characteristics. Stroke. 1997; 28: 2185-8.

47) Roldan CA, Shivery BK, Crawford MH. Valve excrescence: Prevalence, evolution and risk for cardioembolism. J Am Coll Cardiol. 1997; 30: 1308-14.

48) Saric M, Armour AC, Arnaout S, et al. Guidelines for the use of echocardiography in the evaluation of a cardiac source of embolism. J Am Soc Echocardiogr. 2016; 29: 1-42.

49) 坂本二哉, 監訳. Feigenbaum H. Echocardiography. 2nd ed. 東京: 廣川書店; 1983. p.377.

2. 正常像を学ぶ

50）Rifkin RD, Isner JM, Carter BL, et al. Combined posterioanterior subepicardial fat simulating the echocardiographic diagnosis of pericardial effusion. J Am Coll Cardiol. 1984; 3: 1333-9.

51）Wada K, Honda M, Matsuyama S, et al. Extra echo spaces: ultrasonography and computerised tomography correlations. Br Heart J. 1982; 47: 430-8.

52）Iacobellis G, Willens HJ. Echocardiographic epicardial fat: A review of research and clinical applications. J Am Soc Echocardiogr. 2009; 22: 1311-9.

53）Nelson MR, Mookadam F, Thota V, et al. Epicardial fat: an additional measurement of subclinical atherosclerosis and cardiovascular risk stratification? J Am Soc Echocardiogr. 2011; 24: 339-45.

54）Sicari R, Sironi AM, Petz R, et al. Pericardial rather than epicardial fat is a cardiometabolic risk marker: An MRI vs echo study. J Am Soc Echocardiogr. 2011; 24: 1156-62.

55）Ling LH, Oh JK, Tei C, et al. Pericardial thickness measured with transesophageal echocardiography: feasibility and potential clinical usefulness. J Am Coll Cardiol. 1997; 29: 1317-23.

56）Khaw AV, von Bardeleben RS, Strasser C, et al. Direct measurement of left venticular outflow tract by transthoracic real time 3D-echocardiography increases accuracy in assessment of aortic valve stenosis. Int J Cardiol. 2009; 136: 64-71.

57）Sato Y, Kamata J, Izumo H, et al. Morphological analysis of aortic root in eccentric aortic regurgitation using anyplane two-dimensional images produced by trans-esophageal three-dimensional echocardiography. J Heart Valve Dis. 2003; 12: 186-96.

58）Daimon M, Watanabe H, Abe Y, et al. Gender differences in age-related changes in left and right ventricular geometrics and functions. Echocardiography of a Healthy Subject Group. Circ J. 2011; 75: 2840-6.

59）吉川純一, 編. 臨床心エコー図学. 3 版. 東京: 文光堂; 2008.

60）Di Tullio MR, Sacco RL, Sciacca RR, et al. Patent foramen ovale and the risk of ischemic stroke in a multiethnic population. J Am Coll Cardiol. 2007; 49: 797-802.

61）Agmon Y, Meissner I, Tajik AJ, et al. Clinical, laboratory, and transesophageal echocardiographic correlates of interatrial septal thickness: a population-based transesophageal echocardiographic study. J Am Soc Echocardiogr. 2005; 18: 175-82.

62）坂井　誠, 大川真一郎. 心房中隔の肥厚. 心エコー. 2002; 3: 38-9.

63）Homma S, Sacco RL. Patent foramen ovale and stroke. Circulation. 2005; 112: 1063-72.

64）Hanley PC, Tajik AJ, Hynes JK. Diagnosis and classification of atrial septal aneurysm by two-dimensional echocardiography: report of 80 consecutive cases. J Am Coll Cardiol. 1985; 6: 1370-82.

65）Homma S, Sacco RL, Di Tullio MR, et al. Atrial anatomy in non-cardioembolic patients: effect of medical therapy. J Am Coll Cardiol. 2003; 42: 1066-72.

66）Mugge A, Daniel WG, Angermann C, et al. Atrial septal aneurysm in adult patients. A multicenter study using transthoracic and transesophageal echocardiography. Circulation. 1995; 91: 2785-92.

67）Tei C, Tanaka H, Kashima T, et al. Real-time cross-sectional echocardiographic evaluation of the interatrial septum by right atrium-interatrial septum-left atrium deirection of ultrasound beam. Circulation. 1979; 60: 539-46.

68）Yonezawa F, Matsuzaki M, Anno Y, et al. Relationship between interatrial pressure gradient and motion of the interatrial septum. J Cardiol. 1987; 17: 617-23.

69）Rudski LG, Lai WW, Afilalo J, et al. Guidelines for the echocardiographic assessment of the right heart in adults: a report from the American Society of Echocardiography. J Am Soc Echocardiogr. 2010; 23: 685-713.

70）Netter FH. The Chiba Collection of Medical Illustrations. New York: Heart Colorpress; 1978. p.9.

71）Schneider B, Hofmann T, Justen MH, et al. Chiari's network: normal anatomic variant or risk factor for arterial embolic events? J Am Coll Cardiol. 1995; 26: 203-10.

72）Werner JA, Cheitlin MD, Gross BW. Echocardiographic appearance of the Chiari network: differentiation from right-heart pathology. Circulation. 1981; 63: 1104-9.

73）石光敏行, 坂本二哉, 羽田勝征. 断層心エコー図法における Chiari 網の発生頻度. 超音波医学. 1984; 11: 24-7.

74）井川　修. 臨床心臓構造学. 東京: 医学書院; 2011. p.54.

75）Sutton JP 3rd, Ho SY, Vogel M, et al. Is the morphologically right atrioventricular valve tricuspid? J Heart Valve Dis. 1995; 4: 571-5.

76）Stankovic I, Daraban AM, Jasaityte R, et al. Incremental value of the en face view of the tricuspid valve by two-dimensional and three-dimensional echocardiography for accurate identification of tricuspid valve leaflets. J Am Soc Echocardiogr. 2014; 27: 376-84.

77）石光敏行, 坂本二哉, 羽田勝征. Parasternal three-chamber view による冠静脈洞の検出とその臨床的意義. J

Cardiogr. 1983; 13: 675-83.

78) Van deVeire NR, Schuijf JD, De Sutter J, et al. Non-invasive visualization of the cardiac venous system in coronary artery disease patients using 64-slice computed tomography. J Am Coll Cardiol. 2004; 48: 1832-8.

79) Kircher BJ, Himelman RB, Schiller NB. Noninvasive estimation of right atrial pressure from the inspiratory collapse of the inferior vena cava. J Am Cardiol. 1990; 66: 493-6.

80) Goldhammer E, Mesnick N, Abinader EG, et al. Dilated inferior vena cava: a common echocardiographic finding in highly trained elite athletes. J Am Soc Echocardiogr. 1999; 12: 988-93.

81) 赤石　誠. PW 法による左室流入血流. In: 超音波エキスパート 3. 心機能評価の考え方と進め方. 東京: 医歯薬出版; 2005. p.73.

82) Zile MR, William H, Gaasch JD, et al. Heart failure with a normal ejection fraction: Is measurement of diastolic function necessary to make the diagnosis of diastolic failure? Circulation. 2001; 104: 779-82.

83) 羽田勝征. 狭窄弁口面積の考え方. 心エコー. 2000; 9: 846-61.

84) 桐谷博巳, 羽田勝征, 伊藤敦彦, 他. 心筋内パルスドプラー法による健常者左室壁運動評価の試み: 心尖部アプローチによる検討. 超音波医学. 1995; 22: 455-60.

85) Garcia MJ, Rodriguez L, Ares M, et al. Myocardial wall velocity assessment by pulsed Doppler tissue imaging: Charcteristic findings in normal subjects. Am Heart J. 1996; 132: 648-56.

86) Hada Y, Itoh N, Tohyo Y, et al. Intramyocardial pulsed Doppler echocardiography as a new modality for evaluation of left ventricular wall motion: Assessment in normal subjects. J Cardiol. 1996; 28: 85-92.

87) Garcia MJ, Rodriguez L, Ares M, et al. Differentiation of constrictive pericarditis from restrictive cardiomyopathy: Assessment of left ventricular diastolic velocities in longitudinal axis by Doppler tissue Imaging. J Am Coll Cardiol. 1996; 27: 108-14.

88) 伊藤敦彦, 羽田勝征, 田宮栄治, 他. 左室各領域における壁運動速度評価: 心尖部アプローチによる心筋内パルスドプラ法での検討. 第 61 回日本循環器学会総会. 1997 年 4 月.

89) Nagueh SF, Middleton KJ, Kopelen WA, et al. Doppler tissue imaging: a noninvasive technique for evaluation of left ventricular relaxation and estimation of filling pressures. J Am Coll Cardiol. 1997; 30: 1527-33.

90) Oki T, Iuchi A, Tabata T, et al. Left ventricular systolic wall motion velocities along the long and short axis measured by pulsed tissue Doppler imaging in patients with atrial fibrillation. J Am Soc Echocardiogr. 1999; 12: 121-8.

91) Abudiab MM, Chebrolu LH, Schutt RC, et al. Doppler echocardiography for the estimation of LV filling pressure in patients with mitral annular calcification. JACC Cardiovasc Imaging. 2017; 10: 1411-20.

92) Kostucki W, Vandenbossche JL, Friart A, et al. Pulsed Doppler regurgitant flow patterns of normal valves. Am J Cardiol. 1986; 58: 309-13.

93) Akasaka T, Yoshikawa J, Yoshida K, et al. Age-related valvular regurgitation: a study by pulsed Doppler echocardiography. Circulation. 1987; 76: 262-5.

94) Berger M, Hecht SR, Van Tosh A, et al. Pulsed and continuous wave Doppler echocardiographic assessment of valvular regurgitation in normal subjects. J Am Coll Cardiol. 1989; 13: 1540-5.

95) Yoshida K, Yoshikawa J, Shakudo M, et al. Color Doppler evaluation of valvular regurgitation in normal subjects. Circulation. 1988; 78: 840-7.

96) Klein AL, Burstow DJ, Tajik AJ, et al. Age-related prevalence of valvular regurgitation in normal subjects: a comprehensive color flow examination of 118 volunteers. J Am Soc Echocardiogr. 1990; 3: 54-63.

97) 東　忠雄, 永島隆一, 丸山　徹. 健常者僧帽弁逆流の運動による変化. J Cardiol. 1996; 27 Suppl Ⅱ: 51-5.

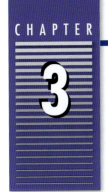

心機能障害と心不全を理解する

A 心不全とは

> なんらかの心臓機能障害，すなわち，心臓に器質的および/あるいは機能的異常が生じて心ポンプ機能の代償機転が破綻した結果，呼吸困難・倦怠感や浮腫が出現し，それに伴い運動耐容能が低下する臨床症候群[1]である．

　この定義は米国でもヨーロッパでもほぼ同じである[2,3]．

　わが国における心不全患者の背景は，年齢70～73歳，男性60%，既往疾患として高血圧50～70%，糖尿病30%，脂質異常25%，心房細動40%があり，基礎疾患は虚血性心疾患が30%と欧米よりも少なく，心筋症，弁膜症，高血圧性心疾患がそれぞれ，20%前後である[4]．

　表3-1は今日でも心不全の疫学や臨床研究では使用されるFramingham studyの診断基準[5]である．当時はまだ，駆出率によらない臨床診断であった．その後，心エコードプラー法の普及により，各種収縮・拡張機能の指標が提案され，単純化された図3-1がよく利用される．今日は駆出率の低下した（<40%）心不全（heart failure with reduced EF = HFrEF）に対して50%以上の保持された心不全（heart failure with preserved EF = HFpEF）が論じられるようになった[6-9]．駆出率40%以上50%未満は軽度低下した心不全（HFmrEF）と称される[1]．実臨床では内腔の拡張，肥厚，駆出率だけではなく，交感神経系，レニン-アルドステロン系，エンドセリンなどの神経体液因子，腎障害（CKD）の関与，サイトカイン，酸化ストレス，など，また基礎，あるいは合併疾患としての高血圧，糖尿病，閉塞性肺疾患，貧血，心房細動（原因か結果か），肥満，呼吸筋・下肢筋肉疲労，さらに，弁逆流，各種治療薬の影響，ときには脱水や感染まで加わり，心不全の病態は複雑極まりない．

　図3-2[10]ではEF>50%は心不全全体の24%を占めるが，わが国の全国統計[11]ではEF≧50%は26%である．心不全における駆出率の分布は心不全の定義，基礎疾患，除外疾患/除外項目は何か，急性か慢性か，あるいは研究の目的，外来か入院（施設の規模や入院基準）か，などに左右されやすい．

　図3-3右は今日，よく引用される臨床像からみた心不全の分類である．心不全の病態は理解されていても，心不全の診断基準にゴールドスタンダードはない．実臨床ではBNPも重要な指標である[1]．

　ポンプ機能低下は左室の拡張（前負荷増大）と左房圧上昇で代償しようとする．ポンプ機能が保

表 3-1 Framingham study による心不全の診断基準[5]

［大基準］	［小基準］
発作性夜間呼吸困難	両側下肢の浮腫
頸静脈怒張	夜間咳嗽
ラ音	労作性呼吸困難
胸部 X 線心拡大	肝腫大
急性肺うっ血	胸水
3 音性ギャロップ	肺活量が最大時の 1/3 以下に低下
中心静脈圧上昇（右房圧＞16 cm）	頻脈≧120/分
循環時間＞25 秒	［大基準か小基準］
肝頸静脈逆流	治療により 5 日以内に 4.5 kg 以上減少
剖検での肺うっ血，臓器うっ血，心拡大	

大基準 2 つ以上か，大基準 1 つ＋小基準 2 つ以上

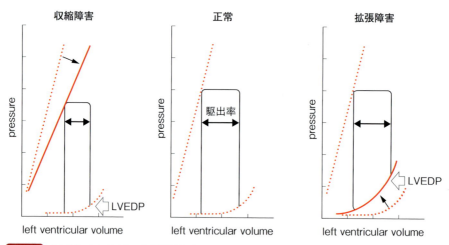

図 3-1 心不全の左室圧・容積関係（Aurigemma GP, et al. N Engl J Med. 2004; 351: 1097-105）
収縮障害では左室拡張末期容積は大きく，駆出率は低下するが，拡張障害では左室拡張末期容積は大きくならず，駆出率は保たれている．いずれの障害でも左室拡張末期圧（LVEDP）は上昇するが，拡張障害の LVEDP の方がより高い．しかし，現実にはこのように単純に二分できる心不全は少ない．

たれた心不全でも左房圧は上昇する．したがって，多くの心不全は最終的には左房圧（左室充満圧＝肺動脈楔入圧）上昇を惹起する．息切れの原因となる．進行すれば胸部 X 線写真上では肺うっ血を生じる．定義に厳密であれば，収縮障害では左室内腔は大きい傾向にあるが，拡張障害では左室内腔は大きくない．いずれにせよ心拍出量の低下が主病態となる．

心不全の 20〜30％は慢性閉塞性肺疾患が合併するとも言われているので[12]，必ずしも，心機能障害＋息切れ＝心不全ではない．また，駆出率の低下だけが心不全の発症を規定するわけではない[13]．

心不全に共通する指標は左室拡張末期圧の上昇であると言われる[14]．

3. 心機能障害と心不全を理解する

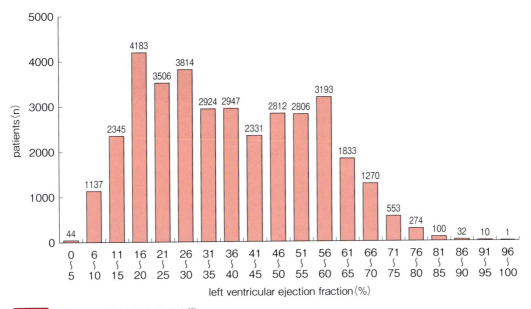

図 3-2 心不全入院例の駆出率分布[10]
41267 名中，EF≧40%は 51%，EF＞50%は 24%であった．

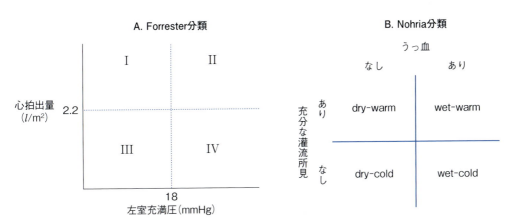

図 3-3 心不全の分類
Forrester 分類は本来，心筋梗塞例での Swan-Ganz による評価であったが，広く心不全例で利用されていた．最近は Nohria の分類（Nohria A. J Am Coll Cardiol. 2003; 41: 1797-804）が用いられている．低灌流は小さい脈圧，交互脈，四肢の冷感，症状のある低血圧，などで，うっ血は起坐呼吸，頸静脈怒張，2P 亢進，浮腫，腹水，abdominojugular reflux，などで判断する．治療方針の決定と経過観察に利用できる分類である．B は平均駆出率 26%の 452 例での検討であることに注意．

> 心機能評価における心エコードプラー法の役割は心拍出量を保持しようとする左房圧上昇をいかに評価するかに尽きる．

心不全の重症度分類と進行度は図 3-4 に示した[1]．

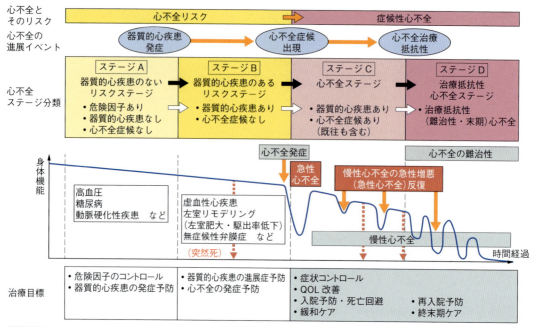

図 3-4 心不全の分類と進展ステージ〔厚生労働省．脳卒中，心臓病その他の循環器病に係る診療提供体制の在り方に関する検討会．脳卒中，心臓病その他の循環器病に係る診療提供体制の在り方について（平成29年7月）．http://www.mhlw.go.jp/file/05-Shingikai-10901000-Kenkoukyoku-Soumuka/0000173149.pdf〕

かつての NYHA 分類は NYHA Ⅰ（心疾患はあるが無症候）＝ステージ B，NYHA Ⅱ～Ⅲ＝ステージ C，NYHA Ⅳ＝ステージ D，に相当する．

B 収縮機能の評価

心拍出量を決めるものは左室拡張末期容量（前負荷），左室収縮末期容量（後負荷，血圧），収縮性，および心拍数である．高血圧は収縮末期径を大きくして駆出率低下を惹起する．

慢性期，駆出率低下には必ず，左室の拡張にて一回拍出量を保とうとする代償機転（リモデリング）が働く．非侵襲的に心拍出量を求めるゴールドスタンダードはない．

> 駆出率はよく利用される収縮期指標であるが，駆出率＝収縮機能ではない．

僧帽弁閉鎖不全や大動脈弁閉鎖不全では左室拡張と駆出率の保持にて一回拍出量を維持している．心不全になっても駆出率は保たれていることがある．術後に逆流が消失すれば内腔は小さくなり，駆出率は低下することからも明らかである．心筋の肥厚があり，左室内腔が小さければ，駆出率は正常でも一回拍出量は低下している．左室内腔が正常で駆出率がよく，一回拍出量が保たれている大動脈弁狭窄は左室内圧を高めて流速を増加させ，駆出時間を延長させている．収縮機能を駆出率のみで評価できないことがわかる．

一般的には駆出率低下が高度なほど心不全は強くなりやすく，予後は悪い．駆出率を50％で二群に分けても予後に強い相関はないという報告[15]もあるが，駆出率は心不全の評価と推移・予後をみるには参考にすべき大切な指標である．

3. 心機能障害と心不全を理解する

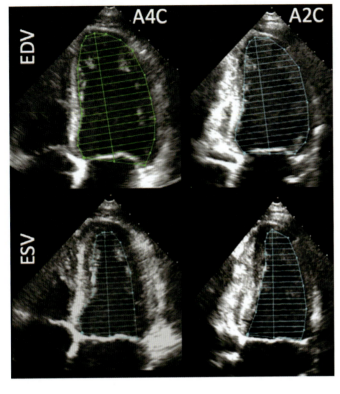

図 3-5 Simpson 変法による駆出率の計算[17]
心内膜をトレースすれば on screen で瞬時に求めることができる．

駆出率の計測には以下の［1］，［2］に示す2法がある．on screen にて容易に算出される．

［1］ M モード法による駆出率（Teichholz 法）と左室内径短縮率

左室短軸径（Dd＝左室拡張末期径，Ds＝左室収縮末期径）（cm）を求めて

$$左室容量(V: ml) = 7 \times D^3 / (2.4 + D),\ 駆出率(EF) = (EDV - ESV)/EDV$$

にて算出するものである（EDV＝拡張末期容量，ESV＝収縮末期容量）．

局所の極端な壁運動がない場合はこの簡便な M モード法で代用している施設も多い．

左室内径短縮率（% FS）＝（Dd－Ds）/Dd×100（%）も簡便なために利用される指標で，正常値は＞30%である．

［2］ 断層法による駆出率（シンプソン変法　modified Simpson）（図 3-5）

心尖部アプローチにて直交する四腔断層像と二腔断層像から左室を 20 個からなる円形ディスクと想定して収縮期，拡張期で容量を計算して求める方法である．最も精度が高いとされている．学会発表や論文ではこちらが標準である．

駆出率の正常値は方法論によらず 55% あるいは 60% 以上（＜80%）とされることが多い．駆出率の正常値は年齢にかかわらず一定であるが，90 歳代になると 50〜80 歳代に比較して若干低下傾向にあるという報告もある[16]．

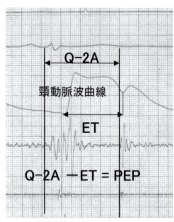 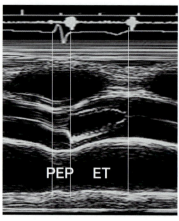

図 3-6 心機図（左）と大動脈弁エコー（右）による PEP/ET の求め方

いずれも正常であった（0.42 以下）．

[3] systolic time intervals（STI）（図 3-6）

　心音図と心機図から求める収縮期指標の1つで，心エコー・ドプラー法の導入以前からある古典的方法論である[18]．大動脈弁エコーからでも計測可能である．今日は利用されなくなった．

　心音図の心電図 Q 波の開始から2音大動脈成分までの時間（Q-2 A）と頸動脈波曲線による駆出時間 ejection time（ET）の差，駆出前期 preejection period（PEP）を求めて，PEP/ET を計測するものである．伝導障害（左脚ブロック）や僧帽弁逆流がなければ駆出率とよく相関することが知られている．正常値は 0.25〜0.42 である．当時は等容収縮期 isovolumic contraction time（ICT）が決定できなかったために PEP で代用された．PEP は ICT に electromechanical interval（心電図 Q 波から心室の機械的収縮開始までの時間）を加えた時間である．

　PEP は心電図 Q 波から大動脈弁開放までで，M モードエコーで直接計測可能であるが，かつては図 3-6 のごとく求められた指標である．ICT は Tei index（後述）の分子の一部であり，左室内では血流の出入りがなく，容積は変化しない時間とされている．ICT は左室圧が左房圧を凌駕して大動脈圧と交叉するまでの時間でもあり，ほとんど左室圧の立ち上がり速度（傾き）で決定される指標である．したがって左室の伝導障害や心筋障害があれば ICT（PEP も）は延長する．ICT は左室の収縮能を見るには駆出率（EF）よりすぐれた指標である．ET は大動脈狭窄では延長，僧帽弁閉鎖不全では短縮の傾向があるので弁膜症患者の利用には限界がある．

[4] 心拍出量 cardiac output（CO）

　M モード法あるいは断層法で一回拍出量（SV）がわかれば

$$CO = SV \times HR（心拍数）$$

で計算される．短軸径のみで求めるので限界があり，利用されない．

　ドプラーによる心拍出量は左室流出路（out）径（r）から断面積（πr^2）を求め，心尖部アプローチからのその部位での時間速度積分値（TVI）を求めて

$$CO = TVI（out）\times \pi r^2 \times HR$$

3. 心機能障害と心不全を理解する

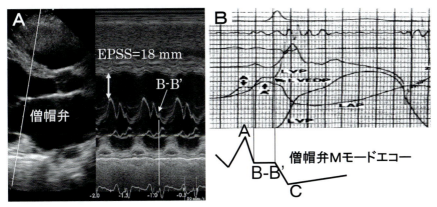

図 3-7 EPSS, B-B'ステップの実例（A）と左房圧と左室圧の同時記録（カテ先 manometer）による発生機序の推定（B）
左室拡張末期圧が高くなると左房圧と左室圧の交叉は早期に起こり，左房圧は交叉後も上昇して（左房圧 A'＞左房圧 A）閉鎖運動が中断，B-B'を形成する．右図の同時圧は文献 19 からの引用．B'は心電図 QRS 波開始後に始まる左室収縮の開始点である．

からも算出できる．こちらの方が利用されるが，ルチン検査時の指標にはなっていない．

> Dd, Ds, EF, ％FS は最もよく利用される指標である．

　どの指標も心不全を診断するものではなく，機能評価に利用するものである．駆出率 30％で心不全のない例もあれば，心不全のためにベッド上安静を強いられる患者もいる．
　なお，左室収縮末期容積（/m²）は大動脈弁閉鎖不全や僧帽弁閉鎖不全の評価に利用されている指標である．

[5] EPSS（E point septal separation）（図 3-7）

　拡張期の事象であるが，駆出率が容易に決定できない時代は M モード法での駆出率を反映する指標として利用されたものである[20,21]．中隔の奇異性運動例でも評価可能とされ，5 mm 未満なら駆出率は正常，10 mm より大なら駆出率 50％未満，5～10 mm は境界領域であった．M モードエコー図自体記録されなくなったこともあり，最近は利用されないが，参考にはなる．M モードエコー図記録の際はチェックしてもよい所見である．EPSS≧10 mm では同時に B-B'ステップ（後述）を見ることも多い．

[6] peak dP/dt

　心尖部アプローチにて僧帽弁逆流シグナルが連続波ドプラーで記録されるときに流速が 1 m/sec から 3 m/sec まで（左室圧較差としては 4 mmHg から 36 mmHg まで）になるまでの時間（sec）を求めて，32 を除した値が peak dP/dt となる[22]．＞1200 が基準値で，＜800 は高度低下となる．

C 右心機能の評価 (図3-8)[17,24]

最近は右室機能や三尖弁逆流が心疾患の予後を規定すると言われているが，右室は左室のような楕円ではなく，複雑な形状なので右室の駆出率は容易には求められず，評価法は限られている．3D心エコー図法による駆出率も一般的にはなっていない．以下の評価法がある．

1. 三尖弁障害と肺高血圧の有無，右室壁運動

    器質的，機能的三尖弁逆流の有無と収縮期右室圧推定，肺動脈弁疾患や右室心筋症の有無は必須の評価項目である．

2. TAPSE (tricuspid annular plane systolic excursion)

    四腔断層像における三尖弁輪部の長軸方向での収縮期移動距離をMモード法で捉えたものである．角度に依存するが基準値は17mm以上である．

3. 弁輪部組織ドプラー法によるs'波の計測

    基準値は9.5 cm/sec以上である．

4. Tei index (73頁参照)

    右心では基準値0.28±0.04である．

5. functional area change (FAC)

    右室を最大とする四腔断層像で収縮期面積/拡張期面積で右室駆出率と相関すると言われ

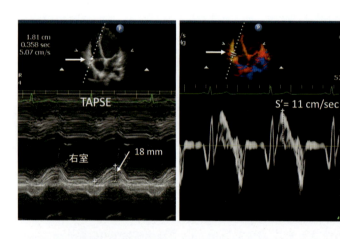

図3-8 右心機能評価に利用される指標

左：TAPSE (tricuspid annular plane systolic excursion)．基準値は17 mm以上である．右：組織ドプラーS'の基準値は9.5 cm/sec以上．

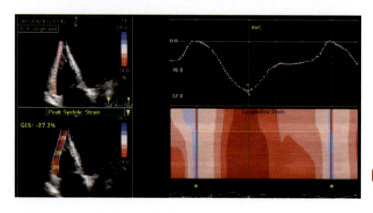

図3-9 右室自由壁の3カ所からの平均GLS[17]

る．35％以上が基準値である．

6．その他の指標

RV dp/dt（基準値＜400 mmHg/sec），3D エコーによる EF（基準値＞45％）[24]，ストレインイメージング（GLS，基準値≦－20％）（図 3-9）がある．

D 駆出率の保たれた心不全 heart failure with preserved EF（HFpEF）

> 収縮の保持された心不全が独立した病態かどうかは不明である．単に駆出率が低下しにくい疾患群の総称か，収縮不全に至る段階の病態を見ているのか，明らかではない．

駆出率 50％以上で息切れのある疾患は心疾患だけではない[9]（図 3-10）．心不全の評価には定義，対象疾患，重症度，収縮機能（＝駆出率とは限らない），年齢，など様々な因子を明確にしなければならない．合併疾患（急性・慢性腎不全，貧血，心房細動，など）の有無を無視して拡張障害を論じるのは病態を不明瞭にするだけである．本疾患は何を見ているのかわからなくなる．

大動脈弁が閉じてから僧帽弁開放までは左室が能動的に弛緩する時期で，僧帽弁開放後の急速流入期 filling は左房・左室の圧較差により起こり，その後緩徐流入に移行する（図 3-11）．この流入は左室の柔らかさ（伸展性＝コンプライアンス＝固さの逆数）に規定され，拡張中期の等圧になるまで持続する．左房の収縮で再び僧帽弁が開いて始まる流入は左室収縮が左房圧を凌駕するまで持続する．左室拡張期圧が高ければ心房収縮による流入は早期に起こる．左室弛緩の遅延とコンプライアンスの低下（拡張障害）は多くの心不全に存在する．狭義の拡張不全は，内腔が小さめで充分に伸展せず左室への流入障害が起こり，左房圧が上昇する病態である．したがって，左室腔は正常か小さめで，収縮性は正常という共通項があるが，実際には駆出率のわずかな低下や内腔拡張例も含めて論じることが多い．

駆出率如何にかかわらず臨床像に差異はない[26]とされているが，定義にもよる．また，心不全を呈した患者の中で正常な収縮機能を有していたものは 13〜74％であり，拡張不全の年間死亡率は 1.3〜17.5％にわたるとするメタアナリシスもある[27]．駆出率正常群，低下群での死亡率に大差はないとも言われる[6]．それぞれの論文の"正常な収縮機能"の定義と基礎疾患および心不全の診断

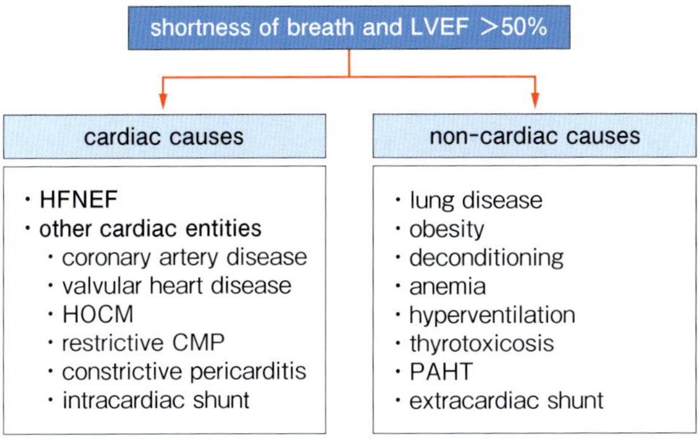

shortness of breath and LVEF ＞50%

cardiac causes
- HFNEF
- other cardiac entities
  - coronary artery disease
  - valvular heart disease
  - HOCM
  - restrictive CMP
  - constrictive pericarditis
  - intracardiac shunt

non-cardiac causes
- lung disease
- obesity
- deconditioning
- anemia
- hyperventilation
- thyrotoxicosis
- PAHT
- extracardiac shunt

図 3-10 駆出率＞50％で息切れをきたす種々の疾患[9]

HFNEF：駆出率正常の心不全，HOCM：閉塞性肥大型心筋症，CMP：心筋症，PAHT：肺動脈性肺高血圧．なお記載はないが，腎不全も non-cardiac causes に入る病態である．

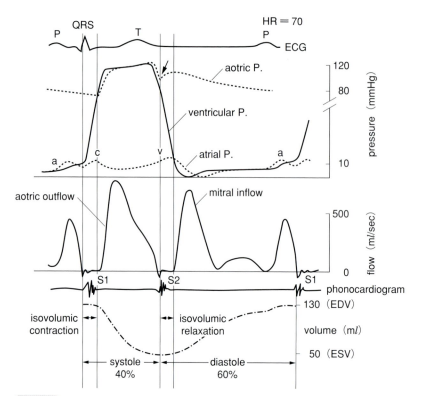

図 3-11 左室・左房圧較差とドプラー血流との関係[25]
僧帽弁流入波形のE波を規定する大きな要因は左房・左室圧較差である．

根拠，死亡原因を厳密に検討しない限り，本疾患の理解はできない．

> 駆出率の保たれた心不全という用語は病態を曖昧にする．まず，基礎疾患，合併症，および心不全の根拠を明らかにして駆出率を論じるべきである．

　駆出率低下群と保持群の息切れを示す病態は異なっている．前者は肺うっ血を見ることの多い古典的心不全であり，症状が強い．後者は Framingham の診断基準（表3-1）にはあてはまりにくい．駆出率保持群の心不全は肺うっ血が少なく，息切れの程度は軽い印象がある．心不全をまず，駆出率で二群に分けて論じることにどのような意義があるのか不明である．心不全初期の主病態が拡張障害で，進行してくると収縮障害という考え方に立てば，独立した病態ではなくなる．病態は単に駆出率が低下しやすい疾患，低下しにくい疾患の違いなのであろうか．

> 駆出率の保たれた心不全の典型例は大動脈弁狭窄と高血圧性心不全である．

　HFpEF に関する systemic review[23] によれば各論文の心不全の定義，基礎疾患，除外疾患はきわめて多彩であり，一つの entity として方向性を論じることには無理があることを示している．

3. 心機能障害と心不全を理解する

E 拡張機能の評価

　拡張障害はほとんどの心不全，あるいはほとんどの収縮障害例で認められる．同じ駆出率であれば，拡張機能の悪い方が予後を決定すると言われ，また心不全がなくても左室拡張障害者は正常群に比し死亡率は高くなる[28]とも言われている．

　なお，僧帽弁エコー，流入ドプラーによる拡張機能は先天性心疾患，僧帽弁膜症，大動脈弁閉鎖不全症，弁置換術後例，房室ブロックでは論じないが，大動脈弁狭窄の心不全は拡張障害評価の対象となる．

> 逆流の存在は駆出率を高くする作用がある．

　以下の指標がある．

［1］ M モードエコー法による評価

　今日，ドプラー法の普及により，ほとんど記録されなくなったが，知っておくことは大切である．限界を知っていれば情報は多いのにこしたことはない．

a）僧帽弁エコー図による B-B' ステップ（図 3-7 右参照）

　僧帽弁の閉鎖は PQ 延長がない限りは通常はすみやかに起こるので，閉鎖の下行脚 AC スロープは急峻である．下行脚に見られる変曲点 B は左室収縮開始点であるが，目立たない．すでに述べたごとく，左室拡張末期圧が上昇すると左房圧と左室圧が早期に交叉し，交叉後の左房圧が上昇するので，左室の収縮が開始するまでの時間に一時的途絶が起こる．これが B-B' ステップで，AC 間隔は延長する．この所見は PQ（PR）延長例では正常者でも出現しやすいので，PR(Q) − AC が指標として利用された．この数値が 60 msec 以下では左室拡張末期圧が 20 mmHg 以上というものである[29]が反論もあった[30]．

　PR − AC は今日の僧帽弁と肺静脈流入ドプラーにおける ARdur − Adur にも通じるものである（68 頁参照）．心不全時の 4 音は 1 音から遠ざかるが，回復とともに 1 音に近づき，聞きづらくなる，という昔の聴診・心音図所見[31]のリバイバルでもある．

b）左室後壁の拡張早期スロープ（図 3-12）

　左室後壁は収縮期に徐々に壁厚が増加して，拡張期には急峻に伸展する．かつては D/S ratio と言われたものである[32,33]．このスロープは経験的に心筋の肥厚，大動脈弁狭窄，僧帽弁狭窄などの一部で低下し，拡張機能低下の所見と言われたものである．局所の壁動態のために限界があり，以下の組織ドプラー所見を超えるものではないが，参考になる．最近はむしろ，ストレイン法にとってかわった．

c）僧帽弁エコーの拡張期後退速度（DDR: diastolic descent rate）

　前尖の拡張期スロープの基準値は 60〜160 mm/sec で，かつては僧帽弁狭窄がなければ低値は拡張機能の低下を反映すると言われていたものである[34]．僧帽弁狭窄の重症度にも利用されたが，弁障害がなければ，心筋疾患の拡張障害評価に利用された時期があった．弁の性状，流量にも依存するので今日は視認に終る．

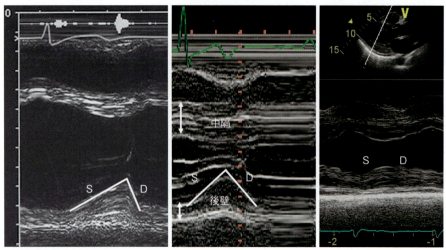

図 3-12 左室後壁 M モードエコーによる拡張機能の評価
かつて，拡張早期速度/収縮速度（D/S）として利用された指標である[32,33]．肥大型心筋症ではSは急峻，Dは緩やかとなる．右端，心アミロイドーシスの後壁のMモードエコーによる収縮・拡張障害は動画や組織ドプラーより理解しやすく，一目瞭然である（309頁図10-34 参照）．

[2] ドプラー法による評価

いずれの指標も左房平均圧を推定しようとするものである．今日のスタンダードである．左室拡張末期圧と左房平均圧（左室充満圧），肺動脈楔入圧は同等に扱われるが，厳密には同じではない．

a）僧帽弁流入ドプラー

E波の高さ，DT（decereration time，減速時間），E/A比は弁膜症や先天性心疾患を除いたあらゆる心疾患の拡張期指標として利用されている．左室充満圧が図 3-13 のように高度になると一時的に小さくなったE/A比（弛緩障害）（拡張障害 I 度）は，再び高くなり（偽正常化現象，拡張障害 II 度），E/Aは2以上になれば拘束型障害（拡張障害 III 度）と言われる．図 3-13 はかつて，駆出率にかかわらず利用されたが，最近では駆出率低下群で参考にされる図式である．等容拡張期（IRT）と減速時間（DT）も一時的に延長して最終的には短縮する．図 3-14 はその実記録である．収縮不全例では治療により僧帽弁流入ドプラーは拘束型障害 restrictive pattern から弛緩障害 impaired relaxation に改善する（図 3-15）．

> 拡張機能を論じるときは駆出率を念頭に置いておくべきである．拘束型パターンと言われる E/A＞2.0，DT＜160 msec（図 3-14）が予後不良というのは収縮機能低下例においてである．

拡張型心筋症でつねに DT＜115 msec を呈する例は極端に予後が悪いという[35]．

> 駆出率の保たれた症例では僧帽弁流入ドプラーにより左房圧を推定することはできない（図 3-23 参照）．

3. 心機能障害と心不全を理解する

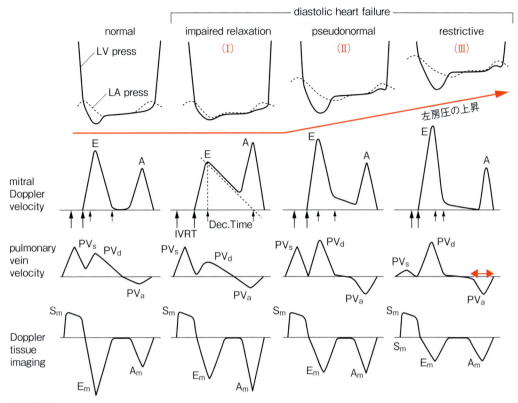

図 3-13 心機能障害における左房圧と僧帽弁流入，肺静脈，組織ドプラー所見との関係
(Zile MR, et al. Circulation. 2002; 105: 1387-93)

かつては駆出率にかかわらず拡張不全の分類として用いられていたが，今日，駆出率正常例では E/A から左房圧は推定できない（図 3-23 参照）．むしろ，駆出率低下による収縮不全で参考にすべき図式である．赤字と赤線は著者が追加したもの．PVa は肺静脈ドプラー A 波の続時間で左房圧が上昇すると僧帽流入ドプラー A 波のそれよりも長くなる．impaired relaxation：弛緩障害，IVRT：等容拡張期，Dec.Time：減速時間，pseudonormal：偽正常化現象，restrictive：拘束型障害．

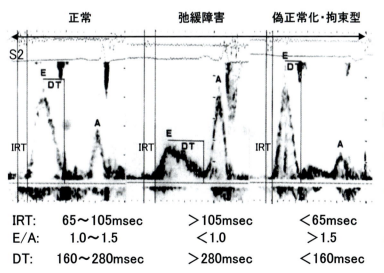

図 3-14 典型的僧帽弁流入ドプラーパターン

IRT: isovolumic relaxation time（等容拡張期），DT: deceleration time（減速時間）．E/A が 1.5〜2 で偽正常化，>2 は拘束型とされる．右端の症例は駆出率低下例での記録である．

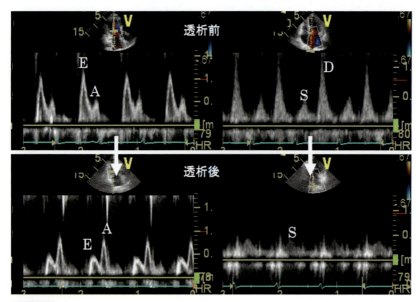

図 3-15 透析（駆出率低下例）前後の左室流入ドプラー（左）と肺静脈ドプラー所見（右）

流入波形は拘束型障害から弛緩障害に，肺静脈波形はD優位からS優位に変化した．同時に自覚症状，CTR，僧帽弁逆流も改善した．

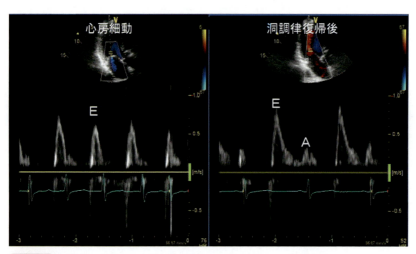

図 3-16 発作性心房細動（左）と洞調律復帰後（右）の僧帽弁流入血ドプラー

洞調律復帰後E波は高くなり，小さいA波が出現している．

　この場合は組織ドプラー（後述）を利用する．拡張障害は収縮機能障害の程度が強いほど強くなると言われている[36]．

　正常者の流入波ドプラー波形（43頁図2-45参照）はきわめてバラツキが大きいので，個々の例ではドプラー波形だけでは何も言えない．しかし，mass studyでは一般健常者でもE/A＞0.75，あるいはDT＜240 msecはそれぞれ0.75以下，240 msec以上の人より予後は悪いというデータがある[36]．

3. 心機能障害と心不全を理解する

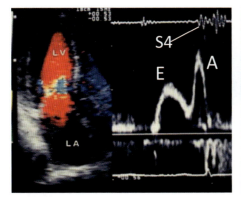

図 3-17 高齢者の僧帽弁流入ドプラー波形で見られる大きいA波

本例は腎機能障害もあった．若年者と異なりA波が大きいので，心房細動になると左室への流入が減少して心不全を起こしやすくなることは理解される．S4: 4音

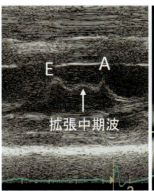

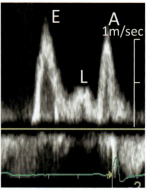

図 3-18 肥厚のある下壁梗塞例で見られた僧帽弁拡張中期波とL波

左図の拡張中期波の存在はかつてはMモードエコー法によるEFスロープ計測の妨げとなることもあったが，ドプラー所見L波との対比から意味のある波形であることがわかる．しかし，1対1に対応するものではない．本例の駆出率は61％であった．

E/A>2以上でもA波が小さければ左室拡張期圧上昇ではない．僧帽弁流入ドプラーのA波が極端に小さくなる一群がある．心房筋障害や心房型アミロイドーシス（310頁参照），心房細動除細動直後例（図 3-16）で見られる．除細動後の小さいA波は経過とともに次第に大きくなる[37,38]．直後の心電図P波が小さいのはatrial stunningである．この時期に血栓が形成され，脳塞栓の一因ともなる．

また，心臓移植後の1カ月間，拒絶反応のない症例でE波は不変であるが，心房機能の回復とともにA波が次第に大きくなり，E/A値は小さくなる[39]．e'は有意の変化を見ないという．やはりatrial stunningである．なお，拡張期指標による拒絶反応検出の有用性について結論は出ていない[40]．このような例では肺静脈ドプラーのA波も小さいはずである．左房の心筋障害がないことを証明しないかぎり，これらを拡張障害とするには異論がある．しかし，拡張障害でも長期に左房圧上昇が続けば二次的に心房筋の疲弊（atrial failure）が起こり，A波は小さくなるので両者の鑑別は容易ではないことがわかる．

Aキックの大きい高齢者（図 3-17）や拡大心が心房細動になると心不全を発症しやすいのは拡張期充満時間の短縮とブースター機能の消失によるものである．

駆出率の保たれた例でも利用可能な拡張期指標としては以下のb）～f）がある．

b）拡張中期"L"波

以前より，E波とA波の間に出現する拡張中期波（三峰性パターン）は拡張障害の指標とされていた[41]が，最近，L波として注目を集めている（図 3-18）．僧帽弁のMモードエコー図でも認められることがある．正常者ではG波と呼ばれていた（9頁図 2-1 参照）が，機序は異なる．20 cm/sec以上と定義されるこのL波はE/e'の高い駆出率正常な肥大心で偽正常化現象を反映する所見と言われる[42,43]．このL波は心房細動例でも認められ，ある群はない群に比較してE/e'は高値になるという（E/e' 18.0±4.9 vs 13.2±4.4）[44]．

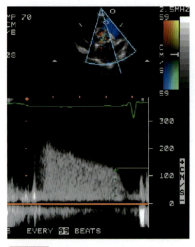

図 3-19 肺動脈弁逆流を利用した肺動脈楔入圧の求め方

拡張末期の流速を求めて 4×1.3²+5＝12 mmHg と推定される．

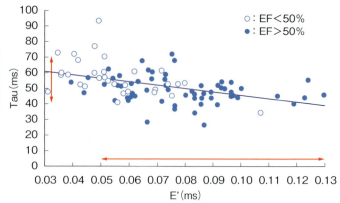

図 3-20 組織ドプラー（中隔側 E'）と Tau との関係

両者は逆相関すると言われているがスロープは緩やかである．縦軸は微分法による基準値．横軸の矢印は JAMP study（2 章文献 58）による基準値である．60 歳代の基準値下限は中隔側 E'＝5 cm/sec なので，心不全で入院する世代が 60 歳代以上を考えると異常値の分布はきわめて狭い範囲（E'＝3～4 cm/sec）になる．

c）肺静脈血流ドプラー

　最近は心尖部四腔断層像でサンプルボリュームを心房中隔側の上肺静脈入口部に置いて，流速レンジを低くすれば経胸壁アプローチでも記録することができるようになった（47 頁図 2-50 参照）．経食道エコー図法ほどの鮮明さはないが，S 波・D 波・A 波の大きさはある程度認識できる．僧帽弁流入波形とも相関し，とくに D 波は僧帽弁流入波形の E 波と平行する．左室拡張期圧が高くなると D 波は増高し，急峻となる．左室拡張末期圧上昇に伴い僧帽弁流入 A 波が早期に起こり，短縮するのに対して，肺静脈はバックプレッシャーを受けて相対的に大きく，大きい逆流 A 波を形成する．したがって，肺静脈ドプラー A 波の持続時間（ARdur）は僧帽弁流入 A 波の持続時間（Adur）より延長するので，ARdur − Adur は左房圧推定の指標となりうる．この値が＞0 で充満圧は 15 mmHg 以上と診断できるという[45]．

　この値が 30 msec 以上は収縮不全の予後を不良にするともいう[46]．この指標は収縮障害のない例でも LVEDP を予測できるというメリットがあるが，全例で計測に耐えうる記録が得られるわけではない．とくに経胸壁アプローチでの ARdur の決定には工夫が必要である．

d）肺動脈弁逆流ドプラー

　肺動脈弁逆流は健常者を含めて観察されやすいので，拡張末期流速（V）が決定できれば，肺動脈・右室の拡張末期圧較差 4V² で心カテーテルによる圧較差が推定できる[47]．右房平均圧＝右室拡張期圧と考えれば肺疾患がないことを前提として，

> 肺動脈拡張末期圧（＝平均肺動脈楔入圧）（mmHg）＝4V²＋右房平均圧

により推定する方法である（図 3-19）．超音波ビームは平行に入れなければならない．

e）M モードカラーによる左室流入血流伝播速度 flow propagation velocity（FPV）

　かつてほどは利用されなくなった指標である．M モードカラードプラーによる拡張早期の弁口

3. 心機能障害と心不全を理解する

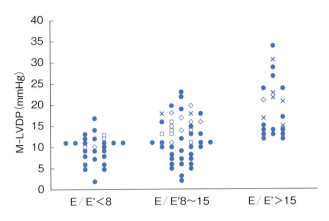

図 3-21 平均左室拡張期圧（M-LVDP）と中隔・側壁平均 E/E'(e') との関係[51]

E/e'は＜8か＞15のときに平均左室拡張期圧の大小を推定できると言われていたがオーバーラップがある．
● : E/A や DT で正常, □ : Pva 30 ms＞Mva,
◇ : Valsalva 負荷陽性, × : 2 個以上の陽性指標

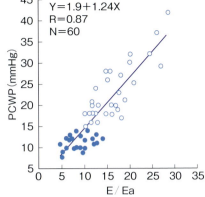

図 3-22 側壁弁輪による E/Ea（e'）と肺動脈楔入圧（PCWP）との関係[50]

● は弛緩障害例, ○ は偽正常化例である．

部から左室中央まで血流が伝播する平均速度である．偽正常化現象は見られず，組織ドプラーの e' と同等，あるいはそれ以上に有用であるとされていた[48,49]．いくつかの測定法がある．FPV/E は左室充満圧と相関するという．

f）組織ドプラー E/e'（E/E'）

左室弛緩の時定数である τ は図 3-20 のごとく，延長に従い e' は小さくなる[50,51]．e' が弛緩を反映する指標と言われるゆえんである．既述の E/e' は左室拡張期圧（左房圧）の推定に有用とされ[50-54]（図 3-21, 3-22），中隔と側壁の平均値で 8～15 が境界領域であった．E/e' は予後推定にも有用とされた指標である[55]．

また，頻脈や心房細動でも使用され[54,56,57]，心房細動では側壁 e'＝11 以上で充満圧/肺動脈楔入圧 15 mmHg 以上とする報告があった[58,59]．しかし，オーバーラップも多く，E/e' のみによる左房圧推定には限界があることから，E/e' を利用した拡張障害のガイドラインは何度か改正されてきた経緯がある[3,60,61]．なお，弁輪石灰化があるときには e' は利用できない（44 頁参照）．

最近，2016 年の改訂 ASE/ESC ガイドライン[62]ではさらなる修正がなされ，E/e' のみで左房圧を推定するには限界があり，拡張障害の重症度（Ⅰ，Ⅱ，Ⅲ）判定には E/e' だけでなく，肺高血圧や左房容積をも考慮することになった（図 3-23）．高齢者心房細動例の左房径は様々である．左房は大きくても自覚症状に乏しい例がある．充満圧（左房圧）上昇の代償機転としての左房拡張は左房圧低下の方向にも作用するので，左房容量と左房圧がどこまで平行するかはまだ，検討されていない．左房容積測定法の信頼性・再現性の問題もあり，左房圧上昇の一所見としての左房容積の評価には限界はあろう．

■組織ドプラーの留意点

すでに報告されていたことだが，ガイドライン改正により以下のことがあらためて浮き彫りに

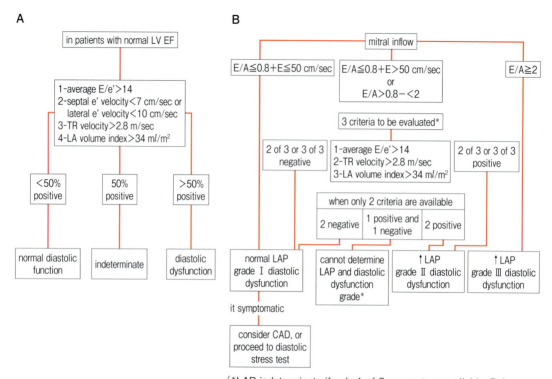

図 3-23 新しい指標による左室拡張障害の診断法（A）と左房圧の推定法（B）[62]
新しいガイドラインでは E/e' のみではなく，平均 E/e'＞14，中隔 e'＜7 cm/sec or 外側 e'＜10 cm/sec，TR 流速＞2.8 m/sec，左房容積＞34 ml/m² の組み合わせで判断することになっている。

なった．留意すべきである．

①局所壁運動の影響：弁輪の組織ドプラーと言っても同側の心筋障害の影響は無視できない．translation，tethering の影響がある．心筋梗塞側の弁輪 e' や[63]，ASH 例の中隔 e' は小さくなる[64]．開心術後例の中隔側 e' も低下する．2016 年の改訂前より報告されていたことである．
②左房平均圧，左室拡張末期圧，肺動脈楔入圧：三者はイコールではない．E/e' は拡張早期の事象である．拡張早期と拡張末期の圧は同等に論じられない[65]．
③僧帽弁逆流の評価：逆流があれば当然 E 波は高くなる．E/e' の検討には有意な逆流は除外されていたはずだが，現実には逆流合併例にも利用されてきた．機能性 MR の存在下では E/e' は解釈に注意が必要かもしれない．
④e' の絶対値：e' は加齢とともに小さくなり，60 歳を超えると，5 cm/sec 以下になる．心不全の年齢が 60〜70 歳代である今日，絶対値も参考にすべきである．
⑤e' は僧帽弁輪石灰化では利用できない．

また，下半身陰圧と輸液負荷による健常者例[66]，あるいは重症心不全例[67]では E/e' は左房充満圧

3. 心機能障害と心不全を理解する

を反映しないとする報告がある．組織ドプラー法は左房圧推定の指標としては完全ではない．

> E/e'からすべての心疾患の左房圧が推定できるわけではない．また，心不全が診断できるものでもない．E/e'値よりもE値，e'のそれぞれを考慮しなければならない病態がある．

[3] 左房容積と左房径

　拡張期の左房は肺静脈から左室へ血液を送る導管の役目をもつ．収縮期に蓄えた血液は拡張早期の受動的送血と心房収縮による能動的送血になる．拡張障害の程度によって，心房収縮に寄与する程度は一回拍出量の15～35%である．

　洞調律例で僧帽弁疾患のない例の左房容積は左室充満圧を反映する[68]．とくに僧帽弁疾患，短絡疾患がなければ左室拡張の有無には影響されない．脳血栓・塞栓，心不全発症の危険因子は左房拡大の程度とは関係なく，心房細動の存在そのものがリスクとなると言われる．充満圧と左房容積との関係は血糖値とHbA1cの関係に近いと言われる[69]が，組織ドプラー（E/e'）と左房容積との関係も同様かもしれない．組織ドプラーはそのときの血糖値である．左房容積は慢性の左房の負荷，血行動態を反映したものである．しかし，急性MRでは左房は大きくならなくても左房圧は高いことからわかるように，リモデリングとしての左房拡張は左房圧を下げる効果がある．

　Mモードエコー法による左房径は一方向であり限界があるが，推移をみるには意味がある．やせ形の胸壁の薄い例，Marfan症候群例の胸骨左縁長軸像では左房径は小さい．日常のレポートでは心尖部四腔断層像による目視がよい．ルチンに容積まで求めるかどうかは施設次第である．左房容積は収縮末期で大きく，拡張末期で小さくなる．計測には，心尖部四腔断層，二腔断層像を用いたSimpson変法，area-length法がある（図3-24）．正常上限はMモード法で40 mmであり，容積で

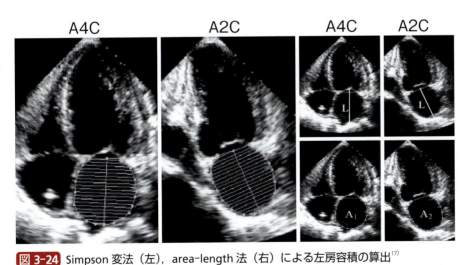

図 3-24 Simpson変法（左），area-length法（右）による左房容積の算出[17]
左図の四腔断層と二腔断層の収縮末期の静止画像で心内膜を決定すればon screenで容量が自動計測される．右図のLは短い方を決定して左房容積＝8/3π×[(A1)(A2)/(l)]にて求める．両方いずれでもよいことになっている．左房は収縮末期の最大容積を求める．
A4C：心尖部四腔断層像，A2C：心尖部二腔断層像．

58 ml, 係数で 28 ml/m^2 である[70]. ＞36 ml/m^2 を拡大とされていたが, 最近は＞34 ml/m^2 である[62,71]. わが国の基準値は男性で 42±14 ml, 女性で 38±12 ml である[72]. 左房の形状はいびつである. Simpson 法による左房容積の測定は二次元で想定した計算式による便宜的なものである. 真の容積とは考えない方がよい（32頁図 2-27 参照）.

　洞調律で左室が正常な症例での左房拡大はまず, 拡張障害, 左室充満圧の上昇を考えるべきである. 心筋梗塞, 拡張型心筋症, 心不全, いずれでも mass study としての左房拡大例の予後は悪いというデータがある[68,71,73,74].

　なお, 心房拡張と弁輪径との関係は明らかではない. とくに心房細動例では弁輪径は不可欠の指標と思われるが米国[17]でもわが国[72]でもガイドラインや基準値に記載がない.

> 心房容積は弁輪径だけでなく, 左室径・容積, 年齢, および心房細動ならびに弁逆流との関係で検討すべき指標である. 心室容積よりも心房容積の方が弁輪径に大きく影響を及ぼす印象がある.

■左房拡張と心房細動の有無

　左房径でも容積でも, 拡大は心房細動発症のリスクであるが, 洞調律と異なり心房細動例の左房拡張は予後と関係はないと言われる. また, ドプラーによる拡張障害の存在は心房細動発症のリスクとなる[75]. しかし, 左房拡大と心房細動の関係は複雑である. 両者は "鶏と卵" との関係にあるという[76]. 若年者の年齢をマッチさせた洞調律例と心房細動発症者例での比較では両群で左室の収縮, 拡張機能は正常であるが, 左房容積と面積は後者で若干, 有意に大きかったという報告がある[77]. 解剖学的基質 substrate の存在が示唆されている. 若年者の心房細動例では左房拡大は目立たないが, 高齢者慢性心房細動例では心房は一般に大きく, また, 経過とともに拡張してくる（225頁参照）. かつ僧帽弁逆流シグナルも目立ってくる. 心房細動例では左房圧と左房容積に直接の関係はない. 左房拡張には弁輪拡張・接合不全による MR の発生と進行も関与している. MR は左房圧を上昇させるが, 左房の拡張は左房圧低下に貢献する.

　拡張障害を論じるときは心房細動が原因か結果か, を考慮する必要がある.

> 洞調律で有意な僧帽弁逆流を伴わない左房拡張は, 肥厚心, 肥大型心筋症, 心アミロイドーシスなどの拘束型心筋症（306頁参照）, 収縮性心膜炎, 発作性心房細動および, 心房細動例の除細動直後, 心房心筋症（310頁図 10-37 参照）などを考える.

■孤立性拡張不全（表 3-2）

　isolated diastolic dysfunction（孤立性拡張障害）と言われる概念がある. 先天性心疾患と逆流性弁膜症を除外して, 収縮機能が正常という意味での孤立性である[78]が, この用語もきわめてあいまいである.

　1. 貧血, 輸液の過量, 腎障害, 肝硬変, 脚気心 beriberi heart, 動静脈瘻は定義からして拡張不全の原因ではなくリスク因子である. これらは駆出率が正常のまま, 左室が拡張する疾患である.

3. 心機能障害と心不全を理解する

表 3-2 孤立性拡張不全（McMurray JJV, Cleland JGF. Heart Failure in Clinical Practice. 2nd ed. London: Martin Dunitz; 2000. p.46）

1．過水（hypervolemia）
　　医原性過量輸液，ネフローゼ症候群，貧血，肝硬変，甲状腺機能亢進，脚気心，動静脈瘻，徐脈
2．生理的流入障害
　　肥厚心（心筋症，大動脈弁狭窄，高血圧），急性・慢性虚血，糖尿病，加齢，肥満
3．解剖学的流入障害
　　心内膜：心内膜心筋線維症
　　心筋：拘束型心筋症
　　心膜：収縮性心膜炎
4．充満時間の短縮
　　頻脈，心房細動
5．上記病態の合併

　完全房室ブロック，極端な徐脈は一回拍出量を代償する形で左室拡張は大きくなり，駆出率は保たれるが，息切れ，浮腫を見る．

　2，3の疾患による流入障害が本来の拡張不全と理解される．収縮性心膜炎，高血圧性心疾患，大動脈弁狭窄，心筋疾患はその代表である．高度大動脈弁狭窄は駆出率と左室内腔が保たれたまま，肺うっ血を見る典型的拡張不全である．

　4．頻脈と心房細動（第7章参照）

　頻脈による充満時間の短縮とAキックの消失は一回拍出量の低下，左房圧上昇を招くが拡張障害の定義からは逸脱する．長期にわたる高齢者心房細動はたとえ軽度であっても僧帽弁逆流に高血圧や虚血性心疾患が加わり，左室拡張，収縮障害を生じることがある．

■**高心拍出量症候群**

　先述した動脈管開存症，貧血，甲状腺機能亢進症，動静脈瘻（先天奇形，外傷，医原性），Paget病，脚気心（shoshin beriberi）で見られる．心不全は high-output failure と言われる．頻脈と左室拡張があるが，末期を除けば駆出率は保たれている．大動脈弁と肺動脈弁は大きく開き，弁口部流速は増し，機能性収縮期雑音の音源となる．心拡大があり，壁運動が保たれているとき，あるいは原因の明らかでない心不全で考えるべき疾患である．甲状腺機能亢進症[79,80]，脚気心[81]の一部に肺高血圧や三尖弁閉鎖不全の右心不全をきたす例がある．

　右総腸骨動脈瘤破裂による動静脈瘻にて Qp/Qs＝5.0 で心不全をきたした報告がある[82]．

F Tei index

　収縮期指標（ICT）と拡張期指標（IRT）の和を駆出時間（ET）で除した指標で，収縮，拡張機能を連合させた総合機能と言われるものである[83]．

　僧帽弁流入ドプラーと大動脈駆出血流ドプラー記録波形から

　　　　Tei index ＝（ICT＋IRT）/ET

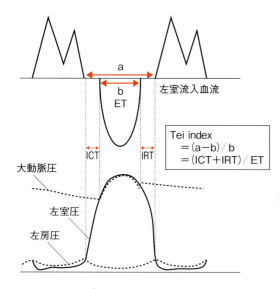

図 3-25 Tei index の測定法[83]
流入ドプラーと駆出ドプラーから Tei index ＝（a－b）/b＝（ICT＋IRT）/ET にて求める．ICT: 等容収縮期，IRT: 等容拡張期，ET: 駆出時間．右心と左心で測定する．

にて求めることができる（図 3-25）．これは診断のための指標ではなく，心疾患の進行度，心不全の重症度を総合評価するものである．この方法論は右心でも同様に評価可能である．測定誤差が少なく再現性がよいことはメリットである．

> Tei index の正常値は左心：0.38±0.04，右心：0.28±0.04 である．

左心で 0.45 以上，右心で 0.40 以上は異常である．

ICT は心室圧が心房圧を凌駕して大動脈圧，肺動脈圧と交叉するまでの時間である．収縮機能が低下すれば左室圧の上昇脚はゆるやかになるので ICT は延長する．したがって駆出率は保たれていても Tei index は悪くなる．ICT が重視されるゆえんである．IRT は心室圧が大動脈圧，肺動脈圧と交叉して心房圧以下になるまでの時間に規定される．したがって，この指標は心房圧・大血管圧の高さと心室圧上昇・下降の傾きに規定される．一般には心機能がよければ心室圧勾配が急峻となるので分子の両者は短縮し，悪ければ傾きが緩やかとなり延長する．ET で除するのは心拍数の影響を小さくする意味もある．この指標は心不全の改善，進行や予測，治療効果の判定，予後評価に利用できるというのが大きなメリットである．虚血性心疾患，アミロイドーシス，原発性肺高血圧，心不全などで多くの報告[84-88]がなされている．

> Tei index は心室の形態や心拍数に影響されない指標である．

伝導障害があれば ICT は延長し，心房圧の著明な上昇があれば ICT と IRT は短縮する．また，大動脈弁狭窄症では ICT が短縮して（大動脈圧が低下するのも一因）ET が延長するので心不全になっても Tei index は小さいままのことがある．高度大動脈弁閉鎖不全では ET は延長する．弁膜症での利用には注意する．

Tei index の大小を論じるときは絶対値だけでなく，ICT，IRT，ET のいずれの因子が関与しているかという解析も必要である．Tei index は分子に IRT が加わっているので心室圧の上昇脚のみならず下行脚のスロープも反映し，PEP/ET（58 頁参照）とは異なった総合機能と言われるゆえん

3. 心機能障害と心不全を理解する

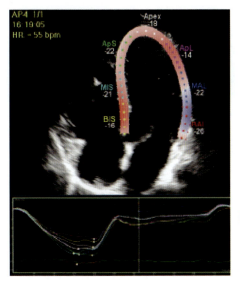

図 3-26 global longitudinal strain（GLS）による心機能の評価[17]

装置に依存するが，角度に依存せず，予後の予測因子として確立している．

である．

> 心室充満圧の高い例では心機能が悪く，Tei index は高値をとることが多いが，心房圧を予測する指標ではない．

著明な右房圧上昇を呈する右室梗塞では右室の Tei index は小さくなることが知られている[89]．

G ストレインイメージング（図 3-26）

ある関心領域内のスペックルをフレームごとに追跡して微少な移動距離と時間から速度，ストレイン（心筋の歪み＝伸び縮み）を求めて，断層像に表示する方法（ストレインイメージング）である[90]．組織ドプラーと違い角度依存がなく，心臓全体の動き translation や周囲からの牽引 tethering の影響を受けないことは大きな利点である．

心尖部長軸像での長軸像 longitudinal，その直交像 transverse，短軸像での中心方向 radial，円周方向 circumferential，から指標を求めて真の局所機能を評価しようとするものである．虚血領域では壁運動低下部は色だけでなく，グラフで低く表示され，視覚的には評価できない時間的変化を明瞭に表示することができるようになった（302 頁図 10-26 参照）．断層像の目視でも asynchrony の評価は充分可能であるが，グラフ化には説得力がある．本法では postsystolic shortening（PSS），diastolic stunning（96 頁図 4-18 参照），あるいは torsion，その他，心筋疾患での局所の心機能低下を鋭敏に検出できる．

H 三次元心エコー法[91,92]

コンピューターの進歩はめざましい．厚みのあるボリュームデータをリアルタイムに受診して画面上に任意に描出できるようになった．複雑な心臓を三次元で動画として評価する方法であり，断

正常大動脈弁と僧帽弁　　　　　　　　　Valsalva 洞の右房内破裂

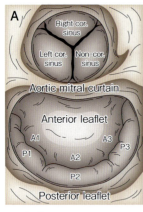 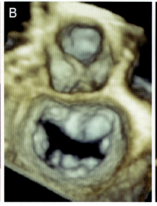 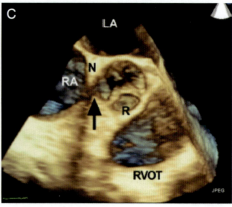

図 3-27 三次元（3D）心エコー図所見
A は模式図，B は 3D 経食道心エコー図法による大動脈弁と僧帽弁[93]．C の矢印は冠動脈洞瘤の破裂部位を示す[94]．RA：右房，RVOT：右室流出路

層像と立体像を任意に切り替えることが可能となり，短時間で得られる情報は多く，広がりつつある．導入される施設も確実に増えている．3D 心エコー法であれば，2D 像から頭の中で 3D 像を構築する作業が不要となる．個々の病態や症例で有用性が報告されているものの，まだルチン化には至っていない．限られた症例では経胸壁，経食道エコーによる 3D が広く利用されつつあり，とくに手術適応例では欠損孔，弁，弁輪の形態だけでなく，逸脱，断裂，などの障害部位の同定，逆流の同時表示が可能となり，surgeon's view は外科医には大きなメリットである．

断層法と比較して解像度はまだ不充分である．しかし，心内膜，肉柱の同定，弁の形態（図 3-27A，B）（図 6-19 参照），腱索や乳頭筋，欠損孔（図 3-27C，図 6-89C）の観察が可能となっている．将来は断層法に取って代わる方法論となるかもしれない．

3D 心エコー法は心臓構造物の観察だけでなく，ねじれ，容積，左心機能，右心機能，など，各種指標の計測と定量評価において 2D 心エコー法が利用されている．

I 負荷心エコー図法

人手と手間がかかるのがデメリットであるため，ルチン化した検査とは言いがたいが，表 3-3 の病態を評価するときに施行される検査である．いくつかのガイドラインがある[95-97]．

表 3-3 負荷心エコー図法が適応となる疾患・病態

1. 虚血性心疾患の診断と viability の評価，術後評価
2. 弁膜症の重症度と手術適応
3. 肥大型心筋症における弁下狭窄の誘発，治療効果の判定
4. 肺高血圧症：PH の誘発とハイリスク群の同定，治療効果の判定
5. 心不全の評価

3. 心機能障害と心不全を理解する

表3-4 負荷の種類

1．薬物：ドブタミン，ジピリダモール，アデノシン，その他
2．運動：トレッドミル，臥位エルゴメーター，ダブルマスター，その他
3．その他：Valsalva 負荷，ハンドグリップ，肺高血圧での 6 分間歩行，その他

　各種負荷により形態と機能を評価し，症状発現時の病態を把握，診断だけでなく重症度評価を可能にすること，さらに治療効果の判定と運動耐容能を知ることが目的となる．また，症状と乖離のある心エコー図所見も負荷エコーの適応となる．

　虚血性心疾患はもちろん，どのような疾患であっても急性期の負荷は禁忌で，病態が安定して心不全がコントロールされた状態で負荷を行う．運動負荷の方が生理的と言えるが，薬物負荷では良好な画質が得られるというメリットがある．負荷には**表3-4** に挙げるものがある．

　虚血性心疾患ではドブタミン負荷よりも負荷 RI 検査の方がよく利用されるが，low pressure, low flow AS の低用量ドブタミン負荷（161 頁参照），潜在性 HOCM や MVO における Valsalva 負荷（298 頁**図 10-21** 参照）は比較的よく施行される検査である．

■文献

1) 日本循環器学会/日本心不全学会合同ガイドライン．急性・慢性心不全診療ガイドライン（2017 年改訂版）．
2) 2013 ACCF/AHA guideline for the management of heart failure: a report of the American College of Cardiology Foundation/American Heart Association Task Force on Practice Guidelines. J Am Coll Cardiol. 2013; 62: e147-239.
3) ESC guidelines for the diagnosis and treatment of acute and chronic heart failure 2012. Eur Heart J. 2012; 33: 1787-847.
4) 日本循環器学会．循環器病の診断と治療に関するガイドライン（2010 年度合同研究班報告．急性心不全治療ガイドライン（2011 年改訂版）．
5) McKee PA, Castelli WP, McNamura PM, et al. The natural history of congestive heart failure: the Framingham study. N Engl J Med. 1971; 285: 1411-6.
6) Owan TE, Hodge MS, Herges RM, et al. Trends in prevalence and outcome of heart failure with preserved ejection fraction. N Engl J Med. 2006; 355: 251-9.
7) Kasner M, Westermann D, Steendijik P, et al. Utility of Doppler echocardiographic and tissue Doppler imaging in the estimation of diastolic function in heart failure with normal ejection fraction. A comparative Doppler-conduction catheterization study. Circulation. 2007; 116: 637-47.
8) Sanderson JE. Heart failure with a normal ejection fraction. Heart. 2007; 93: 155-8.
9) Maeder MT, Kaye DM. Heart failure with normal left ventricular ejection fraction. J Am Coll Cardiol. 2009; 53: 905-18.
10) Fonarow GC, Stough WG, Abraham WT, et al. Chracterstics, treatments, and outcomes of patients with preserved systolic function hospitalized for heart failure. A report from the OPTIMIZE-HF Registry. J Am Coll Cardiol. 2007; 50: 768-77.
11) Tsuchihashi-Makaya M, Hamaguchi S, Kinugawa S, et al. Characteristics and outcomes of hospitalized patients with heart failure and reduced vs preserved ejection fraction. A report from the Japanese Cardiac Registry of Heart Failure in Cardiology（JCARE-CARD). Circ J. 2009; 73: 1893-1900.
12) Le Jemtel TH, Padeletti MP, Jelic S. Diagnostic and therapeutic challenges in patients with coexistent chronic obstructive pulomonary disease and chronic heart failure. J Am Coll Cardiol. 2007; 49: 171-80.
13) Cotter G, Felker GM, Adams KF, et al. The pathophysiology of acute heart failure-Is it all about fluid accumulation? Am Heart J. 2008; 155: 9-18.
14) Zile MR, Gaash WH, Carroll JD, et al. Heart failure with a normal ejection fraction: Is measurement of diastolic function necessary to make the diagnosis of diastolic failure? Circulation. 2001; 104: 779-82.
15) Senni M, Tribouilloy CM, Rodeheiffer RJ, et al. Congestive heart failure in the community: A study of all incident

cases in Olmsted county, Mineesota in 1991. Circulation. 1998; 98: 2282-9.

16) Masugata H, Senda S, Goda F, et al. Cardiac function as assessed by echocardiography in the oldest old ≧90 years of age. Int Heart J. 2007; 48: 498-504.

17) Lang RM, Badano LP, Mor-Avi V, et al. Recommendations for cardiac chamber quantification by echocardiography in adults: An update from the American Society of Echocardiography and the European Association of Cardiovascular Imaging. J Am Soc Echocardiogr. 2015; 28: 1-39.

18) Weissler AM, editor. Noninvasive Cardiology. New York: Grune & Stratton; 1974.

19) Matsuda Y, Toma Y, Matsuzaki M, et al. Change of left atrial systolic pressure waveform in relation to left ventricular end-diastolic pressure. Circulation. 1990; 82: 1659-67.

20) Massie BM, Schiller NB, Ratshin RA, et al. Mitral-septal separation: new echocardiographic index of left ventricular function. Am J Cardiol. 1977; 82: 1008-16.

21) D'Cruz IA, Lalmalani GG, Sambasivan V, et al. The superiority of mitral E point-ventricular septum separation to other echocardiographic indicators of left ventricular performance. Clin Cardiol. 1979; 2: 140-5.

22) Chen C, Rodriguez L, Guerrero JL, et al. Noninvasive estimation of the instantaneous first derivative of left ventricular pressure using continuous-wave Doppler echocardiography. Circulation. 1991; 83: 2101-10.

23) Vaduganathan M, Michel A, Hall K, et al. Spectrum of epidemiological and clinical findings in patients with heart failure with preserved ejection fraction stratified by study design: a systematic review. Eur J Heart Fail. 2016; 18: 54-65.

24) Alsoos F, Khaddam A. Echocardiographic evaluation methods for right ventricular function. J Echocardiogr. 2015; 13: 43-51.

25) Oh JK, Seward JB, Tajik AJ. The Echo Manual. 3rd ed. Lippincott Williams & Wilkins; 2006. p.121.

26) Vasan RS, Benjamin EJ, Levy D. Prevalence, clinical features and prognosis of diastolic heart failure: an epidemiologic perspective. J Am Coll Cardiol. 1995; 26: 1565-74.

27) Shah KS, Xu H, Matsouaka RA, et al. Heart failure with preserved, borderline, and reduced ejection fraction: 5-year outcomes. J Am Coll Cardiol. 2017; 70: 2476-86.

28) Redfield MM, Jacobsen SJ, Burnet JC Jr, et al. Burden of systolic and diastolic ventricular dysfunction in the community: appreciating the scope of the heart failure epidemic. JAMA. 2003; 289: 194-202.

29) Konecke LL, Feigenbaum H, Cang S, et al. Abnormal mitral valve motion in patients with elevated left ventricular diastolic pressure. Circulation. 1973; 47: 989-96.

30) Lewis JR, Parker JQ, Burgggraf GW, et al. Mitral valve motion and changes in left ventricular end-diastolic pressure: a correlative study of the PR-AC interval. Am J Cardiol. 1978: 42: 383-7.

31) 上田英雄, 海渡五郎, 坂本二哉. 臨床心音図学. 第3版復刻版. 東京: メディカルエレクトロタイムス社; 1973. p.189.

32) Toshima T, Koga Y, Uemura S, et al. Echocardiographic study on hypertrophic cardiomyopathy. Jpn Heart J. 1976; 17: 275-89.

33) Asai M, Oki T, Kawahara K, et al. Exercise echocardiography in different types of hypertension classified by left ventricular geometry; comparison with hypertrophic cardiomyopathy. J Cardiol. 1983; 13: 343-58.

34) Quinones MA, Gaasch WH, Waisser E, et al. Reduction in the rate of diastolic descent rate of the mitral valve echocardiogram in patients with altered left ventricular diastolic pressure-volume relations. Circulation. 1974; 49: 246-54.

35) Pinamonti B, Zecchin M, Di Lenarda A, et al. Persistence of restrictive left ventricular filling pattern in dilated cardiomyopathy: an ominous prognostic sign. J Am Coll Cardiol. 1997; 29: 604-12.

36) Brusi FB, Weston SA, Redfield MM, et al. Systolic and diastolic heart failure in the community. JAMA. 2006; 296: 2209-16.

37) Manning WJ, Leeman DE, Gotch PJ, et al. Pulsed Doppler evaluation of atrial mechanical function after electrical cardioversion of atrial fibrillation. J Am Coll Cardiol. 1989; 13: 617-23.

38) Manning WJ, Silverman DI, Katz SE, et al. Atrial ejection force: a noninvasive assessment of atrial systolic function. J Am Coll Cardiol. 1993; 22: 221-5.

39) Imaizumi T, Kinugawa K, Shiga T, et al. An elevated ratio of early to late diastolic filling velocity recovers after heart transplantation in a time-dependent manner. J Cardiol. 2012; 60: 295-300.

40) Mena C, Wencker D, Kurmhoiz HM, et al. Detection of heart transplant rejection in adults by echocardiographic diastolic indices: a systematic review of the literature. J Am Soc Echocardiogr. 2006; 19: 1295-300.

41) Oki T, Fukuda N, Iuchi A, et al. Evaluation of left ventricular diastolic hemodynamics from the left ventricular inflow and pulmonary venous flow velocities in hypertrophic cardiomyopathy. Jpn Heart J. 1995; 36: 617-27.

42) Lam CS, Han L, Ha JW, et al. The mitral L wave: A marker of psuedonormal filling and predictor of heart failure

in patients with left ventricular hypertrophy. J Am Soc Echocardiogr. 2005; 18: 336-41.

43) Ha JW, Oh JK, Redfield MM, et al. Triphasic mitral inflow velocity with mid diastolic filling: clinical implications and associated echocardiographic findings. J Am Soc Echocardiogr. 2004; 17: 428-31.

44) Nakai H, Takeuchi M, Nishiage T, et al. The mitral L wave: a marker of advanced diastolic dysfunction in patients with atrial fibrillation. Circ J. 2007; 71: 1244-9.

45) Rossvoll O. Pulmonary venous flow velocities recorded by transthoracic Doppler ultrasound: relation to left ventricular diastolic pressures. J Am Coll Cardiol. 1993; 21: 1687-96.

46) Dini FL, Michelassi C, Micheli G, et al. Progonostic value of pulmonary venous flow Doppler signal in left ventricular dysfunction: contribution of the difference in duration of pulmonary venous and mitral flow at atrial contraction. J Am Coll Cardiol. 2000; 36: 1295-302.

47) Masuyama T, Kodama K, Kitabatake A, et al. Continuous-wave Doppler echo-cardiographic detection of pulomonary regurgitation and its application to noninvasive estimation of pulmonary artery pressure. Circulation. 1986; 74: 484-92.

48) Brun P, Tribouillory C, Duval AM, et al. Left ventricular flow propagation during early filling is related to wall relaxation: a color M-mode Doppler analysis. J Am Coll Cardiol. 1992; 20: 420-32.

49) 三神大世, 北畠　顕. カラー M モード法（血流伝播速度）による評価. In: 心機能評価の考え方と進め方. 東京: 医歯薬出版; 2005. p.86-97.

50) Nagueh SF, Middleton KJ, Kopelen HA, et al. Doppler tissue imaging: a noninvasive technique for left ventricular relaxation and estimation of filling pressures. J Am Coll Cardiol. 1997; 30: 1527-33.

51) Ommen SR, Nishimura RA, Appleton CP, et al. Clinical utility of Doppler echocardiography and tissue Doppler imaging in the estimation of left ventricular pressure: a comparative simultaneous Doppler-catheterization study. Circulation. 2000; 102: 1788-94.

52) Nagueh SF, Sun H, Kopelen HA, et al. Hemodynamic determinants of the mitral annulus diastolic velocities by tissue Doppler. J Am Coll Cardiol. 2001; 37: 278-85.

53) Hillis GS, Møller JE, Pellikka PA, et al. Noninvasive estimation of left ventricular filling pressure by E/e' is a powerful predictor of survival after acute myocardial infarction. J Am Coll Cardiol. 2004; 43: 360-7.

54) Dokainish H, Zoghbi WA, Lakkis NM, et al. Optimal noninvasive assessment of left ventricular filling pressures. A comparison of tissue Doppler echocardiography and B-type natriuretic peptide in patients with pulmonary artery catheters. Circulation. 2004; 109: 2432-9.

55) Wang M, Yip GWK, Wang AYM, et al. Peak early diastolic mitral annulus velocity by tissue Doppler imaging adds independent and incremental prognostic value. J Am Coll Cardiol. 2003; 41: 820-6.

56) Thamilarasan M, Grimm RA, Rodriguez LL, et al. Left ventricular diastolic function in lone atrial fibrillation determined by Doppler tissue imaging of mitral annular motion. Am J Cardiol. 2000; 86: 1026-9.

57) Nagueh SF, Kopelen HA, Quiñones MA. Assessment of left ventricular filling pressure by Doppler in the presence of atrial fibrillation. Circulation. 1996; 94: 2138-45.

58) Sohn DW, Song JM, Zo JH, et al. Mitral annulus velocity in the evaluation of left ventricular diastolic function in atrial fibrillation. J Am Soc Echocardiogr. 1999; 12: 927-31.

59) Kusunose K, Yamada H, Nishio S, et al. Clinical utility of single-beat E/e' obtained by simultaneous recording of flow and tissue Doppler velocities in atrial fibrillation with preserved systolic function. J Am Coll Cardiol Imag. 2009; 2: 1147-56.

60) Paulus WJ, Tschöpe C, Sanderson JF, et al. How to diagnose diastolic heart failure: a consensus statement on the diagnosis of heart failure with normal left ventricular ejection fraction by the heart failure and echocardiography associations of the European Society of Cardiology. Eur Heart J. 2007; 28: 2539-50.

61) Nagueh SF, Appleton CP, Gillebert TC, et al. Recommendations for the evaluation of left ventricular diastolic function by echocardiography. J Am Soc Echocardiogr. 2009; 22: 107-33.

62) Nagueh SF, Smiseth OA, Appleton CP, et al. Recommendations for the evaluation of left ventricular diastolic function by echocardiography: An update from the American Society of Echocardiography and the European Association of Cardiovascular Imaging. J Am Soc Echocardiogr. 2016; 29: 277-314.

63) Alam M, Wardell J, Andersson E, et al. Effects of first myocardial infarction on left ventricular systolic and diastolic function with the use of mitral annular velocity determined by pulsed wave Doppler tissue imaging. J Am Soc Echocardiogr. 2000; 13: 343-52.

64) Hada Y, Itoh N, Asakawa M, et al. Left ventricular wall motion dynamics of asymmetric septal hypertrophy: Assessment by intramyocardial pulsed Doppler echocardiography. J Cardiol. 1998; 31: 351-60.

65) Constant J. Bedside Cardiology. 4th ed. Boston: Little Brown and Co; 1993. p.206.

66) Firstenberg MS, Levine BD, Garcia MJ, et al. Relationship of echocardiographic indices to pulmonary capillary wedge pressure in healthy volunteers. J Am Coll Cardiol. 2000; 36: 1664-9.

67) Mullens W, Borowski AG, Curtin RJ, et al. Tissue Doppler imaging in the evaluation of intracardiac filling pressure in decompensated patients with advanced systolic heart failure. Circulation. 2009; 119: 62-70.

68) Abharayatna WP, Seward JB, Appleton CP, et al. Left atrial size: physiologic determinants and clinical applications. J Am Coll Cardiol. 2006; 47: 2357-63.

69) Douglous PS. The left atrium: a biomarker of chronic diastolic dysfunction and cardiovascular disease risk. J Am Coll Cardiol. 2003; 42: 1206-7.

70) Lang RM, Bierg M, Devereaux RB, et al. Recommendations for chamber quantification. Eur J Echocardiogr. 2006; 7: 79-108.

71) Moller JE, Hills GS, Oh JK, et al. Left atrial volume: a powerful predictor of survival after acute myocardial infarction. Circulation. 2003; 107: 2207-12.

72) Daimon M, Watanabe H, Abe Y, et al. Normal values of echocardiographic parameters in relation to age in a healthy Japanese population. The JAMP study. Circ J. 2008; 72: 1859-66.

73) Rossi A, Cicoira M, Zanolla L, et al. Determinants of prognostic value of left atrial volume in patients with dilated cardiomyopathy. J Am Coll Cardiol. 2002; 40: 1425-30.

74) Takemoto Y, et al. Usefulness of left atrial volume in predicting first congestive heart failure in patients>65 years of age well-preserved left ventricular systolic function. Am J Cardiol. 2005; 96: 832-6.

75) Tsang TSM, Gersh BJ, Appleton CP, et al. Left ventricular diastolic function as a predictor of the first diagnosed nonvalvular atrial fibrillation in 840 elderly men and women. J Am Coll Cardiol. 2002; 40: 1636-44.

76) Tamilarasan M, Klein AL. Factors relating to the left atrial enlargement in atrial fibrillation: "chicken or the egg" hypothesis (comment). Am Heart J. 1999; 137: 381-3.

77) Stiges M, Teijeira VA, Scalise A, et al. Is there an anatomical substrate for idiopathic paraoxymal atrial fibrillation? A case-control echocardiographic study. Europace. 2007; 9: 294-8.

78) Vasan RS, Levy D. Isolated diastolic dysfunction: is it really a cause of symptomatic heart failure? In: McMurray JJV, Cleland JGF, editors. Heart Failure in Clinical Practice. 2nd ed. London: Martin Dunitz; 2000. p.41-53.

79) Dougherty MJ, Craige E. Apathetic hyperthyroidism presenting as tricuspid regurgitation. Chest. 1973; 63: 767-72.

80) Lozano HF, Shama CN. Reversible pulmonary hypertension, tricuspid regurgitation and right heart failure associated with hyperthyroidism: case report and review of the literature. Cardiol Rev. 2004; 12: 299-305.

81) Okura H, Takatsu Y. High-output heart failure as a cause of pulmonary hypertension. Intern Med. 1994; 33: 363-5.

82) Sata N, Hiranibe K, Horinouchi T, et al. Progressive congestive heart failure due to common iliac arteriovenous fistula: A case report. J Cardiol. 2007; 49: 143-8.

83) Tei C, Ling LH, Hodge DO, et al. New index of combined systolic and diastolic myocardial performance: a simple and reproducible measure of cardiac function--a study in normals and dilated cardiomyopathy. J Cardiol. 1995; 26: 357-66.

84) Yuasa T, Otsuji Y, Kuwahara E, et al. Noninvasive prediction of compilcations with anteroseptal acute myocardial infarction by left ventricular Tei index. J Am Soc Echocardiogr. 2005; 18: 20-5.

85) Palloshi A, Fragasso G, Silipgni C, et al. Early detection by the Tei index of carvedilol-induced improved left ventricular function in patients with heart failure. Am J Cardiol. 2004; 94: 1456-9.

86) Toda N, Ishikawa T, Nozawa N, et al. Doppler index and plasma level of atrial natriuretic hormone are improved by optimizing atrioventricular delay in atrioventricular block patterns with implanted DDD pacemakers. Pacing Clin Electrophysiol. 2001; 24: 1660-3.

87) Tei C, Dujardin KS, Hodge DO, et al. Doppler index combining systolic and diastolic myocardial performance: clinical value in cardiac amyloidosis. J Am Coll Cardiol. 1996; 28: 658-64.

88) Yeo TC, Dujardin KS, Tei C, et al. Value of a Doppler-derived index combining systolic and diastolic time intervals in predicting outcome in primary pulmonary hypertension. Am J Cardiol. 1998; 81: 1157-61.

89) Yoshifuku S, Otsuji Y, Takasaki K, et al. Psuedonormalized Doppler total ejection isovolumic (Tei) index in patients with right ventricular acute myocardial infarction. Am J Cardiol. 2003; 91: 1157-61.

90) Gorscan J, Tanaka H. Echocardiographic assessment of myocardial strain. J Am Coll Cardiol. 2011; 58: 1401-13.

91) Shiota T. Clinical 3D echocardiography. A comparison with 2D echocardiography: Case presentations. Tokyo : Vector Core; 2010.

92) Shimada YJ, Shiota M, Siegel RJ, et al. Accuracy of right ventricular volumes and function determined by three-

dimensional echocardiography in comparison with magnetic resonance imaging: a meta-analysis study. J Am Soc Echocardiogr. 2010; 23: 943-53.

93) Lang RM, Tsang W, Weinert L, et al. Valvular heart disease. The value of 3-dimensional echocardiography. J Am Coll Cardiol. 2011; 58: 1933-44.

94) Nascimbene A, Joggerst S, Reddy KJ, et al. Aortic valve regurgitation that resolved after a ruptured coronary sinus anurysm was patiched. Texas Heart Inst J. 2013; 40: 489-92.

95) 日本循環器学会. 循環器病の診断と治療に関するガイドライン（2009年度合同研究班報告）. 循環器超音波検査の適応と判読ガイドライン（2010年改訂版）.

96) 2014 AHA/ACC Guideline for the management of patients with valvular heart disease: A report of the American College of Cardiology/American Heart Association Task Force on practice guidelines. Circulation. 2014; 129: e521-e643.

97) Falk V, Baumgartner H, Bax JJ, et al. 2017 ESC/EACTS Guidelines for the management of valvular heart disease. Eur J Cardiothorac Surg. 2017; 52: 616-64.

CHAPTER 4 虚血性心疾患を見落とさない

冠動脈狭窄そのものを心エコー図検査で観察することはできない．本症における心エコー図検査の役割は

  ①冠動脈ドプラーによる狭窄・閉塞，予備能の評価
  ②冠動脈支配領域に一致した壁運動障害の検出
  ③心筋梗塞に伴う合併症の診断
  ④心機能評価
  ⑤負荷エコー，ストレインエコーによる虚血の診断

にある．わが国では急性心筋梗塞，あるいは虚血の疑われるときの心エコー図検査は当然，Class Ⅰである[1])．ECG に異常がなければ Class Ⅱa となっている．

> 既往歴や症状がなく，心電図所見が正常なときの安静時心エコー図検査は虚血性心疾患の診断に無力である．壁運動異常がないことの確認でしかない．

糖尿病はじめ，冠危険因子のある患者では心電図が正常でも稀に無症候性心筋梗塞が見つかることがあるので，"正常壁運動"は意味のある所見である．

初診で心エコー図検査が威力を発揮するのは，〈1〉異常 Q 波，ST/T 変化，あるいは心筋梗塞の既往があるとき，〈2〉急性冠症候群が疑われる場合，で，壁運動異常の検出には大きな意味がある．

冠動脈は若年者ほど観察されやすいが，全例とはいかない．工夫と粘りが必要である（図 4-1）．

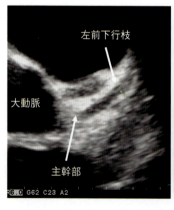 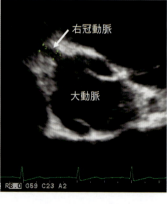

図 4-1 健常者（30 歳代女性）で経胸壁から観察された左・右冠動脈像

内径はそれぞれ，2.8 mm，3.3 mm ほどであった．

A 冠動脈ドプラー

わが国で発展してきた検査法である[2]．機器の進歩により胸壁アプローチにて冠血流の描出が容易になってきたので，一部の施設では限られた症例で胸痛での受診時，心カテ前チェック，インターベンション，バイパス術前後に利用されている．描出には限界があるので前下行枝を中心にカラードプラーにて冠動脈血流を描出し，パルス法で速度を決定し，閉塞や狭窄度を推定するものである．日常の検査で有意狭窄や冠動脈奇形が発見されることがある（275頁図9-30参照）．

> 冠危険因子の多い患者の非心臓手術では描出可能であれば術前チェックの意味はある．

右冠動脈や左主幹部，左前下行枝近位部，左回旋枝は深いので3～5 MHz程度の周波数のプローブを用いる．左冠動脈遠位部は5 MHz以上のプローブがよい．最初は速度を20 cm/secぐらいとし，関心領域を小さく2, 3 mmに設定する．カラードプラーで検索して収縮期よりも拡張期流速を鮮明に捉えるようにするのがコツである．冠動脈血流の拡張期流速は収縮期流速より速いためである．流速の早い部位が見つかればレンジを変更してパルスドプラー法で流速プロフィル表示で記録する．正常冠動脈の拡張期血流は30 cm/sec前後と低速である．部分的に血流が1～4 m/secと速くなれば狭窄を疑う．完全閉塞があると末梢側から血流の反転が起こる．角度は40度以内とする．20度以上になれば角度補正が必要である．狭窄部の拡張期流速は増強するが，末梢部の拡張期流速は低下する．

観察される冠動脈の範囲には限界がある．検出部位は以下の部位である．

[1] 左右冠動脈起始部（#5, 6, #1）（図4-2）

大動脈弁レベルの短軸像で検索するが，右側冠動脈は動きが大きいので検出は難しい．また左主幹部と分岐後の前下行枝と左回旋枝の近位部は描出可能であるが，流速の決定は容易でない．左前下行枝血流は近位部（#6）で50％ぐらいの例で観察される．

[2] 左前下行枝遠位部（#7, 8付近）（図4-3, 4-4）

利用価値の高い領域である．胸骨左縁アプローチにて短軸に近い長軸像で前室間溝を描出してか

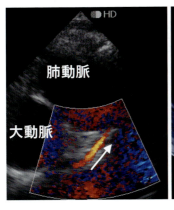
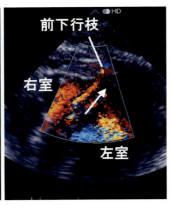

図4-2 左前下行枝近位部（左図）と中隔枝（右図）の観察
前下行枝#5, 6は正常であったが，末梢で閉塞していたために，中隔枝は逆流していた（右図矢印）．

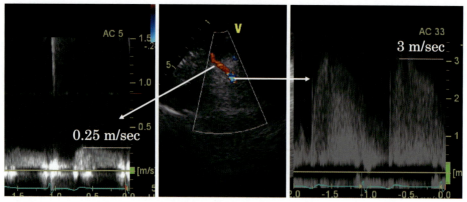

図 4-3 左前下行枝#7の90%狭窄例
狭窄部で3m/secあったが，末梢側では0.25m/secと低下していた．

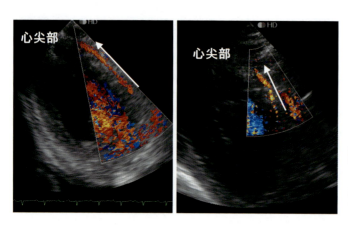

図 4-4 正常な左前下行枝の血流ドプラーの2例
広範囲に観察されている．#7，8領域である．

らカラードプラーにて探す．前下行枝遠位部が最も捉えやすく，90％近くの例で観察される．できるだけ長いシグナルになるように心がけ，時々パルスドプラーに切り替えて速度プロフィルを確認するのがよい．狭窄の末梢部では拡張期速度/収縮期速度は低下し，この比が1.5以下で前下行枝の85％以上の有意狭窄は感度79％，特異度76％という[3]．近位部に完全閉塞があると遠位部に逆行性血流が検出される[4]．狭窄部のモザイクシグナルが検出されたとき，狭窄近位部手前と狭窄部の拡張期平均流速比が0.45以下なら狭窄＞50％に対して感度86％，特異度93％で診断できる[5]．

ピーク流速は狭窄度のみで規定されるわけではない．前下行枝に限っては冠動脈拡張作用を有するATPを用いて負荷前後の拡張期血流速度の比を求め（冠血流速度予備能），＜2.0で有意狭窄（70％以上）を感度92％，特異度86％で診断することができる[6]．

最近は吻合部やグラフトの狭窄も評価されるようになった．

[3] 中隔枝

長軸に近い左室短軸断面で，10～11時方向に観察される．この領域では順行か逆流かを判定する．前下行枝が閉塞すると中隔枝を介し血流を供給する場合があり，その末梢部の中隔枝が側副血行路として逆行する血流が観察される（図4-2右）．

4. 虚血性心疾患を見落とさない

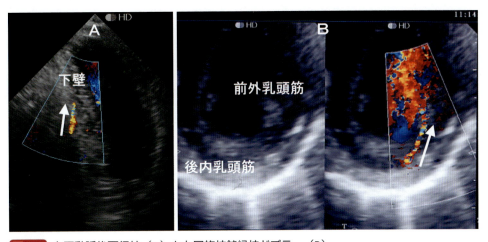

図 4-5 右冠動脈後下行枝（A）と左回旋枝鈍縁枝ドプラー（B）
いずれも正常である．右図では前外乳頭筋に向かう血流が記録されている．

[4] 左回旋枝（#14, 15 の遠位部）（図 4-5 右）

心尖部四腔断層像で側壁基部で心尖部に向かう血流を観察するが，前下行枝や右冠動脈より描出困難である．

[5] 右冠動脈遠位部の後下行枝（PDA）（図 4-5 左）

後室間溝（短軸像で心室中隔下面と左室下壁との間）を走行するので，四腔断層像から二腔断層像に断面をずらして画面の左側，下壁に近いところで描出する．
右冠動脈でもコントラストエコーを併用すれば予備能の評価は可能とする報告があった[7]．

B 壁運動異常の検出

冠動脈支配領域（図 4-6，12 頁参照）を念頭に置いた壁運動異常から虚血性心疾患を推定する方法が最もスタンダードである[8]．とくに急性冠症候群や陳旧性心筋梗塞の診断には不可欠となる．病変部の観察が不充分なときは対側の壁運動が代償的に増強することから類推することもある．

壁運動は，左室長軸・短軸像，心尖部長軸・四腔・二腔像を多用して観察する．とくに胸骨左縁からの短軸像はできるだけ正しい正円像を描出して評価する．下方寄りからの短軸像は楕円となりやむを得ないときもあるが，正しい評価ができない．normal, hypokinesis (mild, severe), akinesis（無収縮），dyskinesis（収縮期外方運動）で評価する．収縮期のみならず，拡張期も突出する場合は瘤 aneurysm という．陳旧性梗塞でみられる菲薄化とエコー輝度にも留意する．左室が均一に収縮しないときは dyssynchrony, asynchrony という．

[1] 前下行枝 left anterior descending artery（LAD）領域（図 4-7，4-8）

支配領域は最も広い．また，頻度としても左前下行枝疾患が多い．前壁中隔と心尖部領域の責任冠動脈である．左室短軸像では9時から3時方向の中隔・前壁の運動異常で診断する．心尖部長軸

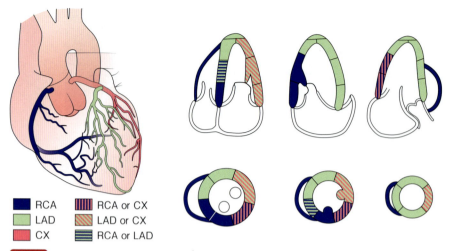

図 4-6 冠動脈の支配領域と 17 分画[8] との関係
支配領域には冠動脈の優位性のほか個体差がある．前下行枝の範囲が最も広く，右冠動脈支配領域は最も狭い．心尖部は左前下行枝支配である．RCA：右冠動脈，LAD：左前下行枝，CX（＝ LCX）：左回旋枝

像での中隔，二腔像での前壁，四腔断層像での中隔，および心尖部領域を栄養する．心尖部領域を含めた心筋梗塞は頻度的にも最も多い．

> 心尖部を見ないで虚血性心疾患を診断してはならない．

　前下行枝の枝である中隔枝の心筋梗塞はきわめて稀である．中隔全体の壁運動異常を観察したときは虚血よりも伝導障害や肺高血圧などの右心負荷疾患を考えるべきである．
　虚血性心筋症と言うときは前下行枝領域の梗塞は必発である．

[2] 左回旋枝 left circumflex artery（LCX）領域 (図 4-9)

　短軸像で 3〜6 時，長軸像での後壁，四腔断層像での側壁は左回旋枝である．3 時方向の前乳頭筋は前下行枝（対角枝）と回旋枝（鈍縁枝），両枝からの栄養を受ける．前乳頭筋断裂が後乳頭筋断裂より少ない理由である．左回旋枝が大きいときは，短軸像で 7〜8 時領域にも及ぶ．この場合のⅡ・Ⅲ・aVF の ST 変化は左回旋枝が責任冠動脈となる．

[3] 右冠動脈 right coronary artery（RCA）領域 (図 4-10)

　短軸像では 7〜8 時，心尖部二腔像では下壁を見る．左室長軸像の後基部は右冠動脈の支配領域である．この領域の心筋梗塞は限局することがあり，狭いときは周囲の正常心筋に牽引されて一見，見落しやすい．四腔断層像での中隔は左前下行枝のこともあれば右冠動脈支配のこともある．短軸像の 6 時付近は左回旋枝支配との境界領域である．後乳頭筋は右冠動脈から栄養を受ける．萎縮があれば乳頭筋梗塞の可能性がある（図 4-10）．このときは僧帽弁逆流部位の同定と方向を評価する．右冠動脈支配領域は狭いので中隔穿孔，後乳頭筋断裂でない限り心不全はきたしにくい．

4. 虚血性心疾患を見落とさない

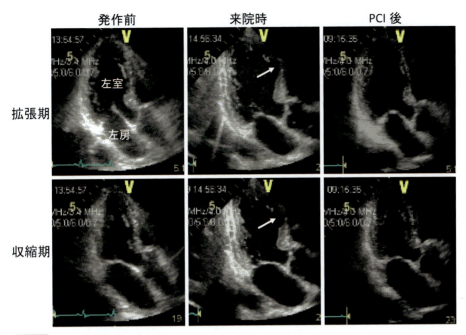

図 4-7 急性冠症候群の一例
救急外来の心エコー図検査で診断された症例．矢印部の無収縮（akinesis）は PCI 後に回復を見た．このような side by side による動画はわかりやすく，説得力がある．

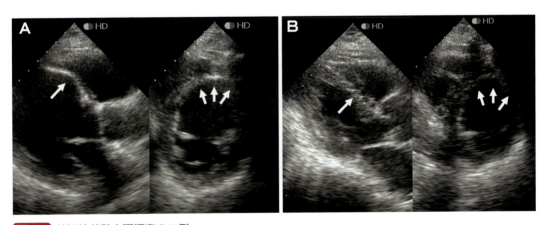

図 4-8 陳旧性前壁中隔梗塞の二例
A：中隔中部から心尖部までの菲薄化とエコー輝度増強，無収縮（akinesis）を見た前壁中隔梗塞．
B：スクリーニングで偶然，発見された梗塞．矢印部に壁運動異常（severe hypokinesis）と非薄化を見た．

> 右室自由壁は右冠動脈支配領域なので下壁梗塞のときは必ず，下壁から横隔膜に接する右室の壁運動も評価すべきである．そのつもりで観察しないと右室梗塞（99 頁参照）は見落とされる．

複数病変の心筋梗塞は上記の壁運動異常の程度と広さを勘案して評価する．三枝病変は拡張型心

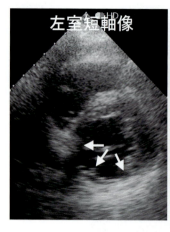
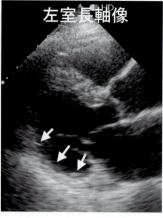

図 4-9 陳旧性下壁・後壁梗塞
矢印の範囲（5～9時方向）が菲薄化しており，動きは低下していた．右冠動脈，左回旋枝，あるいは両枝，いずれとも決定しがたい．

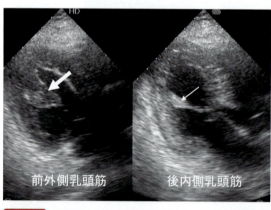
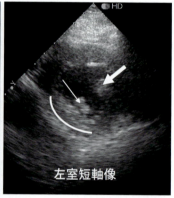

図 4-10 陳旧性下壁梗塞患者に見られた後乳頭筋梗塞
下壁梗塞の壁運動は低下し（右図），同時に後乳頭筋の線維化と萎縮（細い矢印）を見た．前外側乳頭筋（太い矢印）は正常．僧帽弁に有意な変化と逆流は見られなかった．

筋症と紛らわしいこともあるが（図 4-11），壁運動の不均一性から疑う．二次性心筋症が否定し得ない時は臨床像と冠動脈造影による．
　しかし，

> 虚血の早期診断として最近は，ストレインエコーによる灌流障害の検出がすぐれていると言われている．

　虚血所見が新しいか古いかは心エコー図所見を参考にして症状，既往歴，心電図，血液検査，などを加味した判断による．

> 壁の菲薄化，エコー輝度増強，瘤形成があれば陳旧性と言える（図 4-12）．

　狭心症そのものの診断に本法は限界がある．狭心症で異常が見つかるのは，(1) 急患で来院したときの検査で障害がまだ残っている場合（急性冠症候群），(2) 心エコー図記録中に偶然起きた胸痛発作で壁運動異常を認めたとき，あるいは (3) 冠動脈エコーでモザイクシグナルを認め，拡張期流

4. 虚血性心疾患を見落とさない

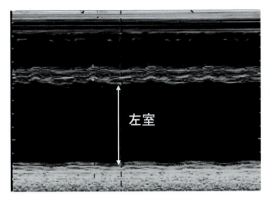

図 4-11 重症虚血性心筋症（三枝疾患）の左室 M モードエコー

左室拡張末期径は 65 mm と拡張し，駆出率 7.5％であった．中隔と後壁の壁運動は著明に低下している．後壁には菲薄化を見る．1 枚の M モードエコーでも動態は理解しやすい．

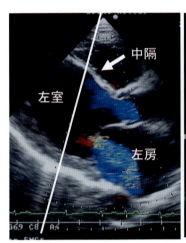 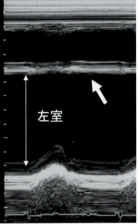

図 4-12 陳旧性前壁中隔梗塞と僧帽弁逆流

左室拡張末期径は 65 mm と拡張し，中隔に akinesis，菲薄化，エコー輝度増強（矢印）を見た．後壁の運動は正常である．僧帽弁逆流は tethering による．浅くなった弁接合部から霧吹き状に左房後方に広がる逆流シグナルが特徴である．

速が上昇していたとき，および，(4) 運動，薬物負荷エコーによる異常壁運動の誘発，である．

> 壁運動障害が急性虚血によるものかどうかは症状，心電図，採血を含めた状況証拠で判断しなければならない．

　左室の全領域が観察できず，一断面であっても心内膜エコーが全周にわたり観察できない状況で推察も入りうることが本法の限界でもある．あくまでも定性評価であり，観察者間で，あるいは同一観察者でも一致しない評価が起こりうる．臨床像や心電図所見なども影響を与える．

　壁運動異常の評価は心尖部を加えた ASH 分類の 17 分画で行われる[9]（図 4-6）．斜め切りでの左室短軸像は円形にならないので評価してはいけない．定量化が必要なときは 1～4 点の wall motion score を用いて WMA（wall motion abnormality）で行うのが普通である．1: normal, 2: hypokinesis, 3: akinesis, 4: dyskinesis とする．

> 壁運動については，正常か異常か，意見の分かれる境界領域がわかるようになるまで経験を積むべきである．

　左室造影と心エコー図の断面は同じではない．左室造影は判定容易であるが，心エコー図所見の

解釈には経験を要する．しかし，今日，左室造影による壁運動評価は心エコー図検査に取って代わっている．

C 虚血によらない壁運動異常

虚血性心疾患とまぎらわしい壁運動異常には，健常者でみられる心基部12〜1時方向（13頁図2-6参照）の限局した壁運動異常，肥満や腹水での横隔膜挙上，横隔膜ヘルニア（図4-13）による後・下壁の圧排がある．座位の記録でも観察される．また，右室拡張例や開心術後例，右室ペーシング，WPW症候群，左脚ブロックでみられる心室中隔の異常運動（下記参照）は虚血と誤認してはいけない．

非対称性心室中隔肥大（ASH）の中隔のように，肥厚の著明な心筋は収縮期壁厚増加を見ないことがある．壁運動異常とは言わない．

■心室中隔の奇異性運動

断層心エコー図法が導入されていない時代によく利用された所見である．Mモードエコー図記録では心室中隔の収縮期前方運動を見る．中隔全体が右室に向かうタイプ（A），中隔が平坦なタイプ（B），とに分けられるが[10]，2群に分類できないタイプもある．Mモードエコー所見からは新たな情報を得ることができる．機序がすべて解明されているわけではない．今日は死語に近い用語であるが，断層エコーの読みを深くする所見である．

①右心の容量負荷疾患

心房中隔欠損症，Ebstein奇形，三尖弁や肺動脈弁の高度逆流，など．右室腔の拡張する疾患には共通する所見である．右室の収縮が優位となり，短軸像で見る心臓の面積中心が収縮期に前方に大きく移動することと関係がある（258頁図9-5参照）．しかし，不整脈性原性右室心筋症や拡張型心

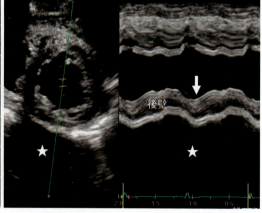

図4-13 横隔膜ヘルニア（左図★）と腹水（右図☆）による左室壁運動異常
左室は正常であった．Mモードエコーで理解される．左室は圧が上昇する収縮初期に円形となるために左室後壁は消化管と横隔膜を圧排する（左図と右図の太矢印）．

4. 虚血性心疾患を見落とさない

筋症で右室機能不全を呈する例ではその限りではない．

②開心術後例（図 4-14）

このためにすべての開心術後例で早期に駆出率が一過性に低下することは稀でない．術後の経過で正常化することもあれば長期に残存する例もある（259 頁図 9-6 参照）．理由はまだ解明されていない．

③その他

(ア) 収縮性心膜炎[11]

(イ) 肺高血圧症（359 頁図 12-4 参照）

(ウ) 中隔の心筋梗塞，下壁梗塞，右室梗塞，などの虚血性疾患

(エ) 完全左脚ブロック，B 型 WPW 症候群，右室ペーシング，の一部

(オ) 左側心膜欠損（347 頁図 11-22 参照）

(カ) 胸郭変形（図 4-15）

(キ) 不適切なカーソルの設定：中隔基部，流出路付近は大動脈前壁とともに収縮期に前方に移動する．背方に移動する部位との境界部は hinge point（蝶番）で，カラードプラー像では赤青の逆転を見る位置である（10 頁図 2-2 参照）．この位置は個体差もあるが，基部寄りの記録では奇異性運動を見る．

奇異性運動は dyssynchrony の septal flush（302 頁参照）とオーバーラップする現象であるが，

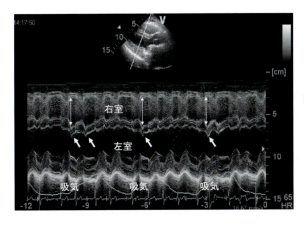

図 4-14 僧帽弁置換術後例の左室の M モードエコー

吸気時には右室腔が拡張し，拡張早期にディップ（矢印）を見た．中隔の壁運動異常は術後の影響であり虚血ではない．後壁の心膜は術後のために癒着しており，心エコー図所見のみでは収縮性心膜炎は否定できない．

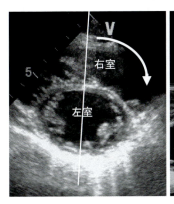 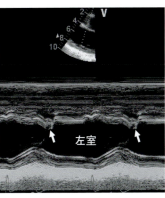

図 4-15 漏斗胸に見られる左室短軸像と M モードエコー

左室短軸像では右室は時計方向回転のために左室の上方に位置して大きく見え，かつ，中隔はやや扁平化する（左図）．中隔の M モードエコー（右図）には拡張早期ディップ（矢印）が見られる．なお，本例では右室の呼吸期性変動は見られていない．

同一のものではない．Mモード法で記録される部位は中隔の前部（12時方向）であり，中隔の体部を中心に観察する左室短軸像や四腔断層像での所見とは少し，異なったものである．

開心術後例では全例近くで認められるので，虚血かどうかの評価は難しくなる．

> 中隔（短軸像で9〜1時方向）の壁運動異常は虚血だけではないという認識が必要である．

完全左脚ブロック例の左室エコー図所見は要注意である．心室中隔壁運動は正常に近いものから壁運動異常まで，様々である．したがって，左脚ブロック例では駆出率が低下することがある．左脚ブロック例での虚血性心疾患の評価は難しい．

左脚ブロックは心疾患死亡を予測する独立因子と言われている．11.6年の経過観察では1.6%にCRT（302頁参照）で改善するLBBB-induced cardiomyopathyが発症するという[12]．

左側心膜欠損症（346頁参照）では右側臥位の記録で奇異性運動が軽減し，心膜を切開しない動脈管開存症の心カテーテルによる閉鎖術後で左室縮小例では奇異性運動が見られる[13]．また，心移植例の心臓で中隔の奇異性運動を観察したこともある．側彎症や漏斗胸では心臓が時計方向に回転することがあり，右室が前方に移動するので一見大きく見える（図4-15）．中隔の奇異性運動の機序は複雑と言える．

腹臥位で記録すれば奇異性運動は軽減，あるいは消失するのかもしれない．

D 急性冠症候群

不安定狭心症と急性心筋梗塞の総称である．心エコー図検査は絶対適応である[14]．

とくに救急外来での虚血か否かの判定に本法の役割は大きい．支配領域に一致した壁運動異常を認めれば確診できる．虚血発作が消褪すると速やかに収縮異常は消失するので，正常であっても虚血性心疾患を否定することにはならないが，拡張期壁運動異常は残っていることがあるので，観察には意味がある．当初color kinesis法にて診断されたが[15,16]，最近はストレインイメージングにて評価されている（後述）．diastolic stunningと言われる（図4-16）．

> 冠動脈造影で明らかに右冠動脈領域の梗塞とわかっていても限局した下壁の異常運動は周囲のtethering効果で評価困難なことがある．心尖部二腔像の下壁描出は不可欠である．

壁運動異常が慢性か急性かは症状，心電図所見，血液検査，などの総合判断による．菲薄化と心内膜エコー輝度増強があれば慢性虚血を示唆する．初発の急性期であればリモデリングはきたしておらず，内腔は拡大せず，血栓形成もない．

ショックや意識障害，さらには不整脈があると呼気止め不能が加わり，体位の制限もあるので不充分な検査に終わりがちである．心電図所見や臨床像を知った上で，壁運動を評価する．

心雑音を聞いて依頼すれば誤診の防止にもなる．再検で発見された場合は初回の観察（見落としか，存在しなかったのか）がつねに問題になる．陰性所見の記載が不可欠となる理由である．限られた時間でどこまで粘るか，否定しておく病態は何か，という心構えが大切である．

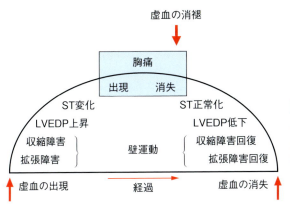

図 4-16 虚血のカスケード

虚血が発症すると心筋の代謝障害が起こり，拡張障害がまず先行する．胸痛は心電図変化の後に出現する．虚血が消褪すると胸痛がまず消失して，拡張障害は遷延する（diastolic stunning, 96頁参照）．

> 急性冠症候群と思われたのに心エコー図検査で異常がなければ大動脈解離に思いを馳せなければならない．

大動脈解離は心タンポナーデだけでなく，冠動脈入口部に進展して急性冠症候群を引き起こす．

> 心筋梗塞，大動脈解離，肺血栓塞栓症，および急性心膜炎は臨床像が類似する．心エコー図検査で診断できてもつねに他の三者を否定しておく．

■救急患者の心エコー図検査

以下の4項目は短時間であっても最低限評価すべき項目である．
①壁運動異常の部位と程度の評価
②目視による駆出率の推定と壁厚，および左室拡張末期径
③心膜液貯留，血栓エコー，弁逆流の有無も記載すべきである
　逆流が観察されたら，弁動態，逆流の方向，程度（半定量化）にも触れる
④その他の合併症の有無

> 記載がないのは所見がないことにはならない．見ていないことに通じる．
> "心そこにあらず" は誤診を招く．重要な陰性所見は記入する．

意識障害，ショック，心不全，合併症があればさらに時間をかけるべきである．心カテーテル検査前情報として不可欠である．動画の記録のほか，伝わりやすい所見ならMモードエコーを1枚残しておく（図4-11, 4-12参照）と，動態が直感的に理解しやすい．乳頭筋断裂，心室中隔穿孔，心タンポナーデは頻脈，肺うっ血，呼気止め不能が加わり，観察の難しいことがある．

E たこつぼ心筋症

心筋症と言われるが，急性冠症候群（胸痛，ST上昇，T波陰転）として受診する疾患である．急性期に左室造影を施行することにより発見されるようになったもので，わが国の報告が初である[17]．

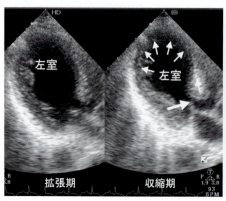
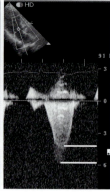

図 4-17 流出路狭窄を合併したたこつぼ心筋症（80歳代女性）

右図では僧帽弁逆流6m/secと左室流出路狭窄4.5m/sec，2つの流速プロファイルが記録されている．太矢印はSAMである．本例はその後，回復した．心尖部に見られる広範囲対称性壁運動異常（小さい矢印）が診断のポイントである．

日本循環器学会[18]とMayo Clinic[19]の診断基準がある．いずれも冠動脈狭窄によらない心尖部を中心とする一過性の広範囲な壁運動異常（akinesis, ballooning）である．米国では急性症候群の2%を占める[20]．褐色細胞腫や心筋炎は除外される．わが国では冠攣縮や脳血管障害は除くことになっている．ヨーロッパ心臓病学会の診断基準[21]では基礎疾患としての褐色細胞腫，脳血管障害は含まれている．冠攣縮は誘発されても支配領域と壁運動異常領域は一致しないと言われる．更年期以降の高齢女性に多く，強い精神的ストレス，地震[22,23]や手術を契機に胸痛にて発症する．冠攣縮，カテコラミン過剰分泌に伴う心筋循環障害，内皮障害の関与が想定されている[20,24-28]．交感神経終末部の多い心基部はむしろ過収縮で33%に流出路狭窄を惹起する（図4-17）．この狭窄は急性期に18%の例で見られ[29]，左室中部[30]，右室内[31]，両心室[32]にも起こる．たこつぼ心筋症25例中8例で右室心尖部を中心に一過性の壁運動異常の報告がある[33]．

冠動脈は正常か正常に近い．一部の症例ではスパスムス誘発試験が陽性となる．一般には異常Q波は出現せず，逸脱酵素の上昇も軽度である．陰性T波の出現とQT延長を経て数日から1カ月前後には正常化する．心エコー図上は長軸像，四腔・二腔断層像で心尖部を含めた広範囲の対称性無収縮像が特徴的である．MRIによる報告もある[34]．一枝支配では説明できない．心破裂の報告があるが[35]，一般には予後はよい．しかし，227例を発症後4〜6週間観察した報告[36]では心不全（45例），ショック（18例），死亡（4例）を見ている．とくに75歳以上では中等度以上の一過性僧帽弁逆流と弁下の高度狭窄が起こり，駆出率低下のある例では有意に合併症が増加する．逆流の因子には僧帽弁のtethering, SAM合併の二型がある[37]．病理所見は心筋炎の像ではなく，心筋の壊死とも異なっている．

急性期を過ぎた来院で心電図に陰性T波やQT延長を見るときはこの病態も疑って検索すべきである．

なお，同義語としてtransient ventricular ballooning, left ventricular apical ballooning, stress-induced cardiomyopathy, ampulla cardiomyopathy, broken heart syndrome, などがある[20]．

F 脳血管障害の心電図異常と心筋障害

カテコラミン過剰分泌の関与が考えられる壁運動異常である．心電図異常は昔からくも膜下出血

4. 虚血性心疾患を見落とさない

や脳出血で報告されており，ときに巨大陰性 T 波を呈する．くも膜下出血時に壁運動異常の起こることが知られている[38]．初回の心エコー図検査では基礎疾患としての虚血性心疾患の合併が否定できないので冠動脈支配領域，心電図の推移，逸脱酵素を勘案して診断する．たこつぼ心筋症と一部共通する病態であろう．

心筋梗塞に合併する脳塞栓，意識障害や心筋虚血を合併する大動脈解離も忘れてはならない．

Ⓖ 虚血性心筋症 ischemic cardiomyopathy（ICM）

1970 年，Burch の提唱した本症[39]は冠動脈疾患による重症の心筋障害があり，臨床的には特発性心筋症 idiopathic cardiomyopathy と類似した疾患であった（**図 4-11** 参照）．1995 年の WHO/ISFC の分類では特定心筋症の一つとして，高血圧性心筋症，弁膜症性心筋症，炎症性心筋症とともに挙げられていたが，当時，わが国では冠動脈造影所見があるのに心筋症とすることには抵抗があり，用いられなかった．しかし，最近のわが国のガイドライン[40]では，

> 陳旧性心筋梗塞を背景として，冠動脈支配領域に一致してびまん性の壁運動異常があれば虚血性心筋症と称される．

となっている．

なお，アメリカ，ヨーロッパの心筋症分類では虚血性心疾患は除かれている（281 頁参照）．

次の用語は虚血性心疾患の臨床ではよく使用されるものである．

■no reflow 現象[41-44]

急性冠症候群の治療の際，バルーン拡張やステント留置で再灌流療法が成功しても，梗塞部である末梢の心筋で充分に血流が得られない状態を "no reflow" と言う．この現象は Itoh らが急性心筋梗塞治療の際，コントラスト剤を冠動脈内に注入して染影欠損を心エコー法で初めて観察した 1992 年[41]を契機に注目を集めてきたものである．血小板，フィブリン，その他による末梢微小血管の血栓・塞栓による閉塞，虚血による間質・心筋細胞の浮腫，血管内皮障害，などが原因と考えられている．再灌流が 45 分以内に成功して "no reflow" が見られる場合は末梢への塞栓とする意見もある[44]．診断はコントラストエコー法による染影欠損，心筋シンチによる低灌流か欠損，だけでなく，ドプラーワイヤ法，MRI，造影 X 線 CT も利用されている．通常の心エコー図検査では観察できない現象である．"no reflow" のサイズはその後の収縮機能，心不全，心室性不整脈，などの発生を決める因子で，範囲が広ければ死亡率が高くなるので予後因子として重要な意味を持つ．

■バイアビリティ viability

心筋が壊死に至っておらずに回復可能という状態にあるときにバイアビリティ（生存能）ありという．心エコー図検査で hypokinesis や無収縮 akinesis のときに評価することはインターベンションや冠血行再建の適応，治療方針に必要である．急性の虚血では stunning（気絶）と言われ，慢性虚血では hybernation（冬眠）と言われる．狭窄を解除することにより壁運動異常は改善する．

安静時心エコー図検査のみでは限界があるのでドブタミン負荷エコーでの評価も行われる．陽性予測率約80〜90%である[14]．

■リモデリング　remodeling[45,46]

心筋梗塞にかぎらず，心筋疾患，高血圧で見られる適応現象である．障害を起こした部位は心筋の壊死，収縮障害，線維化をきたすが，他の部位は代償機転として肥大し，左室内腔は拡張して心拍出量を保とうとする作用が働く．これには様々な細胞と神経体液性因子が関与する代償機転である．この構造上の変化をリモデリングという．しかし，心筋障害が一定の限度を超えて長期の負荷にさらされると過度な左室拡張は心不全（代償不全）をもたらし，生命予後に影響を及ぼす．壁の肥厚も相対的虚血を惹起する．左室リモデリングは，心不全を惹起し，予後を悪くするリスク因子として用いられる．改善すれば reverse remodeling と称される．

■diastolic stunning

冠血流が低下して心筋虚血が生じると拡張機能障害が収縮機能障害に先行する．虚血が改善されると先に収縮機能が回復し，拡張機能障害は最後まで残る．この状態は diastolic stunning と言われており（図4-16参照），脂肪酸代謝異常の遷延と考えられている．収縮障害は目視による断層法で容易に診断されるが，拡張障害には注目されていなかった．収縮障害の回復後にも持続するこの拡張障害を color kinesis[15,16]や 2D スペックルトラッキング法[47-49]で Ishii らが観察して注目を集めるようになった（図4-18）．この現象は虚血発作後数時間，数日続くことが知られており，診断にも利用可能である．運動負荷5分後に心筋ストレイン法を行えば90%以上の確率で診断できる[48]．

PSS（post systolic shortening）は虚血部の収縮が遅延して非虚血部の終了を超える現象である[50,51]．

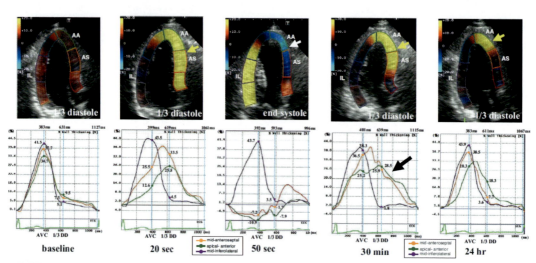

図4-18 再開通後も持続する拡張早期の障害（黒矢印：diastolic stunning）[49]

前下行枝，#6の90%狭窄症例の長軸断層像とストレインカーブである．拡張障害は閉塞20秒後から再開通後24時間まで見られている．mid-anterior（黄色）と apical-anterior（緑色）領域のストレインピーク値は低下して遅れ，かつ拡張早期（1/3 DD）スロープの遅延が目立つ．

H 心筋梗塞による心不全と合併症

心不全と合併症の診断にも心エコー図検査は必須である．重症度は責任冠動脈の大きさ（支配領域）だけによるものでもない．左主幹部や前下行枝の近位部狭窄は心不全を起こしやすいし，二枝・三枝疾患ではその頻度は高まる．逆に右冠動脈は支配領域が狭いが乳頭筋断裂や中隔穿孔では容易に心不全をきたす．

> 駆出率の低下と左室拡大は心筋梗塞後慢性心不全に共通して観察される重要な所見である．

局所的壁運動例や心室瘤のある例では左室拡張期径はあくまでも参考値であるが，虚血性心疾患例での壁厚と左室収縮末期径はリモデリングを反映した指標である．

駆出率は心不全の重症度と予後・推移を見るためには重要な指標であるが，最近は拡張機能も注目されている（63頁参照）．壁運動の不均一性を考慮すると駆出率はSimpson変法による算出がよい（57頁参照）．

> 拡張期径，駆出率，肺高血圧の有無，僧帽弁流入・組織ドプラー，左房径・容積はよく用いられる指標である．

これらは重症度評価，予後を決める因子として計測することが最近の主流である．

[1] 左室内血栓

壁運動異常部や心室瘤内に発生する（366頁参照）（図4-19）．ほとんど心尖部である．

> 血栓と肉柱との鑑別に悩む例は少なくない．

剖検所見から考えると診断できない壁在血栓は存在するという認識を持つべきである．診断して前回の記録を見直すとすでに存在していることがある．急性期の血栓はワルファリン投与の適応である．

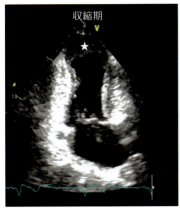
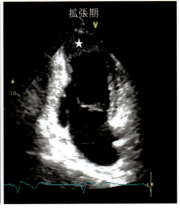

図4-19 心筋梗塞の心尖部瘤内に認められた血栓（☆）（二腔断層像）

［2］僧帽弁閉鎖不全

機能性（tethering）MR（133 頁参照）か乳頭筋の断裂による．その他に，非特異的と言わざるを得ない逆流，乳頭筋梗塞が疑われる逆流も存在する．腱索は冠動脈の支配ではないので虚血では断裂しない．前壁か下壁かの梗塞により機能性の逆流動態は 2 型に分類されるともいう（134 頁参照）．

発症前から僧帽弁逆流がある方が内腔は大きく[52]，また，発症後では機能性逆流のある群が，ない群より心不全を起こしやすく，予後は悪いと言われている[53-55]．また，陳旧性梗塞で運動負荷を行い，逆流弁口面積が大きくなる例も予後は悪い[56]．頻度的には成因の決めがたい非特異的逆流の方がきわめて多い．

乳頭筋の虚血には不全断裂，完全断裂，乳頭筋梗塞がある（137 頁参照）．断裂による逆流は高度となる．急性乳頭筋断裂は心筋梗塞の 1～3% に発生する．また，死亡率の 5% を占める．急性心筋梗塞発症後 1 週間以内が多く，50% は 24 時間以内に死亡する．また，後乳頭筋の方が前乳頭筋よりはるかに断裂しやすいと言われている．

> 後乳頭筋は右冠動脈後下行枝（ときに回旋枝），1 本の冠動脈支配であるが，
> 前乳頭筋は前下行枝対角枝と左回旋枝鈍縁枝の二枝支配である

ことと関係がある．

乳頭筋の完全断裂と部分断裂では腱索とともに乳頭筋の断端が弁尖とともに左房側に反転して急性肺うっ血をみる．頻脈とショックのために心雑音は小さく，ときに消失する．心電図が心筋梗塞として特徴的でないと，感染性心内膜炎の腱索断裂や疣腫と誤認されがちである．IABP や PCPS，人工呼吸器に繋がれると，心エコー図検査による壁運動評価はさらに難しくなることがある．

> 急性心筋梗塞の高度僧帽弁閉鎖不全で，逆流ジェットの偏位か，逸脱を見
> れば不全，完全断裂の可能性が高い．

tethering による僧帽弁閉鎖不全は左房中央かやや背方寄りで，偏位しにくい．心筋梗塞の僧帽弁逆流には左室壁の梗塞と乳頭筋梗塞も関与しており，両者を分離することは不可能に近い．

壁運動異常を伴わない乳頭筋のみの梗塞は診断が難しい．心電図所見はしばしば典型的でなく，酵素逸脱も軽度である．冠動脈造影による診断も容易ではない．乳頭筋付着部の壁運動障害がないことも診断の遅れる理由となる．

陳旧性乳頭筋梗塞で乳頭筋が萎縮して小さく，輝度増強を観察することがある．しかし，必ずしも逆流が存在するわけではない（図 4-10）．

［3］自由壁の破裂と心タンポナーデ（tamponade）

急性心筋梗塞の数% であるが，発症すると死亡率は高い．急性期で高齢女性，高血圧，心拡大のない初回発作例，で多く，急激な心原性ショックとなる blow-out タイプ，血行動態の比較的安定した oozing タイプがある．破裂に心膜液貯留は必発であるが，

> 少量のときは生理的心膜液貯留や心外膜脂肪，心不全に伴う貯留液，ある
> いは pretamponade との鑑別が問題になる．

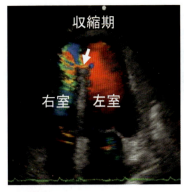
図 4-20 前壁中隔梗塞に合併した中隔穿孔

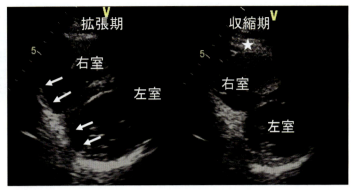
図 4-21 下壁梗塞に合併した右室梗塞
下壁から右室後壁に及ぶ akinesis（矢印）で，右室前壁（☆）は過大に動いていた．

ほとんどは状況証拠で診断できる．発熱や非典型的症状，心電図所見によっては急性心膜炎との鑑別が問題になる．

> 心電図が典型的でない例で壁運動異常を見落すと大動脈解離による心膜腔内破裂との鑑別が難しくなる．

大動脈解離でも解離が冠動脈に及んで心筋虚血を合併することがある．

[4] 心室中隔穿孔

責任冠動脈は前下行枝か右冠動脈である．前壁梗塞の場合は心尖部寄りの中隔，下壁梗塞の場合は基部寄りの中隔である．それぞれ，心尖部四腔断層像と胸骨左縁短軸像で観察する（図 4-20）．欠損像となる場合と亀裂の入る場合がある．いずれもカラーシグナルの検出がすべてである．中隔瘤を形成した後に破裂する例もある[57]．よく観察すると拡張期にも左右短絡が記録される．肺高血圧は必発に近い．

[5] 右室梗塞

病理学的には下壁梗塞の半分の例に，血行動態的には 25％前後に合併するという．下後壁梗塞の 65％に右室の壁運動異常が観察されるという報告[58]もあるが，日常の臨床ではそれほど多くない，というより診断が難しい．

低血圧や易疲労感があり，肺うっ血，肺高血圧，息切れが欠如することが主病態である．右冠動脈は下壁から右室の後，側壁を灌流するので下壁梗塞で 7〜8 時の方向と右室横隔膜側で壁運動異常をみる[59]（図 4-21）．スペアーされることの多い右室前壁はむしろ過大になることが診断の契機ともなる．右室径を含めて，この領域の壁運動評価では明らかに異常とは言えないグレイゾーンが存在する．右側誘導での ST 上昇，CK が高いわりには肺うっ血や息切れを見ない，なども参考とする．下壁梗塞の例ではルチンに右側の心電図をとることである．下壁梗塞では心エコー図検査依頼時に臨床像からその旨を伝達する主治医の臨床能力が問われる．実際は右房圧＞肺動脈楔入圧と

心拍出量の低下を加味して診断することが多い．急激な右室拡張，高度三尖弁逆流は右室圧波形の dip and plateau を招く（340 頁参照）．右室拡大，肺高血圧を見ない三尖弁逆流，および中隔の奇異性運動，を見落としてはならない．また，慢性期に右室梗塞が診断される症例がある．

> 下壁梗塞で右室拡張，右室前壁の過大運動を見るときは右室梗塞を考える．

［6］心室瘤，仮性心室瘤，心外膜下心室瘤

心室瘤（真性）は心尖部に発生する（図 4-19 参照）．左前下行枝領域の心筋梗塞にみられ，稀ではない．収縮期に dyskinesis があり，かつ，壁は薄く，健常部よりも広がっているのが特徴である．血栓の好発部位であり，心室性不整脈，心不全の加速因子にもなる．

仮性心室瘤と心外膜下心室瘤は貫壁性梗塞の破裂が心膜にて裏打ちされて大事に至らなかったもので，大きさは様々である．外方に大きく突出するものから，心筋内に限局する嚢状エコーまである．稀である．心尖部以外で見られる心外膜下瘤は心室壁の欠損像として観察される．破裂にて，あるいは心膜液貯留（oozing）にて診断に至る．to and fro の血流を見る報告がある[60]．

真性瘤と違い，共通するのは欠損孔が瘤径より小さいこと，破裂のリスクである．仮性心室瘤は心筋の破裂により流出した血液が心膜と心外膜の間で血腫となり，後に吸収されたものであり，瘤壁に心外膜と心筋は存在しない．一方，心外膜下心室瘤の 3 例の最初の剖検報告[61]では特徴として心筋の突然の途絶で心外膜下は存在するが瘤壁の組織は問わない，狭い欠損孔，破裂しやすい瘤，とされており，その後の報告もこれに準じている[62,63]．

瘤の破裂には心膜腔内と右室内がある．外に向かって大きく突出する場合としない場合がある．

仮性，心外膜下瘤は下壁[64]に見られる．心エコー図検査のほか造影 CT，MRI，左室造影にて観察されるが，最終診断は病理所見による．仮性と心外膜下の瘤はときに鑑別困難である．また，鑑別にどれほどの意味があるか不明である．ときに心室憩室（275 頁参照）との鑑別が問題になる．

［7］心筋内出血，血腫，およびその破裂

さらに稀な合併症に心筋内出血・血腫，およびその破裂がある[57,65-67]．dissecting hematoma, dissecting hemorrhage と言われるものである．一部，仮性心室瘤との識別は難しい．

▐ 冠動脈粥状硬化によらない冠動脈疾患

きわめて稀である．大動脈炎症候群，Behçet 病，その他の血管炎，塞栓[68]，カテーテルによる損傷，大動脈解離からの進展，川崎病，先天性冠動脈奇形，血液凝固障害，代謝・増殖疾患による冠動脈内膜の肥厚，fibromuscular dysplasia[69]，放射線照射後の冠動脈疾患[70]，悪性リンパ腫の浸潤[71]，IgG4 関連疾患[72]などの報告がある．血管炎による冠動脈疾患は診断が遅れがちである．

さらに稀なものは胸部打撲による冠動脈疾患である．損傷による心タンポナーデのほかは，"blunt chest trauma"[73]による冠動脈の内膜剥離，解離，破裂，血腫圧迫，およびスパスムスによって起こる心筋梗塞で，前下行枝の閉塞が多い．交通事故，スポーツ外傷に伴うものがほとんどである．

4. 虚血性心疾患を見落とさない

■文献

1) 日本循環器学会. 循環器病の診断と治療に関するガイドライン（2009 年度合同研究班報告）. 循環器超音波検査の適応と判読ガイドライン（2010 年改訂版）.

2) 皆越眞一. 冠動脈血流から何がわかるか─ドプラガイドワイヤ法から経胸壁ドプラ法へ─. Jpn J Med Ultrasonics. 2007; 34: 3-17.

3) Higashiue S, Watanabe H, Yokoi Y, et al. Simple detection of severe coronary stenosis using transthoracic Doppler echocardiography at rest. Am J Cardiol. 2001; 87: 1064-8.

4) Watanabe N, Akasaka T, Yamaura Y, et al. Noninvasive detection of total occlusion of the anterior descending coronary artery with transthoracic Doppler echocardiography. J Am Coll Cardiol. 2001; 38: 1328-32.

5) Hozumi T. Acceleration flow and the prestenotic to stenotic coronary flow velocity ratio by transthoracic color Doppler echocardiography in noninvasive diagnosis of restenosis after percutaneous transluminal coronary angioplasty. J Am Coll Cardiol. 2000; 35: 164-8.

6) Hozumi Y, Yoshida K, Ogata Y, et al. Noninvasive assessment of significant left anterior descending coronary aretery stenosis by coronary velocity reserve with transthoracic color Doppler echocardiography. Circulation. 1998; 97: 1557-62.

7) Watanabe H, Hozumi T, Hirata K, et al. Naninvasive coronary flow velocity reserve measurement in the posterior descending coronay artery for detecting coronary stenosis in the right coronary artery using contrast-enhanced transthoracic Doppler echocardiography. Echocardiography. 2004; 21: 225-33.

8) Lang RM, Badano LP, Mor-Avi V, et al. Recommendations for cardiac chamber quantification by echocardiography in adults: An update from the American Society of Echocardiography and the European Association of Cardiovascular Imaging. J Am Soc Echocardiogr. 2015; 28: 1-39.

9) Cerqueira MD, Weissman NJ, Dilsizian V, et al. Standardized myocardial segmentation and nomenclature for tomographic imaging of the heart: a statement for healthcare professionals from the cardiac imaging committee of the council on clinical cardiology of the American Heart Association. Circulation. 2002; 105: 539-42.

10) Diamond MA, Dillon JC, Haine CL, et al. Echocardiographic features of atrial septal defect. Circulation. 1971; 43: 129-35.

11) Gibson TC, Grosmman W, McLaurin LP, et al. An echocardiographic study of the interventricular septum in constrictive pericarditis. Br Heart J. 1976; 38: 738-46.

12) Valliant C, Martins RP, Donal E, et al. Resolution of left bundle branch block-induced cardiomyopathy by cardiac resynchronization therapy. J Am Coll Cardiol. 2013; 61: 1089-95.

13) Beppu S, Masuda Y, Sakakibara H, et al. Transient abnormal septal motion after nonsurgical closure of the ductus arteriosus. Br Heart J. 1988; 59: 706-11.

14) 日本循環器学会. 循環器病の診断と治療に関するガイドライン（2009 年度合同研究班報告）. 循環器超音波検査の適応と判読ガイドライン（2010 年改訂版）.

15) Ishii K, Miwa K, Kataoka K, et al. Detection of postischemic regional left ventricular delayed outward wall motion or diastolic stunning after exercise-induced ischemia in patients with stable effort angina by using color kinesis. J Am Soc Echocardiogr. 2008; 21: 309-14.

16) Ishii K, Miwa K, Makita T, et al. Prolonged postischemic regional left ventricular delayed relaxation or diastolic asynchrony detected by color kinesis following coronary vasospasm. Am J Cardiol. 2003; 91: 1366-9.

17) 佐藤 光, 立石博信, 内田俊明, 他. 多枝 spasm により特異な左室造影像「ツボ型」を示した stunned myocardium. In: 臨床からみた心筋細胞障害─虚血から心不全まで. 東京: 科学評論社; 1990. p.56-64.

18) Kawai S, Kitabatake A, Tomoike H; Takotsubo Cardiomyopathy Group. Guidelines for diagnosis of takotsubo (ampulla) cardiomyopathy. Circ J. 2007; 71: 990-2.

19) Prasad A, Lerman A, Rihal CS, et al. Apical ballooning syndrome (tako-tsubo or stress cardiomyopathy): a mimic of acute myocardial infarction. An Heart J. 2008; 155: 408-17.

20) Hurst RT, Prasad A, Askew JW 3rd, et al. Takotsubo cardiomyopathy: A unique cardiomyopathy with variable ventricular morphology. JACC Cardiovasc Imaging. 2010; 3: 641-9.

21) Lyon AR, Bossone E, Schneider B, et al. Current state of knowledge on Takotsubo syndrome: a Position Statement from the Taskforce on Takotsubo Syndrome of the Heart Failure Association of the European Society of Cardiology. Eur J Heart Fail. 2016; 18: 8-27.

22) Suzuki S, Sakamoto S, Koide M, et al. Hanshin-Awaji earthquake as a trigger to acute myocardial infarction. Am Heart J. 1997; 134: 974-7.

23) Watanabe H, Kodama M, Okura Y, et al. Impact of earthquake on takotsubo cardiomyopathy. JAMA. 2005; 294:

305-7.

24) Wittstein IS, Thiemann DR, Lima JAC, et al. Neurohumoral features of myocardial stunning due to sudden emotional stress. N Engl J Med. 2005; 352: 539-48.

25) Wright PT, Tranter MH, Morley-Smith AC, et al. Pathophysiology of takotsubo syndrome—Temporal phases of cardiovascular responses to extreme stress—. Circ J. 2014; 78: 1550-8.

26) Kurisu S, Kihara Y. Clinical management of takotsubo cardiomyopathy. Circ J. 2014; 78: 1559-66.

27) Veillet-Chowdhury M, Hassan SG, Stergiopoulos K. Takotsubo cardiomyopathy: a review. Acute Card Care. 2014; 16: 15-22.

28) Yoshikawa T. Takotsubo cardiomyopathy, a new concept of cardiomyopathy: clinical features and pathophysiology. Int J Cardiol. 2015; 182: 297-303.

29) Tsuchihashi E, Ueshima K, Uchida T, et al. Transient left ventricular apical ballooning without coronary artery stenosis: a novel heart syndrome mimicking acute myocardial infarction. J Am Coll Cardiol. 2001; 38: 11-8.

30) Hurst RT, Askew JW, Reuss CS, et al. Transient midventricular ballooning syndrome: a new variant. J Am Coll Cardiol. 2006; 48: 579-83.

31) Kurisu S, Inoue I, Kawagoe T, et al. Takotsubo-like transient biventricular dysfunction with pressure gradients. Intern Med. 2005; 44: 727-32.

32) Eitel I, von Knobelsdorff-Brenkenhoff F, Berhardt P, et al. Clinical characteristics and cardiovascular magnetic resonance findings in stress (Takotsubo) cardiomyopathy. JAMA. 2011; 306: 277-86.

33) Elesber AA, Prasad A, Bybee KA, et al. Transient cardiac apical ballooning syndrome: Prevalence and clinical implications of right ventricular involvement. J Am Coll Cardiol. 2006; 47: 1082-3.

34) Teraoka K, Kiuchi S, Takada N, et al. No delayed enhancement on contrast magnetic resonance imaging with takotsubo cardiomyopathy. Circulation. 2005; 11: e261-e262.

35) Yamada R, Watanabe N, Kume T, et al. Left ventricular rupture associated with Takotsubo-like left ventricular dysfunction (apical ballooning). J Echocardiogr. 2006; 4: 50-62.

36) Citro R, Rigo F, D'Andrea A, et al. Echocardiographic correlates of acute heart failure, cardiogenic shock, and in-hospital mortality in tako-tsubo cardiomyopathy. JACC Cardiovasc Imaging. 2014; 7: 119-29.

37) Okura H. Echocardiographic assessment of takotsubo cardiomyopathy: beyond apical ballooning. J Echocardiogr. 2016; 14: 13-20.

38) Kono T, Morita H, Kuroiwa T, et al. Left ventricular wall motion abnormalities in patients with subarachnoidal hemorrhage: neurogenic stunned myocardium. J Am Coll Cardiol. 1994; 24: 636-40.

39) Burch GE, Giles TD, Colcolough HL. Ischemic cardiomyopathy. Am Heart J. 1970; 79: 291-2.

40) 日本循環器学会. 循環器病の診断と治療に関するガイドライン（2009-2010 年度合同研究班報告）. 拡張型心筋症ならびに関連する二次性心筋症の診療に関するガイドライン.

41) Itoh H, Tomooka T, Sakai N, et al. Lack of myocardial perfusion immediately after successful thrombolysis: a predictor of poor recovery of left ventricular function in anterior myocardial infarction. Circulation. 1992; 85: 1699-705.

42) Itoh H, Okamura A, Iwakura K, et al. Myocardial perfusion patterns related to thrombolysis in myocardial infarction perfusion grades after coronary angioplasty in patients with acute anterior myocardial infarction. Circulation. 1996; 93: 1993-9.

43) Ito H. Now reflow phenomenon in patients with acute myocardial infarction: Its pathophysiology and clinical implications. Acta Med Okayama. 2009; 63: 161-8.

44) Kaul S. The "no reflow" phenomenon following acute myocardial infarction: Mechanism and treatment options. J Cardiogr. 2014; 64: 77-85.

45) Martin G, Sutton J, Sharpe N. Left ventricular remodeling after myocardial infarction. Pathophysiology and therapy. Circulation. 2000; 101: 2981-8.

46) Shih H, Lee B, Lee RJ, et al. The aging heart and post-infarction left ventricular remodeling. J Am Coll Cardiol. 2011; 57: 9-17.

47) Ishii H, Miwa K, Makita T, et al. Prolonged postischemic regional left ventricular delayed relaxation or diastolic asynchrony detected by color kinesis following coronary vasospasm. Am J Cardiol. 2003; 91: 1366-9.

48) Ishii K, Imai M, Suyama T, et al. Exercise-induced post-ischemic left ventricular delayed relaxation or diastolic stunning. J Am Coll Cardiol. 2009; 53: 698-705.

49) Ishii K, Suyama T, Imai M, et al. Abnormal regional left ventricular systolic and diastolic function in patients with coronary artery disease undergoing percutaneous coronary intervention. J Am Coll Cardiol. 2009; 54: 1589-97.

50) Suklstad H, Edvardsen T, Urheim S, et al. Postsystolic shortening in ischemic myocardium: Active contraction or

4. 虚血性心疾患を見落とさない

passive recoil? Circulation. 2002; 106: 718-24.

51) Asanuma T, Fukuda Y, Masuda K, et al. Assessment of myocardial ischemic memory using speckle tracking echocardiography. JACC Cardiovasc Imaging. 2012; 5: 1-11.

52) Zamorano J, de Isla LP, Oliveros L, et al. Prognostic influences of mitral regurgitation prior to a first myocardial infarction. Eur Heart J. 2005; 26: 343-9.

53) Grigioni F, Detaint D, Avierinos JF, et al. Contribution of ischemic mitral regurgitation to congestive heart failure after myocardial infarction. J Am Coll Cardiol. 2005: 45; 260-70.

54) Okura H, Takada Y, Kubo T, et al. Functional mitral regurgitation predicts prognosis independent of left ventricular systokic and diastolic indices in patients with ischemic heart disease. J Am Soc Echocardiogr. 2008; 21: 355-60.

55) Bruci F, Enriquez-Sarano M, Nkomo VT, et al. Heart failure and death after myocardial infarction in the community. The emerging role of mitral regurgitation. Cirulation. 2005; 111: 295-301.

56) Lancellotti P, Troisfontaines P, Toussaint A-C, et al. Prognostic importance of exercise-induced changes in mitral regurgitation in patients with chronic ischemic left ventricular dysfunction. Circulation. 2003; 108: 1713-7.

57) Hodsden J, Nanda NC. Dissecting aneurysm of the ventricular septum following acute myocardial infarction: diagnosis by real time two-dimensional echocardiography. Am Heart J. 1981; 102: 671-2.

58) Arditti A, Lewin RF, Hellman C, et al. Inferoposterior myocardial infarction: An echocardiograophic study. Chest. 1985; 87: 307-14.

59) Lopez-Sendon J, Garcia-Fernandez MA, Coma-Canella I, et al. Segmental right ventricular function after acute myocardial infarction: two-dimensional echocardiographic study in 63 patients. Am J Cardiol. 1983; 51: 390-6.

60) Collier B, Phelan D, Soltesz E, et al. Left ventricular pseudoaneurysm: "To-and-Fro" flow. J Am Coll Cardiol. 2013; 61: 896.

61) Ebstein JI, Huchins GM. Subepicardial aneurysms: a rare complication of myocardial infarction. Am J Med. 1983; 75: 639-44.

62) Bunch TJ, Oh JK, Click RL. Subepicardial aneurysm of the left ventricle. J Am Soc Echocardiogr. 2003; 16: 1318-21.

63) 岩田亜希子, 高澤謙二, 寺岡邦彦, 他. 浸出型心破裂を合併した心外膜下心室瘤を心エコー図法により診断し救命しえた1例. J Cardiol. 2001; 38: 87-92.

64) Hironaka H, Kojima S, Hongo M, et al. Echocardiographic diagnosis of subepicardial aneurysm ruptured into the right ventricle after inferior myocardial infarction. J Am Soc Echocardiogr. 1997; 10: 192-6.

65) Harpaz D, Kriwisky M, Cohen AJ, et al. Unusual form of cardiac rupture: sealed subacute left ventricular free wall rupture, evolving to intramyocardial dissecting hematoma and to psuedoaneurysm formation--a case report and review of the literature. J Am Soc Echocardiogr. 2001; 14: 219-27.

66) Janke C, Hetzer R, Komoda T, et al. Intramural dissecting hemorrhage of the myocardium. Circulation. 2007; 115: e457-9.

67) 田端智香, 岡田昌子, 森 智美, 他. 心不全を契機に発見された解離性心筋内血腫の1例. Jpn J Med Ultrasonics. 2015; 42: 631-6.

68) Bajaj S, Zaher MF, Doss E, et al. Acute myocardial infarction by infective endocarditis. J Am Coll Cardiol. 2014; 63: e13.

69) Michelis KC, Olin JW, Kadian-Dodov D, et al. Coronary artery manifestations of fibromuscular dysplasia. J Am Coll Cardiol. 2014; 64: 1033-46.

70) Jaworski C, Mariani JA, Wheeler G, et al. Cardiac complications of thoracic irradiation. J Am Coll Cardiol. 2013; 61: 2319-28.

71) Nagasato Y, Akaeda S, Yanase F, et al. Ischemic heart disease due to compression of the coronary arteries. Intern Med. 2012; 51: 2949-52.

72) Tajima M, Nagai R, Hiroi Y. IgG4-related cardiovascular disorders. Int Heart J. 2014; 55: 287-95.

73) Christensenn MD, Nielsen PE, Sleight P. Prior blunt chest trauma may be a cause of single vessel coronary disease; hypothesis and review. Int J Cardiol. 2006; 108: 1-5.

CHAPTER 5 心肥大と肥厚を評価する

　肥大は肥厚と同義語に近く用いられているが，厳密には同じではない．肥大は左室重量の増大を意味するので，肥厚を見なくても左室内腔の拡張のみでも心筋重量は増すため心肥大となる．体格の大きい人は当然心臓も大きいので，体表面積で除した値が指標となる．この心筋重量は心疾患の予後規定因子である[1]．

　心筋重量は病態の理解や，予後の評価，治療効果（退縮）の判定に mass study として利用される．M モードエコーから求める左室心筋重量の算出式には

　　　Penn　　　 : LV mass$(g) = 1.04 \times \{(Dd + IVS + PW)^3 - Dd^3\} - 13.6$
　　　Devereux : LV mass$(g) = 0.8 \times 1.04 \times \{(Dd + IVS + PW)^3 - Dd^3\} + 0.6$

　　　　　　　　Dd＝左室拡張末期径（cm），IVS＝中隔厚（cm），PW＝後壁厚（cm）

がある[2,3]．Penn の式では内腔に心内膜エコーを含めず，Devereux の式は ASE に従った lead to lead 法による．剖検による左室重量と相関がよく，利用される計算式である．

　最近は M モード法自体，記録されることが少なくなり，M モードエコーによる心筋重量は日常臨床ではあまり利用されない．

　断層法で計測する方法もある．乳頭筋レベルの拡張末期左室短軸像で心内膜と心外膜の正円をトレースし，四腔断層像の拡張末期の長軸を求めて計測ソフトから算出するものである．

　正常値は，

　　　M モード法　 : 男性 49〜115，女性 43〜95（g/m^2）
　　　断層エコー法 : 男性 50〜102，女性 44〜88（g/m^2）

である[4]．

　ルチンの心エコー図検査レポートで心筋重量を記載する施設は少ない．

A 高血圧と心肥大

　高血圧と左室肥大は心不全と心血管疾患の危険因子である．長期にわたる高血圧は左室の形態に異常をもたらす[5]．初期の段階で左房拡張を見るという報告があるが[6]，左房径や左房容積は拡張期指標の一つである．日常の検査では左室正常，軽度肥厚，軽度拡張，あるいは駆出率の軽度低下，拡張機能の低下，あるいはこれらの混在，きわめて多様である．降圧薬の影響が加わるので，罹病期間と左室の形態・動態を相関させて論じなければならない．

　左室の壁厚と内腔から見た形態は予後を判定するのに有用と言われている[7]．4 型分類がよく利用される[4]（図 5-1）．高血圧（後負荷）では左室内圧は高くなる．左室壁にかかる張力（心筋線維を

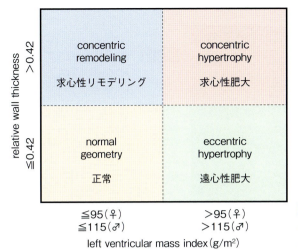

図 5-1 肥厚と拡張から分類した左室の形態[4]
relative wall thickness（相対的肥厚）＝左室後壁厚×2/左室拡張末期径である.

引き延ばす力＝壁応力）が大きくなるので左室は代償機転として厚くなり内腔は小さくなる（求心性リモデリング）．結果として応力は小さくなる．その後は求心性肥大，さらに高血圧が進むと左室は拡張し，壁厚は薄くなり（遠心性肥大），収縮機能は低下して壁応力は大きくなる．

しかし，求心性肥大の予後が最も悪いとされている．

> 左室肥大は高血圧患者の予後規定因子である[1,8]．

血圧が高いほど，また長期にわたるほど左室への負荷は大きくなることは予想される．軽症高血圧でも 1/3 には肥大を認め，収縮期圧と重量は相関すると言われるが[9]，日常検査の印象として実感できるほどのものではない．

心電図の voltage は左室以外の因子も反映するので，個々の症例では Sokolow-Lyon voltage criteria は左室肥厚の診断基準にはなりにくいという印象がある．すなわち，高電位差のみでは視認でわかるほどの心筋肥厚や拡張は経験しないが，左室心筋重量と正相関する研究はある[10]．

心電図の voltage criteria だけでなく，さらに ST/T 変化が加わると心エコー図所見に変化を認めやすくなる．

肥厚は心筋細胞の肥厚と線維化からなる．長期に圧負荷が続くと心筋の虚血を惹起して収縮力は低下する．このとき左室は内腔を大きくすることにより拍出量を保とうとする．

> 長期にわたる高血圧による心疾患の多くは，壁の軽度肥厚，左室内腔の軽度拡大，駆出率の軽度低下であることが多い（図 5-2）．

したがって，駆出率が保たれるのは肥厚もせいぜい 14〜15 mm までで，それ以降は壁運動の低下が起こる．鑑別疾患は拡張相肥大型心筋症や，拡張型心筋症，あるいは沈着疾患である．

本来，高血圧例で見る肥厚は対称性である．中隔肥厚の症例もあると言われる[11]が，そうなると心筋症（ASH）やその合併をどこまで否定しうるかという問題が生じる．現実には状況証拠（高血圧の程度，罹病期間など）を加味して判断することが多い．すなわち，著明な ASH で内腔が小さく，駆出率が保たれていれば心筋症であり，程度が軽く，内腔が大きめ，あるいは駆出率の低下傾

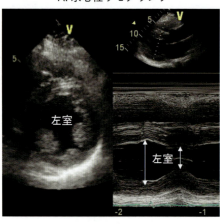
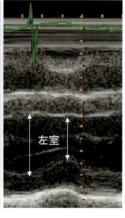

A. 求心性リモデリング　　B. 求心性肥大

図 5-2　高血圧性心疾患の二例
（A：50 歳代男性，
B：60 歳代男性）
A は長期にわたる未治療の症例であるが，Dd 50 mm，DS 32，EF は 72％で良好．乳頭筋の肥厚も目立つ．B はコントロールされているが，Dd 55, Ds 40 で，EF は 52％と低下していた．心筋はともに 14 mm と厚く，いずれも対称性肥厚を呈している．

向があれば高血圧心，その他の心筋症の疑いとなる．高血圧に不釣り合いな肥厚を認めたときは hypertensive hypertrophic cardiomyopathy[12]，hypertrophic cardiomyopathy with hypertension[13] などの病態が提案されているが，確立された用語ではない．

B 高血圧と心機能

　長期にわたる未治療の高血圧は最終的には左室内腔が拡張し，駆出率が低下して心不全を招くが，拡張型心筋症や虚血性心疾患ほどの拡張や駆出率低下をきたすことはまずない．肺うっ血をきたすことはあっても収縮不全で言われるほどの駆出率低下（50％以下）は少ない．実際には収縮機能の保持された（駆出率 50〜59％前後）段階で息切れをきたすことが多いので，高血圧が拡張不全をきたす代表的疾患となる理由でもあろう．心筋重量の正常なごく初期の高血圧例でも 20％には左室の拡張障害があるという[14]．

> 高血圧による心不全は駆出率が subnormal（50〜59％）であることが多い．

　過去には駆出率 45〜55％で高血圧の拡張不全を論じている報告もある[15,16]．拡張早期の流入障害は E 波の低下と A キックの増大（弛緩障害）である．高血圧症では僧帽弁流入ドプラーの E/A の逆転が健常者の 60 歳前後より早く起こるとも言われている．加齢のみでも E/A は低下し，減速時間（DT）は延長するので弛緩障害が高齢者で多いとされる理由でもある．さらに，糖尿病，腎障害，虚血性心疾患，の関与もある．今日，慢性腎臓病 chronic kidney disease（CKD）は高血圧と同様に心血管系疾患のリスク因子である[17,18]．

　かなり進行した，いわゆる高血圧性心疾患と言われるものでは軽度の肥厚を見るので，拡張型心筋症よりも二次性心筋症との鑑別で悩まされることが多い．

　駆出率が 60％以上のときの E/A＞1.5 は，たとえ 60 歳以上であっても偽正常化現象とは言えないことがある（43 頁図 2-45 参照）．駆出率正常なときは組織ドプラーを参考にして論じるのが普通である（70 頁図 3-23 参照）．

C 肥満と心不全

　わが国では肥満による心不全が話題になることは少ないが，米国では大きい問題である．米国では BMI で 25〜30 kg/m² 未満が過重，30〜40 kg/m² は軽度−中等度肥満，>40 kg/m² は高度肥満，と言われており，成人の 69％は BMI 25 kg/m² 以上である[19]．肥満は心不全発症の独立因子であるが，また合併する高血圧，糖尿病，脂質異常，睡眠障害，メタボリック症候群，などの心血管障害のリスクを通して心不全発症の契機になる．肥満が高度肥満ほど高血圧（92％），糖尿病（70％）の合併は多くなるが，虚血性心疾患が BMI とともに増加するわけではない．肥満が強いほど駆出率 50％以上の心不全は増加してくる[19]．

　肥満例の心拍数は変わらないので，心拍出量維持のための一回拍出量増加は駆出率上昇か内腔拡大による．高血圧が合併しなくても肥満では心筋重量は増加すると言われている．減量のみで血圧は下がることがあるので，一部の肥満患者では増加した血液の拍出を維持するための代償機転としての二次的高血圧の可能性がある．一般的には，長期に持続する高血圧合併例では末梢血管抵抗の上昇に始まり，最終的には遠心性肥大に移行する[20]（図 5-1）．駆出率は subnormal にとどまることが多いので高血圧による心不全が HFpEF と称されるゆえんとなる．

　なお，正常とやせ形の心不全は軽度肥満例の心不全より予後が悪いことは obesity paradox と言われる[19,21]．

D スポーツ心 athlete's heart

　長期のトレーニングを行うアスリートには適応現象として内腔の拡張と壁肥厚が起こる．フルマラソン，トライアスロンなどの動的トレーニング（等張性運動）では徐脈，左室拡張，駆出率の低下，二次的心筋肥厚が特徴で，重量挙げなどの静的トレーニング（等尺性運動）では求心性肥厚を見る．左室拡張末期径の上限は 65 mm[22]で，100 km マラソンでは 42〜75 mm の内径となる[23]．心筋肥厚の上限は 15 mm のようである[24]．肥大型心筋症は合併することがあり，スポーツが急死の原因にもなるので診断は重要である．家族歴の欠如，対称性肥厚や左室拡張（≧54 mm）の存在，左室拡張障害や広範囲陰性 T 波の欠如，などは心筋症よりもスポーツ心的である[25]．

　心機能低下を見たときは，適応現象か代償機転の破綻かの見極めが重要である．運動負荷エコーが参考になる．

■文献

1) Levy D, Garrison RJ, Savage DD, et al. Prognostic implications of echocardiographically determined left ventricular mass in the Framingham Heart Study. N Engl J Med. 1990; 322: 1561-6.
2) Devereux RB, Reichek N. Echocardiographic determination of left ventricular mass in man. Anatomic validation of the method. Circulation. 1977; 55: 613-8.
3) Devereux RB, Alonso DR, Lutas EM, et al. Echocardiographic assessment of left ventricular hypertrophy: Comparison to necropsy findings. Am J Cardiol. 1986; 57: 450-8.
4) Lang RM, Badano LP, Mor-Avi V, et al. Recommendations for cardiac chamber quantification by echocardiography in adults: An Update from the American Society of Echocardiography and the European Association of Cardiovascular Imaging. J Am Soc Echocardiogr. 2015; 28: 1-39.
5) Dunn FG, Chandraratna P, deCarvalho JG, et al. Pathophysiologic assessment of hypertensive heart disease with

echocardiography. Am J Cardiol. 1977; 39: 789-95.

6) Miller JT, O'Rourke RA, Crawford MH. Left atrial enlargement: an early sign of hypertensive heart disease. Am Heart J. 1988; 116: 1048-51.

7) Koren MJ, Devereux RB, Casale PN, et al. Relationship of left ventricular mass and geometry to morbidity and mortality in uncomplicated essentail hypertension. Ann Intern Med. 1991; 114: 345-52.

8) Verdecchia P, Giuseppe S, Borgioni C, et al. Prognostic significance of serial changes in left ventricular mass in essential hypertension. Circulation. 1998; 97: 48-54.

9) Park JB, Schiffrin EL. Small artery remodeling is the most prevalent（earliest?）form of target organ damage in mild essential hypertension. J Hypertens. 2001; 19: 921-30.

10) Tomita S, Takata M, Yasumoto K, et al. Different effects of temocapril and cadralazine on electrocardiographic voltages and left ventricular mass in patients with essential hypertension. Jpn Heart J. 1999; 40: 55-63.

11) Toshima H, Koga Y, Yoshioka H, et al. Echocardiographic classification of hypertensive disease. A correlation study with clinical features. Jpn Heart J. 1975; 16: 377-93.

12) Topol EJ, Trail TA, Fortuin NJ. Hypertensive hypertrophic cardiomyopathy of the elderly. N Engl J Med. 1985; 312: 277-83.

13) Karam R, Lever HM, Healy BP. Hypertensive hypertrophic cardiomyopathy or hypertrophic cardiomyopathy with hypertension? A study of 78 patients. J Am Coll Cardiol. 1989; 13: 580-4.

14) Phillips RA, Goldman ME, Arora R, et al. Determinants of abnormal left ventricular filling in early hypertension. J Am Coll Cardiol. 1989; 14: 979-85.

15) Dougherty AH, Naccarelli GV, Gray EL, et al. Congestive heart failure with normal systolic function. Am J Cardiol. 1984; 54: 778-82.

16) Devereux RB, Roman MJ, Liu JE, et al. Congestive heart failure despite normal left ventricular systolic function in a population-based sample: the Strong Heart Study. Am J Cardiol. 2000; 86: 1090-6.

17) Hillege HL, Filder V, Diercks GF, et al. Urinary albumin excretion predicts cardiovascular and noncardiovascular mortality in general population. Circulation. 2002; 106: 1777-82.

18) 日本高血圧学会高血圧治療ガイドライン作成委員会. 高血圧治療ガイドライン 2004. 東京: ライフサイエンス出版; 2004.

19) Joyce E, Lala A, Stevens SR, et al. Prevalence, profile, and prognosis of severe obesity in contemporary hospitalized heart failure trial populations. JACC Heart Fail. 2016; 4: 923-31.

20) Alpert MA. Severe obesity and acute decompensated heart failure. JACC Heart Fail. 2016; 4: 932-4.

21) Alpert MA, Agrawal H, Aggarwal K, et al. Heart failure and obesity in adults: pathophysiology, clinical manifestations and management. Curr Heart Fail Rep. 2014; 11: 156-65.

22) Whyte GP, George K, Sharma S, et al. The upper limit of physiological cardiac hypertrophy in elite male and female athletes: the British experience. Eur J Appl Physiol. 2004; 92: 592-7.

23) Nagashima J, Musha H, Takada H, et al. New upper limit of physiologic cardiac hypertrophy in Japanese participants in the 100-km ultramarathon. J Am Coll Cardiol. 2003; 42: 1617-23.

24) Maron BJ. Structured features of the athlete's heart as defined by echocardiography. J Am Coll Cardiol. 1986; 7: 190-203.

25) Caselli S, Maron MS, Urbano-Moral JA, et al. Differentiating left ventricular hypertrophy in athletes from that in patients with hypertrophic cardiomyopathy. Am J Cardiol. 2014; 114: 1383-9.

CHAPTER 6 弁膜症を診る

1 総論

　かつてのリウマチ性弁膜症は稀になったが，軽症例はルチン検査で偶然に発見されることがある．非リウマチ性弁膜症は確実に増えている．事実，手術件数も毎年，増加の一途をたどっている（図6-1）．診断法と手術手技の進歩だけではなく，高齢化と硬化，変性による弁膜症の増加にもよるものである．弁膜症は心エコードプラー法の最も得意とする領域である．心エコー図検査で弁膜症を評価するとき，

> ①解剖学（形態）的診断，②器質的か機能性かの診断，③重症度診断，は必須である．

　弁の形態と動態だけでなく，左室拡張や壁運動異常の有無，壁厚などより合併症を評価し，肺高血圧の有無や狭窄と閉鎖不全の重症度まで診断しなければならない．"ドプラー逆流"や"大動脈弁

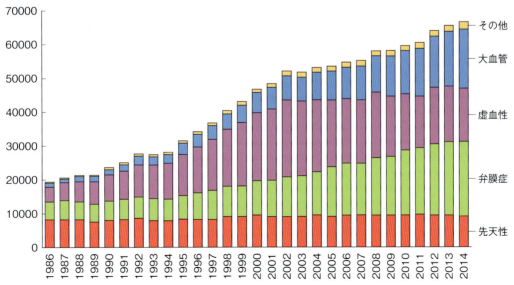

図 6-1 年度別に見た心臓・胸部大動脈手術件数（日本胸部外科学会ホームページより）
弁膜症手術と大血管手術は確実に増加している．

硬化"という表現があるように健常者にも程度の差はあれ，とくに高齢者ではわずかな大動脈弁逆流や弁の開放制限は稀でない．

> 最近は"逆流シグナルとピーク流速"が検討の中心になりつつあるが，"弁"の読みも大切である．

弁膜症にはリウマチ性，加齢に伴う硬化・変性，粘液腫様変性，乳頭筋不全・断裂，腱索断裂，感染，先天性，弁術後機能障害，膠原病，のほか，心アミロイドーシス[1]，糖原病，などの各種蓄積疾患，稀なものとしては放射線照射，薬剤性〔麦角系ドパミンアゴニスト（137頁参照），自家幹細胞移植，anthracycline[2,3]〕がある．逆流の評価には器質的か機能性かをまず考える．

A 心房細動の有無を明らかにする

機能性僧帽弁閉鎖不全の項，および第7章で詳述する．心房細動の存在は心機能（心不全），心房径，房室の弁輪径，弁動態，および弁逆流，CTR値に大きな影響を与える．

> 心房細動の有無を明らかにしないで心機能，弁膜症を語ってはならない．

B 逆流シグナルと弁膜症を使い分ける

日頃経験するごとく，予期しない弁逆流は結構多いものである．逆流シグナルは年齢とともに増加し，僧帽弁逆流は60歳以上では12～18%，80歳を超えると20%前後，大動脈弁逆流は60歳以上で16～19%，80歳を超えると40%近くに達する[4]．高血圧，左室肥大（LVH），駆出率の低下は逆流の増悪因子という．

逆流＝弁膜症ではない．"逆流"という語はときに誤解を招きやすい．かつての逆流は逆流性心雑音か心血管造影所見による診断だったので，"弁膜症"に近い語感であったが，最近の"逆流"は病的意義のないものまで含むようになった．

逆流シグナルの意味づけは器質的か機能性かをはじめ，弁形態，逆流の大きさと広がり，年齢，症状，身体所見，心電図，胸部X線写真などの対比検討から総合判断するものである．

C 病歴と身体所見を重視する

既往歴や症状の発現時期から成因に迫るヒントが得られることがある．かつての弁膜症例では症状の発現以前に心雑音を聴取したものである．聴診所見や臨床像とあわせれば，重症度と治療方針の決定に利用できる．逆流に関する指標が万能というわけではない．聴診所見は心エコードプラー所見以上でもなければ以下でもない．逆流性雑音は異常である．あるいは異常とすべきである．

心雑音のない僧帽弁閉鎖不全や大動脈弁閉鎖不全の意義は検討してみる価値がある．昔，雑音のない弁膜症では手術適応にはならない，と教わったものである．聴診の限界は認めるが，

6. 弁膜症を診る

> 雑音のない単独の慢性の器質的僧帽弁閉鎖不全症で手術に至った症例は著者自身経験がない．

D 自分なりの"逸脱"をはっきりさせる

かつては，"非リウマチ性＝逸脱"に近い語感であったが，最近は，逸脱＝変性（degeneration）＝代表的器質的僧帽弁閉鎖不全，である．心エコー図検査機器の向上から機能性逆流，弁瘤，弁穿孔が診断されるようになった．腱索断裂に限ってはこれも逸脱に含める施設は多い．腱索断裂のない逸脱と断裂による逸脱は区別すべきものである（図6-2）．予後が同じとは限らない．逸脱と考えていたものが結果として二尖弁や動脈硬化，先天性，小さい腱索断裂のことがある．

> 逆流シグナルの偏位は逸脱の診断に参考となる．逆流が偏位しない逸脱は少ない．偏位するから逸脱あり，とも言える．

E 弁接合部は"浅いか深いか"を見る

逆流の評価に広がりや逆流弁口面積だけでは不充分である．以前と異なり，最近は弁の接合部（coaptation zone）もかなり観察されるようになった．弁は数 mm の幅をもって接合する（19頁図2-12参照）．tenting の高さを含めてこれらは計測するものではなく，視認がすべてである．

> 計測することは不可能でも，接合が浅いか，深いかという観察は大事である．機能性（tethering）MR でも，弁輪拡張による MR でも，弁接合は浅くなる．大動脈弁輪や上行大動脈の拡張も弁接合を浅くする．

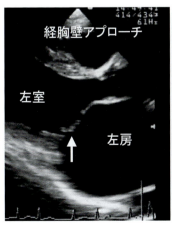
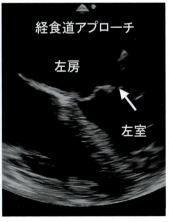

図 6-2 腱索断端が短い僧帽弁閉鎖不全症（心房細動例）
前尖の逸脱として長く経過観察されていたが，経食道エコー法では前尖に付着する小さい断端（右矢印）が観察された．このあたりが経胸壁心エコー図検査の限界かもしれない．逸脱が原因でなく，腱索断裂の結果であった一例である．

1 総論

F 軽度の弁逆流でも重視すべきもの

　軽度の弁逆流，あるいは trace, mild と称されるもの（あるいは高齢者における moderate の一部）は病的意義を持たないことが多い．しかし，軽度であっても，あるいは雑音がなくても
　　　①人工弁の paravalvular leak
　　　②生体弁逆流（tissue failure）
　　　③PTMC 後，あるいは弁形成術後逆流シグナル
　　　④弁穿孔による逆流シグナル
　　　⑤感染性心内膜炎が疑われる例の逆流シグナル
　　　⑥上行大動脈瘤や解離に合併する逆流シグナル
などの逆流ジェットには意味がある．注意深く観察する．また，
　　　⑦急性心不全・頻脈・ショック時の逆流シグナル
は過小評価されることがある．

G 逆流シグナルは"偏位するか否か"を見る

　健常者に見られる僧帽弁と大動脈弁逆流には偏位しにくい．逸脱による逆流は原則は必ず対側に向かって偏位する[5]．

> 方向が極端に偏位する逆流（MR）は大きさにかかわらず異常と考える．
> 弁障害がある．多くは逸脱（prolapse＝degeneration＝変性）である．

　しかし，偏位しにくい病的逆流がある．
　　　①リウマチ性僧帽弁閉鎖不全や大動脈弁閉鎖不全（図 6-3）
　　　② tethering による僧帽弁閉鎖不全
　　　③弁輪拡張（心房細動）による僧帽弁閉鎖不全
　　　④動脈硬化・変性による大動脈弁閉鎖不全の一部

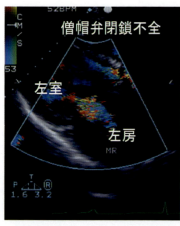 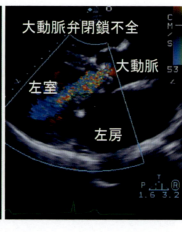

図 6-3 逆流が偏位しないリウマチ性連合弁膜症
このようにリウマチ性弁膜症ではなぜか逆流ジェットは偏位しない例が多い．

112

6. 弁膜症を診る

　　⑤弁輪拡大や上行動脈拡大による大動脈弁閉鎖不全

　　⑥弁穿孔

である．多くのリウマチ性弁膜症では極端な偏位は見られない．とくに①②は左房の中央（心尖部
四腔断層像）か，やや背側方向に吹く（胸骨左縁長軸像）印象がある．①の心房細動＋僧帽弁狭窄
に合併した逆流はリウマチ性病変によるのではなく，③と同じ弁輪拡張によるものかもしれない．
同じ機能性でもあるいは健常者の三尖弁逆流は偏位しやすい．②③は弁尖そのものの病気ではない
という共通所見がある．④の一部に手術適応となる右冠尖障害の強い（bending）僧帽弁前尖側に
偏位する逆流（176 頁図 6-66 参照）があるが，多くは左室流出路の中央を通り偏位しない．⑥の弁
穿孔は部位が偏っていても逆流の方向は偏位しない[6]．

　機能性であっても長期にわたる逆流下では加齢も加わり，左房が拡張し，二次的に弁尖の肥厚と
変形が起こるのでジェット方向は偏位する．

> 偏位した逆流を見たら弁に何らかの障害があると考えるべきである．逆流
> ジェットの偏位は"弁のズレ（逸脱）"であることが多い．

　僧帽弁は 2 個なので逆流は障害部位から対側に向かい，両者の関係は理解されやすい（131 頁図
6-20 参照）．大動脈弁も障害のある冠尖の逆流は対側に向かう．三尖弁逆流に至っては方向と病変
部との関係は検討されていない．

　長年の逆流では弁先端の肥厚は当然，進むであろうし，加齢に伴う僧帽弁後尖の肥厚と運動低下，
基部から始まる石灰沈着，弁の伸展，逆流に伴う二次的弁変化，あるいは元々あった小さい anom-
aly の顕在化，などが逆流の方向に影響を及ぼす可能性はある．弁面積と接合部分の面積（coapta-
tion zone）には個体差もあり，弁尖や腱索自体の伸展，肥厚，など心エコー図所見で計り知れない部
分も多い．

■非弁膜症性心房細動について

　ドプラー法が導入される前から用いられている用語で，心雑音がなく，かつ超音波検査で弁に形
態的異常を認めない心房細動は非弁膜症性心房細動と総称されてきた．しかし，最近は軽度の弁逆
流が検出されるようになり，"弁膜症"という定義は曖昧になりつつある．日本循環器学会の心房細
動治療（薬物）ガイドライン（2013 年改訂版）[7]によれば弁膜症性心房細動の定義は"リウマチ性僧
帽弁疾患（主に狭窄症），人工弁（機械弁と生体弁）に合併する心房細動"である．したがって，僧
帽弁修復術後，リウマチ性でない僧帽弁閉鎖不全は非弁膜症性に含まれることになる．

　なお，かつての孤立性（lone, isolated）と言うときは通常，55〜60 歳以下で高血圧症も除かれて
いた．わが国のガイドライン[7]では「孤立性心房細動」という分類は使用せず，「臨床上有意な器質
的心疾患（肥大心，不全心，虚血心）を認めない心房細動」と表現されている．この定義に従えば，
肥大のない高血圧は含めてよいことになる．

1 総論

H 弁逆流は "原因か結果か" を考える

> 機能性 MR は左室拡張か左房弁輪拡張の結果であるが，逆流が進行すると左室と左房の両者は大きくなるので原因か結果かわからなくなることがある．

　弁逆流はあまりにもよく観察される．弁以外の因子による逆流もあれば，成因の特定できない非特異的と言うべき弁逆流もある．これらを過大評価すると弁膜症として誤認を招くことになる．逆流シグナルの広がりだけでなく，方向，内腔の大きさ，心雑音の有無も参考にすべきである．

　逆流シグナルと症状を重視しすぎると心筋障害に見られる二次的僧帽弁逆流までも弁膜症と誤認することがある．心筋疾患に見られる非特異的弁逆流は稀ではない．器質的僧帽弁閉鎖不全は心房細動が合併しない限り，本質的には左房，左室が同程度に大きくなり，壁運動は最後まで保たれるものである．

> 壁運動が低下した僧帽弁の逆流はまず，機能性弁膜症（tethering）を考える．

I 弁の M モードエコー

　必須である．健常者の大動脈弁や弁硬化では収縮期（前半に強い）に細動を認めることが多い．

> 有意の大動脈弁狭窄には原則として弁に細動や振動は見られない．

　弁膜症ではカラードプラーと連続波ドプラーが重視されがちである．とくに大動脈弁の M モードエコー図記録を日ごろより習慣づけていれば，弁に粗動を認める discrete タイプの弁下狭窄あるいは S 字状中隔/閉塞性肥大型心筋症を見落として，弁膜症と誤認することはない．これらの疾患では同時に収縮早期（前者），収縮中期（後者）半閉鎖を伴う．

　僧帽弁 M モードエコー図における前尖と後尖の平行運動は交連部癒合を見るリウマチ性僧帽弁狭窄以外では観察されない感度・特異度の高い所見であった（119 頁図 6-7 参照）．

> 正常者の僧帽弁，三尖弁エコーは全周期を通じて，また正常者の大動脈弁，肺動脈弁エコーの拡張期には細動は出現しない．

J 逆流の半定量化

　逆流シグナルの到達度と広がりを加味したカラードプラーによる視認（半定量化）はよく用いられている（図 6-4）．

> mild（軽度），moderate（中等度），severe（高度）である．

trivial（trace，微量）を含めた 4 段階法もある．僧帽弁や三尖弁の高度逆流に限っては肺静脈や

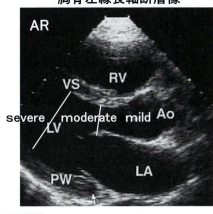
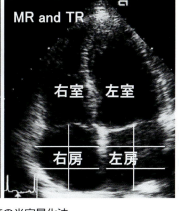

図 6-4 到達度を加味したかつての弁逆流の半定量化法

三等分した到達法による判定量化法はあくまでも目安，参考所見である．細くて遠くまで到達する逆流もあれば，壁に衝突して偏位する逆流もあるので限界がある．現実には広がり，方向，乱流の有無，もろもろを多断面アプローチにて検査者が頭の中で構築した三段階法が最もよく利用されている．持続の短い，瞬間的逆流はさらに trivial や trace と称する．今日，最もよく利用されている．施設間では微妙に異なる可能性がある．

肝静脈まで達する逆流シグナルとするところもある．ジェット幅の細い，大きいものでも，また，偏位する逆流でも半定量化は行われているので，"本音"は検者が頭の中で描いている自分なりの3（あるいは4）段階法に合わせた半定量法に近いものである．これは本法のよさでもある．

中等度逆流には手術適応例もあれば，内科観察例も含まれる．一般には

> trivial（正常で無視すべきもの）mild は内科観察でよいが，severe は弁膜症として手術を考慮する，あるいは，その時期を逸している群，moderate は総合判断となるという一群であろう．mild to moderate, moderate to severe という表現もある．

trivial, mild は検査時の熱意や時期によって変動しうるものであり，moderate 群には心雑音のないものから弁置換の適応例まで種々の弁逆流を含む一群となる．大動脈弁・僧帽弁逆流の severe は当然，雑音のある弁膜症で，かつ手術を考慮すべき段階にあるという認識でいる．

> 視認で moderate 以上の逆流があり，かつ手術適応を考慮するなら定量的逆流指標を求めるべきである．

K 弁膜症定量化の問題

多くの指標が提案されている．最低限，左室・左房径，壁厚，ピーク流速（狭窄の程度），逆流の広がり（半定量化），駆出率，肺高血圧の有無は評価すべきである．誰が見ても軽症，誰が見ても重症とわかるなら，指標は不要かもしれない．前者は経過観察か内科治療，後者は手術だからである．

> 弁膜症診療のポイントは moderate（中等度）をいかに評価するかである.

　どうしても moderate 群は多くなりがちである．mild to moderate，moderate to severe という群が生じるのはそのためである．指標が必須となるのは，①手術適応に悩むとき，②症状のみではわからない改善・悪化の評価，③予後を知りたいとき，である．もちろん，日頃より計測を行っていると重症度はわかりやすい．定量化によりエビデンスが生まれ，予後を論じることができる．

　定量化の指標には数多くのものが提案されているがゴールドスタンダードはない．数値で表しても結局，どのガイドラインでも軽度—中等度—高度という表現を用いているのが現状である．mildと moderate，moderate と severe の間は施設間でも異なる．すべての指標が一致するわけではない．どの指標を優先するかにもよる．

> 弁膜症の最終診断は心エコードプラー所見だけでなく，症状，身体所見，
> 胸部X線写真，心電図，およびこれらの時間的推移も加味する.

　同程度の狭窄や閉鎖不全であっても左脚ブロックや心房細動，肺高血圧のある方がより重症であるのは当然である．これらの経過，進行の度合いも大切な情報となる．同じ重症度でも CTR 値や左室内径がこの5年間同じか，心拡大が進んできたか，症状の進み具合，は貴重な情報である．

> 臨床像と合わない指標をおかしいと考えるか，それでも指標を優先するか，
> この自信は日ごろの臨床経験から生まれるものである.

　各種の指標にも限界がある．どれをとるか，どれを無視するか，選択できるのがプロである．指標の計算にはどうしてもバイアスがかかる．思い込みもある．

　簡便である，信頼性がある，再現性がよい，三拍子そろった理想的指標はない．

L　逆流のピーク流速と時相

　経験的には軽症の僧帽弁逆流や大動脈弁逆流では連続波ドプラーによるピーク流速は捉えがたい．ジェットの方向にビームが入りにくいだけでなく，逆流量が少ないからである．また，僧帽弁，大動脈弁逆流のピーク流速は血圧に依存するので測定の意義は少ない．

　健常者の三尖弁，あるいは肺動脈弁逆流は以前，流速が決定できないのを特徴と考えていたが，最近は機器の性能が向上して健常者でも捉えられることが少なくない．肺高血圧の評価に三尖弁逆流のピーク速度は必須である（189頁参照）．

　また，逆流時相の決定も大切である．

> 僧帽弁逆流の出現する時相は軽視されている．重症度評価に考慮すべきで
> ある．ドプラーシグナルの面積が大きくても "early systolic MR" はまず，
> 軽症である（図6-5）.

　収縮早期や後期に限局する逆流には意味がある．ビデオ記録の時代は動画の時相分析は容易でなかったが，最近はデジタル画像にて時相が決定できるようになった．Mモードカラーと同様，大い

6. 弁膜症を診る

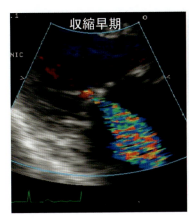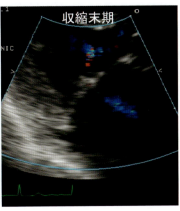

図6-5 軽症僧帽弁狭窄症で観察された僧帽弁逆流（心房細動例）
収縮期前半に強い逆流は機能性逆流の特徴と思われる．最大面積ではmoderate MRと判定されやすいが，収縮末期には逆流はほとんど消失している．経過中に収縮早期逆流性雑音が出没してきた症例である．

に利用すべきである（図6-5）．時相を無視したPISA法による有効逆流弁口面積は重症度を過大評価することがある．

M 手術の適応

　ガイドラインに沿うべきだが，数値がすべてではない．最終的には個々の症例の年齢，平均余命，生活スタイル，QOL，frail，合併する他臓器疾患，次第である．予後を決めるのが心疾患とは限らない．手術のリスク数％と言われてもそれはガイドラインか，100人の手術をする外科医の話である．

　最近は一部の施設で低侵襲心臓手術 minimally invasive cardiac surgery（MICS），ロボット支援手術のほか，TAVI（167頁参照）も行われている．MICSは胸骨一部切開，傍胸骨切開にて創を小さくして痛みや炎症反応を抑え，早期退院を目的とするものであるが，手術時間はむしろ長くなる．MICSは非高齢者で試みられている．

　手術は結局，患者，内科医，外科医，三者の信頼関係による．

■文献
1) Ammar KA, Khandheria BK, Bajwa T, et al. Cardiac amyloidosis presenting as severe mitral regurgitation. JACC Cardiovasc Imaging. 2016; 9: 1003-6.
2) Murbraech K, Wethal T, Smeland KB, et al. Valvular dysfunction in lymphoma survivors treated with autologous stem cell implantation. A national cross-sectional study. JACC Cardiovasc Imaging. 2016; 9: 230-9.
3) Crawford MH. Chemotherapy-induced valvular heart disease. JACC Cradiovasc Imaging. 2016; 9: 240-2.
4) Stefano G, Fox K, Schluchter M, et al. Prevalence of unsuspected and significant mitral and aortic regurgitation. J Am Soc Echocardiogr. 2008; 21: 38-42.
5) Zoghbi WA, Adams D, Bonow RO, et al. Recommendations for noninvasive evaluation of native valvular regurgitation. J Am Soc Echocardiogr. 2017; 30: 303-71.
6) Carpentier A, Chauvaud S, Fabiani JN, et al. Reconstructive surgery of mitral valve incompetence; ten-year appraisal. J Thorac Cardiovasc Surg. 1980; 79: 338-48.
7) 日本循環器学会. 循環器病の診断と治療に関するガイドライン（2012年度合同研究班報告）．心房細動治療（薬物）ガイドライン（2013年改訂版）．

2 僧帽弁膜症

　今日，僧帽弁膜症と言えば，ほとんどは僧帽弁閉鎖不全 mitral regurgitation（MR）であり，しかも器質的よりも機能性 MR の病態と治療が話題の中心である．器質的閉鎖不全や僧帽弁狭窄症は比較的診断が容易で診断や治療法は確立された感がある．新規発症の僧帽弁狭窄 mitral stenosis（MS）は今日きわめて稀な疾患となっている．

A 僧帽弁狭窄 mitral stenosis（MS）

　ほとんどがリウマチ性である．稀なものは弁輪石灰化に伴うもの（sclerotic，あるいは degenerative MS），弁形成術後例，人工弁機能不全例，先天性（277頁参照），ムコ多糖代謝異常症（313頁参照），早老症，などである．リウマチ性は若年でリウマチ熱に罹患し，20年以上の経過で進行してくる疾患である．左房が大きく，左室や大動脈は正常か小さめである．肺高血圧や三尖弁逆流が加わると右室は大きくなりやすい．カラードプラーによる診断はきわめて容易で，狭小化した弁口から心尖部に向かう血流ジェットの観察による．病理学的変化は交連部の癒合と弁・腱索の肥厚，短縮である．

> 心エコー診断は交連部の癒合と"弁開放制限"（前尖の拡張期ドーミング）である（図6-6〜6-8）．

　長軸像では前尖が2個の乳頭筋により短縮・肥厚・癒合した腱索を介して心尖部方向に牽引され，前尖の弁腹が流出路側に膨らむドーミング形成をみる．不顕性の軽い弁膜症はこのドーミング

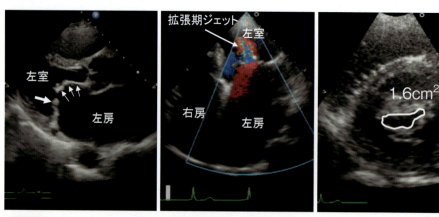

図6-6 リウマチ性僧帽弁膜症，心房細動例（70歳代女性）
狭窄，閉鎖不全とも軽症であった．胸骨左縁長軸像では前尖が心室中隔に向かってドーミング（小さい矢印）を形成するのが僧帽弁狭窄症の特徴である．肥厚した後尖は立ったままである（左図，太矢印）．左室に較べて左房と右房の拡張が目立つ．僧帽弁口の短軸像を正しく捉えるには工夫が必要であるが，本例ではプラニメーターで面積＝1.6 cm^2 と計測された．

（ballooningとも言われる）により診断される．リウマチ性変化が弁腹まで及ぶとこのドーミングは消失する．弁口部短軸像では三日月状，ないし楕円形となる．後尖は前尖より短く，運動振幅が小さいこともあり，交連部癒合のために前尖に引っ張られる格好で開放する．このため，

> 両弁尖のMモードエコーは平行運動として記録される（図6-7）．

この所見はかつて，障害部位の優位性から弁尖（cuspal）タイプ，交連（commissural）タイプ，腱索（chordal）タイプと分類されたが，ほとんどは交連癒合のタイプである．ごく軽症例（図6-9）

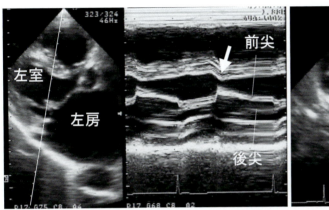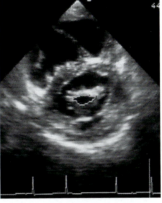

図6-7 リウマチ性僧帽弁狭窄兼閉鎖不全，心房細動
Mモードエコー法では心室中隔の拡張早期後方運動（中央矢印）と両弁尖の平行運動が明らかである．後者は交連部癒合に特異的所見で，断層エコー法の導入前から利用されていた診断的所見である．トレースによる弁口面積は1.1 cm^{2}であった．左室は小さく，左房は大きい．心房細動と逆流により左房が大きくなると弁口部は弁輪面に牽引される．

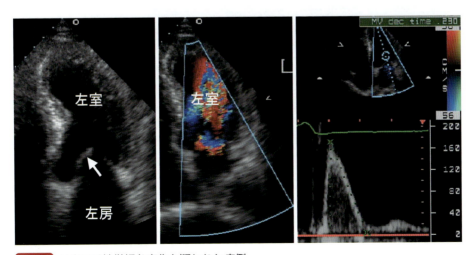

図6-8 リウマチ性僧帽弁変化を疑われた症例
大動脈弁閉鎖不全で20年前に弁置換術を受けている．僧帽弁の内交連部にわずかの癒合を見たために，病歴を確認したところ15歳でリウマチ熱に罹患していた．圧半減時間（PHT）（右図）からの弁口面積は2 cm^{2}と推定された．狭窄とは言えないが，最大開放時の前尖ドーミング（矢印）はリウマチ性病変を疑わせる所見である．

2 僧帽弁膜症

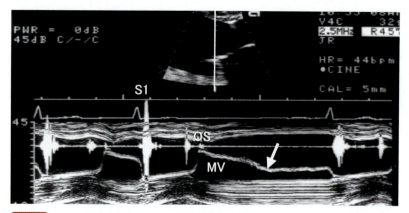

図 6-9 軽症僧帽弁狭窄症の M モードエコー図

弁狭窄の程度が軽い例では前尖のしなやかさ（矢印）が保たれているが正常ではない．この情報は弁口面積＝2.1cm²だけでは伝わらない．M モードエコー図の1枚で充分に理解される所見である．また，弁口面積は拡張期を通じて一定でないこともわかる．心房細動でⅠ音（S1）の大きさが変わるのは軽症僧帽弁の特徴でもある．Ⅰ音の大きさには前尖の硬化，振幅と閉鎖速度が関与する．
OS：開放音，MV：僧帽弁

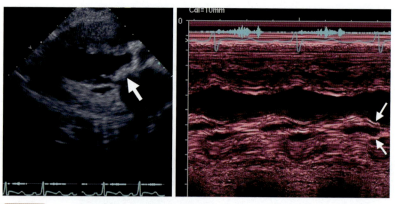

図 6-10 早老症（Werner 症候群関連疾患）で見られた僧帽弁狭窄（20 歳代女性）（洞調律例）

リウマチ性と異なり，弁腹全体に肥厚が強く（太い矢印），ドーミングは見られず，先端がかろうじて開いている状態であった．弁口面積は圧半減時間法（PHT）で 1.1cm² であった．M モードエコー（右図）では前・後尖の平行運動はなく（細い矢印），交連部癒合がないことがわかる．本例は大動脈弁膜症も合併しており，後に両弁置換術が施行された．本例は文献1と同一症例である．

を除けば，リウマチ性 MS と診断できる唯一の M モードエコー所見と言える．パラシュート僧帽弁による狭窄（277 頁参照）や早老症で見られる僧帽弁狭窄では平行運動は観察されない[1]（図 6-10）ので平行運動は交連部癒合のサインとされるゆえんである．充分な交連裂開術後は後尖は対側に向かうようになる．

　左房拡大は本症の特徴で，心房細動の発生は心房と弁輪拡張を促進させる．巨大左房と言われるものはほとんど狭窄に逆流が加わり心房細動を伴ったものである（205 頁図 6-98 参照）．

6. 弁膜症を診る

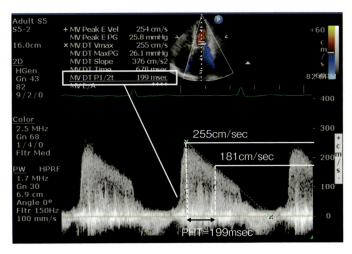

図 6-11 圧半減時間 pressure half time（PHT）による弁口面積の求め方
心尖部から連続波ドプラービームを弁口部に挿入して記録する．圧較差が半分になる（最高流速は$1/\sqrt{2}$）時間がPHT（msec）である．220/PHTが弁口面積となる．本例では$220/199＝1.1\,cm^2$であった．尖鋭化したE波では最先端部を無視して，傾斜の安定した心拍で計測するのが普通である．on screen による自動計測にて求められる．

血栓は心房細動例では高頻度に左心耳に発生する．ときに見られる左房内もやもやエコー smoke-like echo は赤血球の凝集で血栓を合併する[2]．

大動脈と左室径は小さいのが本症の特徴である．

実際には純型僧帽弁狭窄と言うより，多少なりとも逆流を合併することの方がはるかに多い．

sclerotic，あるいは degenerative MS と言われる例はほとんど高齢者で軽症であるが，巨大な弁輪石灰化を伴い，中等度の僧帽弁狭窄・逆流を合併した報告がある[3]．

[1] 弁口面積の算出

トレースによる方法（図 6-6 右，図 6-7 右）と圧半減時間 pressure half time（PHT）から求める方法（図 6-11）がある．前者では拡張期左室短軸像から最小となる弁口面積を設定してトレースするが，弁口が全周にわたり観察されるとは限らず，著明な石灰沈着があると同定できない，というデメリットがある．PHT は心尖部アプローチによる連続波ドプラーにてピーク流速のプロフィルから簡単に全例で算出できる．軽症例では拡張期を通じて弁口面積は一定でなく（図 6-9 参照），心房細動合併例では心拍ごとに計測値が変動しうるので注意が必要である．なお，PHT の計測では拡張早期のスパイク状のシグナルは無視することになっている．

> 心拍数が安定した，測りやすい心拍で算出するのが一般的である．

僧帽弁狭窄の重症度評価は表 6-1 のようになる．僧帽弁口面積は弁先端部よりやや下方でさらに狭くなると言われる（機能的弁口面積）[5]が，vena contracta（縮流帯）（144 頁参照）の概念は意識されない．有効（機能的）弁口面積は解剖学的面積より小さめであるが，現実には無視されている．

PHT は左房と左室の圧較差に規定されるので，利尿薬の投与下，脱水，頻脈では弁口面積は大きく算出され，左室拡張期圧が高いとき，PHT は延長して，弁口面積は小さく評価されることが知られている．

症状が出始めるのは $1.5\,cm^2$ 以下であるが，心房細動が合併すると軽度狭窄でも肺うっ血を起こ

2 僧帽弁膜症

表6-1 僧帽弁狭窄の重症度評価[4]

	軽度	中等度	重度
弁口面積	$>1.5\,cm^2$	$1.0\sim1.5\,cm^2$	$<1.0\,cm^2$
平均圧較差	$<5\,mmHg$	$5\sim10\,mmHg$	$>10\,mmHg$
肺動脈収縮期圧	$<30\,mmHg$	$30\sim50\,mmHg$	$>50\,mmHg$

しうる．同じ弁口面積でも左房拡大，肺高血圧や三尖弁閉鎖不全，左室機能障害の存在は臨床的にはより重症である．

［2］ 僧帽弁狭窄に合併する僧帽弁閉鎖不全

僧帽弁狭窄＋心房細動例を長期観察していると，僧帽弁閉鎖不全が発生して進行してくる一群がある．リウマチ熱の再燃ではなく，左房と弁輪拡張による接合不全に加えて僧帽弁尖の二次的肥厚や変形が加わり逆流を促進させるであろう．

［3］ 経皮的僧帽弁交連裂開術 percutaneous transseptal mitral commissurotomy （PTMC）

比較的安全に施行される確立した治療法なので，症状のある僧帽弁狭窄を見たときは本法の適応かどうかという判断が必要である．心エコー図所見で適応を決める．

わが国のガイドライン[4]での適応は

> 症状のある中等度以上（弁口面積≦1.5 cm²）のMSで交連裂開術に適した弁で，かつ，中等度以上の逆流や血栓のない例，あるいは症状がなくても運動負荷で60 mmHg以上の肺高血圧を合併する例である．

中等度の逆流が合併するとき，適応は微妙である．偏位した高度石灰や，腱索の高度な肥厚や短縮は禁忌となる．軽い石灰沈着は禁忌とはならない．また，洞調律の方が成績はよい．血栓があるときはワルファリン治療で消失を確認した後に行う．消失しなければ手術適応となる．

> 軽度の僧帽弁，大動脈弁逆流の合併はPTMCの禁忌ではない．逆流性雑音のないことがよい適応となる．

PTMCは将来の置換術の時期を遅らせるものであり（bridge therapy），取って代わるものではない．しかし，高齢者では置換術を回避できるメリットがある．

Wilkins[6]は弁の可動性，肥厚，弁下病変，石灰化の4項目で4点までのスコアを求め，16点のうち8点以下が適応と報告している（**表6-2**）．あくまでもひとつの提言である．石灰化が強ければ8点以下でも適応にはなりにくい．

心腔内エコーで心房中隔の穿刺部位を同定する方法もあるが，右房造影で穿刺部位を決定する方法が標準である．拡張を終了するタイミングはPHTによる弁口面積を参考にして心エコー図検査で許容範囲内の僧帽弁逆流が発生するか，次の拡張では弁逆流が有意になると思われた時点で中止

6. 弁膜症を診る

表 6-2 Wilkins による PTMC の適応[4,6]

重症度	弁の可動性	弁下組織変化	弁の肥厚	石灰化
1	わずかな制限	わずかな肥厚	ほぼ正常（4〜5 mm）	わずかに輝度亢進
2	弁尖の可動性不良，弁中部，基部は正常	腱索の近位 2/3 まで肥厚	弁中央は正常，弁辺縁は肥厚（5〜8 mm）	弁辺縁の輝度亢進
3	弁基部のみ可動性あり	腱索の遠位 1/3 以上まで肥厚	弁膜全体に肥厚（5〜8 mm）	弁中央部まで輝度亢進
4	ほとんど可動性なし	全腱索に肥厚，短縮，乳頭筋まで及ぶ	弁全体に強い肥厚，短縮，乳頭筋まで及ぶ	弁膜の大部分で輝度亢進

上記 4 項目について 1〜4 点に分類し合計点を算出する．合計 8 点以下であれば PTMC のよい適応である．

する．1 回で裂開する方法と段階的方法がある．

連続の式，あるいはトレースによる弁口面積は参考にはなっても心カテーテル室では即時性に欠けるので利用できない．

> 心カテーテル室では PTMC 直前に背臥位であらためて，弁口面積と逆流を評価しておかねばならない．同時に聴診を忘れてはならない．

心エコー図検査は一般には左側臥位で記録しているが，心カテ室では施行直前の確認として可能ならあらためて背臥位でもデータをとるべきである．

> 裂開術後に発生した偏位する逆流は過小評価する危険性がある．逆流性雑音の発生は有意と言える．直後の左房圧波形の v 波の高さも参考にする．

裂開の度に逆流をチェックし，増強した時点で裂開は中止して PHT を計算する．

> いくらの弁口面積で中止するかというより，許容範囲の逆流でやめる（次に開大すれば逆流が中等度以上になる）という見極めが大切である．

弁口面積の増加が不充分で，かつ逆流が許容範囲であれば，バルーンサイズを上げるか，同じサイズで再開大する．弁口面積 50% アップか 1.8 cm^2 以上となれば効果充分と判断する．2 倍まで開大できるのは少ない．術前の弁口面積は 0.8〜1.2 cm^2 前後で，術後は 1.6〜2.0 cm^2 というのが平均的数値である．

かつて，著者は術前に逆流性雑音のある例では PTMC を施行しない方針であった．逆流の増加が微妙なときは弁口面積を慎重に計測する．逆流が許容範囲なのでもう 1 回開大したところ，逆流が増強して中止ということもある．経験的には

> 逆流が強くなっても狭窄を解除した方が自覚症状は改善することがある．しかし，次の弁置換手術を遅らせるかどうかは不明である．

効果は安静解除後の歩行で明らかである．術後に逆流性雑音を聴取しない程度の逆流シグナルの出現か増強なら成功であろう．

2 僧帽弁膜症

> 開大で逆流性雑音が発生したならその時点で終了すべきである.

　879 例を平均 4.2±3.7 年にわたって観察した研究[7]では，PTMC の長期予後の規定因子は，弁形態，心機能，NYHA 分類である[6]．成功例でも 8〜10 年後には狭窄が進行して弁置換となる例がある．直後に症状は改善したが，数年後は僧帽弁逆流が進行し弁置換となる症例もある．長い経過観察では僧帽弁口面積や逆流に進行がなくても，高齢に伴う硬化変性型の大動脈弁障害が思いもよらず進んでくる例もある．

　再狭窄例の再 PTMC は効果が不充分で合併症が多くなるため，まず，弁置換の適応である.

> 術直後の弁口面積，逆流度評価，聴診所見は必要だが，その後，生体側で弁の修復機転が働くと思われるので，血行動態の安定した退院前か退院後の再検は不可欠である.

　術後の増強した逆流はその部位を同定しておく．その後のフォローに必要である．交連部が裂開するのは 43% とする報告がある[8]．裂開後のフォローは弁口面積か圧半減時間にて行う．しかし，裂開部のトレースは難しい.

［4］ 僧帽弁狭窄症の手術適応

　PTMC に適さない症例が適応となる（**表 6-3**）．交連切開術の適応となる例は少ない．弁下病変が強い，高度な石灰沈着がある，左房血栓の存在，中等度以上の逆流合併例では弁置換となる[4].

［5］ 弁形成術後僧帽弁狭窄

　形成術後や弁輪縫縮術では多少なりとも弁口面積は小さくなる．評価は圧半減時間によるのが簡便である．2 cm^2 以上なら狭窄ではない．1.5 cm^2 以下なら有意狭窄といえる.

■手術適応の悩ましい高齢者のリウマチ性僧帽弁膜症

　高齢化社会では珍しくないように思われる．狭窄，逆流とも軽度でかつ，自覚症状がないために，

表 6-3 PTMC が不適応と考えられる病態

クラス I
　　1．心房内血栓
　　2．3 度以上の MR
クラス IIa
　　1．高度または両交連部の石灰沈着
　　2．高度 AR や高度 TS または TR を伴う例
　　3．冠動脈バイパス術が必要な有意な冠動脈病変を有する例

〔循環器病の診断と治療に関するガイドライン（2011 年度合同研究班報告）．弁膜疾患の非薬物治療に関するガイドライン（2012 年改訂版）．http://www.j-circ.or.jp/guideline/pdf/JCS2012_ookita_h.pdf（2015 年 3 月閲覧）〕

6. 弁膜症を診る

当然，PTMC の適応にもならなかった例を長期観察していると高齢になり，逆流の増強とともに症状がわずかに出現する一群がある．心房細動による両心房拡張が確実に進行し，僧帽弁や三尖弁逆流が増強してくるタイプである．ときには硬化・変性と思われる大動脈弁狭窄や閉鎖不全の合併もある．年齢による QOL や呼吸機能の低下を考えると弁を置換してもどの程度の改善が期待できるか悩ましい症例である．

B 僧帽弁閉鎖不全 mitral regurgitation（MR）

表 6-4 のように多くの成因がある．リウマチ性弁膜症が激減した今日，実臨床でのほとんどの MR は心エコー所見から図 6-12 のように分類される[9]．

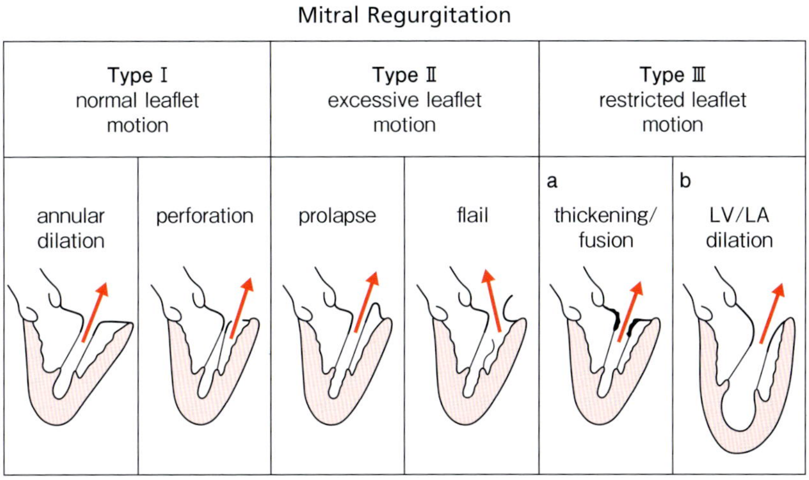

Mitral Regurgitation

図 6-12 Carpentier 分類による僧帽弁閉鎖不全の弁動態[9]
心エコー所見から分類したもの．Type Ⅰ：弁輪拡張による機能性 MR と弁穿孔，
Type Ⅱ：逸脱と flail，Type Ⅲa：リウマチによる肥厚と癒合，Ⅲb：tethering MR である．

C 器質的僧帽弁閉鎖不全

今日，ほとんどの器質的 MR は逸脱（＝degeneration）である（表 6-4）．器質的 MR ではかつて雑音の聴取が診断の契機であったが，最近は聴取されることなく心エコードプラー検査で診断される．発見されても聴診されないことがあるのは時代の趨勢である．しかし，心症状の出現時や手術適応となる例では MR 雑音は必発に近い．しかも，この時期は逆流による容量負荷所見として

> 器質的 MR では左室と左房はそれなりに大きく，駆出率は保たれていることが多い．

駆出率が低下した器質的 MR 例を今日，経験することはきわめて稀なので，壁運動低下例では先に機能性（tethering）MR を考えるべきである．また，心不全症状があるのにサイレント MR は機

JCOPY 498-03789

125

2 僧帽弁膜症

表 6-4 僧帽弁閉鎖不全の成因

弁性逆流（器質的）
    1．リウマチ性
    2．特発性僧帽弁逸脱（変性），腱索断裂
    3．感染性心内膜炎（腱索断裂，弁瘤，弁穿孔，など）
    4．閉塞性肥大型心筋症（一部は二次性 MR か）
    5．先天性（弁のクレフト・腱索・乳頭筋の異常）
    6．交連切開・裂開術後
    7．形成術後，弁輪縫縮術後，人工弁置換術後
    8．弁輪石灰化
    9．その他（炎症後，膠原病，外傷性，二次性心筋疾患の一部，薬剤性，腫瘍など）

弁に異常のない逆流（機能性）
    ・機能性 vs 虚血性
    ・非虚血性 vs 虚血性
    ・対称性 tenting vs 非対称性 tenting
    ・tethering and/or 弁輪拡張（atrial＝心房性）

表 6-5 時相から見た僧帽弁逆流の四型

収縮早期	心室圧の上昇に伴い，弁が緊張して閉鎖が完全となる（異常とは言いがたい）（急性重症例は例外）．健常者，機能性やごく初期の弁性逆流でみられる
収縮後期	閉鎖していた弁が心室圧の上昇によりズレが起こる（逸脱であり，機能的には異常である）
全収縮期	閉鎖時から逆流がある（異常である）．弁性（器質的），機能性逆流でみられる
収縮早期と収縮末期	機能性逆流では収縮早期と収縮末期に強くなることがある（図 6-28 参照）

能性を先に考える．

> 心症状はあるが心雑音のない器質的 MR は経験がないので，silent の器質的 MR は例外的であろう．

また有意な器質的 MR の逆流時相の多くは全収縮期性である（**表 6-5**）．真に収縮早期性の高度 MR や収縮中期性 MR は経験がない．健常者を含めて trace あるいは一部の mild と言われる MR の逆流の多くは収縮早期性である（19 頁**図 2-13**，20 頁**2-14** 参照）．なお，以下で述べる機能性 MR は収縮早期と後期に強くなるタイプがある．器質的，機能性 MR ともに収縮中期で強くなる逆流は経験しない．

［1］ リウマチ性

  一般には軽症僧帽弁狭窄のある弁逆流で診断される（**図 6-13**）．

126

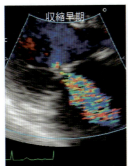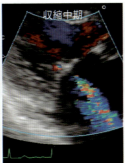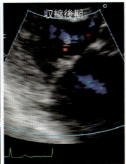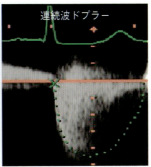

図 6-13 時相も重視すべきリウマチ性 MR の重症度評価（心房細動例）

moderate MR（ERO＝0.24 cm^2）とされたが，軽症 MR とすべき症例．心雑音は心尖部に限局する Levine 1/6 度の収縮早期性雑音であった．PISA 法による逆流弁口面積は "r が収縮期を通じて一定である" ことが条件である．

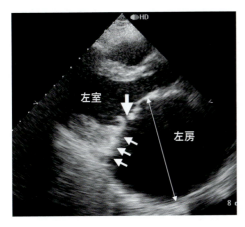

図 6-14 リウマチ性僧帽弁閉鎖不全（50 歳代女性，心房細動例）

左房拡大と，接合不全（太矢印）が著明である．僧帽弁狭窄は軽度であるが，逆流は高度であった．心房細動＋MSR は巨大左房（本例では 80 mm）になりやすい．弁の二次的な肥厚と心房細動による弁輪拡張（接合不全）が加速因子であろう．

> 弁に開放制限のないリウマチ性僧帽弁閉鎖不全の診断は難しい．

　狭窄性変化と交連部癒合はリウマチ性病変としての特異性は高い．弁のしなやかさは消失し，振幅の小さい後尖の二峰性開放は損なわれる．慢性例では心房細動による僧帽弁輪拡張と逆流による左房拡大が加わり，弁先端はむしろ弁輪面に近づく．狭窄兼閉鎖不全では後尖基部が持ち上がり隔壁化現象が出現する（図 6-14）[10]．

　リウマチ熱の心内膜炎既往のある若年者で，前尖のドーミングはなくても後尖肥厚と開放運動低下を見たことがある[11]．慢性リウマチ性の純型僧帽弁閉鎖不全に逸脱[12]を見る報告はあるので，我々が "逸脱" としている僧帽弁閉鎖不全の一部にリウマチ性が含まれている可能性は否定できない（後述）．

■急性リウマチ性心炎

　発症はわが国では皆無に近い．急性リウマチ熱の半数近くに心内膜炎が発症する．最も多い所見は心不全の原因となる僧帽弁閉鎖不全であり，次が大動脈弁閉鎖不全である．報告のある心エコー図所見は弁炎による弁肥厚，運動制限　restriction，一過性の結節　verruca，および前・後尖の逸脱

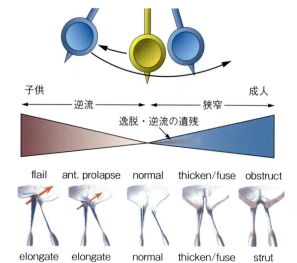

図 6-15 リウマチ性僧帽弁膜症の経過[16]
小児急性期には僧帽弁の腱索延長と逸脱により逆流を見るが，経過とともに消退し，一部が残存する．一方，狭窄は慢性期に徐々に形成される．

である[13-15]．左室の拡張と弁輪拡張も観察される．心内膜炎の 90％以上は前尖腱索の延長による逸脱と左房の後・外方に向かう逆流，および弁輪拡大であるという報告もある[16]．急性期には僧帽弁狭窄は見られず，20 年以上の経過で発生，進行する．急性期逆流の多くは減弱，消失し一部が残存する（図 6-15）．

リウマチ性心尖では逸脱は左房側へ偏位すると言われる．逸脱はリウマチ性弁膜症とは相反する所見に見える．

1992 年の改訂 Jones' criteria に心エコードプラー所見は含まれていない．聴診所見がなくてもドプラー法では弁逆流が存在し，subclinical 診断に有用とする論文[17]はある．

[2] 逸脱 prolapse

収縮期に僧帽弁あるいはその一部が左房側にズレるか，弁輪を超える病態を言う（図 6-16）．弧を描いて左房側に"しなる"病態は逸脱とは言わない．四腔断層像では弁輪を超えても異常とは言わないことがある（22 頁図 2-18 参照）．"しなる"状態は M モード心エコー図では"bowing"とも表現されるが，これは健常者でも見られ，異常ではない．弁輪線のみで定義される逸脱のほとんどは予後良好であり，疾患ではない[18]．

収縮期後半の逸脱は M モード心エコー図では late-systolic buckling（図 6-17）と言われるもので，雑音を伴えば病的逸脱である．しかし，やせ形の，ときに扁平胸の健常者に多い雑音のない pan-systolic bowing や収縮期後半の trivial 逆流シグナルのみは弁膜症とは言いがたい．

上記のごとく，リウマチ熱多発地域では逸脱が大きな病態を占めている．

> わが国ではかつては逸脱は非リウマチ性を意味する存在であった．すなわち，成因診断ではなく形態診断としての用語であった．しかし，今日，逸脱＝変性（degeneration）＝代表的器質的 MR の感がある．

むしろ，最近はリウマチ性の有無にかかわらず，逸脱が広く用いられている．収縮期クリック，

6. 弁膜症を診る

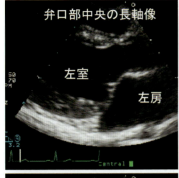
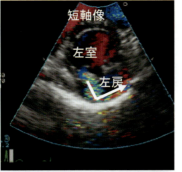
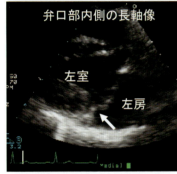
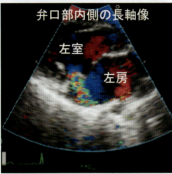

図 6-16 僧帽弁前尖内側の逸脱（30 歳代女性，洞調律）
左上図では明瞭でないが，プローブを内側に振るとズレ（下段左の矢印）は明らかとなる．左房後方に衝突してから外側に向かう逆流（上段右の矢印）である．中等度逆流と判定した（雑音は 2/6 度）．

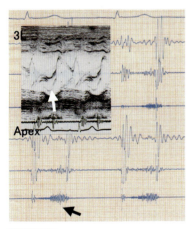

図 6-17 僧帽弁逸脱による収縮後期雑音
M モードエコー（白矢印）は late-systolic buckling と言われるもので，収縮後期雑音（黒矢印）がある．3 L：第 3 肋間胸骨左縁，Apex：心尖部

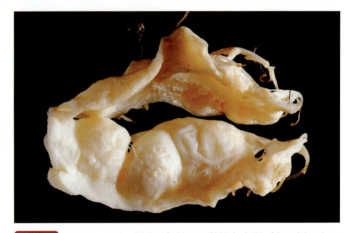

図 6-18 Marfan 症候群例に合併した僧帽弁逸脱（左房側からの観察）（曲直部壽夫，監修．カラーアトラス弁膜症．東京：ライフサイエンス出版；1988．p.56）
下方の後尖では 3 個の scallop が左房に向かってドーム状に突出し，弁縁部は線維性肥厚を示している．

収縮後期雑音，ないし，収縮中期クリック・収縮後期雑音は今日，逸脱に関連付けられた古典的聴診所見である．"形態的"逸脱は定義，方法論，対象にもよるが，かつては全人口の 2〜17％に見られた[19]．逆流のない逸脱は"弁膜症"と言うべきではない．

2 僧帽弁膜症

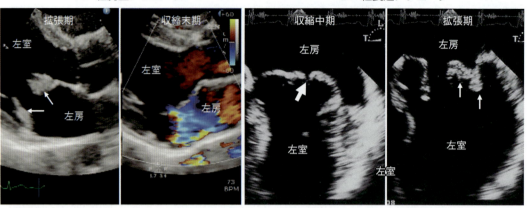

図 6-19 粘液腫様変性（myxomatous degeneration）による僧帽弁逸脱症（floppy mitral valve）の二例
A：一見，腫瘍のように見える，厚みのある（voluminous，細矢印）弁である．中等度 MR であった．B：左房へおわん型に突出する高度 MR であった．太矢印は収縮期離解を示す．単に"逸脱"としては正確な病態は伝わらない．

> 余剰な弁を参考にして生理的範囲を超えた逆流を伴う逸脱弁を病的と考えるべきである．

"特発性僧帽弁逸脱 primary MVP"，"floppy valve syndrome"[20]と言われるタイプの病理学的特徴は膠原線維と弾性線維の断裂，海綿状組織の増殖と酸性ムコ多糖体沈着という粘液腫様変性である．弁・腱索の余剰と肥厚をみ，さらに弁輪拡大があり，炎症性変化がない[21]．典型例は Marfan 症候群（図 6-18）や Ehlers-Danlos 症候群で見られる．Jeresaty は silent MVP で手術や剖検になった例はないと記載している[21]．blue valve とか floppy という表現は肉眼的所見による．前者は組織の断裂による透けて青く見えるものであり，後者は粘液腫様変性を意識した"ぼってりした"余剰で，かつ逆流の強い弁を指す（図 6-19）．また，同様な逸脱弁を"Barlow syndrome"と称することもある．僧帽弁エコーの厚みが 5 mm 以上あるのは"変性"を反映した所見で，予後が悪いとする論文があった[22,23]が，わが国では多くはない．逸脱の中でも，逆流がないが正常域を超えた突出は"billowing"，病的逆流のある逸脱は"billowing with prolapse"と使い分ける記述もある[24]．最終的には接合不全か腱索断裂により高度僧帽弁閉鎖不全に至る疾患である．予後が悪いのはこのような厚ぼったい逸脱である[25]．かつては逸脱を primary（粘液腫様変化がある，あるいはその疑い）と secondary（病理的変化に乏しい形態的診断）に分ける考え方もあった．

> 今日，逸脱は病理学的診断でなくて，弁エコーの左房側への病的膨隆 ballooning かズレ[26,27]で診断される．逆流は必発である．

かつて，胸骨左縁長軸像で弁輪面より 2 mm 以上の偏位を逸脱とする論文[28]があった．
逸脱の概念は時代とともに変わってきた．"逸脱"は健常と言わざるを得ない状態から感染性心内膜炎や腱索断裂による著明な逸脱まで広範囲な病態を含んだものである．逸脱による弁膜症で切除された弁がすべて変性という組織で裏付けられるわけではない．Criley[29]が用いた prolapse は左

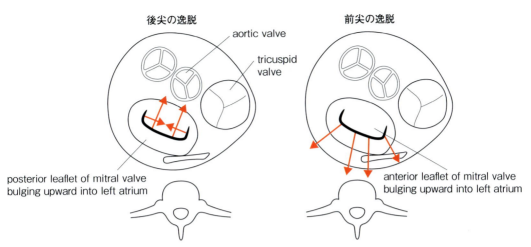

図 6-20 僧帽弁逸脱（障害）部位と逆流ジェットの方向（文献 35 を一部改変）
後尖 middle scallop の逸脱による逆流は前方に向かい，lataral と medial の逸脱は対側に（左図），前尖逸脱の逆流は必ず後方（背中側）に向かう（右図）．

室造影による所見であり，クリックの成因として位置づけられたものである．Barlow らの記載したクリックの症例にはリウマチ熱既往の患者がいるように，南アフリカでは逸脱の主因はリウマチ熱（前項参照）である．単独の僧帽弁閉鎖不全手術例の二大成因はかつて，floppy valve と postinflammatory change という報告[30]もあった．逸脱の原因に病理組織所見としてリウマチ熱を含めた炎症性変化を挙げる論文もあった[31,32]が，リウマチ熱多発地域を除いては受け入れられたエビデンスではないように思う．

> 日常検査でよく用いる"逸脱"は逆流の原因にも結果にもなる．

両弁尖が同時に左房側に落ち込むときは一般には余剰な弁で重症逆流なので診断に苦しむことはない（図 6-19）．最近は装置の解像力もよくなったので，ズームアップ機能や経食道エコーを駆使すれば弁の肥厚（拡張期の厚みで平均 6 mm と言われた）とズレは観察できる[33]．また，逸脱の逆流は必ず対側に向かう[34]（図 6-16, 6-20）．軽度のとき，あるいは部位により，また画像不良では検出がしたいことがある．そのときは，

> 偏位する逆流の起始部にズレを探して逸脱と診断する方法がある．

逆流が偏位しない逸脱は少ない．最近は 3D による経食道エコー法で逸脱部位を同定できる[36]．
かつて逸脱に関心が寄せられていたころの報告を集めると逸脱はほとんどのあらゆる心疾患に合併していることがわかる[37]．

> 経験的には著明なズレや逸脱があれば腱索断裂の可能性が高い．逸脱の観察には経食道アプローチがすぐれている．

"逸脱"という語を用いるときは，①弁尖のズレの有無，②肥厚（余剰）の有無，③逆流とその方向，および，④腱索断裂，の有無をはっきりさせて，疾患か否かを考えるべきである．

2 僧帽弁膜症

A．前尖の腱索断裂　　　　　　　　　B．後尖の腱索断裂

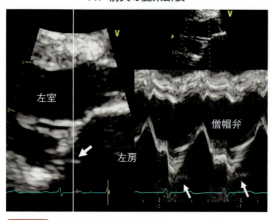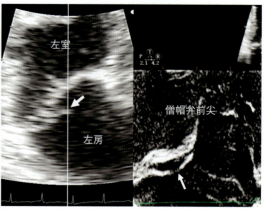

図 6-21 腱索断裂による中等度 MR の二例

断端（矢印）の M モード収縮期 fluttering はアーチファクトとの鑑別に有用である．後尖中央の断端（B）は逆流ジェットに沿うために前尖の裏側に出現する．短軸像で左右に吹く逆流は過小評価されやすい．断裂による逆流は moderate 以上であることが多い．

> 交連に沿って左右に向かう逆流，あるいは前尖，後尖に沿う逆流は過小評価されやすい．多くは moderate 以上の逆流である．

[3] 腱索断裂

ほとんどは感染性心内膜炎の合併症である．弁に付着・浮遊する断端を収縮期左房内で観察して診断する（図 6-21）．拡張期には左室内に存在するはずだが，観察されにくいので最初の報告は M モード法によるもので拡張期の弁の粗動エコーにて診断していた．

> 弁逆流のない腱索断裂は経験しない．また，弁が逸脱しない腱索断裂もない．

乳頭筋に近い腱索ほど大きく，断裂による逆流も高度になる．逸脱には断裂を伴う例とない例があるので，断裂があるときは逸脱よりも"腱索断裂"を優先させるべきである．腱索断裂部位と逸脱の部位は一致する．また著明な逸脱は胸壁からの心エコーでは断端が見えなくても経食道エコーでは腱索断裂を伴っていることが多い．

著明な逸脱で左房内で浮動する僧帽弁で，腱索断裂を意識するときは flail mitral valve，余剰な弁であるときは floppy mitral valve（羽ばたき弁，図 6-19 右）と称される．

> 断端には必ず収縮期細動を見る．アーチファクトとの鑑別のために M モードエコーが有用なことがある（図 6-21）．

浮動や振動は支持組織がないことを意味する．最近は無症状の小さい腱索断裂も診断されるようになった．腱索断裂は突然発生するはずだが，病歴を聴取してもその時期を捉えることは難しいことがある．重症でも発症時期のわからない例がある．外科医によれば手術時の観察でも断端が消失

したと思わざるを得ない例もあるという．逸脱に二次的に腱索断裂が加わった可能性がある．

[4] 僧帽弁逸脱症候群　mitral valve prolapse syndrome

弁膜症というより不安神経症，NCA（神経循環無力症）的な病態として捉え，心療内科的・心身症的アプローチも必要となる病名と考えている．動悸，息切れ・圧迫感，めまい，倦怠感などが主徴となる．僧帽弁は余剰ではなく，逸脱は病理学的に異常とは言えず，bowing 程度で接合不全もない．明らかな限局した逸脱ではない．したがって，逆流はあっても軽度である．クリックや逆流性雑音はあっても，弁膜症としての心症状ではない．過換気症候群，panic disorder，あるいは straight back, small heart, DaCosta, などの症候群とも相通じる病態である．

弁膜症としての MVP-anatomic と対比させた記述もある[38]．

D　機能性僧帽弁閉鎖不全　functional mitral regurgitation（MR）

前述の器質的成因よりも増加しつつある疾患で最近のトピックでもある．本症は僧帽弁や乳頭筋，腱索にプライマリーの器質的障害（逸脱，感染，断裂，リウマチ性変化，石灰化，穿孔，など）を見ない（＝機能性　functional）逆流の総称である．かつては陳旧性心筋梗塞や拡張型心筋症など，左室の拡張や壁運動異常のために乳頭筋が外方に牽引されて（tethering）弁の接合不全に至った病態とされていたが（図 6-22, 6-23）[39-41]，今日は基礎疾患のない（nonvalvular）心房細動例の一部に起こる弁輪拡張による MR も認識されるようになった．したがって，

> 機能性 MR を考えるときは，左室疾患による tethering と心房細動・弁輪拡張，の二大成因を考慮しなければならない．

なお，乳頭筋そのものの障害（断裂に至らない虚血や萎縮）は診断が困難なこともあり，一部，機能性 MR として論じられている可能性がある．

[1] tethering MR

左室の拡張と壁運動障害が前提である．3D エコーでは両弁尖と弁輪面で形成される空間は "おわん" 型であるが[43]，本症では弁輪面は健常例の鞍型から扁平化する[44]．2D による tethering の心尖部長軸像では両弁尖と弁輪線からなる三角形の面積（tenting area）と両弁尖接合部位までの高さ（tenting height or length）（図 6-24）が指標となる．実臨床では視認による判定となる．本症は，今日，虚血性 vs 機能性[4]，あるいは虚血性 vs 非虚血性[7]，と分けて論じられることもある．前壁中隔梗塞では左室が拡張し，偏位しない逆流に対して，下壁梗塞では後尖内交連側乳頭筋が外方に牽引されて逆流が起こり（図 6-23）[40,45]，前尖内交連側はむしろ逸脱気味になり，逆流は左房の後（背）方に向かう（asymmetric）tenting（tethering）という特徴がある[46,47]．このときの前尖は psuedoprolapse[48] とも hockey stick[49] とも言われる．一方，乳頭筋の虚血そのもの（乳頭筋不全と乳頭筋梗塞）では弁逆流の原因にはならないという意見が有力である[49,50]．

2 個の乳頭筋から起始する腱索は両弁尖の前後交連部の内外側に一様に付着する（図 6-25）のに，下壁梗塞に限っては後尖のみが牽引される理由は不明である．実臨床で慢性心筋梗塞例の心エコー

2 僧帽弁膜症

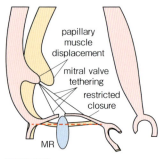

図 6-22 tethering による MR の発生[42]
左室が拡張して乳頭筋が心尖部・外方へ偏位すると，腱索を介して僧帽弁を牽引する（tethering）ために接合不全が生じる．restricted closure：僧帽弁の閉鎖抑制

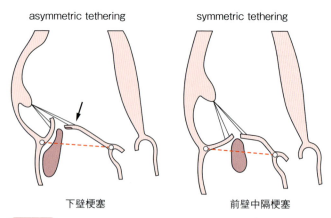

図 6-23 虚血性心疾患による機能性 MR の二型[46]
下壁梗塞では逆流は偏位する．左図前尖の形態（矢印）は pseudoprolapse, hockey stick と言われる．

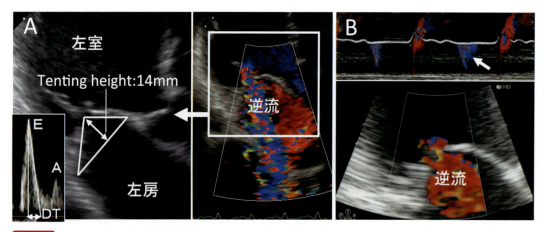

図 6-24 拡張型心筋症二例の機能性（tethering）僧帽弁閉鎖不全
A は全収縮期性で高度で，僧帽弁流入波形は E/A＝2.3，DT＝140 msec の拘束型パターンであった．
B の症例は収縮早期性の軽症であった．

　像をこれほど経験していても僧帽弁逸脱，偏位する MR, 非対称性 tenting, はあまり観察しない．多くの陳旧性梗塞ではむしろ，非特異的と言わざるを得ない逆流の方がはるかに多い．
　なお tethering MR では strut chorda（図 6-26）が牽引されると逆流が助長されると言われる．

　また，機能性 tethering MR の逆流量は血圧，前負荷，薬物により影響を受けやすく，駆出率と相関しない[51]．冠攣縮による心尖部瘤にて tethering MR が生じて一過性心不全に至った稀有な症例報告がある[52]．

6. 弁膜症を診る

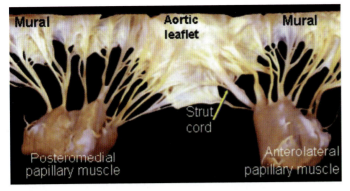

図 6-25 2個の乳頭筋と僧帽弁，腱索との位置関係（McCarthy KP, Ling R, Rana BS. Anatomy of the mitral valve: understanding the mitral valve complex in mitral regurgitation. Eur J Echocardiogr. 2011; 11: i3-9）

前外乳頭筋（anterolateral papillary muscle）と後内乳頭筋（posteromedial papillary muscle）はそれぞれ，前尖（aortic leaflet）と後尖（mural）の前交連側，内交連側に腱索を経由して付着している．

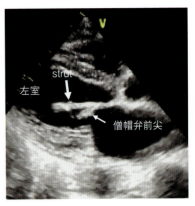

図 6-26 僧帽弁前尖弁腹に付着する strut chorda

健康な 60 歳代女性からのもので，肥厚はしていたが弁障害は見ていない．tethering MR の一因になることがある．

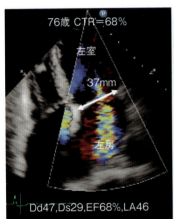 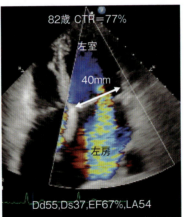

図 6-27 経過中に高度 MR となり心不全を発症した非弁膜症性心房細動（atrial function MR）

55 歳より心房細動，72 歳から silent の中等度 MR として経過観察していたが，82 歳で心不全となり，MR 雑音を聴取した．左室拡大がなく，心機能の良好なときから逆流は出現しており，tethering では説明できない．弁輪拡張による MR と診断した．

[2] 弁輪拡張による MR：atrial functional murmur（図 6-27）

　かつて，弁輪拡張は逆流の主因にはならないとされていた[45,53]が，基礎疾患のない数多くの心房細動例を観察していると，左室は正常で駆出率は保たれているのに左房が拡張し，僧帽弁逆流が増大してくる例や心不全に至る例があった（233 頁図 7-10 参照）．この機序は tethering では説明できない．2014 年度 ACC/AHA ガイドラインでは tethering と annular dilatation が並列して記載されるようになっている[7]が，心房細動の存在は強調されていない．

僧帽弁輪の拡張が弁逆流に関与するという報告はすでにあったが[54]，注目されていなかった．その後，アブレーションの普及により洞調律復帰後に MR が減弱することから，atrial functional MR の概念[55]を踏まえて，annular dilatation による機能性 MR の存在は確立した感がある[56,57]．

3D エコーを用いて検討した心房細動例 MR 例[58]では弁輪拡張そのものよりも僧帽弁面積の伸展度が弁輪面積に比較して小さい imcomplete remodeling of mitral leaflet が逆流の成因という（229頁 図 7-5 参照）．弁輪面積の大きい例でのみで有意な MR が出現するわけではない理由が説明可能となった．前尖の平坦化と後尖の左室側牽引が主因とする論文もある[59]．

力学的負荷により伸展・肥厚する僧帽弁の不充分な adaptation が MR 発生の一因子となることはすでに Chaput らにより報告されていた[60]．僧帽弁面積には個人差もあり，面積が大きい例では当然，接合面積も広くなるので，同じ tethering area，height あるいは弁輪面積でも接合不全は生じにくいことが予見される．tethering のみでは論じえない機能性逆流の存在を意味する．

長期にわたる非弁膜症性心房細動例では，左房拡張の他に左室拡張や加齢に伴う後尖肥厚や運動低下，弁輪石灰化が加わるので二次性の後尖変形が加わり，逆流が後方に偏位する例がある（233頁 図 7-10 参照）．

機能性 MR は表 6-6 を参考にして診断する．tethering では左室の拡張と壁運動異常が目立つが，左室に比して左房拡張は目立たない．一方，弁輪拡張例では多くは心房細動を合併するので左房拡張が先行して優位であるが，長い経過で MR が進んでくると左室拡張も目立つ例がある．

表 6-6 機能性 MR の評価と成因診断に考慮すべき所見

1．僧帽弁は正常で接合部が浅い
2．左室拡張と壁運動の評価
3．洞調律か心房細動か
4．左房径（容量）・弁輪拡張（弁輪径，弁輪面積）の評価
5．基礎疾患は虚血性か非虚血性か
6．逆流方向は偏位するか否か
7．成因は tethering か annular dilatation か

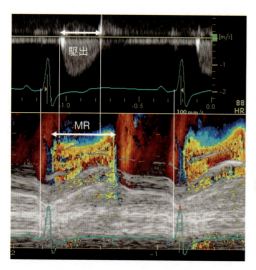

図 6-28 拡張型心筋症の機能性（tethering）僧帽弁逆流
逆流（MR）は収縮早期（正しくは等容収縮期から）と収縮末期（正しくは等容拡張期まで）に強くなっている（2 枚を上下に合わせたもの）．

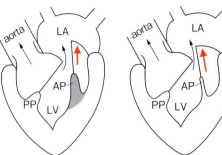

図 6-29 Burch の提唱した乳頭筋不全の逆流[61,62]

A，B の例で逸脱を見るかどうかは意見の分かれる所である．存在するなら不全断裂であろう．左房側への反転は evert と記載されている．心室瘤を合併した拡大心（C）では乳頭筋機能が正常でも，弁は左室側に牽引されて（pull away）全収縮期逆流が出現する．D は左室拡張によるもので今で言う tethering MR である．赤い矢印（著者の追加）は牽引される腱索の方向を示す．
aorta: 大動脈，LA: 左房，LV: 左室，PP，AP: 後・前乳頭筋

　tethering 例に心房細動が加わると左房拡張が進むので，両者の識別は容易でないことがある．また，器質的 MR に心房細動が合併することもある．いずれにあっても左室と左房のバランスは参考にすべき所見であろう．
　機能性逆流は成因にかかわらず収縮早期と収縮末期に強くなる例がある（図 6-28）．逆流の方向は本来，中央かやや左房後壁側に向かう．

［3］Burch の乳頭筋不全症候群（図 6-29, 6-30）

　tethering MR が発表されるはるか前に Burch が提唱した概念である[61,62]．今日，本症候群は misleading を招き，不適切な用語とする考え[63]もあるが，正しく引用されていない．当初，二例の観察を契機にその後の経験と剖検を踏まえて提唱された病態である．乳頭筋が断裂によらず，梗塞・萎縮により左房側に反転するか（A，B，evert），乳頭筋附着部の心室瘤や左室拡張により外方に牽引されて（C，D，pull away）出現する MR の総称であった．それぞれ，今日の prolapse，tethering に通じる概念で，心エコーやドプラー法のない時代の Burch の提案は卓見であった．イヌの乳頭筋梗塞による逆流発生には壁運動異常や左室拡張の合併が不可欠とする実験がある[64]が，一方，乳頭筋梗塞のみでも逸脱と逆流が起こるという実験もある[65]．また，梗塞乳頭筋の延長による MR に左室拡張が加わると逆流は軽減するとも言われている[50]．乳頭筋虚血・萎縮と MR の関係についてはまだ議論の余地がある．乳頭筋そのものの梗塞は診断困難なところもあり，本症候群の一部は機能性 MR とオーバーラップしている．

E 薬剤性弁膜症

> Parkinson 病治療中の患者の弁エコー所見は注意する．

　Parkinson 病患者で麦角系ドパミンアゴニスト（ペルゴリド，カベルゴリン）を内服していると僧

2 僧帽弁膜症

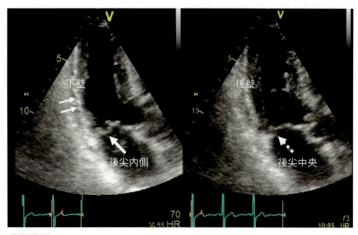

図 6-30 急性下壁心筋梗塞で出現した僧帽弁後尖の逸脱（いずれも収縮期像）

左図はやや下壁寄りでの像で下壁の運動低下（白細矢印）と後尖内側の逸脱（白太矢印）が明瞭である．下壁に瘤形成はないので tethering よりも，乳頭筋梗塞による弁逸脱を考えている．なお，右図の後尖中央部を捉えた像では逸脱を見ない．きわめて稀な例で Burch の乳頭筋不全症候群であろう．

帽弁，三尖弁，大動脈弁，肺動脈弁に逆流が 19〜33％に発生するという報告がある[66-69]．対照群を置いた 14 論文の review[70] でも対照 4〜18％に対し，薬剤投与で 18〜36％である．心不全や弁置換に至る症例があり，わが国では 2007 年から投与前に心エコー図検査が義務づけられている[71]．弁に多いセロトニンレセプターのサブタイプ 5-HT$_{2B}$ に親和性のある本薬剤がレセプターを介して線維化を促進すると説明されている[68]．したがって，組織像はカルチノイド症候群の弁障害，偏頭痛薬である麦角アルカロイド[72]や痩せ薬（米国で発売中止となった fenfluramin, phentermine[73]）に見られる弁膜症にも共通する所見である．カルチノイド症候群は右心の弁膜症であるが，麦角系ドパミンアゴニストは左心の弁にも障害を起こすのが特徴である．

> 弁と腱索の肥厚・線維化・短縮による弁尖の心尖部方向への牽引（tethering）と接合不全が主病態である（図 6-31）．左室拡張は原因にはならない．

tethering MR は通常は左室拡張が主因であるが，本症は機能性 MR ではない．左室拡張によらない開放制限と接合不全であり，fibrotic[66]，あるいは restrictive[67,69] な弁という表現が用いられている．収縮期僧帽弁の tenting distance と tenting area は早期診断の指標となるという[70,74]．わが国でもドパミンアゴニスト服用患者の弁逆流の頻度は対照者と較べて有意に多いという報告がある[75,76]．

2007 年，本薬剤による重症僧帽弁閉鎖不全に対して弁置換を行った 82 歳の症例報告がわが国からなされている（図 6-31）[77]．第 1 例目と思われる．

なお，非麦角系ドパミンアゴニストにはこのような作用はない．

6. 弁膜症を診る

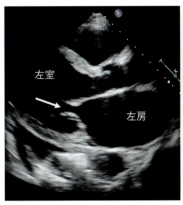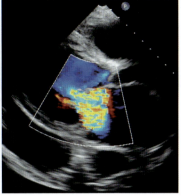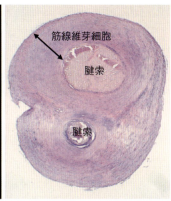

図 6-31 ドパミンアゴニストによる高度僧帽弁閉鎖不全（文献 77 の症例）（松江市立病院 太田哲郎先生のご厚意による）

白矢印は僧帽弁の収縮期離解（tethering による）を示す．本例は大動脈弁閉鎖不全もあり，両弁置換術を受けている．右端は僧帽弁腱索の病理標本で正常腱索の周囲に筋線維芽細胞の増殖を見ている（stuck-on plaque）．

> 心房細動のある高齢者では大動脈弁硬化，大動脈弁閉鎖不全，僧帽弁・三尖弁閉鎖不全は稀でないので，麦角系ドパミンアゴニスト服薬中の患者では薬剤性か否かの判断は慎重に行う．

弁膜症の一部は用量に依存する．減量か中止で改善する症例がある[70]．

F その他の僧帽弁閉鎖不全

[1] PTMC 後例

バルーン拡張終了後は多少なりとも逆流の発生と逆流方向の偏位は起こる．直後の逆流動態は変化しうるので数日後の記録で判定する．弁の裂開，腱索断裂，乳頭筋損傷による逆流の出現は緊急弁置換術の対象となる．交連裂開の部位同定は短軸像からでも難しいことがある．スリット状裂開ならプラニメーターによる弁口面積は誤差が生じやすい．術後の逆流は弁中央から裂開部位に移動する場合がある．偏位する逆流は過小評価されやすい．逆流性雑音の有無，多断面アプローチによる判断と裂開直後の左房圧 v 波の大きさが参考となる．

> 弁の一部が破壊されると逆流は必発で拡張期に弁細動（M モードエコー）を見ることがある．リウマチ性弁膜症だけでは見られない所見である．

術後のフォローでは弁口面積のほかに，逆流量や逆流率，左室径，心機能，肺高血圧の出現をチェックする．穿刺による心房中隔欠損は直後に存在しても経過とともに閉鎖するが，残存する例がある．再狭窄に対しての再 PTMC の成績はよくないと言われている．

閉鎖式（CMC），あるいは開心による交連切開術（OMC）は PTMC 導入前に盛んに行われた術式である．

[2] 僧帽弁形成術・弁輪縫縮後例

　形成された後尖の運動制限は必発である．後尖は捉えづらくなるのも特徴である．形成術後直後の経食道エコーによる逆流シグナル mild 以下か，面積 2 cm² 以下は許容範囲である．弁輪縫縮後や形成術後は逆流だけでなく，多少なりとも開放制限が生じるのが普通である．

> 弁形成術後のチェック項目は，(1) 弁狭窄の程度，(2) 接合部の形態，(3) 逆流遺残と方向，(4) SAM の有無である．

　とくに，僧帽弁逸脱や腱索断裂例の手術では左室が急速に縮小するので 5～10%[78,79] に SAM が発生する（図 6-32）．小さい弁輪の挿入により弁輪径が小さくなり，相対的に大きくなった弁が弁腹側で接合するため，弁先端部左室流出路に突出する．流出路狭窄と逆流は表裏一体をなす．術中，拍動下で経食道エコーを行うときはカテコラミンや脱水による流出路狭窄の発生があるので減量，是正して再評価する．

> 原因は両弁尖の接合部が弁腹部に移動し，先端部が小さい左室の中で流出路に突出するためである．したがって SAM は論理的には前尖，後尖のいずれでも，あるいは両方で起こりうる．

　腱索の流出路突出は SAM の結果であろう．

　再手術，調整した後，MR が mild で圧較差 50 mmHg 以下であれば閉胸してよいとする報告がある[79]．SAM は術後に消失することも，出現することも知られている．

　機能性僧帽弁閉鎖不全（tethering）の手術では弁輪縫縮，左室縫縮，strut のカット，乳頭筋吊り上げが行われる．軽度 MR の残存はやむを得ない．弁形成術後に見られる狭窄は弁口面積 1.8 cm² 以上なら許容範囲と思われる．

　弁置換でなくても逆流ジェットがリングに当たると溶血の原因になる．広がりだけでなく，方向

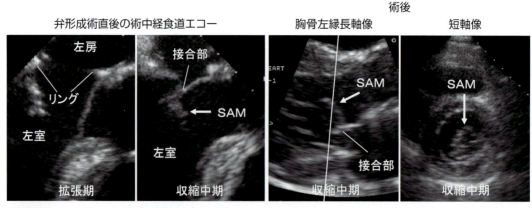

図 6-32 後尖の middle scallop（腱索の延長もあった特発性僧帽弁逸脱症）による高度 MR 例の形成術後に見られた SAM（前尖の細い矢印）

左図は術中経食道エコー．前尖は余剰で大きかったと術中所見の記載がある．右図はその後の経胸壁エコーである．本例での SAM の成因は弁輪縮小により接合部が弁腹側に偏位したことによる前尖の突出である．腱索や乳頭筋の関与ではないことがわかる．術後の僧帽弁逆流は軽度で，圧較差は見られなかった．

を見極めることも大切である．

[3] 先天性僧帽弁クレフト（cleft）

弁尖にクレフトを見る逆流である．多くは房室中隔欠損症（心内膜床欠損症）の一所見である（262頁図 9-9, 9-10 参照）が，単独もある．発生学的には異なったものらしい．数少ない先天性僧帽弁閉鎖不全の中では代表的疾患である[80,81]．ほとんどは前尖で弁輪部までには至らない裂隙（クレフト）であり，弁レベルの短軸像で拡張期に"ハの字"を呈し，その部位から後方に向かう逆流シグナルが観察されるので診断は容易である．修復が難しいので術後の遺残逆流がある．

[4] パラシュート僧帽弁[81]（277頁参照）

先天奇形で，1個の乳頭筋による僧帽弁狭窄・閉鎖不全である．

[5] 弁輪石灰化

僧帽弁輪石灰化自体は多いが，有意な弁逆流は狭窄症と同様，少ない．慢性関節リウマチの経過中に僧帽弁前尖にリウマチ結節が生じ，僧帽弁閉鎖不全と完全房室ブロックにて心不全を併発した症例報告がある[82]．

[6] 伝導障害時の僧帽弁逆流

CRT 適応例では珍しくないが，心機能がよくても伝導障害出現時にのみ僧帽弁逆流が増強する症例がある（図 6-33）．

[7] 拡張期の僧帽弁逆流

高度大動脈弁閉鎖不全では左室拡張期圧が上昇すると僧帽弁が早期に閉鎖して逆流の発生することがある．種々の房室ブロックでは僧帽弁は拡張期閉鎖を見る．房室弁は心房収縮でも心室収縮でも閉じるが，前者の方は不完全閉鎖である（diastolic locking）[83]．ブロック時，拡張期には心房・心室間の圧較差は逆転して僧帽弁や三尖弁の拡張期逆流が出現する[84-87]（図 6-34）．

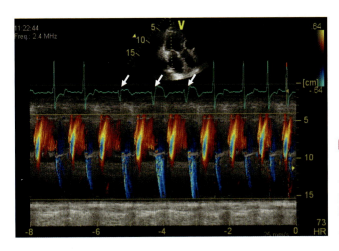

図 6-33 伝導障害発生時の僧帽弁逆流（ペースメーカー留置例）
収縮早期性逆流（trace）であるが VVI pacing 時（矢印）には逆流は持続が長く，強くなっている．dyssynchrony が原因である．

2 僧帽弁膜症

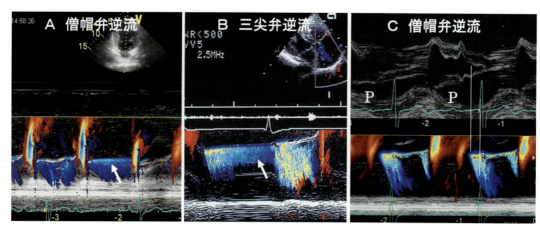

図 6-34 Ⅲ度房室ブロック例（A, B）とⅠ度房室ブロック例（C）に見られた拡張期逆流
拡張期が長くなり，心房・心室圧が逆転すると起こる現象である．

G 僧帽弁閉鎖不全の重症度評価と定量化

　器質的，機能性（tethering）に限らず，逆流量による mild, moderate, severe が基本である．臨床像はもちろん，心機能，肺高血圧，心房細動，合併症の評価が不可欠である．逆流が高度になると肺静脈まで到達するようになるが[88,89]，逸脱の一部ではジェットが極端に偏位するので逆流は過小評価される．

　到達度（図6-35）（114頁参照）のほかに，弁口部からの絶対値で表す<1.5 cm, 1.5～3.5 cm, 3.5～4.5 cm, >4.5 cm という方法や[90]，逆流シグナルの面積をトレースで求める方法がある（図6-35）．逆流の定量化が必須となるのは慢性僧帽弁閉鎖不全で moderate 以上あり，手術適応を考慮するときである．手術適応がなければ左室径，駆出率，左房径，目視による広がりの評価で充分であろう．

　僧帽弁流入量（図6-36）から大動脈口通過量（一回拍出量）を減じれば逆流量が計算される．流入量で除した値が逆流率となる．

　高度逆流を示す指標には Mayo Clinic（表6-7），わが国（表6-8）のものがある．また，2017 AHA/ACC ガイドライン（Circulation. 2017; 135: e1159-e1195）では

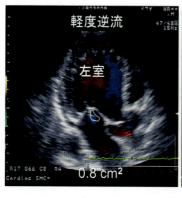
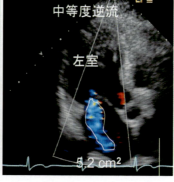

図 6-35 逆流シグナルの広がりによる僧帽弁閉鎖不全の評価
かつてよく利用された指標である．4～10 cm^{2}は moderate とされた．持続時間は考慮されていない．

6. 弁膜症を診る

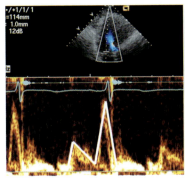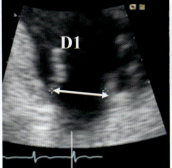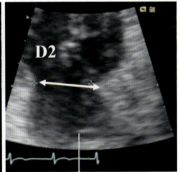

僧帽弁流入血量＝π(D1/2)(D2/2)×TVI

図 6-36 僧帽弁流入血量の求め方
拡張期僧帽弁輪径を楕円と仮定して四腔と二腔の断層像にて D1，D2 を計測する．流入血波形の面積 (time velocity integral：TVI) を求めて上の式に当てはめれば決定できる．

表 6-7 高度逆流を示す僧帽弁閉鎖不全の指標（Mayo Clinic）[91]

乳頭筋断裂か flail mitral value	
肺静脈収縮期血流の逆転	
縮流帯の幅	≧7 mm
逆流量	≧60 ml
逆流率	≧55%
逆流弁口面積	≧40 mm²

表 6-8 わが国における中等度逆流の定義[4]

左室造影	2+
カラージェット面積	左房面積の 20〜40%
僧帽弁逆流量	30〜59 ml
僧帽弁逆流分画	30〜49%
有効逆流口面積	0.20〜0.39 cm²
縮流帯の幅	0.3〜0.69 cm

> 高度逆流は VC（縮流帯）≧0.7 cm，逆流量≧60 ml，逆流率≧50%，逆流弁口面積≧0.4 cm²，および左室拡張である（図 6-40 参照）．

2017 ESC ガイドラインによる高度逆流の定義[92]は AHA/ACC ガイドラインと類似するが，さらに収縮期肺静脈血流の反転，E 波＞1.5 cm/sec，左房の拡張，が加わっている．

逆流面積比は最大逆流面積と同じ断面の左房面積をプラニメーターで求めて比をとったもので，20〜40%は中等度である．逆流量は心尖部四腔，二腔断層像から僧帽弁輪径を求め，その部位の流入血ドプラーの面積を算出して図 6-36 のごとく計算する．

逆流弁口面積は PISA 法による[93,94]（図 6-37）．この方法は逆流弁口近位部の flow convergence（加速血流部）を半円球（この部分の体積が逆流量となる）と仮定して半径 "r" から瞬時逆流弁口面積を求めるものである．最近のデジタル画像からの解析から明らかなごとく，収縮期を通じて r が一定であることのほかに，いくつかの仮定がある．最近は軽度逆流でも計測される．

つねに半円球とは限らない．収縮早期にのみ逆流が大きい（r が大きい），あるいは収縮後半にのみ r が大きくなる例がある（図 6-38A）．また，機能性（tethering）MR（133 頁参照）では半円球にならないという報告がある（図 6-38B）．逆流量を過小評価するという[95]．最大値の r で求める計算式は瞬時逆流弁口面積である．

逆流が収束する直下の縮流部（vena contracta）の幅も指標の一つである．図 6-39 のように計測

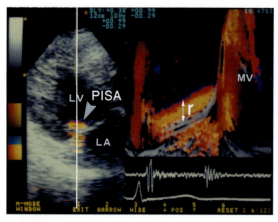
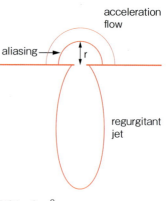

図 6-37 PISA（proxymal isovelocity surface area）法による逆流量と有効逆流弁口面積の求め方
Vは心尖部アプローチにより連続波ドプラーで求めた僧帽弁逆流のピーク流速値である．
rの推移を見るにはMモードカラーがよい．
逆流量（Q）＝面積（$2\pi r^2$）×折り返し速度（v cm/sec）
有効逆流弁口面積（ERO cm^2）＝Q/max V（ピーク逆流速度 cm/sec）

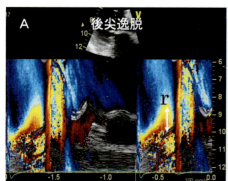
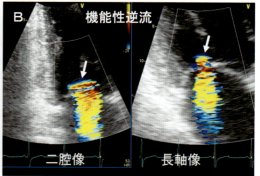

図 6-38 僧帽弁逸脱（A）と機能性（tethering）閉鎖不全（B）における PISA 評価法の注意点
逸脱症では半径（r）は収縮期後半で大きくなる．一方，左室拡張による機能性逆流では長軸像では半球であるが，交連部を通る二腔像では長くなり，flow convergence は"コッペパン"状となるので PISA 法による逆流弁口面積は正しく評価されない[95]．

するが，つねに明瞭に計測できるわけではない．

> 縮流部（vena contracta ＝ VC）は逆流弁口部よりさらに遠位部の逆流の幅が最も小さくなる箇所である[96]．この弁口は解剖学的でない，機能的弁口面積と言える．この考え方は弁狭窄でもあてはまる．

　縮流部は同定できないことも多い．その幅は逆流量と相関するが[97,98]，ガイドラインや論文に記載されている計測（図 6-39）には習熟を要する．収縮期を通じて幅（逆流）が大きく変動しない症例で，ズーム機能を利用して拡大し，シネループにて見た目で平均的な測りやすい心拍を探して測定する．心尖部二内腔では幅広く観察されるので不適とする記述があるが，断面，時相により変化する，あるいは複数の逆流であれば測定の意味がない．平均して測定値を求めるほどの指標でもな

6. 弁膜症を診る

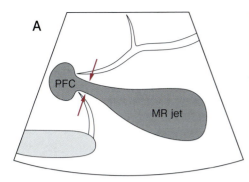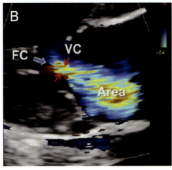

図 6-39 僧帽弁逆流 vena contracta（VC）の測り方
A は文献 97 からの模式図である．B は実例で文献 98 からのものである．同定困難例も多い．施設内での統一，再現性の向上が不可欠である．VC：縮流部，PFC，FC（proxymal）flow convergence：近位部の吸い込み血流，Area：逆流領域

い．計測しない施設も多く，測定可能であれば参考にする指標である．

VC と ERO に限っては装置の解像度が上がったとは言え，interobserber による誤差も多いとする論文がある[99]．とくに弁口部が正確に観察されない例や偏位する逆流では注意を要する．三次元アプローチがベストであろうが，まだ，ルチン化されていない．

なお，機能性逆流に限って 2014 年の AHA/ACC ガイドライン[7]では高度逆流の定義は縮流帯（VC）≧0.3 cm，有効逆流面積（ERO）≧0.2 cm^2，逆流分画≧30％となっている．2017 年の ESC ガイドラインも同様である[92]．心機能低下例では合併する逆流が中等度でも予後が悪いと言われている．

H 手術適応

[1] 急性の僧帽弁閉鎖不全

急性の僧帽弁閉鎖不全で症状があるものは，重症化しやすく，肺高血圧や心不全を惹起するので原則，全例が手術適応となる．

急性例では左室や左房は慢性例に比較して大きくないことがある．

　　〈1〉感染性心内膜炎による腱索断裂
　　〈2〉心筋梗塞による乳頭筋不全断裂・完全断裂
　　〈3〉感染性心内膜炎の有無を問わない急性人工弁機能不全
　　〈4〉経皮的交連裂開術後高度僧帽弁閉鎖不全　　などがある．

感染のコントロールや肺うっ血の治療には内科的に限界がある．問題は手術のタイミングである．

最重症例では逆流ドプラーのピーク流速が低下して収縮早期に移動し，後半には急速に減速する三角波形となる．

[2] 慢性器質的僧帽弁閉鎖不全

原則，左室と左房の拡張をきたす．駆出率は最後まで保たれている．

心機能の不可逆的変化を見ないうちの手術が理想的である．手術成績が向上しているので，最近は可能な限り弁形成術が優先されており，またその分，適応も緩めの傾向にある．

抗凝固薬が不要だけでなく弁置換よりも予後がよい[100]．後尖の逸脱・断裂の方が修復は容易であり，前尖逸脱が加わると修復は難しくなる．心不全の発症は絶対適応である．

> 本症に限らず，手術適応は多くのガイドラインや文献を参考にして個々の例で検討する．しかし，すべての指標が一致するものでもない．

2006 年に改定された ACC/AHA ガイドラインから Ds は 45 mm から 40 mm に変更になったが，わが国の 2012 年ガイドラインでも[4]器質的 MR で症状がない場合，Ds＝40 mm，EF＝60％が手術適応ラインとなった．2014 年，2017 年のガイドラインでは逆流量の評価が重視されるようになっている（図 6-40）．症状や心拡大がなくても逆流率≧50％，逆流弁口面積≧0.4 cm^2，EF 駆出率 30〜60％なら弁形成術が容易な弁で Class I である．

症状がなくても運動負荷エコーを施行して駆出率が上昇する群（contractility reserve あり）は低下する群より術後の経過がよいという報告がある[101]．

> 器質的な高度 MR で駆出率 30％未満の手術はわが国では Class IIa である[4]が，AHA/ACC ガイドラインでは 2014 年でも 2017 年でも手術適応になっていない．

形成術が難しい弁形態であれば駆出率を勘案して弁置換はもう少し延期するという選択肢もある．高度の MR でも症状がなければ指標を見ながら注意深い経過観察は可能であったが成績のよい施設では無症状でも積極的に行われつつある[102]．

［3］ 機能性（tethering）僧帽弁閉鎖不全

二次性の機能性 MR に対する弁手術には議論が多い．逆流の存在は独立した予後規定因子で，症状があれば弁形成が推奨されている[103-105]．中等度以下の逆流は血行再建や心筋切除のみで改善するという考えもある．

わが国のガイドラインでは中・高度 MR の存在を前提として，症状の有無と駆出率，冠動脈バイパス術の有無から適応を決めている[4]．症状がなくてもバイパス術の適応があり，高度 MR で EF＞30％なら，弁の同時手術は Class I である．症状の有無にかかわらず駆出率 30％未満は内科治療が選択肢となる．手術には弁形成術，annuloplasty ring，二次腱索切断，papillary muscle sling，接合・つり上げ，edge-to-edge repair，などがある．

2014 AHA/ACC のガイドライン[7]でも 2017 年の update（図 6-40）でも，まず，CRT が考慮される．それでも改善しない高度 MR（NYHA III-IV 度）の手術は IIb である．なお，

> 左室が大きくなく，駆出率が保たれた心房細動/弁輪拡張例で見られる高度機能性 MR に対しての手術適応についてのエビデンスはまだない．

6. 弁膜症を診る

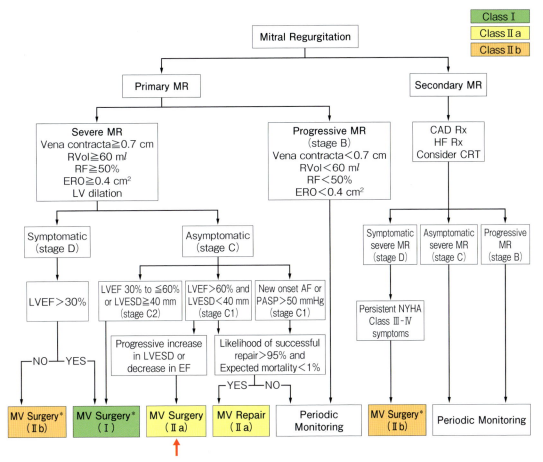

図 6-40 米国の慢性僧帽弁閉鎖不全（MR）の手術適応（文献 7 の 2017 update: Circulation. 2017; 135: e1159-e1195）

2014 年版[7]と変更になったのは赤矢印で示す箇所の追加のみである．＊＝可能なら弁置換よりも弁形成術に．AF：心房細動，CAD：冠動脈疾患，CRT：心臓再同期療法，ERO：有効逆流口面積，HF：心不全，LVEF：駆出率，LVESD：収縮末期径，MV：僧帽弁，MVR：僧帽弁置換術，NYHA：心機能分類，PASP：収縮期肺動脈圧，RF：逆流率，Rvol：逆流量，Rx：治療

■MitraClip

　MitraClip は非開胸下で心房中隔を経由してカテーテルにて僧帽弁口中央にクリップを 1 個か複数個置いてリスクのある NYHA Ⅲ～Ⅳで逆流（3～4/4 度）を軽減させるものである（図 6-41 左，6-42）[106,107]．変性 MR と機能性（tethering）MR が適応となる．逆流を止めるものではないが，急性期の成功率はよいと言われる．侵襲性度がはるかに小さいことが大きなメリットとなっている．わが国では平成 30 年 4 月保険収載された．

■経皮的僧帽弁輪縫縮術　percutaneous transvenous mitral annuloplasty（PTMA）（図 6-41 右）

　経皮的僧帽弁形成術は冠静脈洞からデバイスを挿入して，弁輪を縮小する手技である[108,109]．まだ治験段階であり，手技も確立していない．その他，Mitralign Annular Plication, Direct Annula-plasty, Valtech CardioBand，なども開発されている[110]．

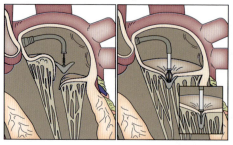
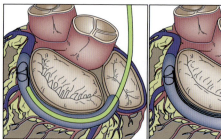

図 6-41 心房中隔経由による clip 留置術と冠静脈洞経由による僧帽弁輪縫縮術[110]
新しい技法である.

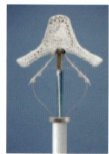
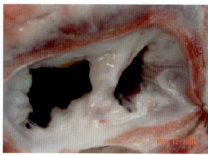

図 6-42 MitraClip（左）と MitraClip 留置 6 カ月後の切除標本（右）[112]

■経皮的僧帽弁置換術

生体弁置換術後や physioring 留置後の再発性僧帽弁膜症で再手術が困難と考えられる症例に対して経静脈的に心房中隔経由にて TAVI に用いる SAPIEN 弁を留置する報告がある[111]. valve in valve, valve in ring と言われるものである. 2017 年の review ではすでに 100 例以上の報告[113]があり，今後の発展が期待される.

■文献

1) 芦田映直, 小野周子, 杉山卓郎, 他. 早発性石灰沈着による連合弁膜症にて二弁置換を行った早老症の一例. 心臓. 2005; 37: 858-63.
2) Beppu S, Nimura Y, Sakakibara H, et al. Smoke-like echo in the left atrial cavity in mitral valve disease: its features and significance. J Am Coll Cardiol. 1985; 6: 744-9.
3) Klink T, Heverhagen JT. Imaging in clinical medicine. Mitral annular calcification. N Engl J Med. 2015; 372: e23.
4) 日本循環器学会. 循環器病の診断と治療に関するガイドライン（2011 年度合同研究班報告）. 弁膜疾患の非薬物治療に関するガイドライン（2012 年改訂版）.
5) Otsuji Y, Hamasaki S, Minagoe S. Significant congestive heart failure despite mild mitral stenosis. J Cardiol. 2002; 40: 79-81.
6) Wilkins GT, Weyman AE, Abascal VM, et al. Percutaneous balloon dilatation of the mitral valve: an analysis of echocardiographic variables related to outcome and the mechanism of dilatation. Br Heart J. 1988; 60: 109-17.
7) 2014 AHA/ACC Guidelines for the Manegement of Patients with Valvular Heart Disease. J Am Coll Cardiol. 2014; 63: 2438-88.
8) Varma PK, Theodore S, Neema PK, et al. Emergency surgery after percutaneous transmitral commissurotomy: operative versus echocardiographic findings mechanisms of complications and outcomes. J Thorac Cardiovasc

6. 弁膜症を診る

Surg. 2005; 130: 772-6.

9) Zoghbi WA, Adams D, Bonow RO, et al. Recommendations for noninvasive evaluation of native valvular regurgitation. J Am Soc Echocardiogr. 2017; 30: 303-71.

10) Beppu S, Kawazoe K, Nimura Y, et al. Echocardiographic study of abnormal position and motion of the posterobasal wall of the left ventricle in cases of giant left atrium. Am J Cardiol. 1982; 49: 467-72.

11) Hada Y, Sakamoto T, Amano K, et al. Phonocardiographic and echocardiographic diganosis of mild rheumatic mitral valve disease. J Cardiogr. 1984; 14 Suppl V: 174-6.

12) Lembo NJ, Dell' Italia LJ, Crawford MH, et al. Mitral valve prolapse in patients with prior rheumatic fever. Circulation. 1988; 77: 830-6.

13) Vasan RS, Shrivastava S, Vijayakumar M, et al. Echocardiographic evaluation of patients with acute rheumatic failure and rheumatic carditis. Circulation. 1996; 94: 73-82.

14) Marcus RH, Sareli P, Pocock WA, et al. Functional anatomy of severe mitral regurgitation in acute rheumatic carditis. Am J Cardiol. 1989; 63: 577-84.

15) Camblock J, N' Guyen L, Pagis B, et al. Acute severe mitral regurgitation during first attacks of rheumatic fever: clinical spectrum, mechanisms and prognostic factors. J Heart Valve Dis. 2005; 14: 440-6.

16) Minich LL, Tani LY, Veasy LG. Role of echocardiography in the diagnosis and follow-up of rheumatic carditis. In: Nanura J, et al, editors. Rheumatic Fever. American Registry of Pathology. AFIP; 1999. p.307-15.

17) Figueora FE, Fernandez MS, Valides P, et al. Prognostic comparison of clinical and echocardiographic diagnosis of rheumatic carditis: long term follow up of patients with subclinical disease. Heart. 2001; 85: 407-10.

18) Freed LA, Levy D, Levine RA, et al. Prevalence and clinical outcome of mitral valve prolapse. N Engl J Med. 1999; 341: 1-7.

19) Hanson EW, Neerhut RK, Lynch C 3rd. Mitral valve prolapse. Anesthesiology. 1996; 85: 178-95.

20) Read RC, Thal AP, Wendt VE. Symptomatic valvular myxomatous transformation (the floppy valve syndrome): a possible forme fruste of the Marfan syndrome. Circulation. 1965; 32: 897-910.

21) Jeresaty RM. Mitral valve prolapse. New York: Raven Press; 1979. p.9.

22) Nishimura RA, McGoon MD, Shub C, et al. Echocardiographycally documented mitral valve prolapse: long-term follow-up of 237 patients. N Engl J Med. 1989; 320: 1031-6.

23) Zuppiroli A, Mori F, Favilli S, et al. Arrhythmias in mitral valve prolapse: relation to anterior mitral thickening, clinical variables, and color Doppler echocardiographic parameters. Am Heart J. 1994; 128: 919-27.

24) Pocock WA. Mitral valve leaflet billowing and prolapse. In: Barlow JW, editor. Perspective on the mitral valve. Philadelphia: F. A. Davis; 1987. p.48.

25) Nishimura R. Perspective on mitral valve prolapse. N Engl J Med. 1999; 341: 48-50.

26) Nagata S. Two-dimensional echocardiographic diagosis of mitral valve prolapse. J Cardiogr. 1986; 11: 81-6.

27) 永田正毅, 榊原　博, 朴　永大, 他. 僧帽弁逸脱症候群の自然歴. 循環器科. 1984; 15: 629-40.

28) Freed LA, Benjamin EJ, Levy D, et al. Mitral valve prolapse in the general population: the benign nature of echocardiographic features in the Framingham Heart Study. J Am Coll Cardiol. 2002; 40: 1298-304.

29) Criley JM, Lewis KB, Humphries JO, et al. Prolapse of the mitral valve: Clinical and cine-angiographic findings. Br Heart J. 1966; 28: 488-96.

30) Olson LJ, Subramanian R, Ackermann DM, et al. Surgical pathology of the mitral valve: a study of 712 cases spanning 21 years. Mayo Clin Proc. 1987; 62: 22-34.

31) Tomaru T. The multifactorial etiology of mitral valve prolapse, a new entity of postinflammatory mitral valve prolapse. Herz. 1988; 13: 271-6.

32) Tomaru T, Uchida Y, Mohri N, et al. Postinflammatory mitral and aortic valve prolapse: a clinical and pathological study. Circulation. 1987; 76: 68-76.

33) Louie EK, Langholz D, Mackin WJ, et al. Transesophageal echocardiographic assessment of the contribution of intrinsic tissue thickness to the appearance of a thick mitral valve in patients with mitral vale prolapse. J Am Coll Cariol. 1996; 28: 465-71.

34) Yoshida K, Yoshikawa J, Yamaura Y, et al. Value of acceleration flows and regurgitant jet direction by color Doppler flow mapping in the evaluation of mitral valve prolapse. Circulation. 1990; 81: 879-85.

35) Constant J. Bedside Cardiology. 5th ed. Philadelphia; Lippincott Williams & Wilkins; 1993. p.246.

36) Pepi M, Tamborini G, Maltagliati A, et al. Head to head comparison of two- and three-dimensional transthoracic and transesophageal echocardiography in the localization of mitral valve prolapse. J Am Coll Cardiol. 2006; 48: 2524-30.

37) 韋　晴明, 岡田了三. 僧帽弁逸脱症の成因と病理—僧帽弁逸脱症候群. 循環器科. 1984; 15: 609-20.

38) Braunwald E, Zipes DP, Libby P, editors. Heart Disease. A Textbook of Cardiovascular Medicine. 6th ed. Philadelphia: W. B. Saunders; 2001. p.1668.

39) Otsuji Y, Handschumacher MD, Kisanuki A, et al. Functional mitral regurgitation. Cardialogia. 1998; 43: 1011-6.

40) Otsuji Y, Levine RA, Takeuchi M, et al. Mechanism of ischemic mitral regurgitation. J Cardiol. 2008; 51: 145-56.

41) Otsuji Y, Handschumacher MD, Schwammenthal E, et al. Insights from three-dimensional echocardiography into the mechanism of functional mitral regurgitation. Direct in vivo demonstration altered leaflet tethering geometry. Circulation. 1997; 96: 1999-2008.

42) Liel-Cohen N, Guerrero JL, Otsuji Y, et al. Design of a new surgical approach for ventricular remodeling to relieve ischemic mitral regurgitation. Insights from 3-dimensional echocardiography. Circulation. 2001; 101: 2756-63.

43) Watanabe N, Ogasawara Y, Yamaura Y, et al. Quantitation of mitral valve tenting in ischemic mitral regurgitation by transthorcic real-time three-demensional echocardiography. J Am Coll Cardiol. 2005; 45: 763-9.

44) Watanabe N, Ogasawara Y, Yamaura Y, et al. Mitral annulus flattens in ischemic mitral regurgitation: geometric differences between inferior and anterior myocardial infarction: a real-time 3-dimensional echocardiogarphic study. Circulation. 2005; 112: I-458-62.

45) Otsuji Y, Kumanohoso T, Yoshifuku S, et al. Isolated annular dilatation does not usually cause important mitral regurgitation; comparison between patients with lone atrial fibrillation and those with idiopathic or ischemic cardiomyopathy. J Am Coll Cardiol. 2002; 39: 1651-6.

46) Agricola E, Oppizzi M, Maisano F, et al. Echocardiographic classification of chronic ischemic mitral regurgitation caused by restricted motion according to tethering pattern. Eur J Echocardiogr. 2004; 5: 326-34.

47) Dudzinski DM, Hung J. Echocardiographic assessment of ischemic mitral regurgitation. Cardiovasc Ultrasound. 2014; 12: 46.

48) Hashim SW, Youssef SJ, Ayyash B, et al. Pseudoprolapse of the anterior leaflet in chronic ischemic mitral regurgitation: identification and repair. J Thorac Cardiovasc Surg. 2012; 143: S33-7.

49) Messas E, Guerrero JL, Handschumacher MD, et al. Paradoxic decrease in ischemic mitral regurgitation with papillary muscle dysfunction: insights from three-dimensional and contrast echocardiography with strain rate measurement. Circulation. 2001; 104: 1952-7.

50) Uemura T, Otsuji Y, Nakashiki K, et al. Papillary muscle dysfunction attenuates ischemic mitral regurgitation in patients with localized basal inferior left ventricular remodeling: insights from tissue Doppler strain imaging. J Am Coll Cardiol. 2005; 46: 113-9.

51) Siu FY, Enriquez-Sarano M, Tribouilloy C, et al. Determinants of the degree of functional mitral regurgitation in patients with systolic left ventricular dysfunction: A quantitative clinical study. Circulation. 2000; 102: 1400-6.

52) Shimizu M, Kato Y, Matsukawa R, et al. Recurrent severe mitral regurgitation due to left veutricular apical wall motion abnormality caused by coronary vasospastic angina: a case report. J Cardiol. 2006; 47: 31-7.

53) Zhou X, Otsuji Y, Yoshifuku S, et al. Impact of atrial fibrillation on tricuspid and mitral annular dilatation and valvular regurgitation. Circ J. 2002; 66: 913-6.

54) Tanimoto M, Pai RG. Effect of isolated atrial enlargement on mitral annular size and valve competence. Am J Cardiol. 1996; 77: 769-74.

55) Gertz ZM, Rania A, Saghy L, et al. Evidence of atrial functional mitral regurgitation due to atrial fibrillation. J Am Coll Cardiol. 2011; 58: 1474-81.

56) Kihara T, Gillinov AM, Takasaki K, et al. Mitral regurgitation associated with mitral annular dilatation in patients with lone atrial fibrillation: An Echocardiographic study. Echocardiography. 2009; 26: 885-9.

57) Takahashi Y, Abe Y, Sasaki Y, et al. Mitral valve repair for atrial functional mitral regurgitation in patients with chronic atrial fibrillation. Interact Cardiovasc Thorac Surg. 2015; 21: 163-8.

58) Kagiyama N, Hayashida A, Toki M, et al. Insufficient leaflet remodeling in patients with atrial fibrillation. Association with the severity of mitral regurgitation. Circ Cardiovasc Imaging. 2017; 10: e005451.

59) Silbiger JJ. Does left atrial enlargement contribute to mitral leaflet tethering in patients with functional mitral regurgitation? Proposed role of atriogenic leaflet tethering. J Heart Valve Dis. 2014; 23: 385-6.

60) Chaput M, Handschumacher MD, Tournoux F, et al. Mitral leaflet adaptation to ventricular remodeling: Occurrence and adequacy in patients with functional mitral regurgitation. Circulation. 2008; 118: 845-52.

61) Burch GE, DePasquale NP, Phillips JH, et al. The syndrome of papillary muscle dysfunction. Am Heart J. 1968; 75: 399-415.

62) Burch GE, DePasquale NP, Phillips JH, et al. Clinical manifestations of papillary muscle dysfunction. Arch Intern

Med. 1963; 112: 158-63.

63) Gorman RC, Gorman GH, Edmunds LH Jr, et al. Ischemic mitral regurgitation. In: Cohn LH, Edmunds LH Jr, editors. Cardiac Surgery in the Adult. New York: McGraw-Hill; 2003. p.751-69.

64) Mittal AK, Langston M Jr, Cohn KE, et al. Combined papillary muscle and left ventricular wall dysfunction as a cause of mitral regurgitaion; An experimental study. Circulation. 1971; 44: 174-80.

65) Tei C, Sakamaki T, Shah PM, et al. Mitral valve prolapse in short-term experimental coronary occlusion: a possible mechanism of ischemic mitral regurgitation. Circulation. 1983; 68: 183-9.

66) Serratrice J, Disdier P, Habib G, et al. Fibrotic valvular heart disease subsequent to bromocriptine treatment. Cardiol Rev. 2002; 10: 334-6.

67) Camp GV, Flamez A, Cosyns B, et al. Treatment of Parkinson's disease with pergolide and relation to restrictive valvular heart disease. Lancet. 2004; 363: 1179-83.

68) Horvath J, Fross RD, Kleiner-Fisman G, et al. Severe mutivalvular disease: A new complication of the ergot derivative dopamine agonist. Mov Disord. 2004; 19: 656-62.

69) Pinero A, Marcos-Alberca P, Fortes J. Cabergoline-related severe restrictive mitral regurgitation. N Engl J Med. 2005; 353: 1976-7.

70) Steiger M, Jost W, Grandas F, et al. Risk of valvular heart disease associated with the use of dopamine agonists in Parkinson's disease: a sytematic review. J Neural Transm. 2009; 116: 179-91.

71) 厚労省薬品食品局安全対策課長通知. 平成 19 年 4 月 19 日付薬食安全発 0419001 号.

72) Patel SM, Ohori NP, Badhwar V, et al. From headache to heartache. Ergotamine-induced aortic and mitral valvulopathy. J Am Coll Cardiol. 2013; 62: 2144.

73) Jollis JG, Landolfo CK, Kisslo J, et al. Fenfluramine and phentermine and cardiovascular findngs: effect of treatment duration on prevalence of valve abnormalities. Circulation. 2000; 101: 2071-7.

74) Zanettini R, Antonini A, Gatto G, et al. Valvular heart disease and the use of dopamine agonists for Parkinson's disease. N Engl J Med. 2007; 356: 39-46.

75) Yamamoto M, Usegi T, Nakayama T. Dopamine agonists and cardiac valvuloplasty in Parkinson disease. A case-control study. Neurology. 2006; 67: 1225-9.

76) Yamashiro K, Komine-Kobayashi M, Hatano T, et al. The frequency of cardiac valvular regurgitation in Parkinson's disease. Mov Disord. 2008; 23: 935-41.

77) 花田智樹, 清水弘治, 村上林児, 他. Cabergoline により生じた僧帽弁閉鎖不全に対する弁置換術. 胸部外科. 2007; 60: 1018-21.

78) Charls LM. SAM-systolic anterior motion of the mitral valve leaflet post-surgical mitral valve repair. Heart Lung. 2003; 32: 402-6.

79) Varghese R, Anyanwu AC, Itagaki S, et al. Management of systolic anterior motion after mitral valve repair: An algorithm. J Thorac Cardiovasc Surg. 2012; 143: S2-S7.

80) 深谷 隆. 僧帽弁クレフト. 心エコー. 2002; 3: 758-65.

81) Davachi F. Diseases of the mitral valve in infancy. An anatomical analysis of 55 cases. Circulation. 1971; 43: 565-79.

82) 荒川健太郎, 山澤美緒子, 森田有紀子, 他. 巨大リウマチ結節により完全房室ブロックと高度僧帽弁閉鎖不全を同時に発症した 1 例. J Cardiol. 2005; 46: 77-83.

83) David D, Michelson E, Naito M, et al. Diastolic "locking" of the mitral valve. Circulation. 1983; 67: 640-5.

84) Schnittger I, Appleton CP, Hatle LK, et al. Diastolic mitral and tricuspid regurgitation by Doppler echocardiography in patients with atrioventricular block: new insight into the mechanism of atrioventricular valve closure. J Am Coll Cardiol. 1988; 11: 83-8.

85) Leibundgut G, Bernheim AM. Second diastolic pulmonary venous flow and isolated late diastolic mitral valve regurgitation in first-degree atrioventricular block. Eur J Echocardiogr. 2010; 11: E6.

86) Okamoto M, Tsubokura T, Kajiyama G, et al. Diastolic atrioventricular valve closure and regurgitation following atral contraction: the relation to timing of atrial contraction. Clin Cardiol. 1989; 12: 149-53.

87) Uretsky S, Argulian E, Nanura J, et al. Use of cardiac magnetic resonance imaging in assessing mitral regurgitation. J Am Coll Cardiol. 2018; 71: 547-63.

88) Klein AL, Obarski TP, Stewart WJ, et al. Transesophageal Doppler echocardiography of pulmonary venous flow: a new marker of mitral regurgitation severity. J Am Coll Cardiol. 1991; 18: 518-26.

89) Katayama M, Yamaura A, Kanzaki Y, et al. Incidence of systolic pulmonary venous flow reversal in patients with mitral valve prolapse: influence of the prolapse site. J Cardiol. 2001; 38: 319-25.

90) Miyatake K, Izumi S, Okamoto M, et al. Semiquantitative grading of severity of mitral regurgitation by real-time

two-dimensional Doppler flow imaging technique. J Am Coll Cardiol. 1986; 7: 82-8.

91) Oh JK, Seward JB, Tajik AJ. The Echo Manual. 3rd ed. Philadelphia: Lippincott Williams & Wilkins; 2006. p. 218.

92) Baumgartner H, Falk V, Bax JJ, et al. 2017 ESC/EACTS guidelines for the management of valvular heart disease. Eur Heart J. 2017; 38: 2739-91.

93) Utsunomiya T, Ogawa T, Doshi R, et al. Doppler color flow "proxymal isovelocity surface area" method for estimating volume flow rate: effects of orifice shape and machine factors. J Am Coll Cardiol. 1991; 17: 1103-11; Erratum in J Am Coll Cardiol. 1993; 21: 1537.

94) Utsunomiya T, Doshi R, Patel D, et al. Regurgitant volume estimation in patients with mitral regurgitation: initial studies using Doppler "proxymal isovelocity surface area" method. Echocardiography. 1992; 9: 63-70.

95) Matsumura Y, Fukuda S, Tran H, et al. Geometry of the proximal isovelocity surface area in mitral regurgitation by 3-dimensional color Doppler echocardiography. Difference between functional mitral regurgitation and prolapse regurgitation. Am Heart J. 2008; 155: 231-8.

96) Roberts BJ, Graykurn PA. Color flow imaging of the vene contracta in mitral regurgitation: Technical considerations. J Am Soc Echocardiogr. 2003; 16: 1002-6.

97) Hall SA, Brickner ME, Willet DL, et al. Assessment of mitral regurgitation severity by Doppler flow mapping of the vena contracta. Circulation. 1997; 95: 636-42.

98) Zoghbi WA, Adams D, Bonow RO, et al. Recommendations for noninvasive evaluation of valvular regurgitation: A report from the American Society of Echocardiography developed in collaboration with the Society for Cardiovascular Magnetic Resonance. J Am Soc Echocardiogr. 2017; 30: 303-71.

99) Biner S, Rafique A, Rafii A, et al. Reproducibility of proximal isovelocity surface area, vena contracta, and regurgitant jet area for assessment of mitral regurgitation severity. JACC Cardiovasc Imaging. 2010; 3: 235-43.

100) Enriquez-Sarano M, Schaff HV, Freye RL, et al. Congestive heart failure after surgical correction of mitral regurgitation. A long term-study. Circulation. 1995; 92: 2496-503.

101) Lee R, Haluska B, Leung DY, et al. Functional and prognostic implications of left ventricular contractile reserve in patients with asymptomatic severe mitral regurgitation. Heart. 2005; 91: 1407-12.

102) Rosenhek R, Rader F, Klaar U, et al. Outcome of watchful waiting in asymptomatic severe mitral regurgitation. Circulation. 2006; 113: 2238-44.

103) Grigioni F, Enriquez-Sarano F, Zehr KJ, et al. Ischemic mitral regurgitation: Long-term outcome and prognostic implications with quantitative Doppler assessment. Circulation. 2001; 103: 1759-64.

104) Romano MA, Bolling SF. Mitral valve repair as an alternative treatment for heart failure patients. Heart Fail Monit. 2003; 4: 7-12.

105) Geha AS, El-Zein C, Massad MG. Mitral valve surgery in patients with ischemic and nonischemic dilated cardiomyopathy. Cardiology. 2004; 101: 15-20.

106) Tamburino C, Ussia GP, Maisano F, et al. Percutaneous mitral valve repair with the MitraClip system: acute results from a real world setting. Eur Heart J. 2010; 31: 1382-9.

107) Feldman T, Foster E, Glower DG, et al. Percutaneous repair of surgery for mitral regurgitation. N Engl J Med. 2011; 364: 1395-406.

108) Feldman T, Cilingiroglu M. Percutaneous leaflet repair and annuloplasty for mitral regurgitation. J Am Coll Cardiol. 2011; 57: 529-37.

109) Harnek J, Webb JG, Kuck KH, et al. Transcatheter implantation of the MONAC coronary sinus device for mitral regurgitation: 1-year results from the EVOLUTION phase I study (Clinical evaluation of the Edwards Lifesciences Percutaneous Mitral Annuloplasty System for the Treatment of Mitral Regurgitation). JACC Cardiovasc Interv. 2011; 4: 115-22.

110) Feldman T, Young A. Percutaneous approaches to valve repair for mitral regurgitation. J Am Coll Cardiol. 2014; 63: 2057-68.

111) Coylewright M, Cabalka AK, Malouf JA, et al. Percutaneous mitral valve replacement using a transvenous, transseptal approach: transvenous mitral valve replacement. JACC Cardiovasc Interv. 2015: 8; 850-7.

112) Asgar AW, Mack MJ, Stone GW. Secondary mitral regurgitation in heart failure. J Am Coll Cardiol. 2015; 65: 1231-48.

113) Regueiro A, Granada JF, Dagenais F, et al. Transcatheter mitral valve replacement. J Am Coll Cardiol. 2017; 69: 2175-92.

3 大動脈弁膜症

A 大動脈弁狭窄 aortic stenosis（AS）

三大成因は硬化・変性（石灰化），二尖弁（先天性），リウマチ性である（図 6-43）．弁狭窄の主病態は駆出抵抗による左室収縮期圧の上昇である．進行すれば，左室の肥厚，左室心内膜の虚血，スティッフネス増大，左室拡張，左室拡張末期圧上昇，左房拡張を見る．収縮期雑音は必発である．

> 心症状が出現しても駆出率の保たれた大動脈弁狭窄は多い．肥厚がなく，ST/T 変化のない弁狭窄は稀ではない．

高血圧の合併も稀ではない．弁置換例の 5% は初発症状が心不全である[1]．駆出率が保持されているときの息切れは左室拡張期圧/左房圧の上昇によるもので，HFpEF（61 頁参照）に至る代表的心疾患である．代償不全に至ると左室径はときに大きくなる．また，ピーク流速は低下する．

進行した段階で出現する心不全，失神，狭心痛は予後不良のサインである（図 6-44）．現実には高

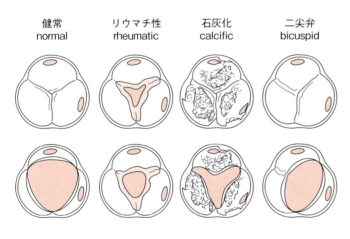

図 6-43 大動脈弁狭窄の成因別模式図[2]

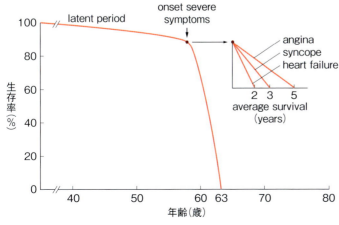

図 6-44 大動脈弁狭窄の自然歴
（Ross J Jr. Circulation. 1968; 38 Suppl 5: V61-7）
症状発現すると進行は速くなる．心不全，失神，狭心痛発症後はそれぞれ，2 年，3 年，5 年後に死亡に至る，と言われる．

3 大動脈弁膜症

齢者の一部には大動脈弁口面積が5, 6年の短期で縮小して息切れが出現して弁置換に至る例がある. 弁の狭窄度と心筋肥厚やST/T変化は平行しない. 重症大動脈弁狭窄で左室拡張を見るときは大動脈弁閉鎖不全, 僧帽弁閉鎖不全, 虚血性心疾患, 心筋障害の合併を考慮する.

［1］ 硬化・変性による（degenerative）狭窄

大動脈弁狭窄はヨーロッパと北米では最も多い人工弁置換術の適応疾患である[3]. 弁の硬化・変性による石灰化弁は加齢に伴うもので60歳代以降, 増加し, 弁口面積は年齢とともに確実に減少する（25頁**表2-1**参照）. 流速2.5 m/sec以下は大動脈弁硬化と言われる[2]. 心エコー図検査にて大動脈弁硬化を認める人は心血管死や心筋梗塞のリスクが5年間で50%増加する[4]と言われている. 75～86歳に限れば, 0.8 cm^{2}以下の弁狭窄は人口の2.2%に見られる[5]. 無症状のASの進行は圧較差で年8 mmHg, 弁口面積で年0.15 cm^2, 速度で0.4 m/sec前後で[6], 流速で毎年0.32 m/sec, 弁口面積で0.12 cm^2/sec, 圧較差で7 mmHgの進行という[7]. 進行速度は弁口面積が年≧0.1 cm^2, 年<0.1 cm^{2}でそれぞれ, 速い, 遅いと分類する論文がある[8]. ピーク流速の平均値5 m/secの大動脈弁狭窄をフォローするとイベントのある群, ない群での進行はそれぞれ, 0.45 m/sec/年, 0.14 m/sec/年とする報告もある[9]. 糖尿病, 高血圧, 腎障害の合併する大動脈弁狭窄症は意外に速く進行する.

> 進行するまで無症状というのが大動脈弁狭窄の特徴である.

発症には動脈硬化や心血管危険因子の関与が示唆されている（25頁**図2-22**参照）. 高血圧, 糖尿病, LDLコレステロール, 血液透析は加速因子である.

> 高齢者ほど弁硬化は稀でなくなる. 弁硬化と弁狭窄は程度の問題である. 年齢と弁硬化は必ずしも平行しない. 高齢者ではピーク流速2～2.5 m/secあたりが境界である（**図6-45**）.

線維性肥厚とその後の石灰沈着は病理学的にはValsalva洞底部から弁腹の大動脈側に始まり, 開放制限に至る. 石灰化は弁先端や交連部には少ないと言われている. 大動脈弁レベルの短軸像で弁がY字様の透亮像として捉えられれば動脈硬化性三尖弁狭窄と判定できる（**図6-45**）. 高度になれば石灰沈着は一塊となり, 弁尖の数はおろか, 部位も同定できないほどになる. かつては動画で弁の開放がはっきりしなければ重症と判断していたが, 最近は重症でもわずかながらも弁の開放は認めることができる.

透析患者に僧帽弁輪石灰化を合併した大動脈弁狭窄例の一部には石灰化が心筋にも及んでおり, 石灰の切除はきわめて難しくなる.

暦年齢とは一致しない硬化・変性による大動脈弁狭窄に, きわめて稀な早老症がある（120頁**図6-10**参照）.

［2］ 大動脈二尖弁

二尖弁の頻度は全人口の0.9～2%である[10]. 剖検では1.1～2.8%である[11]. **図6-46**の右図は左右冠尖が癒合するType 1で, 左図は右冠尖と無冠尖が癒合するType 2に相当する[12].

154

6. 弁膜症を診る

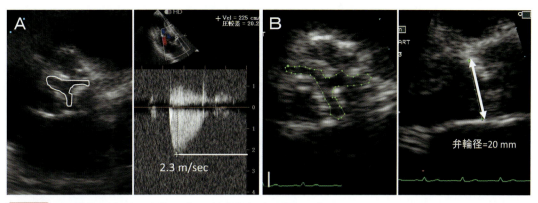

図 6-45 大動脈弁硬化（50歳代，A）と軽症狭窄（80歳代，B）
いずれも3個の冠尖が明瞭に認められる．Aは50歳代にしては狭い．ピーク流速は収縮早期にある（推定圧較差＝21 mmHg）．Bは推定圧較差＝36 mmHgであった．弁口がトレースできる症例はきわめて少ない．

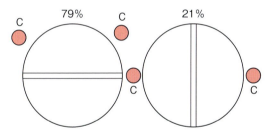

age (y)	<31	31~40	41~50	51~60	61~70	71~80	81~90	90+
no. of autopsies	130	141	288	390	741	882	351	77
bicuspid aortic valve	2	3	7	7	10	12	4	0
%	1.5	2.8	2.4	1.8	1.3	1.4	1.1	0

図 6-46 剖検による年齢別二尖弁の頻度と冠動脈入口部の位置[11]
冠動脈は同じ冠尖から起始する左図のタイプが多い．C：冠動脈

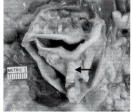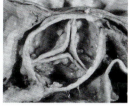

図 6-47 大動脈二尖弁（左）と三尖弁（右）の病理所見（Zaibag MAL, Duraw CMG, editors. Valvular Heart Disease. New York: Marcel Dekker Inc; 1994. p.262）
矢印は胎生期の交連部遺残組織でrapheと称される．いずれの弁にも弁腹に石灰沈着を認めるが，交連部癒合がないのが，リウマチ性弁膜症との違いである．

　リウマチ熱が減った分，また診断機器と手術手技の向上により二尖弁の診断は増えている．交連の分化が進まず，不均一な2個の冠尖で形成されるもので充分に開放しないために狭窄に至る．
　1個の交連はraphe（縫線）として遺残し，観察されることがあり（図 6-47, 6-48），ときに三弁に見えることがある．心エコー図では，拡張期短軸像で2個の冠尖がいびつなY字状にしか見えず，長軸像で収縮期ドーミングを形成していれば二尖弁である（図 6-48, 6-63 参照）．拡張期短軸像ではこのrapheが交連様に見えると二弁か三弁か判断に苦しむ．長軸像の動画で何となく"ドーミング"という先端部開放制限は意外と診断には大切である．二尖弁は20歳代から弁硬化が始まり，40歳代で石灰化が起これば弁狭窄に進行する．短軸像では前後に開く二尖弁は左右に開く弁より進行は早く，また不均一な方が進行しやすいと言われている[13]．

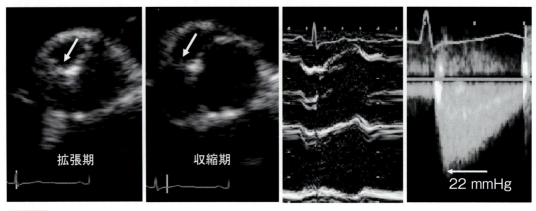

図 6-48 大動脈二尖弁による大動脈弁狭窄（40歳代女性）
推定圧較差＝22 mmHg の軽症例であった．矢印は raphe である．M モードエコーによる評価は難しい．交連部の方向，カーソルの位置，通過する弁尖の部位により決まる．動画による観察がよい．かつての M モードエコーによる拡張期弁エコーの偏位は偽陽性，偽陰性があり，今日は利用されない．

> 二尖弁の短軸像では弁先端部の弁口を捉えることはきわめて難しいので，長軸像でのドーミング像と高流速の決定で診断する．

どのような二尖弁が狭窄と閉鎖不全に分かれるのか理由は不明である．狭窄には石灰沈着が多いが，閉鎖不全例では石灰化は見られない．血行動態的負荷が不均一なために逸脱，顕性・不顕性の感染性心内膜炎が起こり閉鎖不全に至るのであろう．二尖弁の剖検では狭窄 79％，閉鎖不全 11％，正常 9％という報告がある[14]．大動脈弁の観察は経食道エコーの方がすぐれているが，それでも

> 石灰沈着が強いと弁尖の数は不明となる．手術時診断となる例がある．

なお，二尖弁置換と同時に行うバイパス手術は 26.3％と三尖の置換術 62.2％より少ない[15]が，大動脈瘤や解離の合併症は二尖弁に多い．

二尖弁のごく一部にストランド（fibrous cord，あるいは band）が附着する．断裂すると急性大動脈弁逆流を発症する[16]（図 6-65 参照）．疣腫や raphe との鑑別は困難であり，断裂前の strand は診断しがたい．

[3] リウマチ性狭窄

きわめて稀な疾患となった．リウマチ性では交連部の癒合と石灰化であるが，石灰沈着が強いと交連そのものが観察しがたいので，同時に存在する僧帽弁のリウマチ性変化にて診断することの方が多い．しかし，リウマチ性僧帽弁膜症で，長年経過観察していると硬化・変性による大動脈弁膜症が出現してくる例がある．リウマチ熱の再燃は考えにくいのでリウマチ性と硬化・変性，両成因による連合弁膜症もありうる．

6. 弁膜症を診る

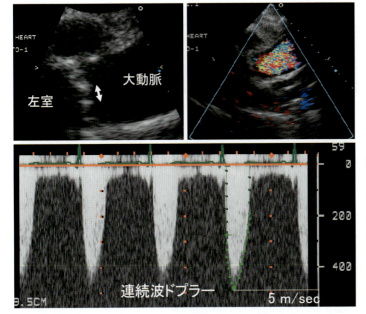

図 6-49 硬化・変性による大動脈弁狭窄

弁口面積 0.66cm², 圧較差 100 mmHg の高度狭窄であった．目視による収縮期開放制限（矢印）の評価も大切である．右上図は弁上部の乱流（モザイク）シグナルである．下図は心尖部アプローチで捉えたピーク速度を示す．

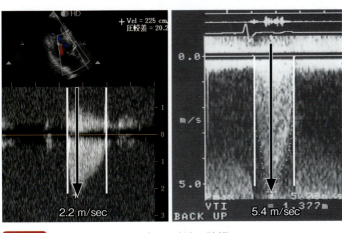 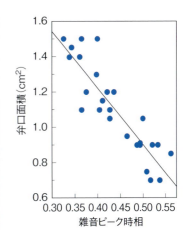

図 6-50 大動脈弁狭窄症とピーク流速の時相
重症になるほど流速は速く，雑音のピークは後ろに移動する．
（右図：福田信夫，他. 第 53 回日本心臓病学会学術集会. 2005）

［4］狭窄の重症度評価

　定量化には連続波ドプラーによる簡易 Bernoulli 式を用いたピーク流速の決定が最もよく利用される（図 6-47, 6-49, 6-51, 6-52）．ピーク流速の時相は重症ほど後ろに移動するが（図 6-50），閉塞性肥大型心筋症の流出路狭窄のように収縮期後半まで移動することはあまりない．先端部がトレースで容易な例でのみプラニメーターによる弁口面積が利用される．弁尖端部は心周期を通じて上下に移動するので短軸像で捉えるのは至難の技である（図 6-51）．
　全収縮期性に捉えたシグナルでピークを決定するためには心尖部・胸骨右縁・鎖骨上窩アプロー

3 大動脈弁膜症

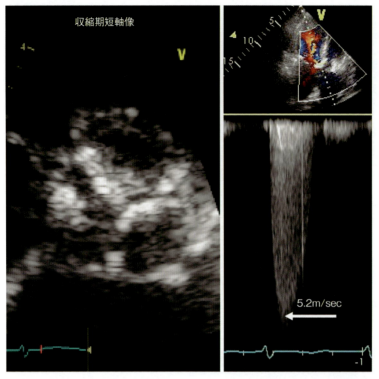

図 6-51 最重症大動脈弁狭窄症（90歳代女性）
短軸像で3弁であることはわかっても，弁口部先端を正しく捉えるのは困難である．

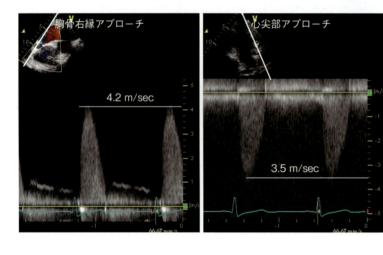

図 6-52 大動脈弁狭窄症のピーク流速決定法
ピーク流速が最大値となる断面を探す．本例では右縁アプローチで流速が正しく評価された．

チを駆使してピーク流速の最大値を採用する（図 6-52）．

> 駆出率が低下していない例の重症度評価には，弁口面積よりもピーク圧較差 $P(mmHg)=4×V^2(m/sec)$ がよく利用される．

症状があり，駆出率が正常で，弁形態から高度弁狭窄とわかれば圧較差のみで手術適応は決定可能である．収縮機能低下や心不全を併発した高度大動脈弁狭窄はピーク流速のみでは中等度の弁狭窄と診断されやすいので，注意が必要である（次項参照）．また，圧較差と一致しない心症状も要注

6. 弁膜症を診る

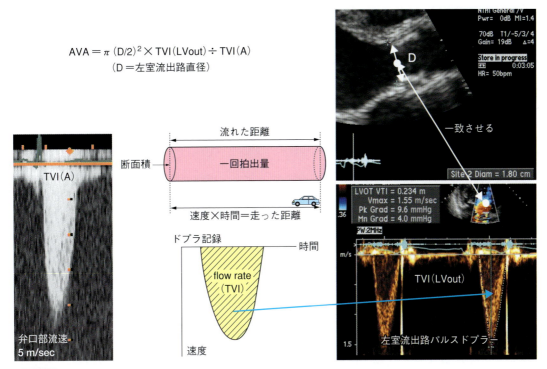

図 6-53 連続の式による大動脈弁口面積（AVA）の求め方
TVI はドプラー流速で囲まれた時間積分値である．TVI を左室流出路（LVout）と大動脈弁口（A）のピーク流速記録で求めると上記の式で算出される．D の場所は弁輪部で，ドプラー記録の部位と一致させる．

意である．

> 駆出率の低下した大動脈弁狭窄症では連続の式による弁口面積も利用する（図 6-53）．圧較差と弁エコー所見，臨床像，あるいは心カテ検査が一致しないときにも弁口面積を参考とするが，万能ではない．

ピーク流速は決定容易であるが，連続の式による弁口面積は流出路径，サンプルボリュームの位置の問題，などが誤差要因となるので数値の扱いは慎重にする．

同じ弁口面積でも左室が小さく，低心拍出量の患者では失神が出現しやすく，拡張障害（E/e' 高値）のある患者では息切れが主症状になる[17]．

なお，慢性の高血圧は心血管イベント発症因子である．高血圧の存在が大動脈弁狭窄症の血行動態と各種指標に与える影響は無視できない[18-20]．

[5] 低圧・低流量の大動脈弁狭窄（low pressure, low flow AS）[1,19]

圧較差と弁口面積は"駆出率が保たれていれば"多くの例ではある程度相関する．

> 圧較差は小さいが，高度狭窄のある場合は low pressure, low flow AS と総称される．

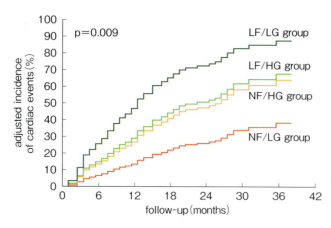

図 6-54 駆出率 55%以上の無症候性高度 AS（弁口面積＜1 cm²）を流量（35 ml/m²）と平均圧較差（40 mmHg）により分類した4群の予後[22]

LF/LG＝低流量・低圧較差（奇異性 LF・LG）群で心イベント発生率が最も高く，次が LF/HG＝低流量・高圧較差群と NF/HG＝正常流量・高圧較差群で，NF/LG＝正常流量・低流量群のイベント発生率は最も低い．

駆出率の低下した群で起きやすい現象である．一般には有効弁口面積＜1.0 cm²，左室駆出率＜40%，平均圧較差＜30 mmHg で称されることが多い[1]．
　この状況下では，
　　①高度大動脈弁狭窄症による afterload mismatch
　　②中等度-高度大動脈弁狭窄に不可逆性の心筋障害や虚血性心疾患が加わったもの
のいずれであるかの見極めが必要となるために，評価法の問題点として出てきた概念である．①は弁置換のよい適応であるが，②ならば，弁置換によっても心機能の改善は期待できないからである．
　最近はさらに以下のような low pressure AS もある．悩ましい問題となる．
　　③駆出率低下がなく，圧較差が低いのに高度な弁狭窄
このような一群の存在がある[21]．

> 駆出率 50%以上，弁口面積 1.0 cm²以下，平均圧較差 40 mmHg 未満は paradoxical low flow, low gradient AS と言われている[22,23]．

　このような症例の多くは心筋の肥厚はあるが，左室拡張を見ず（左室拡張末期径 47 mm 未満），一回拍出量が少ない（35 ml/m²未満）タイプで，長軸方向の僧帽弁輪運動低下が特徴という[21]．心筋生検，MRI による検討では心内膜の線維化が見られる．後負荷と壁応力の増大のために心筋は不可逆性で，術後成績は不良という．MRI で観察される midwall fibrosis は本症の予後予測因子であると言われている[24]．本病態の予後は圧較差の大きい高度狭窄より予後は悪いとされている[25,26]（図6-54）．
　しかし，わが国ではこの paradoxical low gradient severe AS は flow の如何を問わず，高度圧較差の重症例に比較して予後はよいとする報告がある[27]．

■解剖学的弁口面積と機能的弁口面積
　我々が弁膜症で知りたいのは弁置換によって臨床症状や予後が改善するか否かの判定である．すなわち解剖学的面積である．可動性が失われている高度狭窄ではどのような状況でも弁口面積は小さいままであるが，

6. 弁膜症を診る

> 中等度の，まだ弁に可動性が保たれている弁はそのときの血行動態に応じて弁口面積は変化しうる，のが基本的考え方である.

ドプラー法による流速と圧較差は血流依存であるが，連続の式で求められる弁口面積は流量とは比較的独立した指標である[1].

すなわち，中等度の大動脈弁狭窄症では心筋梗塞や心筋障害による心不全が加わると弁口部流速は低下するので弁口面積は小さく計算される. 健康な人が突然，出血，低血圧，ショックになれば弁口面積は小さくなると思われるが弁狭窄とは言わない. これは機能的弁口面積であろう.

この判定法の1つが運動かドブタミンによる負荷ドプラーである. 心筋障害がなければドブタミン投与で心機能は改善し，可動性のある弁はよく開き，圧較差があまり変化しないまま弁口面積は $0.2 \mathrm{cm}^2$ 以上大きくなるか，あるいは $1 \mathrm{cm}^2$ 以上になる. 心拍出量は増加すれば，弁狭窄は重症でないと判定できる. 重症の狭窄であれば拍出量や圧較差が増加しても弁はすでに目一杯に開いているので弁口面積は変化せず重症ということになる. 弁置換で予後の改善が期待される. 心筋障害の加わった心筋予備能力のない心臓ではドブタミン負荷でも拍出量の増加は得られず（20%以下）弁置換，内科治療いずれでも予後は悪いことになる[28].

［6］臨床像，心カテーテル，心エコードプラー所見の不一致

ACC/AHA ガイドライン[29]では臨床像と心エコードプラー所見が一致するときは心カテ検査は必要ではない. 心カテ検査を施行すると不一致の起こることが多い.

〈1〉駆出率が保たれている状態で，心不全がないのに $4 \mathrm{V}^2$ による圧較差は小さいが，弁口面積が狭く計測される場合，あるいは，圧較差，弁口面積から重症と思えないが，症状が強い場合である. 最も多い状況である. 心エコードプラーでの再検査・再計測でも同じ評価なら，臨床的判断の根拠の再検討が必要である. 不整脈，頻脈，貧血，呼吸器疾患，下肢疲労，肥満でも息切れは起こる. 合併症の検索も行う.

〈2〉心エコードプラー検査では圧較差は重症だが，心カテーテル検査では圧較差が小さい. 左室と大動脈の同時圧を記録すると心カテによる圧較差の方が低く出る傾向にある.

一般には不一致の原因として以下の場合がある.

①ドプラー記録と心カテ検査が同時でない

呼吸，体位，血圧，薬剤，心拍数などの影響もあろう. 心エコー図検査は症状のあるときに施行されるが，一般には心カテは症状がよくなって施行される.

②心カテ圧での圧較差を peak to peak で評価すると，ドプラー評価による瞬時圧較差に較べて（図 6-55）低くなる.

③圧回復現象 pressure recovery の考え方（図 6-56）

大動脈圧は弁直上で乱流エネルギー発生のためにエネルギー損失が起こり最下点に達して弁から離れるのに従って回復する. 心カテーテルで捉えるのはやや回復した時点であり，ドプラーのような最下点の圧を反映していないために，たとえ瞬時圧較差でも低めに計測される. 上行大動脈径が小さいと圧回復の程度は大きくなり圧較差はより小さくなる.

JCOPY 498-03789

161

3 大動脈弁膜症

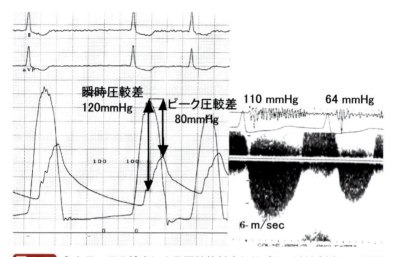

図 6-55 心カテーテル検査による圧較差(左)とドプラー流速(右)との関係（同一例）

左室圧と大腿動脈シース圧（時相の遅れがある）の同時記録である．本例では両者はほぼ一致している．ドプラーによる計測は瞬時圧較差（instantaneous PG）である．peak to peak の圧較差は過小評価となる．カテ圧，ドプラーともに心房細動では1拍ごとに圧較差は変動しており，重症度誤認の一因ともなる．

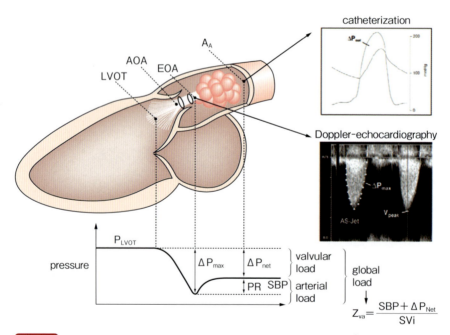

図 6-56 大動脈弁狭窄における圧回復現象と弁動脈インピーダンス[20]

狭窄弁通過直後に圧エネルギーは流速エネルギーに変換されるが，拡大した上行大動脈内で乱流エネルギーが生じるために一過性の圧低下を招くと言われる．この圧最下点はドプラー流速に反映されるが，心カテーテルによる圧記録はその少し上部と言われている．

6. 弁膜症を診る

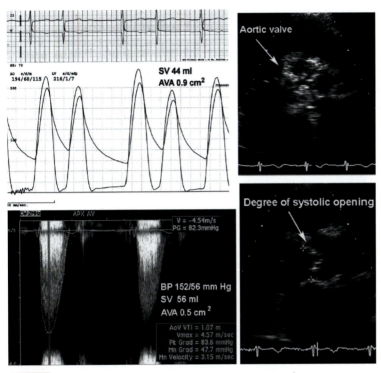

図 6-57 高血圧の合併した大動脈弁狭窄症（82歳男性）[19]
心カテ時は BP 194/60 mmHg で，圧較差＝30 mmHg 前後，弁口面積＝0.9 cm² であったが，心エコー検査時は BP 152/56 mmHg で，それぞれは 82 mmHg，0.5 cm² であった．圧回復現象と高血圧の影響による．大動脈弁狭窄は血圧コントロール後の方が正しく評価される．

④高血圧の存在

かつて，低血圧と小さい脈圧は高度大動脈弁狭窄症の徴候と言われていた．しかし，大動脈弁狭窄の 30〜35％に高血圧が合併する[19]．高血圧は圧負荷を惹起し，大動脈弁狭窄の増悪因子である．高血圧＋高度狭窄に合併する失神発症ではやはり降圧すべきとある[30]．

心カテーテル検査に限ったことではなく，検査時に血圧が高くなっていれば弁狭窄は過小評価される（弁口面積は大きくなる）．ある弁口面積では体血管のコンプライアンスが低下すると流速と圧較差は低くなる．後負荷増大で弁は大きく開き，一回拍出量は増加する．これは動物実験でも確かめられている[32]．体血管の抵抗を上げると圧較差と弁口面積はより重症になる[33]，あるいは一定の傾向を示さない[34]，とも言われている．大動脈弁狭窄では handgrip や squatting で血圧を上げると収縮期雑音の音量が小さくなるか，不変であることから dynamic auscultation として僧帽弁閉鎖不全（本症では雑音は大きくなる）との鑑別に利用されてきた手法である．

> 高血圧を合併した大動脈弁狭窄症の重症度評価は降圧後に行うべきとする意見[19,32]がある（図 6-57）．

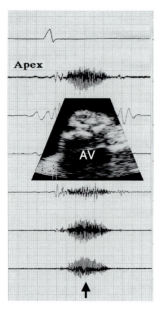

図 6-58 楽音様雑音を有する石灰化大動脈弁狭窄の短軸像
大動脈弁は重症狭窄であった．心基部で荒々しく，心尖部では規則正しい振動を有する楽音様雑音（矢印）が聞かれた（Gallavardin 現象）．本例では僧帽弁逆流と大動脈弁細動は観察されていない．

⑤心房細動例での評価

流速と圧較差は1拍ごとに変動する（図 6-55 参照）．とくに RR の変動が大きい例では測定する心拍により大きく変化する．

[7] 楽音様雑音と大動脈弁狭窄（図 6-58）

中等度以上の石灰化大動脈弁狭窄例の一部で心尖部に僧帽弁逆流がないのに楽音様雑音を聴取する症例がある．心基部で同時に荒々しい雑音を聞くときは Gallavardin 現象と言われている．石灰化を免れた一部の冠尖が振動して共鳴するのか，いまだに音源は同定されていない．僧帽弁逆流の合併ではない．前胸部すべてで楽音様雑音を聞く例もある．治療方針が異なるのではなく，聴診という長い歴史のある診断法で注目されてきただけである．

[8] 合併する僧帽弁閉鎖不全と大動脈弁閉鎖不全の評価

高度な左室内圧の上昇は僧帽弁逆流を発生，あるいは悪化させる要因である．機能性僧帽弁逆流は少ないが，心房細動が合併すると弁輪拡張による逆流が発生する．大動脈弁置換術のみでも左室圧が下がれば心機能の回復にて逆流は消失，軽減することがあるので充分な見極めが大事である．僧帽弁に器質的変化がなく，中等度以上の僧帽弁逆流シグナルがなければ僧帽弁手術の適応は慎重に決定する．

> 大動脈弁狭窄に合併する僧帽弁逆流の評価は逆流シグナル動態だけでなく心雑音や左室径，左房径，心房細動も参考にして決定する．

持続の短い僧帽弁逆流シグナルは軽症と判断できる．
多少なりとも大動脈弁逆流は大動脈弁狭窄に合併する．弁逆流があると圧較差は高くなる[35]．弁

狭窄が中等度であっても中等度逆流が合併していれば，症状と左室径を勘案して弁置換の適応を決める．症状のない中等度狭窄兼閉鎖不全ではピーク流速 4 m/sec 以下なら，予後はよいと言われる[35].

［9］S 字状中隔，閉塞性肥大型心筋症，discrete 型弁下狭窄，左室中部閉塞との鑑別，あるいは合併の診断

念頭にないと見落としやすい疾患である．とくに，観察困難な例で弁エコーを軽視して連続波ドプラーのみに終始していると誤認する．とくに S 字状中隔は高齢者によく見られる病態（294 頁参照）で大動脈弁狭窄にも合併するので注意する．

> 有意な大動脈弁狭窄には収縮期弁細動は出現しない．

原則である．M モードエコー記録の習慣があると誤認しない．大動脈弁膜症の弁置換術後に弁下狭窄が発症することがある（209 頁図 6-102 参照）．急激な左室腔の縮小と改善した左室の収縮機能が関与するが，術前に意識されなかった S 字状中隔の存在も誘因となる．

［10］弁置換の適応

大動脈弁置換術の際は同時に 40～60％の例で冠動脈バイパス術が施行されるので，高齢者では正常心電図，正常左室壁運動であっても術前の冠動脈造影検査は必須となる．

症状のある高度狭窄弁置換は絶対適応 Class I で，中等度狭窄は Class IIa である（図 6-59）．突然死の発生率は年 1％以下なので，予防のためだけの手術は行わない[29].症状があれば駆出率 50％未満も適応である（IIa)[29].臨床像の把握はデータ以上に必須である．AHA/ACC ガイドライン[29]でも ESC/EACTS ガイドライン[36]でも適応に大きな違いはない．

表 6-9 重症大動脈弁狭窄の判定

	Oh JK, et al[37]	AHA/ACC[29]	EACVI/ASE[2]
ピーク流速（m/sec）	≧4.5	≧4	≧4
平均圧較差（mmHg）	≧50	≧40	≧40
弁口面積（cm^2）	≦0.75	≦1.0	<1.0
弁口面積（cm^2/m^2）	（—）	≦0.6	<0.6
流出路/弁口部流速比	≦0.25	（—）	<0.25

表 6-10 わが国と EACVI/ASE による中等度弁狭窄

	わが国[38]	EACVI/ASE[2]
1．ピーク流速（m/sec）	3.0～4.0	3.0～4.0
2．平均圧較差（mmHg）	25～40	20～40
3．弁口面積（cm^2）	1.0～1.5	1.0～1.5
4．弁口面積（cm^2/m^2）	（—）	0.60～0.85
5．流出路/弁口部流速比	（—）	0.25～0.50

3 大動脈弁膜症

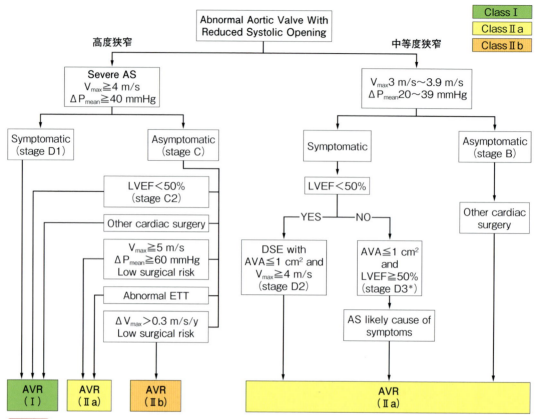

図 6-59 大動脈弁狭窄症の手術適応[29]
最新のガイドラインでは AS の診断はまず弁の開放制限を前提に流速にて評価する．
ピーク流速 4 m/sec 以上の高度であれば手術に弁口面積は考慮されない．

重症大動脈弁狭窄の弁口面積には $\leq 0.75\ cm^2$ と $\leq 1.0\ cm^2$ の考えがある（表 6-9）．$\leq 0.6\ cm^2/m^2$ とも言われる．わが国では体格の問題か以前は $0.75\ cm^2$ 以下であったが，最新のガイドラインでは $1.0\ cm^2$ 未満を重症とする（表 6-10）．ピーク流速 $>5.0\ m/sec$[29]，あるいは $>5.5\ m/sec$[39] は very severe AS と言われる[31]．5.5 m/sec 以上の無症候性狭窄では 2 年以内のイベント発生率は 75％に上る[39]．

大動脈弁狭窄症にかぎらず，重症度評価における "中等度" には軽症に近い場合と高度に近い場合がある．"高度" に近い中等度狭窄を見落とさないようにすべきである．実際の臨床の場面で最も悩ましいのは駆出率の低下傾向や非典型的心症状のある中等度大動脈弁狭窄症の扱いである．

駆出率低下がないときは，症状，ピーク流速（あるいは平均流速）で手術を決め，弁口面積は参考所見であろう．しかし，流速が中等度で，駆出率低下も中等度のときの弁口面積は慎重に決定しなければならない．長軸方向の kinetics（弁輪速度，最近はストレイン）や心筋線維化，石灰化スコア，BNP（NT-ProBNP）も参考となるという．

なお，最近は次項で述べる経カテーテル大動脈弁留置術（TAVI）が普及してきたので高度〜中等度リスクのある症例では弁置換術から TAVI に移行しつつある（図 6-61 参照）．

以下のような左室と動脈の負荷やエネルギー損失を考慮した指標もある[20].

①動脈コンプライアンス（systemic artery compliance：$SAC = SVI/SBP - DBP$）

（重症は＜$0.6\,\mathrm{m}l/\mathrm{mmHg/m^2}$）

②体血管抵抗（systemic vascular resistance＝$80 \times MBP/CO$）（重症は＞$2000\,\mathrm{dyne/sec/cm^5}$）

③弁動脈インピーダンス（$Zva = (SBP + \mathit{\Delta}Pnet)/SVI$）

（重症は＞$4.5\,\mathrm{mmHg/m}l/\mathrm{m^2}$）（図 6-56 参照）

④energy loss index（$ELI = EOA \times Aa/(EOA - Aa)/\mathrm{m^2}$）（重症は＜$0.5 \sim 0.6\,\mathrm{cm^2/m^2}$）

$\mathit{\Delta}Pnet$：心カテによる圧較差，SBP：収縮期血圧，SVI：一回拍出量/体表面積，CO：心拍出量，EOA：連続の式で求めた有効弁口面積，Aa：STJ より 1 cm 下方で求めた大動脈断面積

いずれの指標も駆出率は考慮されず，③，④は圧回復現象を考慮した指標である.

手術は図 6-59 を参考とする[29]. しかし，ピーク流速 3 m/sec が中等度狭窄というのは実臨床では合わない.

ピーク流速と弁口面積に不一致があると測定誤差の可能性も加わり，悩ましくなる（low pressure AS）. その他に，左室径，壁厚，駆出率，僧帽弁流入ドプラー波形，三尖弁逆流があればピーク流速による肺高血圧の有無，も参考とする. ときには経食道エコー法による弁評価も必要となる. 自覚症状と一致すればあまり問題はないが，病歴や過去のデータがあれば推移，進行度も参考にすべきである.

もちろん，"予後としての重症度"には上記の弁狭窄だけでなく，

年齢，心房細動，肺高血圧，虚血性心疾患，脳血管障害，呼吸器疾患の有無も考慮すべきである.

高齢者置換術例の数％以下に見られる術中・術後の脳血管障害は大きなリスクである.

なお，最近，自己心膜を用いた大動脈弁形成術が試みられている[38,40]. 硬化・変性弁，二尖弁だけでなく，大動脈弁閉鎖不全例でも施行されている. 抗凝固薬が不要というメリットがあるが耐久性についてはこれからの問題である.

■ 極小弁輪に対する手術

体表面積に対して小さい人工弁を置換したときに術後の圧較差が軽減しないことがある（PPM，206 頁参照）. このために有効弁口面積 $0.85\,\mathrm{cm^2/m^2}$ 以上の弁が推奨されていたが議論も多い[38]. 小柄な，弁輪径の小さい高齢者の弁置換手術は注意を要する. 極小弁輪については弁輪拡張，弁輪上への置換，基部置換の併用が試みられている.

［11］経カテーテル大動脈弁留置術，または置換術 transcatheter aortic valve implantation or replacement（TAVI or TAVR）（200 頁図 6-88 参照）（図 6-60）

弁置換術不可能例，あるいは弁置換が高リスクとなる例に対して 2002 年，フランスでの報告に始まる比較的新しい治療法である[41-44]. 高齢（多くは 80 歳以上）の frailty（虚弱），慢性閉塞性肺疾

3 大動脈弁膜症

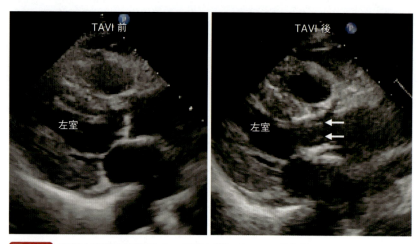

図 6-60 高度大動脈弁狭窄症（90歳代女性）のTAVI前後像
いずれも収縮期の長軸像である．ピークは流速 4.9 m/sec（弁口面積 0.7 cm^2）から 2.8 m/sec に改善した．右図の小さい矢印は人工弁尖である．

患，冠動脈バイパス術後例，porcelain（全周性石灰化）大動脈，などを勘案した症例が適応となり，わが国では 2013 年 10 月から保険償還され，急速に広がりを見せている[45]．ハイブリッド室とハートチームによる治療が不可欠なのでわが国では施設認定基準がある．アプローチは動脈の太さと形状により，頻度としては経大腿動脈＞経心尖部＞その他（経大腿動脈・鎖骨・腸骨動脈）が用いられる．高度狭窄で弁置換が行われる例と手術不適例は同数というデータ[46]からもわかるように，TAVI の恩恵を被る患者は増えてきた．かつては 30 日以内の死亡率 6～10%[43]，3 年生存率 51%[44]と言われていたが，最近ははるかに改善されて 30 日以内の全死亡率 1.5%，1 年で 7.5%，30 日以内のペースメーカー留置例 5.4%，脳血管障害度 2.3%，冠動脈閉塞によるインターベンション 1%[47]である．1 年後の死亡率 5.2%，中等度以上の弁周囲逆流 paravalvular leak（PVL）1.2%，脳血管障害 3.5%，という報告もある[48]．注意すべきその他の合併症は，弁輪破裂，心室穿孔，TAVI 後血栓弁[49]である．中等度以上の弁周囲逆流は予後を決めると言われている．わが国で使用されている TAVI 弁はバルーン拡張型の SAPIEN 3（ウシ心膜）と自己拡張型の CoreValve Evolut R®（ブタ心膜）（200 頁図 6-88 参照）である．普及とともにカテーテルは細くなり，周囲逆流の軽減のために下部にスカートのついた改良弁となり，欧米の適応は中等度リスク例にも広がりを見せて，予後は手術による弁置換と遜色はなくなりつつある[48,50]．

合併症防止のためには血管造影，経食道エコー，造影 X 線 CT，3D エコー法を加えた正確な弁輪径，Valsalva 洞径，弁性状，石灰沈着の場所と大きさ，冠動脈入口部の位置，など大動脈弁複合体だけでなく STS スコア，Euro スコア，などによる全身のリスク評価は不可欠である．

開心術がリスクとなる症例では本法は積極的に検討されるようになった．現在，TAVI の適応は図 6-61 のようになっている．日本でも弁置換が中等度リスクとなる症例に適応は拡大されつつある．

■ 合併症

術後の paravalvular leak は稀でない．術後の予後を決める一つの因子なので中等度以上の leak

6. 弁膜症を診る

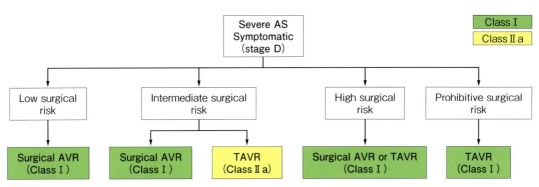

図 6-61 TAVR（TAVI）の適応（2017 AHA/ACC focused update of the 2014 AHA/ACC guidelines）
高度 AS の弁置換が高リスクのため不適で，かつ，1年以上の生存率が期待できる症例では TAVR が施行される．

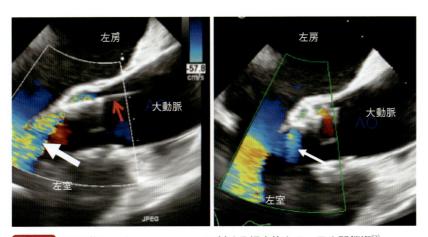

図 6-62 TAVI 後の paravalvular leak に対する経皮的カテーテル閉鎖術[52]
leak 部を通過したカテーテル（赤矢印）で閉鎖後，高度大動脈逆流は trivial となった（白矢印）．

に対しては，最近，侵襲度の低いカテーテルによる閉鎖術が試みられている[51]（図 6-62）．

その他のきわめて稀な合併症は 0.5％に発生する左右短絡である[53]．部位には心室中隔レベル（61％），大動脈-右室（25％），大動脈-右房，左房がある．術後 7〜30 日目に診断され，心不全発症にて閉鎖術が施行される．

B 大動脈弁閉鎖不全 aortic regurgitation（AR）

> 逆流シグナルは，若年健常者では稀であるが，50 歳代以上では稀でなくなる．

有意な逆流は当初，左室の拡張と収縮期圧上昇による一回拍出量の増加で代償するが，経過とともに大動脈拡張期圧低下（脈圧の上昇），駆出率の低下を招き，左室拡張期圧は上昇する．壁肥厚は

3 大動脈弁膜症

目立たないが、存在すれば合併する高血圧や弁狭窄の関与もある。最終的には左房圧・肺静脈圧が上昇して息切れが発生する。肺高血圧まで至るのはかなり進行した病態が急性閉鎖不全で、僧帽弁膜症に比較すると肺高血圧まできたす例ははるかに少ない。逆流の存在は冠動脈灌流低下を招き、左室拡張とあわせて心筋虚血、胸痛の要因ともなる。上行大動脈の拡大は逆流の結果か合併する大動脈疾患か、見極めが大切である。

> 大動脈弁逆流を観察したときは弁そのものの障害によるのか、弁輪・大動脈拡大・解離か、の鑑別は重要である。

　僧帽弁疾患と異なり、大動脈弁膜症は症状発現後の進行が早い。症状の出現は弁置換を考慮する時期でもある。手術のタイミングを逸してはならない。

　急性心不全で発症して、治療とともに、雑音が聞かれるようになる高度大動脈弁閉鎖不全がある。もともと心筋障害があったのか、大動脈弁閉鎖不全の代償不全期か、新たに感染性心内膜炎による急性逆流が加わったかは大きな問題である。

■aortic valvar complex（大動脈弁複合体）

　大動脈弁逆流も僧帽弁の mitral complex と同様、左室、大動脈弁輪、Valsalva 洞、STJ（sino-tubular junction）、などからなる aortic valvar complex を考慮すべきという報告がある[54,55]。3D 心エコー法や経食道エコー法により詳細な構造が観察されるようになったことと、手術手技向上や TAVI 導入の影響もあろう。

［1］ 成因

　原因は大動脈弁狭窄と異なり、稀なものまで含めるときわめて多彩である[38]（表 6-11）。日頃よく遭遇する弁膜症の種類は少ない。

> 四大成因は硬化・変性、二尖弁、感染性心内膜炎、人工弁機能不全（paravalvular leak）である。

　日本循環器学会の 2012 年ガイドラインによれば（表 6-11）[38]、大動脈弁閉鎖不全の成因に"加齢変性による石灰化"があるが、石灰化はむしろ高齢者大動脈弁狭窄症の特徴である。日頃の経験では石灰沈着はあっても小さくて目立たない高齢者大動脈弁逆流がはるかに多い。高齢者に見られる AR の成因として以前、arteriosclerotic AR、hypertensive AR、functional AR、isolated AR が報告されていた[56]。わが国では Sugiura らが 1969 年、リウマチ性や炎症性を除いて、高齢者剖検例 122 例の degenerative（変性型）AR を報告しており[57]、それによれば所見として右冠尖下垂（59.6%）、弁尖石灰化（47.5%）、弁尖短縮（36.1%）、弁輪拡張（10.7%）、である。右冠尖下垂は後に述べる bending（174 頁図 6-66 参照）との関連が示唆されるが詳細は不明である。268 例の単独弁逆流で弁置換に至った 2006 年の米国の報告[58]は valvular と nonvalvular に分類し、valvular の成因では infective endocarditis 17%、bicuspid 22%、rheumatic 疑い 3%、となっている。この論文では成因不明（unclear）が 34%（91 例）と最も多い。この群の年齢は 50〜84 歳（平均 66 歳）と最も高齢であり、高血圧は 91% に合併し、29% には小さい弁の石灰沈着があり、51% は冠動脈バイパス術を同

表 6-11 大動脈弁閉鎖不全症の原因

- 大動脈弁自体の病変
  - 先天性二尖弁・四尖弁
  - リウマチ性
  - 感染性心内膜炎
  - 加齢変性による石灰化
  - 粘液腫様変化
  - 心室中隔欠損症
  - バルサルバ洞瘤破裂
  - 外傷性
  - 開窓部（fenestration）の破綻
  - 高安病（大動脈炎症候群）
  - 強直性脊椎炎
  - 全身性エリテマトーデス
  - 慢性関節リウマチ

- 大動脈基部の異常
  - 加齢による大動脈拡大
  - 結合織異常（Marfan 症候群, Ehlers-Danlos 症候群, Loeys-Dietz 症候群）
  - 大動脈解離, 限局解離
  - 巨細胞性動脈炎
  - 梅毒性大動脈炎
  - ベーチェット病
  - 潰瘍性大腸炎関連の関節炎
  - Reiter 症候群
  - 強直性脊椎炎
  - 乾癬性関節炎
  - 再発性多発軟骨炎
  - 骨形成不全症
  - 高血圧症
  - ある種の食欲抑制薬

〔循環器病の診断と治療に関するガイドライン（2011 年度合同研究班報告）. 弁膜疾患の非薬物治療に関するガイドライン（2012 年改訂版）. http://www.j-circ.or.jp/guideline/pdf/JCS2012_ookita_h.pdf（2015 年 3 月閲覧）〕

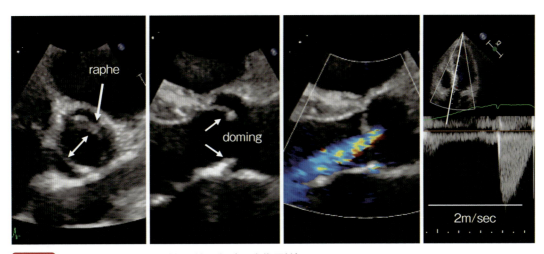

図 6-63 大動脈二尖弁の大動脈弁閉鎖不全（30 歳代男性）
短軸像での二尖弁と raphe（縫線）, 長軸像での収縮期 doming 像, にて診断する. ピーク圧較差は 16 mmHg で, 逆流と狭窄はいずれも軽度であった.

時に受けている.
　AR の最も多い成因としては日常の経験からは"硬化・変性"か"加齢変性"が最も受け入れやすい.
　大動脈二尖弁による逆流（図 6-63）は稀ではない. 二尖弁が狭窄や逆流に至る機序は不明である. 弁狭窄を含めた大動脈弁膜症の弁置換 600 例での成因検索[59]では, リウマチ, 硬化・変性, 二尖弁, それぞれが 1/3 を占めている. 二尖弁のすべてが弁障害をきたすわけではないと思われる. 石灰沈

3 大動脈弁膜症

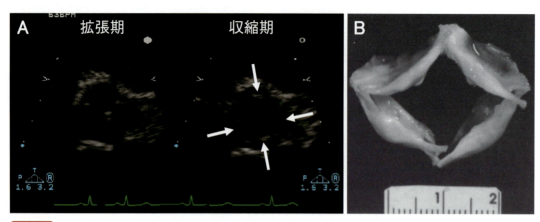

図 6-64 大動脈四尖弁の短軸像（A：60歳代女性）と文献上の切除標本[58]（B：50歳代女性）
左図はルチン検査で発見された四尖弁である．わずかな逆流が見られた．

着のない二尖弁の一部が逆流を惹起する．30%には逸脱をみ，しかも大きい冠尖が逸脱するという[60]．

四尖弁はきわめて稀で，典型例の短軸像では四葉のクローバーのようである（図 6-64）．連続心エコー図検査 13805 例中 6 例（0.043%）と言われている[61]．

■逸脱による大動脈弁閉鎖不全

粘液腫様変性は僧帽弁よりはるかに少ない．ルチンの心エコー図検査では頻度 1.2%[62]で，きわめて稀である．大動脈弁閉鎖不全 243 例中 8.6% とする報告もある[63]．逸脱そのものは二尖弁のほか，稀なリウマチ熱[64]，大動脈解離，心室中隔欠損，などにも合併する．

支持を失った，あるいは脆弱化した弁は高圧系から低圧系に偏位する．画質の向上した今日，"形態学的逸脱"は容易に観察されるようになってきた．"形態学的逸脱"のみは必ずしも成因に迫るものではない．

> 僧帽弁の変性は逸脱と同義語に近く使用されるが，大動脈弁での変性は"逸脱"というより"硬化・変性（線維性変化）"に近い．

［2］急性大動脈弁閉鎖不全

急性の大動脈弁閉鎖不全には感染性心内膜炎，上行大動脈瘤・解離，Behçet 病や大動脈炎症候群などの炎症，人工弁機能不全がある．左室拡張が進まない段階での急性心不全，肺うっ血が特徴である．さらに稀なものは大動脈二尖弁の raphe と sinotubular junction を結ぶストランド，fibrous cord あるいは anomalous cord と言われる組織の断裂である[16,65-68]（図 6-65）．断裂しないで慢性閉鎖不全の経過をとる症例もある[67]．断端エコーが疣腫に類似するために炎症所見のはっきりしない感染性心内膜炎と誤認される．術前診断は困難である．

急性大動脈弁閉鎖不全の心エコー図所見は左室拡張期圧が急速に上昇して左房圧を凌駕するために僧帽弁の早期閉鎖が起こり，拡張期僧帽弁逆流が発生する[69]．この現象は AR で見られやすい

6. 弁膜症を診る

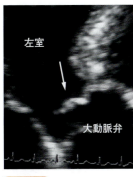
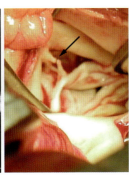
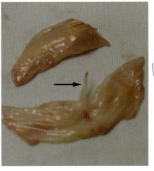
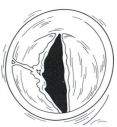
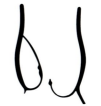

図 6-65 大動脈二尖弁のストランド断裂による急性大動脈弁閉鎖不全の一例[66]と模式図（右端[67]）
発熱と炎症所見の明らかでない疣腫と考えたが，手術所見（断裂部を寄せて撮影）では raphe 部から大動脈基部に及ぶ紐状構造物（ストランド）の断裂であった．組織所見から感染は否定された．

PQ 延長がなくても観察される．左室拡張期圧がさらに大動脈圧を凌駕すれば大動脈弁の拡張期早期開放も起こる．かつては M モードエコー法で容易に記録された．

［3］大動脈弁の形態

> 高年者の硬化・変性による閉鎖不全は弁に肥厚以外に大きな変化が観察されないのに逆流が目立つという特徴がある．石灰沈着はあっても軽度である．一部に右冠尖の bending がある（図 6-66）．

硬化・変性による弁逆流は冠尖の肥厚や変形による閉鎖縁の接合不全が関与しているのであろうが，逆流が強いわりには変化が少ないのが特徴である．かつて，原因不明とされた理由も納得が行く．弁硬化は無冠尖に多いという報告がある（26 頁参照）．しかし，高齢者では逆流ジェットが流出路の中央を通り，偏位しない例があるという事実からも，弁障害が局所的に偏在するとは考えにくい．

手術となった硬化・変性の大動脈弁閉鎖不全例では 71％に右冠尖の変形が見られるという報告がある[70]．右冠尖による逆流は僧帽弁前尖に沿う（図 6-66）ので僧帽弁の拡張期細動が観察される．この所見（ひきつれ）は最近，"bending" として症例報告されている[71,72]．先に述べた Sugiura らの右冠尖下垂[57]との異同は不明である．硬化・変性 AR で右冠尖の変形と僧帽弁前尖に沿う逆流はこの病態の可能性が多分にある．

Carpentier の僧帽弁疾患と同様に大動脈逆流弁の形態を手術所見と経食道エコー法で分類する試みがある[73]．手術手技上，参考となる分類法である．

  Type 1: Enlargement of the aortic root with normal cusps
  Type 2: Cusp prolapse or fenestration
  Type 3: Poor cusp tissue quality or quantity（retraction, endocarditis）

Type 1 は機能的大動脈弁閉鎖不全であり，弁の器質的障害は Type 2 の逸脱と穿孔，Type 3 の弁退縮，石灰化，疣腫，である．この分類に従えば図 6-66 は Type 2 の逸脱になる．

3 大動脈弁膜症

A. 経胸壁エコー   B. 経食道エコー

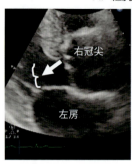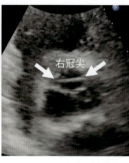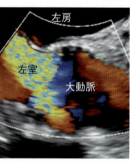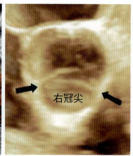

図 6-66 右冠尖の bending による大動脈弁閉鎖不全症の二例

いずれも硬化・変性弁である．A：僧帽弁前尖に沿う中等度逆流例（50歳代男性）であった．長軸像では右冠尖は逆3の字に見える．胸骨左縁短軸像では瞬間的に1コマのみ記録された bending．B：手術確認例（文献 71 から引用）である．僧帽弁前尖に沿う逆流が特徴である．

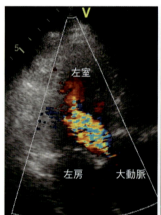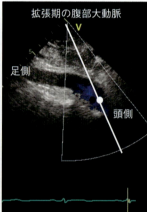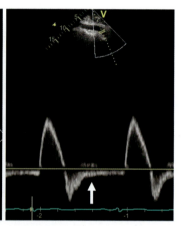

図 6-67 中等度大動脈弁閉鎖不全症の腹部大動脈ドプラー

腹部大動脈での拡張期血流の逆転（矢印）は大動脈造影では 3/4 度以上の所見である．

> 経胸壁エコーによる大動脈弁の観察には限界がある．二尖弁を含め，弁の動態を見るには経食道アプローチがすぐれている．

　弁逆流が中隔に向かえば中隔に，後方に向かえば僧帽弁前尖に拡張期の振動が観測される．これはMモードエコー法全盛の時代，診断に利用されていた所見である．

　二尖弁は閉鎖時の1個の交連（短軸像）と収縮期ドーミング（長軸像）にて判断する．石灰沈着を見るのは狭窄弁である．Mモードエコー法によるかつての弁の拡張期偏位は通過するビームの方向に依存するので診断的ではない．

　圧負荷が一様でないことからくる不均一な弁の逸脱と接合不全，ないし顕性・不顕性の感染性心内膜炎が発生因子であろう．大きい方の冠尖が逸脱しやすいが，ビーム方向による見かけ上の逸脱もある．弁が均一に見えても二尖弁の逆流は偏位しやすい印象がある．

6. 弁膜症を診る

A. 大動脈弁輪拡張症（AAE）　　　B. 感染性心内膜炎

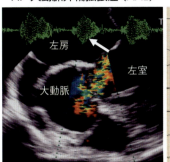
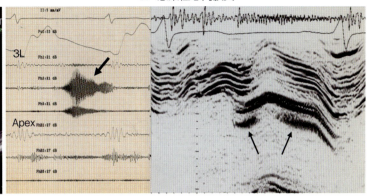

図 6-68　楽音様雑音（矢印）を呈した大動脈弁閉鎖不全の二例（B：羽田勝征. 聴診でここまでわかる身体所見. 東京：中山書店；2010）
いずれも dove coo murmur（太矢印）と言われるものであった. B の M モードエコーでは大動脈弁疣腫エコーの拡張期に規則正しい振動（細矢印）が記録されている. 3L：胸骨左縁第 3 肋間からの心音図記録

弁尖に付着して浮遊，振動する異物はまず疣腫であり，感染性心内膜炎を考える．稀なものは前述した fibrous band の断裂である．

> 若年者で見られる大動脈弁閉鎖不全の多くは二尖弁か AAE，Marfan 症候群，あるいは感染性心内膜炎である．

　大動脈弁の交連部癒合にてリウマチ性と診断できる例は少ない．大動脈弁単独のリウマチ性弁膜症は経験がない．リウマチ性僧帽弁膜症に合併する大動脈弁閉鎖不全の成因は慎重に検索する．高齢者では動脈硬化性逆流が合併するからである．なお，経胸壁から逆流の評価が不充分なときは心窩部アプローチで腹部大動脈内の逆流ドプラーを見る方法がある（図 6-67）．
　経験的には非リウマチ性の一部に楽音様雑音を聴取する症例がある（図 6-68）．パルスドプラー法ではこの領域で縞模様のシグナルが記録される（zebra sign）．カラードプラー法では CD stripe が観察される[74]．大動脈弁閉鎖不全例の中隔でこの共鳴（共振）現象を curved M-mode strain イメージングで捉えた症例報告がある[75]．

■大動脈弁の拡張期細動

　健常弁では拡張期には細動を見ない．動画中心の昨今，あまり強調されない所見である．かつての M モードエコー法全盛の時代，弁の拡張期細動は感染性心内膜炎[76]や floppy valve[77]による弁の脆弱を反映する高度逆流の所見と強調されていた．大動脈弁に付着する疣腫は拡張期に流出路に逸脱するので，M モードエコー法のみでは弁の細動と誤認することがあった．

[4] 大動脈径の計測

　弁輪径，Valsalva 洞径，その上方の径は大切な指標である（247 頁図 8-16 参照）．STJ（洞管部）は同定不能な例も結構ある．逆流があり，Valsalva 洞や上行大動脈の大きいときは，①弁逆流によ

3 大動脈弁膜症

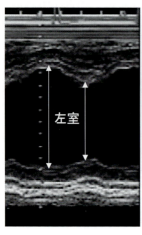
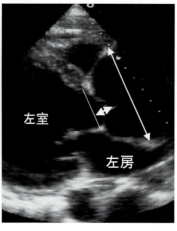

図 6-69 上行大動脈瘤による STJ の拡大と弁逆流

弁輪面から接合部までの高さ（矢印, coaptation height）は逆流評価の指標になる．STJ の拡張ではこの高さは高くなり, 弁輪拡張では低くなる．いずれも接合面の縮小による逆流で，逆流は左室流出路の中央を通る原因となる．弁輪径は 30 mm と大きいので AAE が疑われた．左室拡張末期径 82 mm, 収縮末期径 61 mm, 上行大動脈径 74 mm であった．

る結果，②大動脈の疾患（AAE, 瘤, 解離）（図 6-69），あるいは③弁と大動脈に両方に障害のあるもの，を考えるべきである．Marfan 症候群や大動脈二尖弁は②か③である．①についてはよくわかっていないが，逆流のみでは著明な拡張は見られないように思う．

　大動脈弁術後の経過中に大動脈拡張が進行する例が注目を集めている．破裂する例の報告[78]もあるので，再手術を避けるためには弁置換時に上行大動脈拡大があれば同時に大動脈置換を積極的に行う施設がある．わが国のガイドラインでは上行大動脈径が 50 mm 以上，二尖弁では 45 mm 以上あるときは同時に血管も置換すべき（Class I），とある[38]．大動脈二尖弁は大動脈の疾患でもある．二尖弁患者では大動脈は大きく，瘤と解離は三尖弁例の数倍の頻度である．二尖弁置換術後例では大動脈径のフォローは必須である．

> 大動脈弁輪径の 19 mm は小さく，24 mm は大きい．正常域は狭く，加齢や高血圧のみでは弁輪は拡張しにくい．

［5］弁逆流の方向

　カラードプラー法はきわめて鋭敏な検査で，わずかな逆流でも評価の対象にすべきである．評価するものは逆流シグナルの大きさ（広がり，到達度）と方向である．

> 高齢者の硬化・変性弁に見られる逆流は重症度にかかわらず左室流出路中央か前尖側に沿うジェットが多い．左室腔が正常で雑音がなく，逆流の到達度が軽症であれば正常と言わざるを得ない．

　正常弁，リウマチ性，AS に合併する逆流，穿孔による逆流は偏位しにくい．また，弁の病気でない上行大動脈瘤や弁輪拡張例でも弁逆流は偏位しにくい（247 頁図 8-16 参照）．しかし，

> 二尖弁や逸脱例，弁尖まで及ぶ大動脈解離，感染性心内膜炎，などの逆流シグナルは偏位しやすい[79]．

　変形，逸脱，弁障害があれば対側に逆流が向かう[63,80]（図 6-66, 6-70）．しかし，僧帽弁のように

6. 弁膜症を診る

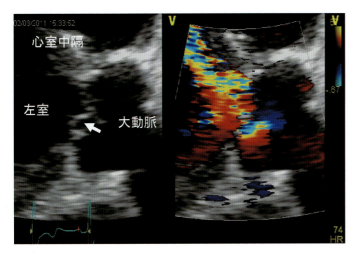

図 6-70 無冠尖の逸脱による大動脈弁閉鎖不全
稀である．逆流は上部心室中隔方向に偏位していた．

二弁ではないので逆流の方向から障害部位を同定するのは容易でない．今後の課題である．
　僧帽弁前尖方向に向かう逆流では僧帽弁開放が妨げられて（E波の低下）前尖の拡張期細動が出現し，流入血ドプラーが明瞭に記録されないことがある．

[6] 左室流出路病変の検索
　左室流出路の異物や拡張期異常シグナルとして鑑別診断に挙げるべきものは冠動脈・左室流出路瘻，感染性心内膜炎による大動脈根部膿瘍の破裂，心室中隔膿瘍・解離[81]（221頁図 6-113 参照），および人工弁の paravalvular leak（縫合不全）である．transvalvular 逆流との鑑別には経食道エコー法が必要である．

[7] 左室径
　一般には中等度以上の慢性大動脈弁閉鎖不全では左室拡張傾向にある．

> 息切れは駆出率が低下しないうちに出現する．症状がなく心機能低下のある AR では二次性心筋障害をまず考える．

急性では心室中隔の運動が相対的に後壁より過大となるのは僧帽弁逆流と同様である[82]．

[8] 半定量化
　視認による半定量化法として以下の所見はある程度，参考にできる．
　1．逆流が僧帽弁先端をレベルまで達する逆流は mild である．
　2．AR 雑音の聴取は moderate 以上，あるいは有意弁逆流と言える．
　3．左室径が正常な逆流は急性期を除けば moderate 以下である．
　4．腹部大動脈血流が全拡張期に逆流する像は moderate 以上である．
しかし，手術適応を考慮するときは定量化しなければならない．

3 大動脈弁膜症

表 6-12 ドプラーによる大動脈弁逆流の中等度評価

	中等度[37]	中等度[29,38,84]
1．逆流の圧半減時間（PHT）	250～400 msec	—
2．逆流シグナルの断面積/流出路面積	30～60%	—
3．逆流シグナルの幅/左室流出路径	30～60%	25～64%
4．逆流率	30～55%	30～49%
5．逆流量	30～60 ml	30～59 ml
6．有効逆流弁口面積	0.1～0.3 cm^2	0.10～0.29 cm^2
7．縮流帯	3～5 mm	3～6 mm
8．左室拡張末期径	55～75 mm	—
9．大動脈造影	—	2+

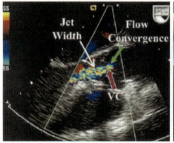
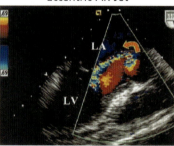

図 6-71 大動脈弁閉鎖不全における vena contracta の求め方[84]

ASE ガイドラインの旧版（2003年）からのもので新版（2017年）[84]には記載がない．本法は MR に較べて一般的な指標ではない．

> すべての指標は数値で表されるが，僧帽弁逆流と同様に結局は mild, moderate, severe に分類して議論することが多い．

中等度逆流に入る各種指標の数値は**表 6-12** のごとくである．弁直下で逆流が最も細くなる部位＝縮流帯 vena contracta は僧帽弁逆流と同様，大動脈弁逆流量とも相関するので[83]，本症でも一部の施設では使用されている（**図 6-71**）が僧帽弁のそれ以上に計測困難である．

逆流速度は拡張期の大動脈・左室圧較差に規定され，重症ほど拡張期大動脈圧の低下（脈圧の増大）と左室拡張期圧上昇が起こるので減速する流速のスロープ（decay slope）は急峻となる（**図 6-72**）．重症度は逆流プロフィルによる圧半減時間（pressure halftime＝PHT）と decay slope による評価法がある（**図 6-73**）．

しかし，左室の拡張期圧が上昇する病態があると逆流が軽度でもスロープは急峻となるので弁膜症の重症度判定は難しくなる（**図 6-74**）．心筋障害の合併か，逆流による心機能低下かは総合判断による．

大動脈口駆出血流−僧帽弁流入血流＝逆流量であり，逆流量/大動脈弁口駆出血流が逆流率である（volumetric 法）．僧帽弁逆流と同様，PISA 法による有効逆流弁口面積の評価（**図 6-75**）は観察困難な例が多く一般的とは言いがたい．経食道エコー法により求める方法がある[85]．逆流弁口面積が 0.1～0.3 cm^2 なら中等度逆流と言える．中等度僧帽弁逆流のそれより小さめである．

どの指標をいかなるときに利用するかは施設によって異なる．

6. 弁膜症を診る

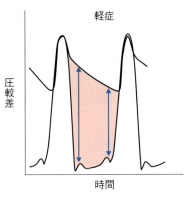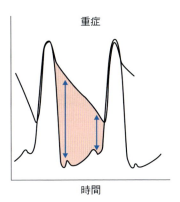

図 6-72 大動脈弁閉鎖不全の左室・大動脈圧較差（Feigenbaum H, Armstrong WF, Ryan T. Echocardiography. 6th ed. Philadelphia: Lippincott Williams & Wilkins; 2005. p.299）

流速は大動脈・左室圧較差に規定される．逆流が重症なほど左室拡張期圧が上昇し，圧較差が急速に減少するためにスロープは急峻となる．

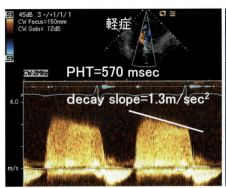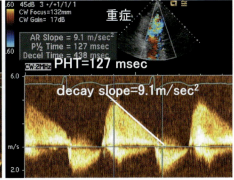

図 6-73 ドプラーによる大動脈弁閉鎖不全の重症度評価
拡張期スロープは急峻なほど（右図）より重症である．decay slope は拡張期流速スロープの変化率である．PHT: pressure half time（圧半減時間）

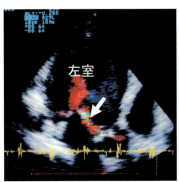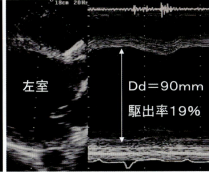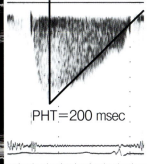

図 6-74 高度心機能障害を有する大動脈弁閉鎖不全症例の圧半減時間（PHT）（50歳代男性）
左室の著明な拡大と壁運動異常を認めた．逆流シグナルの広がりは軽度であったが僧帽弁側に向かっており（矢印），右冠尖の障害を考えた．スロープは急峻で，弁逆流は一般に重症と言えるが，心筋障害の合併で左室拡張圧が高いと拡張期圧較差は急速に小さくなるので逆流の重症度は過大に評価される．AR をどう評価するかは難しい．

3 大動脈弁膜症

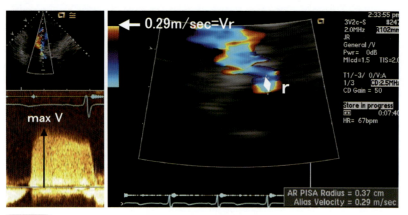

図 6-75 PISA 法による大動脈弁逆流弁口面積の求め方

$$\text{有効逆流弁口面積 (cm}^2\text{)} = \frac{2\pi r^2 \times Vr \ (Vr = \text{折り返し速度 cm/sec})}{\text{ピーク逆流速度 (max V cm/sec)}}$$

ズームにて"r"はできるだけ大きくして記録する．本例では逆流弁口面積は 0.2 cm²であった．このように記録できる例はきわめて稀なので，僧帽弁逆流の評価法ほど一般的ではない．

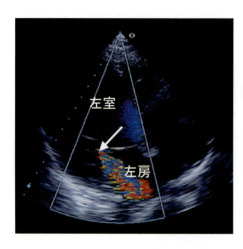

図 6-76 高度大動脈弁閉鎖不全に伴う僧帽弁逆流（洞調律例）

2 カ月前心不全を発症．連続波ドプラーではかろうじて全収縮期性に記録されているが，僧帽弁逆流性雑音は聞かれない．広がりは広範囲だが，弁尖は心尖部方向に牽引されており，tethering MR（霧吹き状逆流）である．また逆流弁口は小さい（矢印）．拡張した左室が縮小すれば僧帽弁逆流は軽減すると判断しているので僧帽弁置換の適応はない．

[9] 合併する僧帽弁逆流の評価

　僧帽弁に異常を見る例，見ない例がある．大動脈弁閉鎖不全に合併する MR は左室が拡張して弁尖が心尖部方向に牽引されて接合が浅くなる機能性逆流である（tethering MR，図 6-76）．収縮早期逆流（early systolic MR）であればその可能性は高い．術後に左室収縮期圧が低下して左室腔が縮小すれば僧帽弁逆流の減少，消失が期待される．慢性の AR でみられる機能性 MR の頻度は左室拡張，弁輪面積，tethering height が同じである左室疾患の機能性 MR に比較して頻度はきわめて低い（5.6%）とする報告がある[86]．このような例では僧帽弁面積が機能性 MR に比し，31% 大きくなっているという．

　本症に心房細動の合併は稀であるが，合併すれば左房や僧帽弁輪が大きくなり，大動脈弁置換後

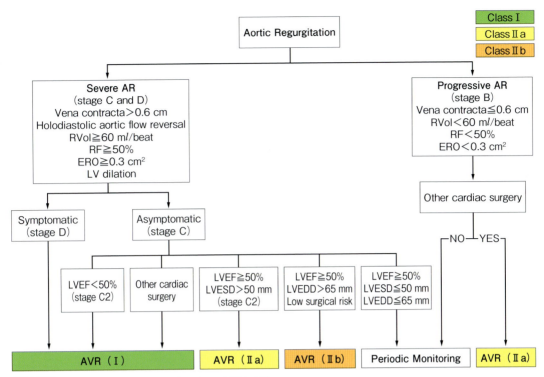

図 6-77 米国の慢性大動脈弁閉鎖不全の手術適応[29]

逆流量が重視されるようになった．症状があれば弁置換の適応となる．症状に乏しいときは左室内径と駆出率を勘案して適応を決める．2017年 update AHA/ACC ガイドラインでも変更はない．

に僧帽弁逆流が進行してくる可能性はある．

[10] 手術適応

急性大動脈弁閉鎖不全（感染症心内膜炎，解離）では症状が必発で，全例弁置換の対象である（Class I）[38]．心不全や感染のコントロールを見極めつつ，外科医とのコンサルトで弁置換のタイミングは決定する．

慢性大動脈弁閉鎖不全に対しては 2014ACC/AHA のガイドライン[29]（図 6-77）を参考とする．

> 高度で自覚症状の出現時（Class I）か，症状がなくても EF＜50％（Class I）あるいは，左室収縮末期径＞50 mm と EF≧50％（Class IIa）は弁置換の適応ラインである．

> 中等度の逆流で症状に乏しい EF 40〜50％前後の症例の手術適応はきわめて悩ましい．術後の心機能回復が期待できるか疑わしいからである．

なお，大動脈炎症候群や Behçet 病の術後成績は一般によくない．弁置換後の機能不全で基礎疾患が発見されるケースがある．

わが国では体格が小さいことと関係するのか，左室末期径が50 mm以下でも症状が出現する例は少なくない．内径よりも息切れを優先すべきであろう．わが国のガイドライン[38]では症状のあるEF＞25％例，あるいは，無症状でも著明左室拡大で，EF 25～49％は弁置換の適応（Class I）とある．無症状でも左室の軽度拡張があり，EFが25％以上の逆流はClass IIaとなっている．わが国の適応はゆるい印象を受ける．現実には，症状があればEF＞50％のうちに弁置換をすべきである．EF 25～40％なら弁逆流以外による心機能障害の成因を検索するのが先である．弁置換後に心機能が回復する保証はない．

代用弁には機械弁と生体弁がある．65歳以上の高齢者，ワルファリンが使用しにくい患者，妊娠希望の若年女性では生体弁が使用される．とくに活動性感染性心内膜炎例では同種弁による弁置換が施行される[38]．

開心術後は心室中隔壁運動異常のために，弁置換に限らず，開心術後の駆出率は一過性に悪くなる．

■二尖弁の手術適応

二尖弁の場合は高頻度に上行大動脈瘤や解離が合併するので特別な配慮が必要である[87]．症状がなくても上行大動脈，あるいは根部で55 mm以上あればClass I，50 mm以上でも大動脈瘤や解離の家族歴がある，あるいは0.5 mm/年の進行はClass IIaとなる．また，二尖弁で弁置換を行うとき，上行大動脈が45 mm以上あれば同時に大動脈置換を行う（Class IIa）ことになっている．

■文献

1) Chambers J. Low gradient, low flow aortic stenosis. Heart. 2006; 92: 554-8.
2) Baumgartner H, Hung J, Bermejo J, et al. Recommendations on the echocardiographic assessment of aortic valve stenosis: A focused update from the European Association of Cardiovascular Imaging and the American Society of Echocardiography. J Am Soc Echocardiogr. 2017; 30: 372-92.
3) Bahanian A, Otto CM. Risk stratification of patients with aortic stenosis. Eur Heart J. 2010; 31: 416-23.
4) Otto CM, Lind BK, Kitzman DW, et al. Association of aortic-valve sclerosis with cardiovascular mortality and morbidity in the elderly. N Engl J Med. 1999; 341: 142-7.
5) Lindroos M, Kupari M, Heikkila J, et al. Prevalence of aortic valve abnormalities in the elderly: an echocardiographic study of a random population sample. J Am Coll Cardiol. 1993; 21: 1220-5.
6) Otto CM. The Practice of Clinical Echocardiography. 3rd ed. Philadelphia: Saunders Elsevier; 2007. p.537.
7) Otto CM, Burwash IG, Legget ME, et al. Prospective study of asymptomatic valvular aortic stenosis. Clinical, echocardiographic, and exercise predictors of outcome. Circulation. 1997; 95: 2262-70.
8) Akahori H, Tsujino T, Naito Y, et al. Intraleaflet haemorrhage is associated with rapid progression of degenerative aortic valve stenosis. Eur Heart J. 2011; 32: 888-96.
9) Rosenhek R, Binder T, Porenta G, et al. Predictors of outcome in severe, asymptomatic aortic stenosis. N Engl J Med. 2000; 343: 611-7.
10) Yener N, Oktar GL, Erer D, et al. Bicuspid aortic valve. Ann Thorac Cardiovasc Surg. 2002; 8: 264-7.
11) Davis MJ. Pathology of Cardiac Valves. London: Butterworth; 1980. p.11.
12) Shaefer BM, Lewin MB, Stout KK, et al. The bicuspid aortic valve: an integrated phenotypic classification of leaflet morphology and aortic root shape. Heart. 2008; 96: 1634-8.
13) Beppu S, Suzuki S, Matsuda H, et al. Rapidity of progression of aortic stenosis in patients with congenital bicuspid aortic stenosis. Am J Cardiol. 1993; 71: 322-6.
14) Roberts WC. Valvular heart disease of congenital origin. In: Valvular Heart Disease. Philadelphia: F. A. Davis; 1969. p.35-8.
15) Boudoulas KD, Wolfe B, Ravi Y, et al. The aortic stenosis complex: aortic valve, atherosclerosis, aortopathy.

6. 弁膜症を診る

J Cardiol. 2015; 65; 377-82.
16) Becker AE, Düren DR. Spontaneous rupture of bicuspid aortic valve. An unusual cause of aortic insufficiency. Chest. 1977; 72: 361-2.
17) Park S-J, Enriquez-Sarano M, Chang S-A, et al. Hemodynamic patterns for symptomatic presentations of severe aortic stenosis. JACC Cardiovasc Imaging. 2013; 6: 137-46.
18) Bermejo J. The effect of hypertension on aortic valve stenosis (editorial). Heart. 2005; 91: 280-2.
19) Otto CM. Valvular aortic stenosis. Disease severity and timing of intervention. J Am Coll Cardiol. 2006; 47: 2141-51.
20) Pibarot P, Dumesnil JG. Improving assessement of aortic stenosis. J Am Coll Cardiol. 2012; 60: 169-80.
21) Hermann S, Stork S, Niemann M, et al. Low-gradient aortic valve stenosis myocardial fibrosis and its influence on function and outcome. J Am Coll Cardiol. 2011; 58: 402-12.
22) Hachida Z, Dumesnil JG, Bogaty P, et al. Pardoxical low flow, low gradient severe aortic stenosis despite preserved ejection fraction is associated with higher afterload and reduced survival. Circulation. 2007; 115: 2856-64.
23) Pibarot A, Dumesnil JG. Paradoxical low flow-low gradient aortic stenosis (editorial comment). J Am Coll Cardiol. 2011; 58: 412-5.
24) Dweck MR, Joshi S, Murigu T, et al. Midwall fibrosis is an independent predictor of mortality in patients with aortic stenosis. J Am Coll Cardiol. 2011; 58: 1271-9.
25) Clavel MA, Dumesnil JG, Capoulade R, et al. Outcome of patients with aortic stenosis, small valve area, and low-flow, low-gradient despite preserved left ventricular ejection fraction. J Am Coll Cardiol. 2012; 60: 1250-67.
26) Lacellotti P, Magne J, Donal E, et al. Clinical autcome in asymptomatic severe aortic stenosis. J Am Coll Cardiol. 2012; 59: 235-43.
27) Yamashita E, Takeuchi M, Seo Y, et al. Prognostic value of paradoxical low-gradient severe aortic stenosis in Japan: Japanese multicenter aortic stenosis study, Retrospective (JUST-R) Registry. J Cardiol. 2015; 65; 360-8.
28) Monin JL. Low-gradient aortic stenosis. Operative risk stratification and predictors for long-term outcome: a multiceter study using dobutamine stress hemodynamics. Circulation. 2003; 108: 319-24.
29) 2014 AHA/ACC Guidelines for the management of patients with valvular heart disease. Circulation. 2014; 129: e521-e643.
30) Shah SP, Kumar A, Draper TS, et al. Hypertension in patients with severe aortic stenosis: emphasis on antihypertensive treatment and the risk of syncope. Curr Hypertens Rev. 2014; 10: 149-54.
31) Généreux P, Stone GW, O'Gara PT, et al. Natural history, diagnostic approaches, and therapeutic strategies for patient with asymptomatic severe aortic stenosis. J Am Coll Cardiol. 2016; 67: 2263-88.
32) Kadem L, Dumesnil JG, Rieu R, et al. Impact of systemic hypertention on the assessment of aortic stenosis. Heart. 2005; 91: 354-61.
33) Razzolini R, Gerosa G, Leoni L, et al. Transaortic gradient is pressure-dependent in a pulsatile model of the circulation. J Heart Valve Dis. 1999; 8: 279-83.
34) Little SH, Chan K-L, Burwash IG. Impact of blood pressure on the Doppler echo cardiographic assessment of severity of aortic stenosis. Heart. 2007; 93: 848-55.
35) Zilberszac R, Gabriel H, Schemper M, et al. Outcome of combined stenotic and regurgitant aortic valve disease. J Am Coll Cardiol. 2013; 61: 1489-95.
36) Joint Task Force on the Management of Valvular Heart Disease of the ESC; EACTS. Guidelines on the management of vulvular heart disease (version 2012). Eur Heart J. 2012; 33: 2451-96.
37) Oh JK, Seward JB, Tajik AJ. The Echo Manual. 3rd ed. Baltimore: Lippincott Williams & Wilkins; 2006. p.210.
38) 日本循環器学会. 循環器病の診断と治療に関するガイドライン (2011年度合同研究班報告). 弁膜疾患の非薬物療法に関するガイドライン (2012年改訂版).
39) Rosehek R, Zilberszac R, Schemper M, et al. Natural history of very severe aortic stenosis. Circulation. 2012; 121: 156-9.
40) Ozaki S, Kawase I, Yamashita H, et al. Aortic valve reconstruction using self-developed aortic valve plasty system in aortic valve disease. Ann Thorac Surg. 2011; 12: 550-3.
41) Leon MB, Smith CR, Mack M, et al. Transcatheter aortic-valve implantation for aortic stenosis in patients who cannot undergo surgery. N Engl J Med. 2010; 363: 1597-607.
42) Wenaweser P, Pilgrim T, Roth N, et al. Clinical outcome and predictors for adverse events after transcatheter aortic valve implantation with the use of different devices and access routes. Am Heart J. 2011; 161: 1114-24.
43) Thomas M, Schymic G, Walther T, et al. Thirty-day results of the SAPIEN aortic Bioprosthesis European

Outcome（SOURCE）Registry. Circulation. 2010; 122: 62-9.

44) Gurvitch R, Wood DA, Tay EL, et al. Transcatheter aortic valve implantation: durability of clinical and hemodynamic outcomes beyond 3 years in a large patient cohort. Circulation. 2010; 122: 1319-27.

45) 日本循環器学会. 2012-2013 年度合同研究班報告. 2014 年版先天性心疾患，心臓大血管の構造的疾患（structural heart disease）に対するカテーテル治療のガイドライン.

46) Bach DS, Cimino N, Deep GM, et al. Unoperated patients with severe aortic stenosis. J Am Coll Cardiol. 2007; 50: 2018-9.

47) Takimoto S, Saito N, Minakata K, et al. Favorable clinical outcomes of transcatheter aortic valve implantation in Japanese patients-First Report From the Post-Approval K-TAVI Registry. Circ J. 2016; 81: 103-9.

48) Thourani VH, Kodali S, Makkar RR, et al. Transcatheter aortic valve replacement in intermediate-risk patients: a propensity score analysis. Lancet. 2016; 387: 2218-25.

49) Makkar RR, Fontana G, Jilaihawi H, et al. Possible subclinical leaflet thrombosis in bioprosthetic aortic valves. N Engl J Med. 2015; 373: 2015-24.

50) Leon MB, Smith CR, Mack M, et al. Transcatheter aortic-valve implantation for aortic stenosis in patients who cannot undergo surgery. N Engl J Med. 2010; 363: 1597-607.

51) Alkhouli M, Sarraf M, Maor E, et al. Techniques and outcomes of percutaneous aortic paravalvular leak closure. JACC Cardiovasc Interv. 2016; 9: 2416-26.

52) Shiota T. Role of echocardiography for catheter-based management of valvular heart disease. J Cardiol. 2017; 69: 66-73.

53) Rojas R, Amat-Santos IJ, Cortés C, et al. Acquired aseptic intracardiac shunts following transcatheter aortic valve replacement. JACC Cardiovasc Interv. 2016; 9: 2527-35.

54) Anderson RH. Clinical anatomy of the aortic root. Heart. 2000; 84: 670-3.

55) Piazza N, de Jaegere P, Schultz C, et al. Anatomy of the aortic valvar complex and its implications for transcatheter implantation of the aortic valve. Circ Cardiovasc Interv. 2008; 1: 74-81.

56) 杉浦昌也, 大川真一郎. 図説: 老年期心臓病の臨床と病理. 東京: 南山堂; 1982. p.34.

57) Sugiura M, Okada R, Hiraoka K, et al. A new etiological concept of the aortic regurgitation in the aged. Prolapsed cusp due to degeneration. Jpn Heart J. 1969; 10: 20-9.

58) Roberts WC, Ko JM, Moore TR, et al. Causes of pure aortic regurgitation in patients having isolated aortic valve replacement at a single US territory hospital（1993 to 2005）. Circulation. 2006; 114: 422-9.

59) Matsumura T, Ohtaki E, Misu K, et al. Etiology of aortic valve disease and recent changes in Japan: a study of 600 valve replacement cases. Int J Cardiol. 2002; 86: 217-23.

60) Stewart WJ, King ME, Gillam LD, et al. Prevalence of aortic valve with bicuspid aortic valve and its relation to aortic regurgitation: a cross-sectional echocardiographic study. Am J Cardiol. 1984; 54: 1277-82.

61) Feldman BJ, Khandheria BK, Warnes CA, et al. Incidence, description and functional assessment of isolated quadricuspid aortic valves. Am J Cardiol. 1990; 65: 937-8.

62) Shapiro LM, Thwaites B, Westgate C, et al. Prevalence and clinical significance of aortic valve prolapse. Am Heart J. 1985; 54: 179-83.

63) Kai H, Kobayashi S, Takeshita A. Aortic valve prolapse with aortic regurgitation assessed by Doppler color-flow echocardiography. Am Heart J. 1992; 124: 1297-304.

64) Vasan RS, Shrivastava S, Vijayakumar M, et al. Echocardiographic evaluation of patients with acute rheumatic fever and rheumatic carditis. Circulation. 1996; 94: 73-82.

65) Yamagishi M, Anzai N, Yamada M. An exceptional form of congenitally bicuspid aortic valve resulting in pure aortic regurgitation. Jpn Heart J. 1986; 27: 267-71.

66) 佐藤博重, 今中和人, 山火秀明, 他. Fibrous strand の断裂により急性発症した大動脈弁閉鎖不全症の 1 例. 呼吸と循環. 2009; 57: 115-8.

67) Vowels TJ, Gonzalez-Stavinski GV, Ko JM, et al. Anomalous cord from the raphe of a congenitally bicuspid valve to the aortic wall producing either acute or chronic aortic regurgitation. J Am Coll Cardiol. 2014; 63: 153-7.

68) 相田健次, 木下美菜子, 佐藤信浩, 他. Raphal cord 断裂により急性大動脈弁閉鎖不全症を来した大動脈弁二尖弁の 1 例. Jpn J Med Ultrasonics. 2017; 44: 49-54.

69) Downes TR, Nomeir AM, Hackshaw BT, et al. Diastolic mitral regurgitation in acute but not chronic aortic regurgitation: implications regarding the mechanism of mitral closure. Am Heart J. 1989; 117: 1106-21.

70) 相川 大, 渡辺弘之, 孫崎栄津子, 他. 右冠尖変性は大動脈弁逆流症の重要な成因である. 第 17 回日本心エコー図学会学術集会. 2006 年 4 月 28 日. さいたま市.

71) Shibayama K, Watanabe H, Murai T, et al. Aortic regurgitation caused by bending of aortic valve leaflet. J

Echocardiogr. 2012; 10: 21-3.

72) 竹内正明, 尾辻　豊. 3D 心エコー活用法：大動脈弁, 大動脈を診る. 心エコー. 2010; 11: 282-96.

73) le Polain de Waroux JB, Pouleur AC, Goffinet C, et al. Functional anatomy of aortic regurgitation: accuracy, prediction of surgical repairability, and outcome implications of transesophageal echocardiography. Circulation. 2007; 116 Suppl: I264-9.

74) Suzuki J, Sakamoto T, Hada Y, et al. Musical murmurs: phonocardiographic, echocardiographic and Doppler echocardiography. J Cardiogr. 1986; 16: 689-97.

75) Kurokawa H, Misumi T, Honda T, et al. Resonant cardiac chamber with diastolic thrill. J Echocardiogr. 2015; 13: 69-71.

76) Wray TM. Echocardiography manifestations of flail aortic valve leaflets in bacterial endocarditis. Circulation. 1975; 51: 832-5.

77) Chandraratna PA, Samet P, Robinson MJ, et al. Echocardiography of the "floppy" aortic valve. Report of a case. Circulation. 1975; 52: 959-62.

78) Matsuyama K, Usui A, Akita T, et al. Natural history of a dilated ascending aorta after aortic valve replacement. Circ J. 2005; 69: 392-6.

79) Cohen GI, Duffy CI, Klein AL, et al Color Doppler and two-dimensional echocardiographic determination of the mechanism of aortic regurgitation with surgical correlation. J Am Soc Echocardiogr. 1996; 9: 508-15

80) Sato Y, Kamata J, Izumoto H, et al. Morphological analysis of aortic root in eccentric aortic regurgitation using anyplane two-dimensional images produced by transesophageal three-dimensional echocardiography. J Heart Valve Dis. 2003; 12: 186-96.

81) Meier JH, Seward JB, Miller FA Jr, et al. Aneurysms in the left ventricular outflow tract: Clinical presentation, causes, and echocardiographic feature. J Am Soc Echocardiogr. 1998; 11: 729-45.

82) 羽田勝征, 坂本二哉, 天野恵子, 他. 急性左室容量負荷疾患における心室中隔. 左室後壁の運動: 心エコー図による検討. J Cardiogr. 1981; 11: 1-2.

83) Tribouilloy CM, Enriquez-Sarano M, Bailey KR, et al. Assessment of severity of aortic regurgitation using the width of the vena contracta. A clinical color Doppler imaging study. Circulation. 2000; 102: 558-64.

84) Zoghbi WA, Adams D, Bonow RO, et al. Recommendations for noninvasive evaluation of valvular regurgitation: A report from the American Society of Echocardiography developed in collaboration with the Society for Cardiovascular Magnetic Resonance. J Am Soc Echocardiogr. 2017; 30: 303-71.

85) Sato Y, Kawazoe K, Kamata J, et al. Clinical usefulness of the effective regurgitant orifice area determined by transesophageal echocardiography in patients with eccentric aortic regurgitation. J Heart Valve Dis. 1997; 6: 580-6.

86) Beaudoin J, Handschumacher MD, Zeng X, et al. Mitral valve enlargement in chronic aortic regurgitation as a compensatory mechanism to prevent functional mitral regurgitation in the dilated left ventricle. J Am Coll Cardiol. 2013; 61: 1809-16.

87) ACC/AHA Task force members. Surgery for aortic dilatation in patients with bicuspid aortic valves. J Thorac Cardiovasc Surg. 2016; 151: 959-66.

4 三尖弁と肺動脈弁膜症

A 三尖弁疾患

　器質的疾患と機能性疾患があるが前者はきわめて少ない．狭窄は少なく多くの三尖弁疾患は機能性逆流である．過去，特発性三尖弁閉鎖不全と言われていたもののほとんどは高齢者で，しかも心房細動が多く，今日では機能性逆流と言われるものである[1]．

[1] 機能性三尖弁逆流

　僧帽弁のそれと同様，弁と腱索に異常を見ない逆流の総称である．肺高血圧症，右室拡張例では tethering が，心房細動と右房拡張では弁輪拡張が逆流の原因となる．この観察所見を裏付けるように，心房細動を伴う弁輪拡張では，PH（≧50 mmHg）に伴う TR と較べて弁の tenting は顕著にはならない，という報告がある[2]（図 6-78）．右室は PH に弱いと言われる．右室圧上昇に対しての TR の発生は右室圧を下げて肺への負担を軽減させる代償機転になるはずだが，著明な PS や PH では高度の三尖弁逆流が多くないという経験からは，三尖弁輪自体は圧負荷に強い印象がある．高度逆流に右心不全を合併した例の 88％，右心不全のない高度逆流の 76％に心房細動を見ると言われている（図 6-79）[3]．

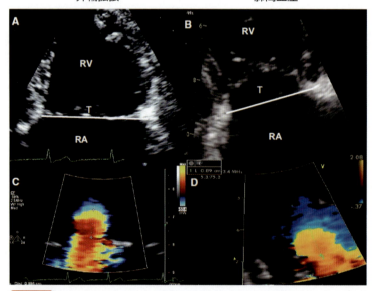

図 6-78 弁輪拡張（A，C）と肺高血圧（B，D）による機能性三尖弁逆流[2]
左図の弁輪拡張では弁輪面は平坦で，coaptation depth（tenting height：T）が消失しているが，右図では tethering が見られる．RV：右室，RA：右房

最近は機能性三尖弁逆流を，tethering ではなくて，①逆流の重症度，②弁の接合形態，③弁輪拡張，の3つの指標で評価しようとする考え方がある[4]．この報告では弁腹，弁先端部，および弁の収縮期離解，を観察して，三尖弁輪径拡張（>40 mm）も加味して評価するものである．

弁輪が拡張すると三尖弁面積が一定なら tethering height は小さくなり，接合不全をきたすので tethering のみでは説明できない（図 6-80）．機能性僧帽弁閉鎖不全と同様な機序は三尖弁にも当てはまる．

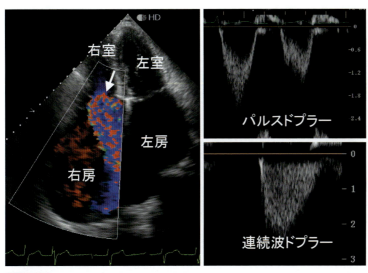

図 6-79 高齢者非弁膜症性心房細動例で見られた高度三尖弁逆流（80 歳代女性）

三尖弁に収縮期離解（矢印）を見た．右室に比較して右房（左房も拡大）の著明な拡張が目立つ．逆流波形は放物線状から三角波（dagger shape）に変化している．パルス法で記録すると狭帯域のドプラーシグナルとなる．推定右室収縮期圧は 26 mmHg であった．

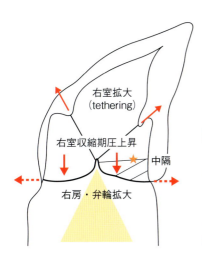

図 6-80 三尖弁逆流に関与する弁以外の因子

三尖弁に異常がなくても右室拡張では弁尖は心尖部方向に偏位する（tethering TR）．心房細動と右房・弁輪拡張は弁尖を側方に牽引して心房側に引っ張るので（逆 tethering），接合不全が起こる．一方，右室圧上昇は右室拡張をきたさない限りは弁接合を強める可能性がある．腱索の付着部位（★）も逆流に影響を与える因子である（図 6-82 参照）．

4 三尖弁と肺動脈弁膜症

表 6-13 下大静脈から見た右房平均圧の推定[5]

内径（mm）	吸気（sniff）による虚脱（%）	右房圧（mmHg）
≦21	＞50	3（0〜5）
	中間領域	8（5〜10）
＞21	＜50	15（10〜20）

> 機能性三尖弁逆流の発生には tethering と並んで，弁輪拡張・右房拡張の原因としての心房細動の存在は大きい．

　しかし，心房細動（発症時年齢と罹病期間）と心房・心室容積，弁輪径，逆流の重症度，の四者の因果関係についてはいまだ検討されていない．

　超音波装置の感度がよくなったので軽度の三尖弁逆流速度が容易に求まるようになった．推定右室収縮期圧の評価は必須である．このときは肺動脈狭窄がないことが前提となる．

$$推定右室収縮期圧（mmHg）= 4 \times V^2（逆流のピーク流速 m/sec）+ 右房平均圧$$

を利用する．最近の右房圧の推定は**表 6-13** による．この数値はあくまでも目安で，下大静脈は若年健常者やスポーツ選手で大きいことがある．

　病的とは言えない三尖弁逆流は以下の 4 項目を満たすときである．

1．三尖弁が正常で，右房，右室が拡大していない

2．逆流の広がりと到達度は中等度以下

3．弁接合部からの逆流である

4．弁形態に異常を認めない

［2］ 器質的三尖弁逆流

　右室収縮期圧正常は病的，あるいは器質的弁障害の特徴とも言える．原則，肺高血圧をみない．

　器質的三尖弁逆流には Ebstein 奇形（271 頁**図 9-25** 参照），逸脱，外傷性の腱索断裂，右室梗塞・右室乳頭筋不全，カルチノイド症候群・薬剤性[6,7]がある．きわめて稀なものは先天性の弁・腱索・乳頭筋低形成による三尖弁閉鎖不全である[8]．麻薬常習者の三尖弁感染性心内膜炎はよく知られているが，わが国では稀で，心室中隔欠損症，動脈管開存症などの先天性疾患に合併するもの，あるいは基礎疾患不明の感染である．逆流は偏位しやすく，高度になれば下大静脈と肝静脈は拡張して呼吸性変動は消失する（**図 6-81**）．

　経験的には一般的な三尖弁逆流シグナルのスペクトラムは器質的であれ，機能性であれ，右房・右室の圧較差を反映して収縮中期ピークの丸い放物線となるが，重症ほど右房圧が収縮後期に上昇するために圧較差は前半で相対的に大きく，ピークは尖って収縮期前半に移動，かつその速度は低下する．また，このような例では収縮期の接合不全は必発に近い（**図 6-79**）．右房圧が右室圧に近づく現象である．パルスドプラー法では層流となる．

6. 弁膜症を診る

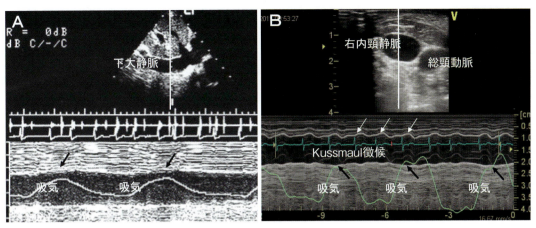

図 6-81 高度三尖弁閉鎖不全例の下大静脈（A）と内頸静脈（B）（いずれも心房細動例）
両者ともに静脈は拡張しており，吸気時にかすかに大きくなっている（黒矢印）．頸静脈のそれは Kussmaul 徴候と言われる（B）．A の内径は 27 mm で，右房平均圧は新基準で 15 mmHg と推定された．B では三尖弁逆流は右内頸静脈まで到達しているのがわかる（白矢印のごとく，収縮期に拡張している）．同時記録の脈波は呼吸曲線でいずれも上向きは吸気である．

> ジェット方向が極端に偏位する三尖弁逆流は対側に弁障害の可能性があると思われるが（図 6-82），充分には検討されていない．

2014 AHA/ACC ガイドライン[9]では高度三尖弁逆流の定義は無症候性でも症候性でも，器質的，機能性にかかわらず，弁輪径＞40 mm，高度 tethering，VC＞7 mm，逆流ジェット面積＞10 cm^2，逆流波の収縮早期ピーク，肝静脈まで到達する逆流呼吸性変動のない下大静脈拡張，心室中隔扁平化，および右室機能低下，を加味した総合評価となっている．しかし，今日は僧帽弁と同様に機能性＝tethering ではない．

三弁なので障害部位と逆流の方向との関係は複雑である．弁や腱索の異常（図 6-82）はまだ充分には観察できないためであろう．大動脈弁や僧帽弁に比較して三尖弁逆流の機序解明が遅れていることはすでに，1975 年に記載されている[11]．今後，3D 心エコー図検査での観察が期待される領域である．

[3] high pressure（高圧）TR と normal pressure（正常圧）TR（表 6-14）

> 三尖弁逆流速度が求まるときは，high pressure TR, normal pressure TR という概念で病態を捉えることができる．

三尖弁逆流を肺高血圧の有無で分類する方法である．最近はわずかな三尖弁逆流でもピーク流速が記録可能となったので肺高血圧の有無は容易に決定できる．右室収縮期圧 50 mmHg で分類すること[2]は病態の理解に有用である．高圧 TR は左心疾患あるいは呼吸器疾患による右室圧上昇例で見られる機能性逆流で，正常圧 TR は右室心筋障害か弁障害あるいは弁輪拡張による病的逆流である．もちろん，峻別できない逆流も多い．

4 三尖弁と肺動脈弁膜症

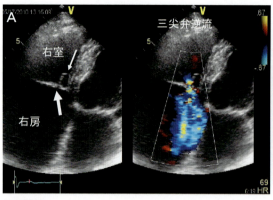
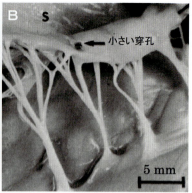

図 6-82 短い腱索が心室中隔に直接付着する（細い白矢印）三尖弁中隔尖（A）と病理（B）
A：中隔尖は収縮期に屈曲したままで閉鎖が妨げられ，前尖との間で接合不全（太矢印）を惹起している．前尖の逸脱ではない．心房細動による弁輪拡張（40 mm 径）が逆流の増悪因子と思われる．三尖弁逆流の方向は心房中隔側に偏位している．このような例は珍しくないと思われるが注目されていない．B：乳頭筋を介さずに心室中隔に直接付着する健常者中隔尖（S）の腱索（文献 10 から引用）．

表 6-14 右室収縮期圧から見た三尖弁閉鎖不全

high pressure TR	normal pressure TR
肺血栓塞栓症	健常者
特発性肺動脈性肺高血圧症	心房細動（右房・弁輪拡張）
僧帽弁疾患，大動脈弁疾患	器質的三尖弁閉鎖不全（感染性心内膜炎，腱索断裂，
陳旧性心筋梗塞	Ebstein 奇形，外傷性，人工弁置換術後，弁形成術後，
拡張型心筋症，その他の心筋障害	カルチノイド症候群，薬剤性，医原性，その他）
先天性心疾患，Eisenmenger 症候群	ペースメーカーリードの存在
呼吸器疾患（肺性心）	心房中隔欠損症などの右心容量負荷疾患
tethering TR	右室梗塞，右室乳頭筋不全，右室心筋障害
	収縮性心膜炎
	特発性右房拡張症

a）高圧三尖弁閉鎖不全 high pressure TR

　右室内・流出路，肺動脈弁領域に狭窄がないことが前提である．器質的三尖弁疾患では見られない．右室拡張と tethering によることが多い．
　① 僧帽弁疾患に伴う三尖弁の機能的逆流である．心房細動の関与もある．しかし，弁輪拡張による三尖弁逆流が徐々に進行してくると右室圧は低下傾向を示す．大動脈弁膜症での肺高血圧はきわめて稀である．肺高血圧をきたす前に症状が発現して手術になる症例がはるかに多いからである．
　② 肺動脈性肺高血圧や肺血栓塞栓症のみでは，三尖弁逆流量は多くないことがある．Eisenmenger 症候群は先天性心疾患に伴うもので，最近では稀である．動脈管開存，心室中隔欠損，心房中隔欠損，あるいは術後に発生する例もある．

6. 弁膜症を診る

③心筋梗塞や心筋症で肺高血圧をきたす例で見ることがある.

④慢性呼吸器疾患に見られるもので慢性気管支炎，肺気腫など，閉塞性肺疾患，すべての肺性心である.

b）正常圧三尖弁閉鎖不全　normal pressure TR

①心房細動例

非弁膜症性，弁膜症性いずれにも認められる．僧帽弁置換術後例（207頁参照）や高齢者の罹患歴の長い非弁膜症性心房細動例（228頁参照）では右室圧の高くない高度三尖弁逆流は稀ではない[12].

②感染性心内膜炎

三尖弁の破壊，穿孔，弁瘤，腱索断裂がある．単独にくる場合，心室中隔欠損症，その術後例，麻薬常用者に合併する場合がある.

③外傷性三尖弁閉鎖不全

交通事故による胸部打撲で三尖弁腱索断裂の報告がある.

④右室乳頭筋不全・梗塞

心筋梗塞に伴うものと外傷性および右心室心筋障害（tethering）がある.

⑤Ebstein奇形（270頁参照）

三尖弁付着異常によるもので，三尖弁逆流は必発となる．逆流の程度は様々であるが一般に高度である．中隔尖の心尖部寄りの附着と低形成が多いが，後尖・前尖の偏位もある.

⑥特発性右房拡張症，特発性弁輪拡張症，特発性三尖弁閉鎖不全

かつては原因不明の特発性右房拡張症（図6-83）[13]，特発性弁輪拡張[14]，あるいは特発性三尖弁閉鎖不全[12,15]と言われていた．右房，右室の拡張があると三尖弁逆流は多少なりとも必発であり，心房細動が二次的に発生する可能性もある．一方，長期にわたる非弁膜症性心房細動例で経験されるように，右房と弁輪が拡張して高度三尖弁逆流を見る例がある．高度三尖弁逆流で原因不明は6.2％に見られ（15/242例），多くは高齢者（平均76歳），うち93％は心房細動例だったという報告がある[12]ように，心房細動のある例を特発性に含めるかどうかは議論の余地がある．特発性とするには洞調律が先行することの確認と三尖弁や腱索の異常，低形成[16]を心エコー図検査でどこまで否定できるかによる．右房の心筋障害を評価するのはさらに難しい.

⑦カルチノイド症候群と薬剤性弁膜症

カルチノイド症候群はきわめて稀な神経内分泌性腫瘍で，主として小腸末梢/近位部大腸，その他胃，十二指腸，肺，卵巣に発生し，心臓に対しては三尖弁，肺動脈弁の閉鎖不全による右心不全を惹起する疾患である．産生される5-HT，プロスタグランディン，ヒスタミン，ブラディキニンなどのレセプター5-HT$_{2B}$を介した弁の線維化が関与している[17]．肺組織で不活化されるために左心の弁膜症は見られないらしい[18]．しかし，卵円孔開存や気管にカルチノイドがなくても僧帽弁にも障害を見た珍しい報告がわが国からなされている[19]．高度三尖弁閉鎖不全症として生体弁置換術を受け，2年後に卵巣のカルチノイド腫瘍と診断された症例報告もある[20].

Parkinson患者に使用されるドパミンアゴニストであるペルゴリド，カベルゴリンによる弁膜症は弁の肥厚とrestrictionによる逆流が主体である（137頁参照）．したがって，右室拡張によらないtetheringである．わが国の服薬例では三尖弁で逆流シグナルの頻度がやや多いとする報告がある[21].

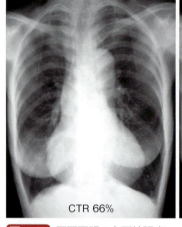
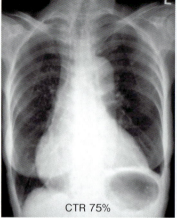
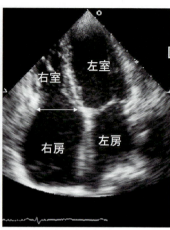

図 6-83 原因不明の右房拡張症
66歳時より洞調律で右房は拡張し，しばらくは mild TR であったが（左図），75歳で心房細動となり，中等度 TR に進行した．左室，左房は正常で症状はない．右房と左房拡張が進んでいる．

⑧ペースメーカー，ICD リードの存在

三尖弁口部のペースメーカーや除細動器リードの存在は，心房細動と並んで高度逆流の原因となり[22-24]，また，予後不良の一因にもなる[25]．弁運動の障害，弁・腱索との癒着，弁穿孔，感染によるものである．しかし，生体弁置換例のペースメーカー留置例の 2 年間の観察では，コントロール群との間に三尖弁逆流に有意差がなかったという報告がある[26]．3D 心エコー図法ではリードによる三尖弁障害が観察容易である[25-28]．弁口部中央か弁輪寄りの交連部を走行するリードでは逆流は高度にならないので，植え込み時にリードの位置を決めるのには意味がある．

⑨医原性三尖弁閉鎖不全

心移植後の拒絶反応評価に行われる右室生検で腱索断裂や弁障害による逆流が発生することがある．しかし，採取した組織の中に弁組織が認められるのは少ないとする報告もある[29]．

[4] 三尖弁閉鎖不全の手術適応

わが国のガイドライン[30]によれば三尖弁の高度の機能性逆流があり，僧帽弁置換術の際にあわせて行う弁輪形成術か，高度の器質的逆流で症状を伴う場合のみが Class I である．中等度以下の逆流では II a である．その他，弁形成術不能の逆流例，高度右心不全例，感染性心内膜炎の手術は Class II a となっている．AHA/ACC ガイドラインでは単独の TR 手術に対して Class I はなく，高度の器質的か機能性 TR が Class II a である[9]．

かつて，リウマチ性弁膜症や連合弁膜症の長期観察例では右心不全（ほとんど三尖弁閉鎖不全）が出現して肝腫大やビリルビン上昇をみることが珍しくなかった．とくにビリルビン値 1.8 以上になると手術成績が悪いと言われたものである．最近，このような症例は経験しない．

僧帽弁置換術後に発生する高度三尖弁閉鎖不全は予後を悪くすると言われる（207 頁参照）ので，最近は逆流が軽度でも積極的に弁輪形成術が行われつつある．心房細動の存在はその一因となる．

6. 弁膜症を診る

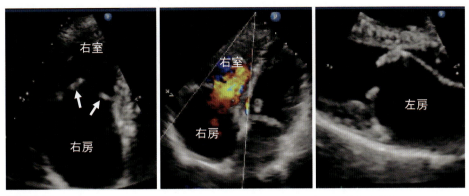

図 6-84 無症候性リウマチ性三尖弁狭窄兼閉鎖不全症（洞調律, 20 歳代女性）
いずれも拡張期像である．僧帽弁狭窄症（右図）も合併していた．三尖弁口部の圧半減時間（PHT）は 185 msec であった．分子の定数を僧帽弁狭窄に準じて 220 とすれば弁口面積は 1.2 cm² となる．拡張期のピーク流速 1.3 m/sec，ピーク圧較差 7.6 mmHg で中等度の三尖弁逆流も見た．リウマチ性三尖弁膜症はきわめて稀である[34]．

3.5 cm 以上の弁輪拡張がある逆流[31]，あるいは 4 cm 以上であれば将来の逆流は必至なので逆流の有無にかかわらず，積極的に形成術を行うという考え方もある[32]．

最近は De Vega 法による弁輪縫縮術よりも rigid ring, flexible ring, semi-rigid ring, あるいは人工弁輪による弁輪形成術，および弁置換が行われつつある．しかし，三尖弁の形成術はまだ，適応を含めて確立していない．

■ 心カテーテル法による三尖弁輪縫縮術

高度の三尖弁逆流の治療として頸静脈アプローチにて右室から後尖基部弁輪の 2 カ所に pledget を置いて縫い縮めた（bicuspidization）症例報告がある[33]．まだ，確立した治療法ではない．

[5] 三尖弁狭窄

わが国では皆無に近い．あるとすればほとんどリウマチ性で，しかも僧帽弁膜症に合併する．右房・右室の拡張期圧較差は数 mmHg であるが，同時に合併する三尖弁逆流の影響で圧較差のみによる評価は困難である．弁のドーミングと開放制限が最も診断的である（図 6-84）[34]．経食道エコーを利用する．高度狭窄は平均圧較差 > 5 mmHg，圧半減時間（PHT）≧ 190 msec，連続の式による弁口面積 ≦ 1.0 cm² である[9]．僧帽弁狭窄で利用する圧半減時間の式で分子の定数を 220 を流用するが[35]，190[36] とする報告もある．検討の余地がある[37]．弁口面積が 1.5 cm² 以下になると症状が出現するとする報告もある[38]．

カルチノイド症候群による三尖弁狭窄はわが国では皆無に近い．その他の成因に三尖弁位の人工弁機能不全がある．

B 肺動脈弁と肺動脈の疾患

[1] 肺動脈弁狭窄と弁上狭窄

　肺動脈弁狭窄は先天性疾患である．収縮期ドーミングと圧較差の存在で診断する（図 6-85）．一尖弁，二尖弁，異形成（Noonan 症候群）がある．弁狭窄症では吸気時に premature opening が出現する（後述）．わが国のガイドライン[39]では成人例で，圧較差 40 mmHg 以上の肺動脈弁狭窄に対して，バルーン拡張術の適応は Class I である．拡張術後は 10〜40％の例で術後に逆流をみる[39]．症例によっては弁切開術や弁置換が施行される．

　弁上狭窄の診断は断層像による狭窄部の同定と造影 X 線 CT による．

　なお，収縮期雑音として心エコー図検査が依頼されて発見される右心疾患は稀であるが，漏斗部狭窄（268 頁参照），右室内狭窄を合併する肥大型心筋症（293 頁参照），右室内流出路腫瘍，Valsalva 洞瘤や大動脈弁の右室内逸脱，心室中隔膜様部瘤，肺癌・縦隔腫瘍・漏斗胸による肺動脈領域の圧排，などがある．

[2] 肺動脈弁閉鎖不全（図 6-86）

　軽度のものは健常者でも高頻度に観察される．器質的弁膜症としては，先天性，感染性心内膜炎，弁切開・バルーン拡張術後，Fallot 四徴症パッチ縫合術後，その他，弁輪拡張・瘤による二次性の閉鎖不全，がある．

　かつて，僧帽弁狭窄症の肺高血圧例で聴取された拡張期雑音は Graham Steell 雑音と言われ，大動脈弁閉鎖不全との鑑別が問題になっていたが，今日はドプラー法にて容易に診断される．

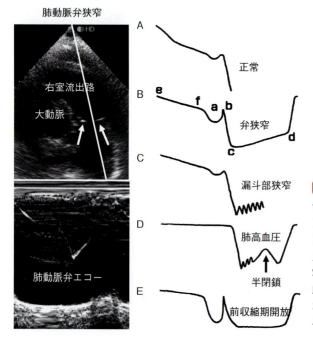

図 6-85 肺動脈弁の M モードエコー所見
健常な肺動脈弁の収縮期像は M モードエコーで観察されないが，狭窄があるとドーミング形成（左図，白矢印）のために容易に捉えられる．収縮期細動を見ないのは漏斗部狭窄（268 頁図 9-20 参照）と対照的である．前収縮期開放は右室拡張期圧が肺動脈拡張期圧を凌駕する病態で起こる．PQ 短縮があるとそのまま開放に向かう（次頁参照）．

6. 弁膜症を診る

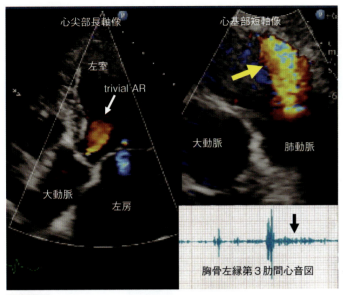

図 6-86 大動脈弁閉鎖不全と誤認されていた原因不明の肺動脈弁閉鎖不全（黄矢印）

肺動脈弁逆流のピーク流速は 2.6 m/sec, PHT＝333 msec, 推定右室収縮期＝32 mmHg であった．肺動脈弁に明らかな異常を認めなかった．大動脈弁逆流（AR）は音源にはならないほどの trivial だった（JR 東京総合病院 浅川雅子先生のご厚意による）．

［3］特発性肺動脈拡張症，特発性肺動脈瘤，および肺動脈分枝狭窄

拡張は上行大動脈径との比で＞1.5 と定義する論文がある．弁逆流は必発でほとんど良性である[40,41]．瘤の一部に破裂や冠動脈圧排を見る[42]．分枝部の狭窄・低形成は新生児の機能性雑音の原因と言われている（図 6-87）[43]．

■肺動脈弁の前収縮期開放（図 6-85 右）

この奇妙な現象は premature opening of the pulmonary valve と言われるもので，先に述べた高度肺動脈弁狭窄・弁下狭窄，収縮性心膜炎[44]，Valsalva 洞右房内破裂，Uhl 病，Ebstein 奇形，右室梗塞，三尖弁・肺動脈弁閉鎖不全などでの報告がある[45-47]．M モードエコー法全盛のときに注目された現象である．吸気で右心への還流が増え拡張期に肺動脈・右室の圧較差が逆転することにより生じる．

健常者の拡張末期の肺動脈・右室圧較差は数 mmHg なので，肺血流の増加する吸気時には肺動脈エコー"a"波は大きくなる，あるいはそのまま開放に向かうことがあるが[44]，肺動脈弁狭窄ではこの傾向はさらに強く呼気時でも A キックで圧較差が逆転して開放する．このとき，前収縮期に駆出音が出現する[48]．

注目していないと断層法やカラードプラー法では見落とされやすい現象で，弁の M モードエコーの記録から血行動態が理解される．

4 三尖弁と肺動脈弁膜症

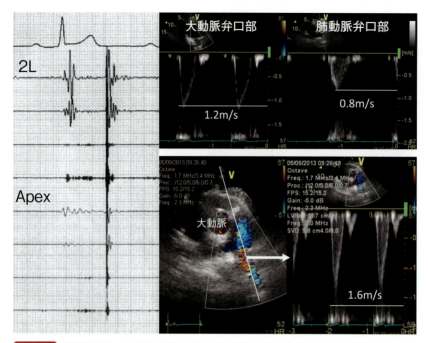

図 6-87 機能性雑音の音源と思われた左肺動脈の低形成（40 歳代女性）
分枝直後の左肺動脈に反転したカラーシグナルを認め，1.6 m/sec の流速を記録した．

■文献

1) Mutlak D, Lessic J, Reisner SA, et al. Echocardiography-based spectrum of severe tricuspid regurgitation: The frequency of apparently idiopathic tricuspid regurgitation. J Am Soc Echocardiogr. 2007; 20: 405-48.
2) Topilsky Y, Khanna A, Tourneau TL, et al. Clinical context and mechanism of functional tricuspid regurgitation in patients with and without pulmonary hypertension. Circ Cardiovasc Imaging. 2012; 5: 314-23.
3) Vaturi M, Shapira Y, Vaknin-Assa H, et al. Echocardiographic markers of severe tricuspid regurgitation associated with right-sided congestive heart failure. J Heart Valve Dis. 2003; 12: 197-200.
4) Dreyfus GD, Martin RP, Chan KM, et al. Functional tricuspid regurgitation. A need to revise our understanding. J Am Coll Cardiol. 2015; 65: 2331-6.
5) Lang RM, Badano LP, Mor-Avi V, et al. Recommendations for cardiac chamber quantification by echocardiography in adults: An update from the American Society of Echocardiography and the European Association of Cardiovascular Imaging. J Am Soc Echocardiogr. 2015; 28: 1-39.
6) Van Camp G, Flamez A, Cosyns B, et al. Parkinson's disease with pergolide and relation to restrictive valvular heart disease. Lancet. 2004; 363: 1179-83.
7) Baseman DG, O'Suilleabhain PE, Reimold SC, et al. Pergolide use in Parkinson disease is associated with cardiac valvular regurgitation. Neurology. 2004; 63: 301-4.
8) 野村周三, 西川和子, 本宮武司, 他. 先天性低形成による三尖弁および僧帽弁閉鎖不全の老齢者 1 剖検例. J Cardiol. 1996; 27 Suppl II: 73-7.
9) 2014 AHA/ACC Guidelines for the Manegement of Patients with Valvular Heart Disease. J Am Coll Cardiol. 2014; 63: 2438-88.
10) Silver MD, Lam JHC, Ranganatham N, et al. Morphology of the human tricuspid valve. Circulation. 1971; 43: 333-48.
11) Wooley CF. The spectrum of tricuspid regurgitation *in* Physiological principles of heart sounds and murmurs. AHA Monograph. 1975; 46: 139-48.
12) Matlak D, Lessick J, Reisner SA, et al. Echocardiography-based spectrum of severe tricuspid regurgitation: The

frequency of apparently idiopathic tricuspid regurgitaton. J Am Soc Echocardiogr. 2007; 20: 405-8.

13) Sumner RG, Phillips JH, Jacoby WJ Jr, et al. Idiopathic enlargement of the right atrium. Circulation. 1965; 32: 985-91.

14) Marui A, Mochizuki T, Mitsui H, et al. Isolated tricuspid regurgitation caused by a dilated tricuspid regurgitation. Ann Thorac Surg. 1988; 66: 560-2.

15) Seo HS, Ha JW, Moon JY, et al. Right ventricular remodeling and dysfunction with subsequent annular dilatation and tethering as a mechanism of idioapathic tricuspid regurgitation. Circ J. 2008; 72: 1645-9.

16) Aaron BL, Mills M, Lower RR. Congenital tricuspid insufficiency: definition and review. Chest. 1976; 69: 637-41.

17) Davar J, Connolly HM, Caplin ME, et al. Diagnosing and managing carcinoid heart disease in patients with neuroendocrine tumors. J Am Coll Cardiol. 2017; 69: 1288-304.

18) Oh JK, Seward JB, Tajik AJ. The Echo Manual. 3rd ed. Baltimore: Lippincott, Williams & Wilkins; 2006. p.276.

19) Igawa G, Ishida K, Matsubara M, et al. Right- and left-sided carcinoid heart disease without intracardiac shunting. J Echocardiogr. 2012; 10: 135-7.

20) Tsugu T, Iwanaga S, Murata M, et al. Bioprosthetic tricuspid valve replacement in carcinoid heart disease from primary ovarian carcinoid tumor. J Med Ultrason. 2015; 42: 401-3.

21) 村木睦子, 三神大世, 北口真弓, 他. 低用量ペルゴリド治療がパーキンソン患者の心臓弁に及ぼす影響. J Cardiol. 2005; 46: 221-7.

22) Kim JB, Spevack DM, Tunick PA, et al. The effect of transvenous pacemaker and implantable cardioverter defibrillator lead placement on tricuspid function: an observational study. J Am Soc Echocardiogr. 2008; 21: 284-7.

23) Lin G, Nishimura RA, Connolly HM, et al. Severe symptomatic tricuspid valve regurgitation due to permanent pacemaker or implantable cardioverter-deifibrillator leads. J Am Coll Cardiol. 2005; 45: 1672-5.

24) Höke U, Auger D, Thijssen J, et al. Significant lead-induced tricuspid regurgitation is associated with poor prognosis at long-term follow-up. Heart. 2014; 100: 960-8.

25) Mediratta A, Adettia K, Yamat M, et al. 3D echocardiographic location of implantable device leads and mechanism of associated tricuspid regurgitation. JACC Cardiovasc Imaging. 2014; 7: 337-47.

26) Fleid MF, Blauwer LA, Cha Y-M, et al. Bioprosthetic tricuspid valve regurgitation associated with pacemaker or defibrillator lead implantation. J Am Coll Cardiol. 2012; 59: 813-8.

27) Seo Y, Ishizu T, Nakajima H, et al. Clinical utility of 3-dimensional echocardiography in the evaluation of tricuspid regurgitation caused by pacemaker leads. Circ J. 2008; 72: 1465-70.

28) Al-Bawardy R, Krishnaswamy A, Bhargava M, et al. Tricuspid regurgitation in patients with pacemakers and implantable cardiac defibrillators: a comprehensive review. Clin Cardiol. 2013; 36: 249-54.

29) Fiorelli AI, Coelho GH, Aiello VD, et al. Tricuspid valve injury after heart transplantation due to endomyocardial biopsy: an analysis of 3550 biopsies. Transplant Proc. 2012; 44: 2479-82.

30) 日本循環器学会. 循環器病の診断と治療に関するガイドライン (2011 年度合同研究班報告). 弁膜疾患の非薬物治療に関するガイドライン (2012 年改訂版).

31) Shiran A, Sagie A. Tricuspid regurgitation in mitral valve disease. J Am Coll Cardiol. 2009; 53: 401-8.

32) Dreyfus GD, Corbi PJ, John Chan KM, et al. Secondary tricuspid regurgitation or dilatation: Which should be the criteria for surgical repair? Ann Thorac Surg. 2005; 79: 127-32.

33) Schofer J, Bijuklic K, Tiburtius C, et al. First-in-human transcatheter tricuspid valve repair in a patient with severely regurgitant tricuspid valve. J Am Coll Cardiol. 2015; 65: 1190-5.

34) 相川 大, 羽田勝征. 三尖弁/肺動脈弁. 超音波診断アトラス. 綜合臨牀. 2005; 54: 765-74.

35) Denniq K, Kraus F, Rudolph W, et al. Doppler echocardiography determination of the severity of tricuspid valve stenosis. Herz. 1986; 11: 332-6.

36) Fawzy ME, Mercer EN, Dunn B, et al. Doppler echocardiography in the evaluation of tricuspid stenosis. Eur Heart J. 1989; 10: 985-90.

37) 羽田勝征. 狭窄弁口面積の求め方. 心エコー. 2000; 9: 846-61.

38) Killip TI, Lucas DS. Tricuspid stenosis: physiological criteria for diagnosis and hemodynamic abnormalities. Circulation. 1957; 16: 3-8.

39) 日本循環器学会. 2012-2013 年度合同研究班報告. 2014 年版先天性心疾患, 心臓大血管の構造的疾患 (structural heart disease) に対するカテーテル治療のガイドライン.

40) Asayama J, Matsuura T, Endo N, et al. Echocardiographic findings of idiopathic dilatation of the pulmonary artery. Chest. 1977; 71: 671-3.

41) Malviya A, Jha PK, Kalita JP, et al. Idiopathic dilatation of pulmonary artery: A review. Indian Heart J. 2017; 69:

119-24.

42) Li CH, Barros AJ, Carreras F, et al. Idiopathic pulmonary artery aneurysm compressing the left main coronary artery. Eur Heart J Cardiovasc Imaging. 2012; 13: 696.

43) So BH, Watanabe T, Shimizu M, et al. Doppler assessment of physiological stenosis at the bifurication of the main pulmonary artery: a cause of murmur in neonates. Bio Neotate. 1996; 69: 243-8.

44) Hada Y, Sakamoto T, Hayashi T, et al. Echocardiogram of normal pulmonary valve. Physiological data and effect of atrial contraction on the valve motion. Jpn Heart J. 1977; 18: 421-33.

45) Wann LS, Weyman AF, Dillon JC, et al. Premature pulmonary valve opening. Circulation. 1977; 55: 128-33.

46) Weyman AE. Principles and Practice of Echocardiography. 2nd ed. Philadelphia: Lea & Febiger; 1994. p.885.

47) Kisanuki A, Tei C, Minagoe S, et al. Diastolic pulmonary forward flow associated with pulmonary regurgitation demonstrated by Doppler echocardiography. J Cardiol. 1987; 17: 361-72.

48) Shah PM, Flanagan WH. Echocardiographic correlate of pulmonary ejection sound in congenital valvular pulmonary stenosis. Am Heart J. 1977; 94: 633-6.

5 人工弁

A 種類

> 心エコー図記録の際は機械弁（一葉弁，二葉弁，ボール弁）か生体弁か，
> あるいは弁形成術か，は知っておくべきである．

　かつてはボール弁が使用されたが，耐久性の問題とケージが大きいという観点から使用されなくなった．その後の一葉のディスク弁も現在は使われていない．今日は半月状の二葉の機械弁か生体弁である[1]．後者には異種と同種生体弁，および自己生体弁がある．異種弁はブタ大動脈弁とウシ心膜弁である．代表的人工弁は図 6-88 に示す[2]．これ以外にも種々の人工弁が開発されている．生体弁は耐久性に問題があるが，ワルファリンが不要という利点のため，洞調律では 65〜70 歳以上の症例か妊娠希望の女性で使用されている[1]．大動脈弁位の方が耐久性はよい．若年者では早期石灰化の観点から生体弁は使用されない．

　同種生体弁は感染に強いことから，感染した大動脈弁，大動脈弁輪部膿瘍，大動脈弁位人工弁機能不全例ではヒトの大動脈弁が植え込まれる．

　最近はステントレス生体弁もある．ステントがないために有効弁口面積が大きく，圧較差が小さいという利点がある．

　もうひとつの生体弁として自己の肺動脈弁を大動脈弁位に植える Ross 手術がある．免疫反応がなく，耐久性もよいが，手技が難しく，心機能のよい若年者か妊娠希望の女性が対象となる．

B paravalvular leak（PVL）と detachment

　逢着したリング外側部から漏れる逆流は paravalvular leak と言われる（図 6-89）．手技上の問題，感染，shear stress が原因と言われる．心エコー図検査が導入される以前の paravalvular leak の頻度は 2.5％で，ほとんど，逆流性雑音や溶血，あるいは感染性心内膜炎，心不全を契機に発見されるものであり，2/3 は再弁置換になる症例であった．10 年以上経過後の再弁置換は稀ではない[3]．ドプラー装置の感度がよくなった今日，ルチンの経胸壁アプローチで見られる小さい leak は決して稀ではない（図 6-89 左）．検出感度のよい経食道アプローチによる検討[4]では大動脈弁置換術後で 33％，僧帽弁置換術後で 10％であるが，その後の消失や新たな出現を合わると平均 9 カ月のフォローではいずれも 10％という．ほとんどは感染源にもならず，機能不全や貧血をきたさず良性の経過を辿る．別の報告では leak の頻度は大動脈弁位で 2〜10％，僧帽弁位で 7〜10％，重大な臨床経過をとるのは leak 例の 1〜5％という記述もある[5]．2 種の弁を比較した研究では僧帽弁位の leak が機械弁 17％，生体弁 7％，大動脈弁位 leak では機械弁 7％，生体弁 2％，である[6]．人工弁の種類による差もある．逆流の目立つ例では LDH はより高値で（>460 IU/l）[5]，注意深い観察と聴診が必須である（図 6-89 中央）．息切れの出現，台座の動揺する leak（detachment），心不全発症例，コン

5 人工弁

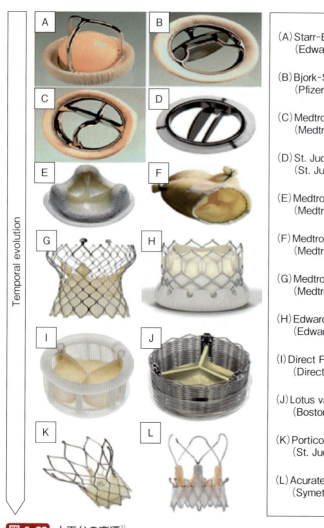

図 6-88 人工弁の変遷[2]
A〜F は開心術で用いられてきた人工弁，G〜L は TAVI で使用される人工弁である．

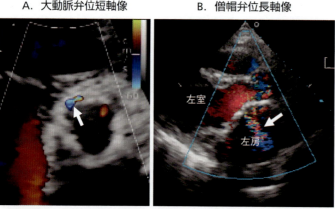
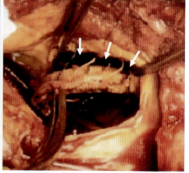

図 6-89 paravalvular leak の三例
逆流（矢印）の程度はそれぞれ，trivial，moderate（かすかな雑音が出没），severe であった．

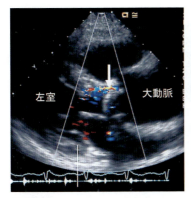 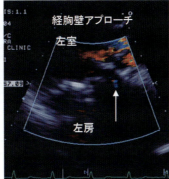 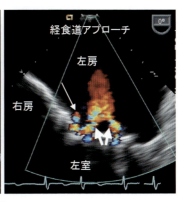

図 6-90 大動脈弁置換術後のフォローで発見された paravalvular leak
きわめて偏位した箇所からの逆流を認めるので診断は容易である．心室中隔解離が疑われるが，感染の所見はない．

図 6-91 僧帽弁置換術後の溶血[10]
左図の経胸壁エコーでは確診は得られなかったが，LDH 1900 となり溶血性貧血があったために経食道心エコー図検査を施行した．paravalvular leak は明らかである（細い矢印）．太い矢印は生理的な transvalvular 逆流である．一度のみ輸血を行ったが，その後は進行せず，LDH 1000 以下で推移している．症状や心拡大はなく，雑音も聴取しない．

トロールできない感染性心内膜炎，輸血を必要とする溶血性貧血，では再弁置換の適応となる．

フォロー中の leak の出現，増大は要注意である．逆流性雑音の聴取は異常である．どこまでの leak を異常とするかは数多くの置換例と LDH 値，臨床像をあわせて自分で経験するしかない．無症候性感染性心内膜炎の合併も否定はできない（図 6-90）．リングとディスクの間隙に存在する生理的 transvalvular leak もよく観察される所見なので，漏れの位置と方向を勘案して鑑別しなければならないが，確認できないままフォローされることも多い．

逆流量と溶血は必ずしも相関しない．leak の有無にかかわらず，わずかな LDH の上昇は機械弁置換術後ではよく見られる所見である．LDH の有意な上昇を見ても小さい逆流では雑音は発生しない．有意逆流と判断するなら，経食道エコーにて確認すべきである（図 6-91）．

■僧帽弁形成術，弁輪縫縮術後の溶血

溶血は人工弁だけではない．弁形成術後でも溶血性貧血が稀に起こることがある[7-9]．collision，fragmentation，acceleration などによる．リングが内皮に覆われて溶血が改善した報告もある．弁の性状，逆流ジェットの観察には経食道エコー法は必須である．

■経皮的 paravalvular leak 閉鎖術

わが国ではまだ，導入されていないがカテーテルによる閉鎖術が試みられている[5,11]．大動脈弁位，僧帽弁位，肺動脈弁位の逆流や，最近は TAVI 後（図 6-62）[12]でも試みられている．1 年後の経過を見た報告では症例を選べば本法は開心術による成績と遜色はないとされている[11]．

5 人工弁

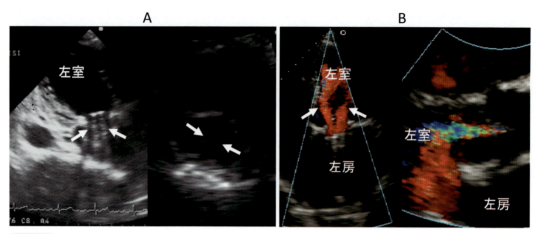

図 6-92 正常な僧帽弁位機械弁二例の拡張期像
2枚のディスク（A: 左端の矢印はシャドウ）と2条の流入血（B）を観察する．人工弁の向きには anatomical と antianatomical の2種があるので断面の設定には工夫がいる．B例の右端の胸骨左縁長軸像はディスクの観察には適していないのがわかる．

C 弁機能障害と血栓弁 stuck valve

狭窄と逆流がある．血栓，パヌス（新生内膜）（図 6-93），生体弁の経年変化，感染性心内膜炎，detachment（脱落）のいずれかによる．経胸壁アプローチによる描出には音響陰影が加わり，限界があるので，経食道エコー法を併用する．弁のMモードエコー図も参考にすべきである．

> 術後は退院前か直後にその後のフォローのためのベースラインとして弁動態とピーク流速はきちんと記録しておかねばならない．

弁手術後は症状がなくても1年に1回は心エコードプラー法にて経過観察することが多い．

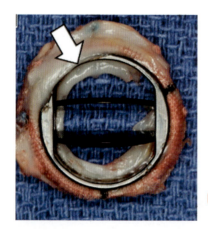

図 6-93 パヌス（白矢印）により狭窄をきたした大動脈弁位機械弁[13]

6. 弁膜症を診る

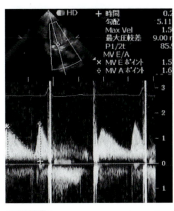

図 6-94 僧帽弁位 SJM 弁の流入ドプラー
ピーク流速 1.5 m/sec，圧半減時間 86 msec，推定弁口面積 2.6 cm² であった．弁機能不全はない．

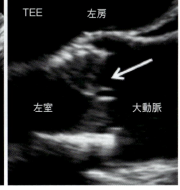

図 6-95 生体弁の血栓症[15]
経食道エコーによる．僧帽弁では左室と左房の両側に，大動脈弁では大動脈側に付着している．

> ルチン検査では生体弁，僧帽弁位の二葉弁の観察（図 6-92）の他，弁座の振動（detachment），paravalvular leak と transvalvular leak，逆流の方向，ピーク流速決定，は必須である．

人工弁の有効弁口面積は小さいのでどうしてもわずかな狭窄は存在する．とくに大動脈弁位機械弁の駆出性雑音は必発に近い．stuck valve は血栓，パヌス形成による機械弁の開放制限か開放停止による弁狭窄を言う．わずかな出血事故を含めて人工弁置換に伴うトラブルは年数％の頻度で発生しうるものである．

> 人工弁の種類により少し変動するが，大動脈弁位で 3〜4 m/sec，平均圧較差 20〜35 mmHg，僧帽弁位で 1.9〜2.5 m/sec（図 6-94），平均圧較差 6〜10 mmHg は"狭窄の疑い"である[14]．

また，大動脈弁位人工弁では流出路/弁口部流速比＜0.25，加速時間＞100 msec は弁狭窄を疑う所見となる[14]．実臨床では大動脈弁位で 3 m/sec 以下，僧帽弁位で 2 m/sec 以下のピーク流速なら許容範囲であろう．

> 機械弁の開閉評価に M モードエコーも参考になる．ディスクの開放や閉鎖の一過性遅延，振幅低下がわかることがある．

とくに，出没する，あるいは一過性の胸痛や息切れは stuck valve を考えて精査すべきである．

■ **生体弁血栓症** bioprosthetic valve thrombosis（PVT）（図 6-95）
　生体弁の血栓症は機械弁に比し少ないが（狭窄あるいは症状発現頻度≦1％，無症状例での頻度≦

5 人工弁

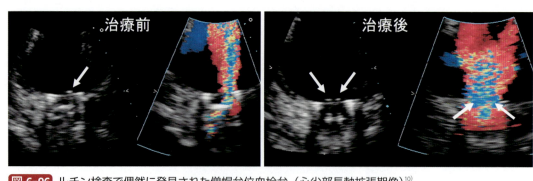

図 6-96 ルチン検査で偶然に発見された僧帽弁位血栓弁（心尖部長軸拡張期像）[10]
二葉弁であるが左図ではディスクは1個しか観察されず，流入血ジェットが一側から出現している．
右図はウロキナーゼ投与後のもので2本の流入血が出現した．

14%/年），患者の高齢化とカテーテル留置例（TAVI）の増加で増えつつある[15]．塞栓症・心房細動例を含めて①50％を超える流速の増加，②弁尖の肥厚＞2 mm，③弁尖の運動制限，では疑ってみる必要があるという．TAVI後の血栓弁は4DCTで観察される．

[1] 僧帽弁位人工弁

　生体弁では評価はしやすいが一葉弁，二葉弁では工夫が必要である．流入血の方向は偏位するので流入血ドプラーのピーク流速と圧半減時間（PHT）を測定するが，PHTはあくまでも参考値とする．有効弁口面積（cm^2）は連続の式で求める．ピーク速度で≧2.5 m/sec 以上，PHT＞200 msec，面積で＜1 cm^2なら有意狭窄とする報告もある[14]．

　最近のステントレス人工弁では流速は遅く，弁口面積は大きい傾向にある．

　二葉弁では流速の評価のみでは不充分で心尖部・胸骨左縁アプローチからプローブを回転させて拡張期に開放する2枚のディスクを必ず観察する習慣を身につけておかねばならない（図 6-92）．僧帽弁狭窄症での弁置換例では左室が小さく，左房が大きいので術後の弁輪は心室中隔側に向かう．流入血は心尖部に向かわないのでピーク速度を求めるには工夫がいる．

　2枚の開放・閉鎖にタイミングのずれを見ることがある．2条どちらのシグナルでも流速は同じで圧半減時間（PHT）も変わらないはずである．

　1条のシグナルしか記録できなければ血栓弁か，心内膜の新生（パヌス），あるいは両者によるstuck valveを考える（図 6-96, 6-97）．一弁のみの開放では息切れを訴えないことがあるので，ピーク流速が増加した機械弁では血栓弁を考慮する．二葉弁で一弁が気づかないうちにstuck valveになっているとき，2枚目の弁が狭窄を起こすと重大である．ルチン検査で症状がなく1弁のみのstuck valveを見つけたときは血栓溶解療法（図 6-96）か注意深い観察であろう．症状があり，改善しなければ場合により再手術となる．

　図 6-98 は僧帽弁位生体弁で認められた機能不全（tissue failure）である．

[2] 大動脈弁位人工弁

　心エコーによる大動脈弁位機械弁の観察は絶望的に近い．僧帽弁位ほど容易ではない．一葉弁，

6. 弁膜症を診る

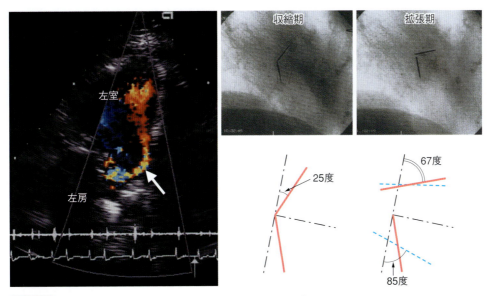

図 6-97 僧帽弁位 St. Jude Medical 二葉弁の stuck valve[16]
2週間前からの息切れにて受診．流入血が1条のため（矢印），血栓弁を疑って弁透視を施行した．右図の拡張期像で明らかなごとく，収縮期の弁位は正常であったが，二葉弁ともに開放制限があった（正常開放角度85度）．手術にて血栓弁が確認された．

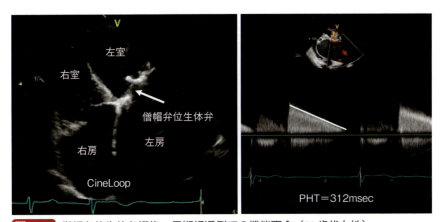

図 6-98 僧帽弁位生体弁術後，長期経過例での機能不全（80歳代女性）
心房細動例で巨大左房（左房径で10 cm）を認めた．圧半減時間（PHT）による弁口面積は 220/312＝0.7 cm^2 と高度狭窄を呈しており，中等度逆流も認めた．

二葉弁にかかわらず狭窄が疑われるときはピーク流速の計測と推移が中心となる．疑わしければ弁透視がよい．

人工弁の種類にもよるが，わずかな流速，圧較差の存在は避けられない．先に述べたごとく，ピーク流速の多くは＜3.0 m/sec であるが，＞4 m/sec，弁口面積＜0.8 cm^2 は有意狭窄である[14]．

一過性胸痛と ST 低下を契機に受診してシネ透視と心エコー図検査でディスク弁の閉鎖不全を観察した症例報告がある[17]．パヌス形成によるものであった．

5 人工弁

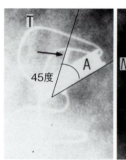
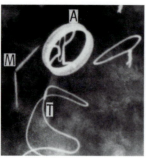

図 6-99 三弁置換術後例に見られた大動脈弁位（A：Bjork-Shiley）の stuck valve（シネ透視）

管球を動かして接線方向で撮影して角度を測る．大動脈弁の開放角度は 45 度（正常は 70 度）と狭くなっていた（左図）．僧帽弁位 St. Jude Medical 弁（M）の閉鎖角度は正常である（右図）．T：三尖弁位 CE 生体弁

なお，術後に左室が急速に縮小すると弁下狭窄や中部狭窄が出現して弁狭窄と誤認されることがあるので要注意である（後述）．

[3] 三尖弁位人工弁

きわめて少ない．僧帽弁位人工弁と同様，圧半減時間（PHT）を利用する．PHT≧230 msec，ピーク流速>1.7 m/sec，および平均圧較差≧6 mmHg は狭窄を示唆する[14]．正常に機能する人工弁でのPHTは100〜150 msecあたりである．僧帽弁と三尖弁に同一サイズの人工弁を挿入しても三尖弁のPHTは長くなることが知られている．三尖弁狭窄の評価に人工弁であっても分子の定数を220[18]，190[19]とする古いデータがある．健常者三尖弁の流入血ドプラーのPHTは僧帽弁に較べて長い．同様な数値が利用できるか疑問である[20]．

D 弁の透視

> いずれの機械弁でも有意狭窄が疑われるか，否定しておくなら，症状に関係なく弁透視による開放角度をチェックする（図 6-97，6-99）．

この透視は心エコードプラー法導入以前より利用されてきた技法である．ディスク弁がうまく最大に開く方向を選んで撮影し，開放角度を求めるものである．シネ撮影はきわめて説得力がある．とくに，大動脈弁位は一葉弁，二葉弁ともに心エコー図での評価には限界があるので弁透視が推奨される．

E patient-prosthesis mismatch（PPM）の問題

体の大きさ（体表面積）に対して小さい人工弁を大動脈弁位に挿入したときに起こる弁狭窄である[21-23]．有効弁口面積 1.0〜1.5 cm^2（0.6〜0.9 cm^2/m^2）は中等度 PPM である[23]．PPM があると術後運動耐容能が低下して，予後が悪いと言われている[23]が議論もある．一般的に置換後は多少なりとも狭窄は見られるものである．

F 術後心機能の評価

症状の改善を裏付ける所見や指標の評価は大切である.

> 開心術後中隔の壁運動異常は不可避の所見で,術後のわずかな左室駆出率低下は避けられない.

手術前から心機能の低下している症例もあるので,左室内腔と駆出率は不可欠のチェック項目である.症状の改善はもちろん,狭窄・逆流の消失,雑音の消失,心機能の改善,および心陰影の縮小が理想である.

術直後の心機能評価は難しいとはいえ,改善しなければ予期しない不可逆性の心筋障害だったのか,術中の機能障害なのかはつねに考えておかねばならない.心電図上の術後ST/T変化の有無や出現にも留意する.経過とともに改善することが多い.

G 僧帽弁置換術後の三尖弁閉鎖不全

僧帽弁膜症術後の三尖弁閉鎖不全は稀ではない[24-30].僧帽弁膜症術後例を長期観察していると,弁機能不全がなく,器質的三尖弁異常がなくても三尖弁逆流の進んでくる症例がある(図6-100)[28,29].心房細動と弁輪拡張の影響か,右房は確実に拡張して接合不全による逆流の進行は不可避である[24].術前の心房細動の存在は術後の逆流発生と予後不良の独立因子であると言われる[25].

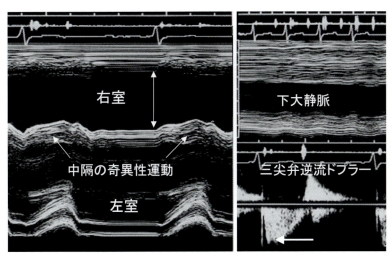

図6-100 僧帽弁置換術後の経過が長い正常圧高度三尖弁閉鎖不全,心房細動例(40歳代女性)

人工弁機能不全はないが,経過とともに高度の三尖弁逆流が出現した.右室(45 mm)と下大静脈(25 mm)は拡大しており,下大静脈の呼吸性変動はない.三尖弁逆流のピーク流速は2 m/secでピークは収縮早期にある(三角波).推定右室収縮期圧は$4V^2+15=31$ mmHgとなる.心室中隔の奇異性運動は著明.僧帽弁位人工弁+心房細動例の長期観察例でよく見る所見である.中隔の奇異性運動には開心術の影響もあろう.

5 人工弁

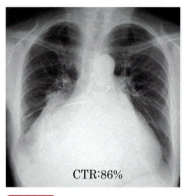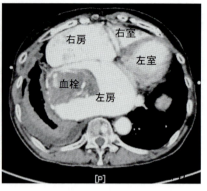

図 6-101 僧帽弁置換術，三尖弁輪形成術 22 年後の胸部 X 線写真と心臓 CT（60 歳代女性）

26 年前に僧帽弁狭窄，心房細動，左房内血栓で交連切開術と血栓除去術を受けていた．人工弁の機能不全はない．三尖弁逆流シグナルは軽度であるが，両心房の拡張は確実に進行し，左房血栓が再発している．心陰影は確実に拡大している．長期心房細動例では逆流がなくても心房拡張は確実に進行することを示唆している．推定右室収縮期圧は 55 mmHg であった．NYHA 2～3 度である．

僧帽弁置換術後例の晩期には 67％に中等度以上の逆流が見られる[26]．心房細動だけでなく術後の残存肺高血圧は右室拡張と機能低下を惹起し，三尖弁逆流悪化の因子となるので右室機能不全に至らない時期での三尖弁輪形成術が奨められている[27]．三尖弁逆流の悪化は術後に tenting area が拡大，進行しないので主因は三尖弁輪の拡張による，とする報告がある[30]．

心房細動のない僧帽弁裂開術後例では三尖弁逆流は減少すると言われるので，心房細動の関与は大と言わざるを得ない[31]．

> 心房細動のある僧帽弁置換術後患者を長期にフォローしていると，左室や僧帽弁の機能不全がなくても心陰影（CTR）が確実に大きくなってくる例がある（図 6-101）．

これには左房と右房の拡張が関与する．人工弁置換術後は逆流がなくても心房は大きくなる．わずかな非生理的圧較差も関与するのであろうが，心房細動の影響が大きい．

H 大動脈弁置換術後の弁下狭窄

大動脈弁狭窄置換術後例に出現し（図 6-102）[32-34]，負荷で誘発される例がある．置換術後 14％の例で 2 m/sec 以上の流速が見られるという[33]．また，圧較差は 10～184 mmHg とも言われる[32]．SAM を見ない例[32]（図 6-102）と見る例[34]がある．前者は左室中部レベルの狭窄（296 頁参照）である．いずれも左室の肥厚・縮小と supernormal systolic function が原因である．術後の低血圧でやむを得ず心筋切除や再弁置換に至る例がある．最近は経皮的大動脈弁留置術（TAVI）後の報告もある[35]．弁口部狭窄と混同しないためにはカラードプラー併用により心尖部アプローチにて high

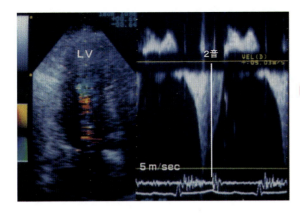

図 6-102 大動脈弁置換（Carbomedics#23）術後に生じた左室中部狭窄[36]

シネ透視で弁狭窄がないことを確認してβブロッカーを投与したところ、圧較差は 100 mmHg から 36 mmHg に改善を見た。SAM は出現していなかった。駆出血流は 2 音を越えている（拡張期奇異性血流、297 頁参照）。

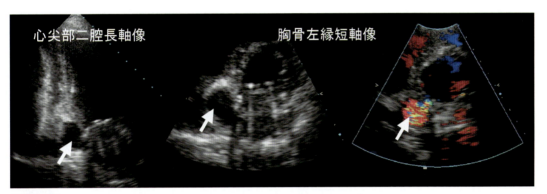

図 6-103 僧帽弁置換術後のフォローで偶然発見された弁輪部仮性瘤[10]

下壁弁輪部に 20 mm 大の腔があり、内部には血流シグナルが見られた。ディスク弁の動きは正常であった。

PRF と連続波ドプラーを駆使して弁口部と狭窄部 2 つのピーク流速を捉えることである。左室が小さく、壁運動が良好というのが共通する動態である。術中、術後のジギタリス、貧血、脱水、カテコラミンは増悪因子となる。

弁輪部膿瘍と瘤

人工弁の感染性心内膜炎（212 頁参照）は PVE（prosthetic valve endocarditis）と称される。術後 2 カ月以内の早期に起こる一群があるので、ルチンといえどもそのつもりの検査が要求される。炎症所見の持続、再燃、発熱がはっきりしなくても術後のフォローで偶然、弁輪部膿瘍・仮性瘤、人工血管周囲膿瘍の発見されることがある（図 6-103）。なお、弁輪部膿瘍は圧倒的に大動脈弁置換術後である。

> 術直後は記録困難なことがある。疑わしいときは経食道エコー検査か X 線 CT が必須である。

弁下部膿瘍では原則、逆流を見ない。そのつもりで観察しないと見落とすことがある。手術直後

5 人工弁

は存在しなくても，その後に徐々に形成されてくる例がある．

■文献

1) 日本循環器学会．循環器病の診断と治療に関するガイドライン（2011年度合同研究班報告）．弁膜疾患の非薬物治療に関するガイドライン（2012年改訂版）．

2) Dangas GD, Weitz JI, Giustino G, et al. Prodthetic heart valve thrombosis. J Am Coll Cardiol. 2016; 68: 2670-89.

3) Pang PYK, Zhu J, Sin YK, et al. Surgical management of very late paravalvular leaks after mitral valve replacement: a single institutional experience. J Thorac Dis. 2016; 8: E952-6.

4) Ionescu A, Fraser AG, Butchart EG. Prevalence and clinical significance of incidental paraprosthetic valvular regurgitation: a prospective study using transoesophageal echocardiography. Heart. 2003; 89: 1316-21.

5) Kliger C, Eiros R, Isasti G, et al. Review of surgical prosthetic paravalvular leaks: diagnosis and catheter-based closure. Eur Heart J. 2013; 34: 638-48.

6) Hammermeister K, Sethi GK, Henderson WG, et al. Outcomes 15 years after valve replacement with a mechanical versus a bioprosthetic valve: final report of the Veterans Affairs Randomized Trial. J Am Coll Cardiol. 2000; 36: 1152-8.

7) Puwanant S, Lohawijarn W. Hemolytic anemia after mitral-valve repair. N Engl J Med. 2012; 367: 20.

8) Abourjaili G, Torbey E, Alsaghir T, et al. Hemolytic anemia following mitral valve repair: A case presentation and literature review. Exp Clin Cardiol. 2012; 17: 248-50.

9) 網屋 俊, 福岡嘉弘, 塗木徳人, 他. 僧帽弁形成術後に溶血性貧血, 感染性心内膜炎を起こし再手術を要した1例. Jpn J Med Ultrasonics. 2013; 40: 507-9.

10) 孫崎栄津子. 人工弁機能不全. In: 羽田勝征, 編. 心エコー検査のピットフォール. 東京: 中外医学社; 2005. p.214-5.

11) Wells IV JA, Condado JF, Kamioka N, et al. Outcomes after paravalvuar leak closure. Transcatheter versus surgical approaches. JACC Cardiovasc Interv. 2017; 10: 500-7.

12) Shiota T. Role of echocardiography for catheter-based management of valvular heart disease. J Cardiol. 2017; 69: 66-73.

13) Saric M, Armour AC, Arnaout S, et al. Guidelines for the use of echocardiography in the evaluation of a cardiac source of embolism. J Am Soc Echocardiogr. 2016; 29: 1-42.

14) Zoghbi WA, Chambers JB, Dumesnil JG, et al. Recommendations for evaluation of prosthetic valves with echocardiography and doppler ultrasound. J Am Soc Echocardiogr. 2009; 22: 975-1014.

15) Puri R, Auffret V, Rodés-Cabau J. Bioprosthetic valve thrombosis. J Am Coll Cardiol. 2017; 69: 2193-211.

16) 浅川雅子, 今井行子, 伊藤敦彦, 他. 僧帽弁置換術後血栓弁の一例: 循環器診断へのアプローチ. 診断と治療. 1998; 86: 797-801.

17) Muro T, Maeda K, Otsuka R, et al. Intermittent chest pain with marked ST depression after 13 years of aortic valve replacement. J Echocardiogr. 2011; 9: 33-5.

18) Dennig K, Kraus F, Rudolph W. Doppler echocardiography determination of the severity of tricuspid valve stenosis. Herz. 1986; 11: 332-6.

19) Fawzy ME, Mercer EN, Dunn B, et al. Doppler echocardiography in the evaluation of tricuspid stenosis. Eur Heart J. 1989; 10: 985-90.

20) 羽田勝征. 狭窄弁口面積の求め方. 心エコー. 2000; 9: 846-61.

21) Rahimtoola SH. The problem of valve prosthesis-patient mismatch. Circualtion. 1978; 58: 20-4.

22) Shahbudin H. Choice of prosthetic heart valve for adult Patients. J Am Coll Cardiol. 2003; 41: 893-904.

23) Daneshvar SA, Rahimtoola SH. Valve prosthesis-patient mismatch (VP-PM): a long-term perspective. J Am Coll Cardiol. 2012; 60: 1123-35.

24) Vaturi M, Sagie A, Shapira Y, et al. Impact of atrial fibrillation on clinical status, atrial size and hemodynamics in patients after mitral valve replacement. J Heart Valve Dis. 2001; 10: 763-6.

25) Kwak JJ, Kim YJ, Kim MK, et al. Development of tricuspid regurgitation late after left-sided valve surgery: a single-center experience with long-term echocardiographic examinations. Am Heart J. 2008; 155: 732-7.

26) Porter A, Shapira Y, Wurzel M, et al. Tricuspid regurgitation late after mitral valve replacement: Clinical and echocardiographic evaluation. J Heart Valve Dis. 1999; 8: 57-62.

27) Shiran A, Sagie A. Tricuspid regurgitation in mitral valve disease. J Am Coll Cardiol. 2009; 53: 401-8.

28) Izumi C, Iga K, Konishi T. Progression of isolated tricuspid regurgitation late after mitral valve surgery for rheumatic mitral valve disease. J Heart Valve Dis. 2002; 11: 353-6.

29) Matsuyama T, Matsumoto M, Sugita T, et al. Predictors of residual tricuspid regurgitation after mitral valve

surgery. Ann Thorc Surg. 2003; 75: 1826-8.

30) Izumi C, Miyake M, Takahashi S, et al. Progression of isolated tricuspid regurgitation late after left-sided valve surgery. Clinical features and mechanisms. Circ J. 2011; 75: 2902-7.

31) Hannoush H, Fawzy ME, Stefadouros M, et al. Regression of significant tricuspid regurgitation after mitral balloon valvotomy for severe mitral stenosis. Am Heart J. 2004; 148: 865-70.

32) Aurigemma G, Battista S, Orsinelli D, et al. Abnormal left ventricular intracavitary flow acceleration in patients undergoing aortic valve replacement for aortic stenosis. Circulation. 1992; 86: 926-36.

33) Bartunek J, Sys SY, Rodrigues AC, et al. Abnormal systolic interventricular flow velocities after valve replacement for aortic stenosis: Mechanisms, predictive factors and prognostic significance. Circulation. 1996; 93: 712-9.

34) Routledge T, Nashef SA. Severe mitral systolic anterior motion complicating aortic valve replacement. Interact Cardiovasc Thorac Surg. 2005; 4: 486-7.

35) Takeda Y, Nakatani S, Kuratani T, et al. Systolic anterior motion of the mitral valve and severe mitral regurgitation immediately after transcatheter aortic valve implantation. J Echocardiogr. 2012; 10: 143-6.

36) 田宮栄治, 羽田勝征. A 42-year-old man complaining of short of breath after aortic valve replacement. J Cardiol. 1996; 27: 273-5.

6 感染性心内膜炎

　感染性心内膜炎は弁膜や心内膜，大血管内膜に細菌集簇を含む疣腫 vegetation を形成し，菌血症，血管塞栓，心障害など多彩な臨床症状を呈する全身性敗血症疾患である[1]．抜歯や手術，観血的処置後もあれば，誘因不明な例も多い．心病変には図 6-104 のようなものがある．心症状がなければ他科の疾患として受診，あるいは入院し，紹介やコンサルトを受けて診断されることも少なくない．

> かつて，発熱と心雑音は本症の 80～90％で見られる重要な二大所見であった[2]．今日でも心エコー図検査依頼時，心雑音の聴取を怠ってはならない．

　一般的には発熱・炎症所見の存在下で疣腫，腱索断裂，弁穿孔，膿瘍，逆流，いずれかを観察したときに感染性心内膜炎を考える．比較的稀な膿瘍とカテーテル感染を除けば弁逆流は多少なりとも存在する．感染性動脈瘤，人工血管膿瘍は診断が遅れがちである．これらは心臓に異常を見ない感染性心内膜炎としての認識が必要である．

A 基礎疾患

　基礎疾患が明らかでない例も多いが，弁疾患，先天性心疾患のほか，人工弁（209 頁参照），人工血管，ペースメーカー，中心静脈カテーテル留置例などがある．また，静注麻薬中毒患者では三尖弁，肺動脈弁にも見られる．先天性心疾患としては大動脈二尖弁（図 6-105）や Fallot 四徴症の三尖弁や肺動脈弁感染，その他，心室中隔欠損，動脈管開存，大動脈縮窄などがある．術後のパッチ

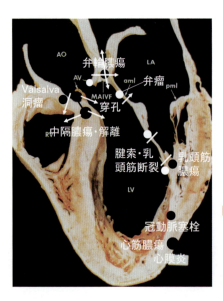

図 6-104 感染性心内膜炎の心病変
乳頭筋断裂は冠動脈塞栓による場合と付着する膿瘍による場合がある．矢印は穿孔・進展方向を示す．○は疣腫，●は膿瘍である．文献 3 の病理所見に文献 2 の p.1174 を参考にして作成．
MAIVF: mitral-aortic intervalvular fibrosa

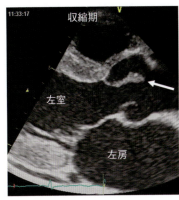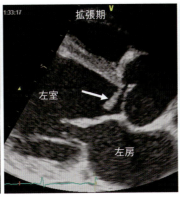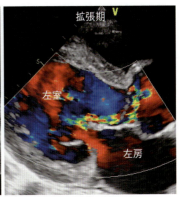

図 6-105 大動脈右冠尖に付着したひも状疣腫（矢印）
僧帽弁前尖に沿った大動脈弁逆流が認められる（右図）．

に疣腫が付着する例もある．心房中隔欠損は稀である．異常血流や異物が誘因となる nonbacterial thrombogenic endocarditis（222，368頁参照）が発症要因であるとも言われている[1]．

閉塞性肥大型心筋症にも合併する．糖尿病，ステロイド投与例は危険因子となる．

B 診断の進め方

疑って，心エコー図検査を依頼するに限る．Duke の診断基準[1,4,5]（表 6-15）がある．あくまでも診断のための参考基準であり，これで治療方針が決まるものでもない．弁逆流は重要所見である．

かつての subacute（亜急性），acute（急性）の分類は，前者は緑色連鎖球菌（*Streptococcus viridans*），後者は黄色ブドウ球菌（*Staphylococcus aureus*）による感染が主体であったが，最近は感染性心内膜炎として一括される．亜急性細菌性心内膜炎 subacute bacterial endocarditis（SBE）と言われた時期の有痛性 Osler 結節，無痛性 Janeway 斑点，爪下の splinter 出血，Roth 斑（網膜の白斑）は最近，見なくなった．早期診断が可能となったためであろう．新たな弁逆流の発生，以前からある心雑音の変化は本症を診断する有力な証拠となる．腱索断裂・疣腫の観察も診断根拠になる．逆流は弁そのものの破壊（亀裂，穿孔）か腱索断裂によるものであるが，腱索断裂が圧倒的に多い．

弁膜症の既往のある例で疣腫を見ないとき，あるいは疣腫と判断できないとき，逆流シグナルのみから感染性心内膜炎の診断は難しいことがある．しかし，偏位する逆流は要注意である．感染性心内膜炎のごく初期には弁形態に異常を認めず，逆流シグナルはない．あるいはあっても病的か否か判断できないので状況を見て再検査を行うしかない．現実的な問題として原因不明の発熱や心雑音で心エコー図検査依頼は多い．とくに，

> 高齢者では症状や病態，ときに逆流シグナル自体も非特異的とされやすい．
> 心エコー図検査をそのつもりで検索しないと小さい疣腫は見落とすことがある．

6 感染性心内膜炎

表 6-15 感染性心内膜炎（IE）の修正 Duke 診断基準[5]

【確診】

病理学的基準

(1) 培養，または疣腫，塞栓を起こした疣腫，心内膿瘍の組織検査により病原微生物が検出されること，または

(2) 疣腫や心内膿瘍において組織学的に活動性心内膜炎が証明されること

臨床的基準[a]

(1) 大基準 2 つ，または

(2) 大基準 1 つおよび小基準 3 つ，または

(3) 小基準 5 つ

【可能性】

(1) 大基準 1 つおよび小基準 1 つ，または

(2) 小基準 3 つ

【否定的】

(1) IE 症状を説明する別の確実な診断，または

(2) IE 症状が 4 日以内の抗菌薬投与により消退，または

(3) 4 日以内の抗菌薬投与後の手術時または剖検時に IE の病理学的所見を認めない，または

(4) 上記「可能性」基準にあてはまらない

---

[a] 基準の定義

[大基準]

● IE を裏づける血液培養陽性

  ▶ 2 回の血液培養で IE に典型的な以下の病原微生物のいずれかが認められた場合

  • Streptococcus viridans，*Streptococcus bovis*（*Streptococcus gallolytics*），HACEK グループ，*Staphylococcus aureus*，または他に感染巣がない状況での市中感染型 *Enterococcus*

  ▶ 血液培養が IE に矛盾しない病原微生物で持続的に陽性

  • 12 時間以上間隔をあけて採取した血液検体の培養が 2 回以上陽性，または

  • 3 回の血液培養のすべて，または 4 回以上施行した血液培養の大半が陽性（最初と最後の採血間隔が 1 時間以上あいていること）

  ▶ 1 回の血液培養でも *Coxiella burnetti* が検出された場合，または抗 I 相菌 IgG 抗体価 800 倍以上

● 心内膜障害所見

  ▶ IE の心エコー図所見（人工弁置換術後，IE 可能性例，弁輪部膿瘍合併例では TEE が推奨される．その他の例ではまず TTE を行う．）

  • 弁あるいはその支持組織の上，または逆流ジェット通路，または人工物の上にみられる解剖学的に説明のできない振動性の心臓内腫瘤，または

  • 膿瘍，または

  • 人工弁の新たな部分的裂開

  ▶ 新規の弁逆流（既存の雑音の悪化または変化のみでは十分でない）

[小基準]

● 素因：素因となる心疾患または静注薬物常用

● 発熱：38.0℃以上

● 血管現象：主要血管塞栓，敗血症性梗塞，感染性動脈瘤，頭蓋内出血，眼球結膜出血，Janeway 発疹

● 免疫学的現象：糸球体腎炎，Osler 結節，Roth 斑，リウマチ因子

● 微生物学的所見：血液培養陽性であるが上記の大基準を満たさない場合[b]，または IE として矛盾のない活動性炎症の血清学的証拠

  [b] コアグラーゼ陰性ブドウ球菌や IE の原因菌とならない病原微生物が 1 回のみ検出された場合は除く

IE：感染性心内膜炎　TEE：経食道心エコー図　TTE：経胸壁エコー図

6. 弁膜症を診る

他臓器に感染所見がなく，それでも熱が続くなら，状況を判断して再検すべきである．診断確定後でも，否定したいときでも経食道エコー検査で得られる情報は大きい．初回で発見されず，心エコー図検査の再検や経食道エコー図検査で疣腫が見つかる例があるので，弁障害がなくても経過観察は大切である．

> 弁に異常がなく，病的逆流のない感染性心内膜炎には弁輪部膿瘍，カテーテル感染，血管膿瘍，人工弁・人工血管感染がある．

なお，*Streptococcus viridans* と誤認されやすい *Streptococcus bovis* による感染性心内膜炎には消化管の悪性腫瘍合併の頻度が高いという[6]．*Streptococcus bovis* による感染性心内膜炎治療中の下血が契機となって直腸癌が見つかった症例報告がある[7]．

［1］疣腫 vegetation

菌血症から弁や心内膜，異物（人工弁，人工血管，ペースメーカー）に付着して増殖する菌のコロニーである（図6-105〜6-109）．数 mm から 10 mm 以上におよび，多くは振動，浮遊するヒラヒラエコーであるが，稀に振動しない腫瘤・塊状のことがある．逆流の有無は問わない．診断は発熱，炎症所見を前提とした状況証拠による．新しいか古いかは現病歴，炎症所見の有無，エコー所見から判断する．

> 弁に付着する疣腫では逆流を見ることが多く，かつ逆流の方向は偏位する傾向にある．

例外はある．エコー所見よりも菌血症や全身・末梢症状を優先しなければならないことがある．

大動脈弁の疣腫は収縮期に大動脈内にあるが，拡張期には反転して流出路内で振動するエコーとなることがある（図6-105）[8]．M モード法全盛の時代に細動のある拡張期大動脈弁は脆弱化（shaggy echo）を意味し，感染を考える有力な所見であった．今日から見れば，弁に付着する疣腫であった可能性がある．

一方，僧帽弁や三尖弁（図6-106）の疣腫の多くは腱索断端に付着して収縮期に心房に反転する．しかし，わが国では右心の感染性心内膜炎は先天性心疾患を除き，きわめて稀である．直接，弁や乳頭筋（図6-108）に付着する例もある．

> 疣腫と鑑別すべきものに弁肥厚，ランブル疣腫，膿瘍，腫瘍（乳頭状線維弾性腫，その他），腱索，粘液腫様変性のある弁，弁付着の細い valve strand，fibrous strand，リウマチ結節，石灰沈着（乾酪変性），calcified amorphous tumor（379頁参照），弁置換術後ならフィブリン・糸・パッチ，パヌス（新生内膜），その他 nonbacterial thrombotic endocarditis（Libman–Sacks 心内膜炎）がある．

とくに，ランブル疣腫と感染性疣腫，乳頭状線維弾性腫との鑑別は難しい（26頁参照）．いずれも弁先端に付着する腫瘤様，ないし shaggy エコーである．感染であれば弁破壊があるので，弁逆流と炎症所見がなければ感染の可能性は低いと言えるだけである．非細菌性血栓性心内膜炎 non-

6 感染性心内膜炎

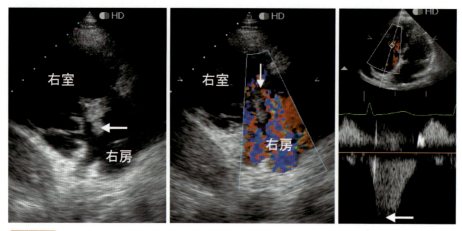

図 6-106 三尖弁の疣腫（左図矢印）
肺塞栓を契機に診断された感染性心内膜炎で基礎疾患や誘因を認めなかった．弁口部と穿孔部の2カ所に高度逆流を見た．中央の矢印は穿孔部である．高度三尖弁閉鎖不全を認めるが，肺高血圧はない．右室収縮期圧は $4×2.2^2+10=29$ mmHg と推定された．

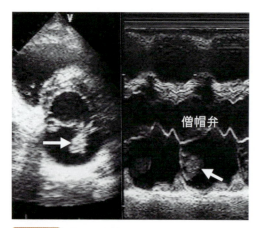

図 6-107 疣腫が直接僧帽弁に付着する感染性心内膜炎
腱索断裂ははっきりしなかったが，逆流を見た．

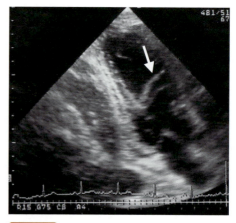

図 6-108 左室後内側乳頭筋に付着したヒモ状疣腫
当初，血栓が正常な乳頭筋に付着しうるかという議論があったが，後に菌血症があり，特発性血小板減少症に合併した感染性心内膜炎と判明した．弁障害はなかった．抗生物質投与にて縮小，消失した．

bacterial thrombotic endocarditis（368頁参照）は膠原病や悪性腫瘍で観察されるものであるが，感染が加わる例もあるという．

　疣腫の大きさ・形状と塞栓症の発生には相関があるという報告とないとする報告がある[1]．しかし，経験的には大きい例（たとえば10 mm以上）は抗生物質でのコントロールは不充分なので，長引きやすく，それだけ塞栓症のリスクが高まる．手術を念頭に置いておくべきである．数mmぐらいのものは治療中にいつの間にか合併症なく消失する例もあるので，内科治療が優先する．

6. 弁膜症を診る

治療開始したときは解熱の有無にかかわらず，1週間以内には再検すべきであろう．疣腫の推移は見なければならない．

［2］塞栓症

塞栓症を発症する頻度は 20〜50％である[1]．始めの 2 週間以内が多いが，どの時期にも起こり得る．無症候性もある．塞栓する臓器は中枢性神経で 60〜70％を占める．その内訳は脳塞栓 64.6％，脳出血 31.5％，脳膿瘍 2.8％，髄膜炎 1.1％，である[1]．その他は脾臓，腎臓，肺，末梢動脈，冠動脈，肝臓，腸間膜動脈の塞栓である．大きいほど，また可動する疣腫は塞栓のリスクは高そうと言えるだけである．

［3］感染性動脈瘤 （250 頁参照）

感染性心内膜炎の疑いで検索中に発見される．合併もある．かつての mycotic aneurysm である．脳動脈瘤領域の感染は本症の 1.5％[9]，1.2〜5.6％[1] と言われている．脳動脈以外では 1/3 は胸部大動脈である．多くは 2/3 に起こると言われる腎動脈以下の腹部大動脈・腸骨動脈瘤で，破裂しやすく，予後は悪い[1]．診断には血管エコー，造影 X 線 CT がすぐれている．

［4］逆流性雑音

診断根拠として逆流シグナルが重視されるが，必ずしも病的とは限らない．雑音があれば異常である．進行した感染弁では逆流性雑音は必発に近い．

> 発熱でコンサルトされる患者の感染性心内膜炎では，まず，雑音の有無から診断を進めるべきである．聴き落とされていることが多い．雑音がなければ膿瘍や右心性弁膜症も念頭に置いて検査を進める．

三尖弁・肺動脈弁の感染は先天性心疾患，麻薬静注者，血液透析患者を除けばきわめて稀である（図 6-106）．右心は低圧系でもともと，弁に障害やストレスをきたしにくく，低酸素濃度が原因とされている．雑音も欠如する，あるいは非特異的であることが少なくない．以前から存在する非特異的逆流の可能性があるが，偏位する弁逆流は注意すべきである．

> 逆流性雑音がなく，4 個の弁形態とその周囲に異常がなく，偏位しない軽度の逆流シグナルなら，弁感染は考えにくい．

［5］腱索断裂

僧帽弁尖に付着して収縮期に左房内に反転してヒラヒラと浮遊するエコーが逆流に沿って観察されることから診断する．偏位しやすい弁逆流は過小評価されやすいが，断裂があれば moderate 以上の逆流であることが多い．

> 雑音がなく，かつ逆流のない腱索断裂は経験がない．

後尖中央の腱索断裂は前尖の直下，裏側で見られ（図 6-109），前尖のそれは後尖に向かう．拡張

6 感染性心内膜炎

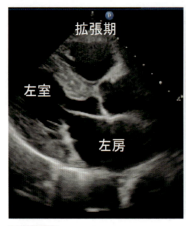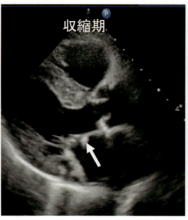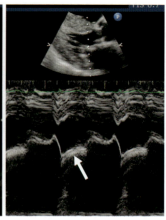

図 6-109 後尖の腱索断端に付着した疣腫の一例（感染性心内膜炎治癒例）
収縮期に逆流は前尖裏側に沿い，その中で断端は振動していた（fine fluttering. 右図矢印）．

期には左室流入路に反転して coarse fluttering となるのが特徴である．M モードエコー法の時代はこの拡張期所見を腱索断裂としていた．収縮期の断裂腱索は観察困難だったためである．断層法では収縮期の左房内では高速度逆流のために，細動（fine fluttering）として記録される（図 6-109）．この所見はアーチファクトでは出現しないので鑑別に利用できる．

> 著明な弁逸脱があるときはまず腱索断裂を考える．胸壁アプローチで断端が見えなくても経食道アプローチでは観察されることがある（111 頁図 6-2 参照）．

断端か，小さい疣腫かの判定は難しいことがある．先端エコーが厚くなっているか，エコー輝度が強ければ両者の共存を前提にして観察すべきである．

断裂は一瞬と思われるのに断裂時期がはっきりしない，無症状の高度逆流がある．逸脱に断裂が二次的に加わったと考えざるを得ない．断端の自然消失や退縮もあるらしい．

[6] 弁瘤と穿孔

僧帽弁瘤は感染性心内膜炎の合併症であり，一部，大動脈弁逆流が僧帽弁前尖にあたって起こる．感染の関与しない Libman-Sacks 症候群（後述）で発生した報告もある[10]．収縮期と拡張期とも形態が変化しないのが逸脱との鑑別点とされている．同時に穿孔を見ることが多い．瘤を伴わない弁腹部の穿孔では一般に収縮期に僧帽弁がテント状になって左房に向かう．逆流の吹く位置が弁口部からずれていることで診断する（図 6-110）．確定診断は経食道エコー図検査による．

[7] 弁輪部膿瘍，仮性瘤と解離・破裂

頻度は腱索断裂や疣腫に比較してはるかに少ない．大動脈基部（根部膿瘍 root abscess），弁輪部，弁下部に出現する（図 6-103 参照，図 6-111）．とくに大動脈二尖弁の膿瘍と瘤は重大な合併症である[11]．若年者の大動脈二尖弁では感染性心内膜炎の 50 ％に perivalvular abscess を合併し，そ

6. 弁膜症を診る

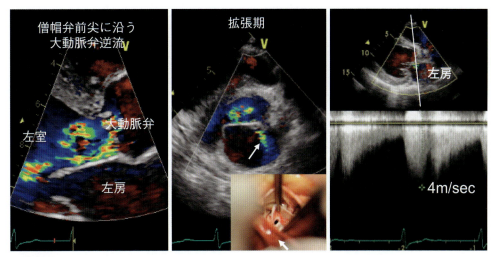

図 6-110 収縮期と拡張期に逆流を見た僧帽弁穿孔（大動脈弁の感染性心内膜炎例）
僧帽弁基部外側の穿孔部から収縮期と拡張期の逆流が観察された．中央下図の矢印は穿孔部を示す術中所見．弁瘤はなかった．大動脈弁逆流もあるので両者の識別は容易ではなかった．

の 2/3 は早期手術に至るという[12]．僧帽弁や大動脈弁の置換術後の合併症のこともある．膿瘍は内部に血流シグナルが存在することがあり，ときに仮性瘤との鑑別も問題になる．いずれも破裂のリスクが高い．炎症所見があればやはり，先に膿瘍を考えるべきであろう．炎症がなければ慢性膿瘍や仮性瘤の可能性がある．大動脈外側に大きく突出する弁輪部膿瘍は診断が付きやすいが，壁の内部に形成される小さい膿瘍は外側に突出しないために二尖弁や疣腫，弁構造物，弁膿瘍，ときに Valsalva 洞瘤との鑑別に苦しむ．経食道エコー法や造影 X 線 CT（MDCT）所見も多用すべきである[13]．

> 人工弁置換術の有無を問わず，弁輪部仮性瘤や膿瘍の内科治療には限界がある．早期手術を考慮する．

大動脈弁輪部膿瘍の 44％は弁置換例，24％は異常弁に伴うものである[14]．

> 弁輪部膿瘍は大動脈弁の方が僧帽弁よりもはるかに多い（41％ vs 6％）[3]．

僧帽弁大動脈弁間線維結合部（MAIVF = mitral-aortic intervalvular fibrosa）は大動脈弁輪の中で最も弱い部分である．この領域の膿瘍（図 6-112），瘤[15-17]は左房，大動脈，心膜腔に穿破して逆流や心タンポナーデを発症する．鑑別すべきものは心房解離である．経食道アプローチが診断的である．

■大動脈・心房瘻

弁輪部膿瘍は流出路や右室のみへの破裂だけでなく，大動脈から右房，左房に瘻孔を作り連続性短絡が発生することがある．感染性心内膜炎の 1.6％に見られるという[18]．先に述べた intervalvular fibrosa から左房と左 Valsalva 洞に破裂した症例報告がある[19]．

6 感染性心内膜炎

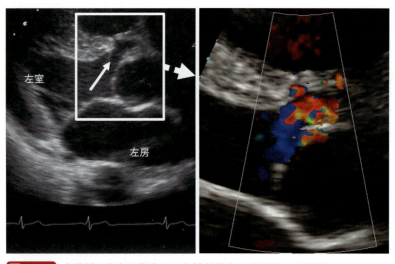
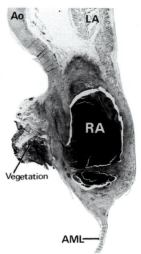

図 6-111 大動脈二尖弁に発生した弁輪部膿瘍の流出路への破裂
当初の診断は困難で，経食道エコー図検査で確認した．矢印は破れた壁の一部が疣腫で，血液の漏れが見られたが，大動脈弁逆流ではなかった．膿瘍は抗生物質の投与にもかかわらず増大したため，のちにパッチ閉鎖術を施行した．

図 6-112 大動脈弁閉鎖不全例で見られた弁輪部膿瘍[3]
僧帽弁前尖（AML）の基部，左房壁（LA）と大動脈壁（Ao）間の intervalvular fibrosa 部の膿瘍である．Vegetation：疣腫，RA（ring abscess）：弁輪部膿瘍

■ 左室・右房短絡（Gerbode defect）

先天性（266 頁参照）のほか，膜様部心室中隔，大動脈弁の感染性心内膜炎による穿孔がある[20-22]．2011 年までで 26 例の報告があり，きわめて稀なものである[21]．この報告によれば中隔尖の上部（supuravalvular type）で穿孔するものが多い（Type Ⅰ）という．中隔尖基部を通って右房に向かうもの（Type Ⅱ），Type Ⅰとの共存（Type Ⅲ）例では中隔尖の動きや三尖弁逆流と重なり短絡部位の診断は難しいことが予想される．

なお，この短絡は外傷，心筋梗塞後[21]，あるいは弁術後合併症[23]として出現することが知られている．

[8] 心室中隔膿瘍・解離（図 6-113）

大動脈弁，あるいは弁輪部膿瘍から感染が波及し，心室中隔上部に解離や膿瘍を形成するものである．流出路への突出や穿孔により血液の流出が起こる．大動脈弁閉鎖不全や心室中隔欠損を合併することがある．Valsalva 洞瘤から進展する例もある[18]．

> 中隔解離の一部が左室流出路に突出した慢性例では僧帽弁副組織や大動脈弁疣腫，Valsalva 洞破裂との鑑別が難しくなる．

流出路狭窄の原因にもなる．解離や破裂が右室に向かうと中隔欠損を生じる．

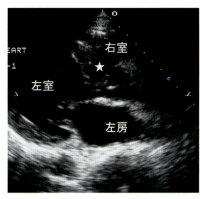
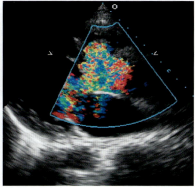

図 6-113 感染性心内膜炎による心室中隔膿瘍の解離（拡張期）
感染が大動脈弁から波及して出現した中隔膿瘍（☆）の破裂である．
高度 AR を見たが，右室への短絡は観察されなかった．

［9］乳頭筋不全と断裂

　心筋梗塞症だけの合併症（98 頁参照）ではない．感染性心内膜炎による冠動脈塞栓や乳頭筋に付着した膿瘍にても乳頭筋不全や断裂が起こる[24,25]．本症は腱索断裂よりはるかに稀であるが，急性左心不全やショックを呈する．観察困難な例では腱索断裂と誤診される．あるいは，炎症所見や病歴の情報がないと心筋梗塞による乳頭筋断裂と診断される可能性もある．

> 感染性心内膜炎の疑われる例での僧帽弁逆流は腱索断裂によるものが大部分であるが，稀なものに弁瘤と穿孔がある．乳頭筋不全・断裂はもっと稀である．

［10］弁狭窄

　感染性心内膜炎では原則，狭窄は起こらない．例外的には大動脈弁位置換弁の感染による縫合不全にてディスクが傾斜し大動脈弁狭窄を呈することがある．2 cm にも達した疣腫により僧帽弁狭窄兼閉鎖不全を生じた症例報告がある[26]．

［11］特殊な病態

　経静脈栄養カテーテル，右心留置カテーテル，ペースメーカー使用例での持続する発熱では疣腫が観察されずに抜去後の解熱で診断されることがある．先端固定部の感染は診断できないが，三尖弁口部付近では観察容易である．しかし，弁，リードのいずれの付着かは難しいことがある．経食道エコーが利用される．
　その他，肺静脈入口部アブレーション後の左房・食道瘻の感染報告[27]がある．本例を心内膜炎として扱うには問題があるかもしれないが，敗血症，脳塞栓を併発し致死性のきわめて高い合併症である．血管膿瘍とあわせて心エコー図診断には限界のある疾患である．X 線 CT による早期診断と治療に徹すべきである．
　Eustachian valve 心内膜炎は稀である[28]．狭窄部位に感染は起こりにくいが，大動脈弁狭窄症で

6 感染性心内膜炎

の症例報告がある[29]．肥大型閉塞性心筋症はハイリスク群（293 頁参照）である．

C 他科を受診する感染性心内膜炎

かつて，心エコー図検査が今ほど普及していなかった頃，感染性心内膜炎の一部の患者は他科を受診するか，他科入院中のことがあった．最近は発疹自体少なくなったが，皮膚科受診にて膠原病が疑われる例も皆無ではなかった．過去には発疹にてステロイドを投与されていた例もあった．本症は，発熱のほかに

> 発疹，頭痛，脳・神経障害，髄膜炎，筋肉・関節痛，脊椎の骨髄炎，脾・腎梗塞，急性糸球体腎炎[30]が初発症状となることがある．

細菌性骨髄炎は感染性心内膜炎の 4.6％に合併するという．整形外科依頼の発熱患者で後頸部痛，背部痛があるときは念頭に置いて検査する．細菌性脊椎骨髄炎の 30.8％は本症によるという報告がある[31]．

■Libman-Sacks 心内膜炎（314 頁参照）

感染症ではないが，SLE に合併した 4 例の弁膜症の報告（1924 年）に始まる心内膜炎である．非細菌性血栓性心内膜炎（nonbacterial thrombotic endocarditis＝NBTE）（368 頁参照）とも言われる．弁病変は SLE に限らず，今日は一次性，二次性抗リン脂質抗体症候群に高頻度（約 1/3）に見られることが知られている[32,33]．左室心内膜障害のほか，僧帽弁，大動脈弁の肥厚，疣腫，逆流を特徴とする．61 例の SLE では 61％に弁病変が見られ，最大 1.6 cm までに達する腫瘤状疣腫は 43％，逆流は 25％に起こるという[34]．疣腫は左室心内膜にも出現する．抗体自身の毒性というより，フィブリン・血小板主体の血栓形成と器質化による弁の線維化・変形（線維性プラークの形成），が主病態である[32]．免疫グロブリンと補体の沈着は弁病変部に見られるという．高熱，関節痛，ほか，臨床像が感染性心内膜炎ときわめて類似することがある．本症の疣腫は僧帽弁の心房側，大動脈弁の動脈側と言われるが[34]，僧帽弁では心室側という報告もある[32]．治療はステロイド投与なので細菌培養が陰性の感染性心内膜炎との鑑別は必須である．高度逆流にて弁置換に至る症例がある[35]．

その他，高安病，Behçet 病，血管炎なども感染性心内膜炎類似の病態をとる．

D 手術の適応

わが国のガイドラインでは次の 5 項目が手術の対象（Class I）となる[1]．

①心不全の発現，心原性ショック

②高度弁機能障害，paraleak による心不全

③膿瘍，仮性大動脈瘤瘻孔形成，疣腫増大（＞10 mm）および房室伝導障害の出現

④真菌や高度耐性菌による感染

2015 年の AHA ガイドライン[36]での手術適応（Class I）は塞栓発症後に存在する疣腫，僧帽弁前尖の疣腫＞10 mm，治療開始 2 週間以内の塞栓症，治療後の疣腫増大，治療抵抗性の AR/MR/心不

222

全，弁周囲病変の進行，弁破壊・膿瘍の拡大・瘻形成・弁座の動揺，房室ブロック出現，である．

わが国のガイドラインでは 5 日以内にコントロールがつかない感染症と人工弁 IE の再燃は Class IIa である[1]．

いつまで抗生物質を使用するかは個々の症例に応じて外科チームとの協議の上で決めるものである．

なお，脳合併症を起こした急性期に施行される心臓手術の成績は悪い．とくに，脳膿瘍，出血性梗塞，髄膜炎例での早期手術は合併症を悪化させるか，死亡率を高める．2〜4 週間の待機が提案されている[1]．脳塞栓に限っては再発，増大する疣腫は緊急手術が考慮される．一般には脳塞栓より出血の方が手術のリスクは高くなる．

■文献

1) 日本循環器学会. 2016-2017 年度活動. 感染性心内膜炎の予防と治療に関するガイドライン（2017 年改訂版）.
2) Zeipes DP, Libby P, Bonow RO, et al. Braunwald's Heart Disease. 7th ed. Philadelphia: Saunders; 2004.
3) Arnett EN, Roberts WC. Valve ring abscess in active infective endocarditis: frequency, location, and clues to clinical diagnosis from the study of 95 necropsy patients. Circulation. 1976; 54: 140-5.
4) Durack DT, Lukes AD, Bright DK, et al. New criteria for infectious endocarditis: Utilization of specific echocardiographic findings. Duke Endocarditis Service. Am J Med. 1994; 96: 200-9.
5) Li JS, Sexton DJ, Mick N, et al. Proposed modifications to the Duke criteria for the diagnosis of infective endocarditis. Clin Infect Dis. 2000; 30: 633-8.
6) Krein RS, Recco RA, Catalano RT, et al. Association of Streptococcus bovis with carcinoma of the colon. N Engl J Med. 1977; 297: 800-2.
7) 田中宏衛, 宮本　巍, 八百英樹, 他. 直腸癌を合併した Streptococcus bovis 感染性心内膜炎の 1 手術例. 心臓. 2003; 35: 267-71.
8) Yoshikawa J, Tanaka K, Owaki T, et al. Cord-like aortic valve vegetation. Demonstration by cardiac ultrasonography, Report of a case. Circulation. 1976; 53: 911-4.
9) Tunkel AR, Kaye D. Neurologic complications of infective endocarditis. Neurol Clin. 1993; 11: 419-40.
10) Takayama T, Teramura M, Sakai H, et al. Perforated mitral valve aneurysm associated with Libman-Sacks syndrome. Intern Med. 2008; 47: 1605-8.
11) Yokoyama Y, Kato TS, Morimoto R, et al. Cystic-like posterior aortic valve aneurysm associated with infectious endocarditis. J Echocardiogr. 2015; 13: 74-5.
12) Tribouilloy C, Rusinaru D, Sorel C, et al. Clinical characteristics and outcome of infective endocarditis in adults with bicuspid aortic valve: a multicentre observational study. Heart. 2010; 96: 1723-9.
13) Habets J, Tanis W, Mali WPTM, et al. Imaging of prosthetic heart valve dysfunction. JACC Cardiovasc Imaging. 2012; 5: 956-61.
14) Lerakis S, Robert Taylor W, Lynch M, et al. The role of transesophageal echocardiography in the diagnosis and management of patients with aortic perivalvular abscesses. Am J Med Sci. 2001; 321: 152-5.
15) Karalis DG, Bansal RC, Hauck AJ, et al. Transesophageal echocardiographic recognition of subaortic complications in aortic valve endocarditis. Clinical and surgical implications. Circulation. 1992; 86: 353-62.
16) Chesler E, Korns ME, Porter GE, et al. False aneurysm of the left ventricle secondary to bacterial endocarditis with perforation of the mitral-aortic intervalvular fibrosa. Circulation. 1968; 37: 518-23.
17) Afridi I, Apostolidou MA, Saad RM, et al. Pseudoaneurysm of the mitral-aoritc intervalvular fibrosa: Dynamic characterization using transesophageal echocardiographic and Doppler techniques. J Am Coll Cardiol. 1995; 25: 137-45.
18) Anguera I, Miro JM, Vitacosta I, et al. Aorto-cavitary fistula in endocarditis working group. Aorto-cavitary fistulous tract formation in infective endocarditis: clinical and echocardiographic features of 76 cases and risk factors for mortality. Eur Heart J. 2005; 26: 288-97.
19) Nakamura M, Akaishi M, Baba A, et al. A case of echocardiographic evaluation of ruptured pseudoaneurysm of the mitral-aortic intervalvular fibrosa by infective endocarditis. J Echocardiogr. 2009; 7: 55-7.
20) Velbit V, Schöneberger A, Ciaroni S, et al. "Acquired" left ventricular-to-right atrial shunt（Gerbode defect）

after bacterial endocarditis. Tex Heart Inst J. 1995; 22: 100-2.

21) Sinisalo JP, Sreeram N, Jokinen E, et al. Acquired left ventricular-right atrium shunts. Eur J Cardiothorac Surg. 2011; 39: 500-6.

22) Ota T, Yamaguchi R, Tanigawa T, et al. Left ventricular-right atrial communication by perforation of the atrioventricular portion of the membranous septum and severe aortic valve regurgitation caused by infective endocarditis. J Echocardiogr. 2011; 9: 30-2.

23) Dadkhah R, Friart A, Leclerc J-L, et al. Uncommon acquired Gerbode defect (left-ventricular to right atrial communication) following a tricuspid annuloplasty without concomitant mitral surgery. Eur Heart J. 2009; 10: 579-81.

24) Amano H, Kanazawa H, Nakazawa S, et al. Acute myocardial infarction with left ventricular free wall rupture and papillary muscle rupture caused by infectious endocarditis. Kyobu Geka. 2006; 59: 193-6.

25) Habib G, Guildon C, Tricoire E, et al. Papillary muscle rupture caused by bacterial endocarditis: role of transesophageal echocardiography. J Am Soc Echocardiogr. 1994; 7: 79-81.

26) 上松正樹, 大西俊成, 永田正毅. 感染性心内膜炎による弁狭窄. 心エコー. 2003; 4: 1136-8.

27) Cummings JE, Schweikert RA, Saliba WI, et al. Brief communication: atrial-esophageal fistulas after radiofrequency ablation. Ann Intern Med. 2006; 144: 572-4.

28) Sawhney N, Palakodeti V, Raisinghani A, et al. Eustachian valve endocarditis: a case series and analysis of the literature. J Am Soc Echocardiogr. 2001; 14: 1139-42.

29) Tsuji A, Tanabe M, Nakano T, et al. Intravascular hemolysis in aortic stenosis. Intern Med. 2004; 43: 935-8.

30) Pigrau C, Almirante B, Flores X, et al. Spontaneous pyogenic vertebral osteomyelitis and endocarditis: incidence, risk factors, and outcome. Am J Med. 2005; 118: 1287.

31) Olfia C, Lepert J-C, Modest A, et al. Rapidly progressive glomerulonephritis assosiated with bacterial endocarditis: Efficacy of antibiotic therapy alone. Ann J Nephrol. 1993; 13: 218-22.

32) Hojnik M, George J, Ziporen L, et al. Heart valve involvement (Libman-Sacks endocarditis) in the antiphospholipid syndrome. Circulation. 1996; 93: 1579-87.

33) Lee JL, Naguwa SM, Cheema GS, et al. Revisiting Libman-Sacks endocarditis: a historical review and update. Clin Rev Allergy Immunol. 2009; 36: 126-30.

34) Roldan CA, Shively BK, Crawford MH. An echocardiographic study of valvular heart disease associated with systemic lupus erythematosus. N Engl J Med. 1996; 335: 1424-30.

35) Ménard GE. Establishing the diagnosis of Libman-Sacks endocarditis in systemic lupus erythematosus. J Gen Intern Med. 2008; 23: 883-6.

36) Baddour LM, Wilson WR, Bayer AS, et al. Infective endocarditis in adults: Diagnosis, antimicrobial therapy and management of complications. A scientific statement for healthcare professionals from the American Heart Association. Circulation. 2015; 132: 1435-86.

CHAPTER 7

心房細動に注意する

　心房細動の有病率は高齢化とともに，また，時代とともに増加している[1-3]．心房細動の有病率は
わが国では全人口の0.56%，60歳代で男1.9%，女0.4%，80歳以上で男4.4%，女2.2%である[4]．
米国では60歳代で1.8%，70歳代で4.8%，80歳以上では8.8%になるという[5]．

　脳血管障害者の10～15%は心房細動合併例であることからもわかるように，

> 心房細動は脳塞栓のリスクファクターである．また，僧帽弁・三尖弁逆流
> （mitral regurgitation＝MR，tricuspid regurgitation＝TR）の発生因子，
> および心不全死の増悪因子[6]でもある．

　心不全は心房細動の発生を促進させる．圧・容量負荷による左室の拡張・肥厚と心房の拡張が誘
因となる．また，心房細動が高血圧，肥大心，心筋障害，陳旧性心筋梗塞，弁膜症に合併すると心
機能を悪化させる．心房細動のある人はない人より死亡率は2.1倍多く，ワルファリン治療の時代
では死亡率は減少していない[7]．

A 心房細動の有無を知る

> 心房細動の有無と心拍数は年齢と同様，レポートに記載すべき必須項目で
> ある．

　今日，心房細動をみるときは，①リウマチ性弁膜症や人工弁手術後例，②リウマチ性弁膜症や人
工弁手術のない非弁膜症性心房細動（＝nonvalvular atrial fibrillation），および，③甲状腺機能亢進
症，高血圧，虚血性心疾患，心筋疾患に合併するもの，の3タイプを知る必要がある．

　長期にわたる心房細動は心房線維化による心房リモデリングを招く．基礎疾患がなくても慢性心
房細動例では左房は大きく[8]，長期にわたり観察していると左房，右房が拡張する[9,10]．心房の拡張
に較べて左室は拡張しにくい．心疾患がなくても心陰影（CTR）が拡大するのは心房拡張のためで
ある．心房細動で心拍数が速くなると心房の規則的動的収縮が消失して，ブースター機能の消失に
よる一回拍出量の低下と，とくに急性期に見られる拡張期充満時間の短縮による左室末期容量の減
少，および左房圧の上昇は心房筋の疲労による拡張，血栓，肺うっ血，という非生理的病態を惹起
する．

JCOPY 498-03789

225

> 長期にわたる高齢者の非弁膜症性心房細動例の一部に経過とともに心室が
> 目立たずに，両心房・弁輪の拡張する一群がある．とくに高齢者では TR
> や MR が目立ってくる．

　左房の大きい心房細動はそうでない群に比較して，平均 27 年の観察で脳梗塞，心筋梗塞，心不全が有意に高く発生するという[11]．また，左房容積の増加と心房細動の持続期間は関係ないとされている．

　心房細動を合併するリウマチ性僧帽弁狭窄例を長く見ていると MR や TR の進行してくる一群がある．リウマチ熱の再燃ではなく，経年による弁障害に弁輪拡張による機能性逆流が加わったのであろう．

　M モード法による左房径は限界があるが，今日でもよく用いられる指標である．左房は前後のみならず，左右・長軸方向にも拡張する．とくに胸壁の薄い人ではその傾向が強い．ルチン検査のレポートでは，胸骨左縁長軸像での左房径と心尖部四腔断層像での目視で充分であるが，正確な評価なら容積を求める（71 頁参照）．

> 弁輪径と左房容積との関係は経年変化を含めて検討されていない．弁輪径
> の測定法は確立していない．逆流との関係において高齢者心房細動例では
> 必要な情報である．

　なお，特発性右房拡張症，特発性両心房拡張症という疾患がある．一部に心房細動合併例が含まれている．原因か結果かが問題になる．高齢者心房細動例で経験されるように心房拡張は心房細動によってもたらされる．したがって，心房拡張が心房細動より先行するという証拠がないかぎり，心房細動の合併する高齢者では特発性心房拡張症の診断は難しい．

　なお，60 歳未満の"孤立性"心房細動の中に遺伝性素因を有するタイプがあるという[12]．

Ｂ 左房内血栓と脳塞栓 （364 頁参照）

　脳塞栓，脳血栓の鑑別はつねに可能ではないので脳梗塞と総称されることも多い．脳血管障害の 75％は脳梗塞であり，そのうちの 20〜30％は脳塞栓である．また，心原性塞栓の 50〜75％は心房細動であるとされている．一方，心房細動例の急性脳梗塞で 80％は塞栓症で残りはラクナ梗塞である．心原性脳塞栓症は重症化しやすく予後は悪い．再開通，出血性梗塞も多く，急性期死亡は 12％で脳出血と同等である．

　左房の拡張とうっ滞により血栓が形成される．90％以上の例で左心耳に発生する（図 7-1）．症例によってはこの領域は見えにくいことも多く，経胸壁アプローチは期待できない．血栓の有無をはっきりさせるなら経食道エコー検査である．もやもやエコーの観察や左心耳入口部の流速は経食道エコー法でのみ評価できる．左心耳で 20 cm/sec 以下の流速は血栓形成と塞栓症のリスクファクターである[13,14]（図 7-2）．心房細動の有無にかかわらず，脳梗塞では心エコー図を依頼されることが多いが，血栓を見ない例が多いので効率の悪い検査である．

7. 心房細動に注意する

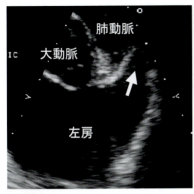
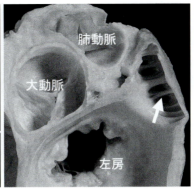

図 7-1 左心耳（矢印）の描出

大動脈弁レベルの短軸像を描出してプローブを回転させると肺動脈の下方に三日月状の左房が描出される．左心耳である．最近は X 線 CT にて構造が観察されるようになった．種々の形状が報告，分類されている．血栓の好発部位なので心房細動例では観察すべき断面である．右図の矢印は櫛状筋である（曲直部壽夫，監修．カラーアトラス弁膜症．東京：ライフサイエンス出版；1988. p.6）．

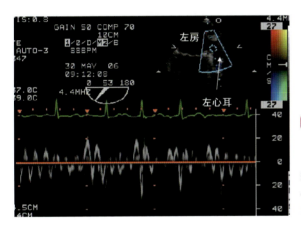

図 7-2 心房細動を合併する心アミロイドーシス例の左心耳入口部血流（60 歳代女性）

経食道エコー図検査にて計測する．流速が 20 cm/sec 以下なので，血液のうっ滞を示唆するが，血栓はなかった．

> 心房細動例では左房内血栓が観察できなくても脳塞栓は否定できない．

C 心房細動と弁逆流：もう一つの機能性僧帽弁閉鎖不全

最近，やっと認められてきた病態である．弁輪拡張では中等度以上の僧帽弁逆流は見ないことから，逆流の主因にはならないとされ，長く tethering 効果が重視されてきた経緯にもよる[15]．

効果的な僧帽弁閉鎖には心房収縮と至適 PQ 間隔が寄与するとかつては言われていた[16]．しかし，記録中に偶然，一過性心房細動が出現した例の僧帽弁動態（図 7-3）を見る限りでは前後で逆流に変化はないので，心房収縮の関与はない．左室収縮のみでも僧帽弁は完全に閉鎖するからである．慢性心房細動例で見られる MR は心房収縮の欠如よりも弁輪拡張による接合不全によるもので

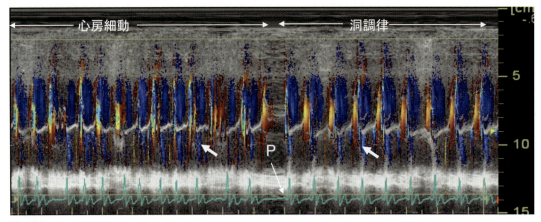

図 7-3 検査中に心房細動が出没し，繰り返し記録されたMRシグナル

基礎疾患がなく，弁に異常を認めなかった症例である．前後で収縮早期の逆流シグナル（太矢印）に変動を見なかった．この所見は断層像でも確認されている．僧帽弁の閉鎖に心房収縮は直接，影響しないことを示唆する所見である．

あった[17,18]．

心房細動管理のガイドラインには逆流による心不全に関する記載はない[19,20]．

基礎に弁膜症がなくても心房細動例では経過とともに左房は拡大し（72頁参照），弁逆流が進行してくる例がある．

経験的には基礎疾患がない若年者に見られる心房細動例では左室は大きくなく，心房拡張や弁逆流は軽度か，あるいはないことがある．一方，高齢者の慢性心房細動例では，左房と右房の拡張や弁逆流は稀ではない（図7-4）．長期に観察していると左室が拡張しないまま心房・弁輪が拡張して二次的な弁逆流が発生，進行してくる症例がある（図7-4B）．弁には逸脱や形態的異常はなく，逆流ジェットは偏位しにくいことからも機能性と言わざるを得ない．

心房細動の原因は左室充満圧（＝心房圧）上昇や左房拡張とする報告もあるが，罹患歴の短かい心房細動例では左房と弁輪は拡張していない．接合不全による逆流の発生はさらなる左房拡張を招くが，結果的には左房圧を低下させる方向に働くはずである．

> 高齢者の非弁膜症性心房細動では心室が正常で駆出率は保たれているが，心房拡大や逆流の目立つ症例を経験する．

逆流の多くは広がりからは軽度〜中等度であっても，逆流性雑音は聴取しない例が多いので，その意味では non-significant MR，あるいは"弁膜症でない"，と言える．

非弁膜症性心房細動のMRは軽度（逆流面積/左房面積で20%以下）であり[21]，弁輪拡張のみでは important 逆流にはならないと言われていた[15]．しかし，弁に障害を見ないまま収縮期離開に至る高度逆流は稀ではない．tetheringのみでは説明できない．心房細動は機能性MRを惹起するもう一つの要因でもある（図7-5）．心房細動例の中には左室拡張や心機能低下を見なくても弁輪拡張で僧帽弁閉鎖不全が発生して弁輪形成術に至る症例がある[18]．tetheringではない機能性MRの存在は事実となった．

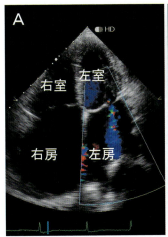
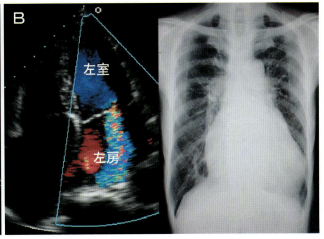

図 7-4 基礎疾患のない心房細動例に見られた軽症(A)と高度(B)MR の2例

いずれも僧帽弁輪面は平坦で，MR は接合不全の部位から左房中央に向かうのが特徴である．A は自覚症状のない 80 歳代女性．雑音はない．左室は正常で（Dd 44, Ds 26, EF 72%, LA 54）右室，右房，左房の拡張が目立つ（187 頁図 6-79 と同一症例）．B は9年前は左室は正常で逆流は中等度であったが，その後の経過で左房のみならず，左室が拡張し（Dd 56, Ds 35, EF 65%, LA 55）最終的には逆流性雑音が出現して心不全に至った 80 歳代男性（有効逆流口面積 0.27 cm^2）である．心機能は良好で左室拡張のない時期より MR は出現しているので，tethering では説明できない．

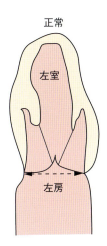
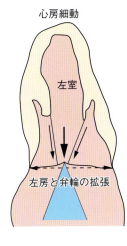

図 7-5 基礎疾患のない心房細動に見られる僧帽弁逆流の機序

左房と弁輪が拡張すれば，僧帽弁面積が一定である限りは弁先端部は弁輪方向に牽引されて接合不全に至り，逆流が発生する．atrial functional MR の存在である．結果として MR が進行すれば左室が拡張するので tethering 効果が加味される．長期経過では僧帽弁面積の拡張，加齢に伴う後尖の運動低下，弁輪石灰化，による二次的変化も加わるので逆流の成因は一元的でなくなる可能性がある．

逆流の一部はアブレーションによる除細動で改善することから左室の正常な高齢者心房細動例にみられる MR は心房性の機能性 MR（atrial functional mitral regurgitation）とする論文が注目を集めてきた[22]．僧帽弁逆流の発生に弁輪の dysfunction の存在は大きい[23]．慢性心房細動による二次性 MR で弁輪形成術を施行して MR の改善を見た報告はほかにも散見される[24,25]．超高齢化社会に入り，機能性逆流のもう1つの成因として心房細動と弁輪拡張の意義は大きい．MR は進行とともに左室は拡張してくるので，tethering による機能性逆流，と誤認される可能性がある．

> 非弁膜症性心房細動例の僧帽弁逆流ジェットには小さい逆流口から中央に向かって広がる例がある．雑音を聴取しないことからも逆流量は多くない例が多い．

高齢者の一部では経過とともに逆流ジェットの方向が中央から左房の後側方に移動する例があるので器質的弁膜症と誤解されやすい（233 頁図 7-10 参照）．臨床経過だけでなく，前尖の扁平化と後尖屈曲[26]の有無，高齢に伴う弁輪の石灰化や後尖の肥厚と運動低下，などを参考にして評価すべきである．

逆流が進行すると左室が拡張して tethering 効果が出現してくるので，経過がわからないと心房細動が原因なのか結果なのか不明な例がある．左室に比較して左房拡張が目立つ例は弁膜症でなくて心房細動が原因となる機能性 MR の可能性が高い．

> 心房細動のある MR を見たら，弁輪の拡張による接合不全（atrial functional MR）か，tethering MR に心房細動が合併したのか，あるいは器質的 MR に心房細動が加わったのか，この三者を鑑別しなければならない．

三尖弁逆流でも同じことが言える（186, 207 頁参照）．同じ心房細動でもなぜか三尖弁逆流の方が目立つ例は多い[21]．三尖弁輪は低圧系のために拡張しやすく，また，弁・腱索の解剖学的理由で離開しやすいのかもしれない．このような例では息切れよりも浮腫が主体となる．

atrial functional MR のみで心不全に至る例はどの程度存在するのか，心房細動の発症年齢，罹病期間，心房容積，弁輪径，逆流量，心室容積などの相互関係，などエビデンスはまだ不充分である（図 7-6）．まして，

> 基礎疾患のない非弁膜症性心房細動例として観察されてきた例の機能性僧帽弁閉鎖不全の手術適応についてのガイドラインはまだない．

■弁逆流の時相

心房細動では全収縮期性にならない軽度の逆流シグナルは珍しくない（図 7-7）．収縮期に強く，収縮期後半に消失する逆流がある．あるいは，収縮早期と収縮末期，あるいは等容拡張期に逆流シグナルを見ることもある（図 7-8）．長期間観察していると逆流の進行を反映して僧帽弁，三尖弁ともに全収縮期性に移行する例がある．時相はデジタル画像によるフレーム解析か，M モードカラー法で決定可能である．全収縮期とならなければ逆流は一般には軽症と言える．しかし，収縮期後半にのみ限局する逆流であればそれは逸脱によるもので，心房細動とは関係がないと思われる．

D 心房細動と肝静脈ドプラー

心房細動例での肝静脈ドプラー所見はきわめて多彩である（図 7-9）．とくに高齢者では 1 拍ごとの変動に加えて，三尖弁逆流の程度，呼吸の深さも影響する．一般的に S 波は浅くなり，ときに逆転して相対的に D 波が目立つようになる．僧帽弁流入ドプラーの DT（減速時間）は短縮して収縮

7. 心房細動に注意する

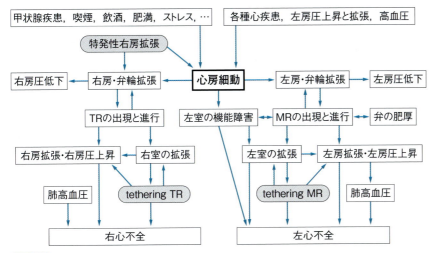

図 7-6 基礎疾患のない心房細動による機能性弁逆流と心不全の発生機序
心房，弁輪の拡張とともに逆流が発生して進行する一群がある．弁輪の拡張があると弁輪面は平坦となり，弁輪面積は拡大するので，結果として接合面積は縮小して接合不全が生じる．心房細動例での心不全発症の一因でもある．この傾向は右心でより顕著に見られ，三尖弁逆流は僧帽弁より目立つ症例がある．逆流が進行すると結果的には心室が拡張して病態を修飾する．文献 27，28 を参考にして作成．

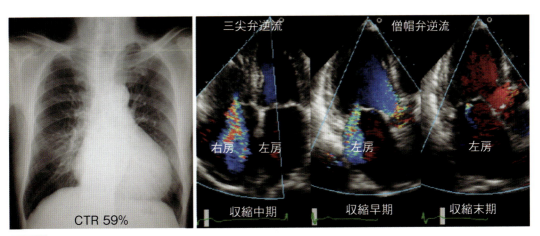

図 7-7 三尖弁逆流が目立つ高齢者非弁膜症性心房細動例（90 歳代男性）
雑音，息切れ，浮腫はない．三尖弁は全収縮期性で中等度の逆流であるが，僧帽弁逆流は収縮期後半には減弱している．弁に形態的異常はなく，左室は正常なので tethering MR ではない．心房性 functional TR である．

性心膜炎との判別が難しくなる．

> 心房細動を合併するとき，収縮性心膜炎の診断（341 頁参照）には注意が必要である．

231

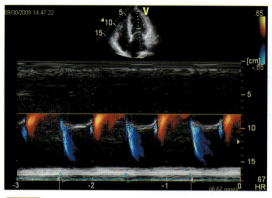

図 7-8 等容収縮期と等容拡張期に出現するわずかな僧帽弁逆流（心房細動例）

このような逆流は tethering MR でも観察される．

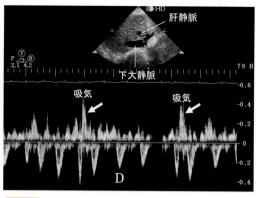

図 7-9 収縮性心膜炎と紛らわしい心房細動例の肝静脈ドプラー

中等度以上の三尖弁逆流のために S 波は消失して吸気時には逆流が肝静脈まで到達している（矢印）．

E 心房細動例の心機能評価：定量化の問題

　Starling の法則に従えば，RR 間隔が長いほど拡張末期径と次の一回拍出量，大動脈弁口速度は大きくなる．洞調律の期外収縮後（postextrasystolic potentiation）にも見られる現象である．また，この傾向は心機能低下が著明なほど大きくなる．心房細動では左室収縮性と駆出率は 1 拍ごとに変動する．血圧に限らず，内径，流速，圧較差，左室容量，駆出量・率，弁口面積，逆流量など，程度の差はあるが，その他すべての拡張期指標にも注意する．収縮期指標の方が拡張期のそれより変動は大きい．

> いかなる指標でも心房細動例では過大評価や過小評価が起こりやすい．とくに，RR の変動が大きく，症状のあるときの心エコー図検査は無意識に過大（重症）評価しがちである．

　症状のあるときの心エコードプラー検査と症状が改善して行われる心エコードプラー検査や心カテーテル検査は不一致の原因となる．計測やトレースには思いこみが働きやすい．心拍数をコントロールしてからの再検査が望ましい．8〜10 拍にて測定し，平均値を求めることは理想的ではあるが，臨床の場では不可能である．心拍数が比較的安定した部位での計測，あるいは先行と先々行 RR 間隔が同じとなる心拍で測定という考え方もある[29]．

　頻脈は非生理的状態であるという認識が必要で，数値の読みにもそれなりの限界がある．現実的には

> 内径やドプラー波形が連続して安定し，かつ，測定容易な箇所を探して測定するのが一般的であろう．このときの心拍数は必ず，同時に記載しなければならない．

　とくに弁膜症で手術適応を決める際の指標の評価は要注意である．過大評価，あるいは過小評価

> RR間隔の変動が大きい例の計測値では指標は○○から○○と、最大・最小値を列記するのも一法である。

F 心房細動と心不全

　PIAF, AFFIRM, RACE, その他の研究ではリズムコントロール、レートコントロールの二群間で症状やQOLに差異はないと言われてきた[30]。8年間観察すればリズムコントロール群で23%死亡率が低下するという報告もある[31]。心房細動を契機に心機能障害を見る例や高齢者の慢性心房細動例で両心房の拡張と僧帽弁や三尖弁の機能性逆流の合併を経験すると、洞調律であり続けた方がよいことには間違いない。

　図7-10は基礎疾患のない心房細動例でフォローされていたが僧帽弁閉鎖不全が高度になり心不全を惹起した稀な症例である。高齢者非弁膜症性心房細動例におけるMRの存在と予後に及ぼす影響はまだ充分に検討されていない。

　心房細動のある心不全で入院し、心カテーテル検査まで受けて拡張型心筋症と診断されて経過観察していると、いつの間にか一部が洞調律に戻り、心機能が正常化する症例がある。急性心筋炎は否定できないが、tachycardia-induced cardiomyopathy（305頁参照）の病態である。高齢者では虚血性心疾患の合併も否定できない。

　僧帽弁流入血Aキックの消失は一回拍出量の減少を招く。高齢者ほどAキックは大きいので心房細動になると心拍出量は低下しやすい。一回拍出量は15〜25%以上低下すると言われる。頻脈

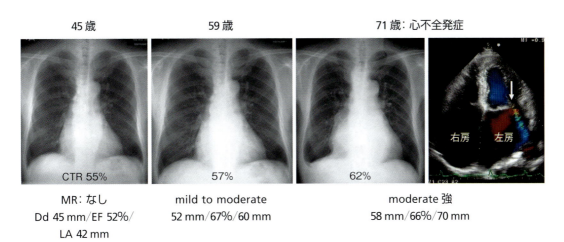

図7-10 基礎疾患のない心房細動例の胸部X線写真と僧帽弁逆流

38歳で電気的除細動を受けていた。45歳初診時は心房細動で雑音なく、逆流を見なかった。50歳で左側不全麻痺出現、左房拡張とMRが進行していた。その後、左室は次第に拡張、71歳で心不全を発症、心雑音が聴取された。MRの方向は当初は左房中央であったが、経過とともに左房の後側方に偏位してきた。71歳の胸部X線写真と心エコー図は心不全治療後のもので、矢印は接合不全部である。tetheringではなく、弁輪拡張による弁の接合不全と判定した。経過を知らないと器質的MRと誤認される症例であった。

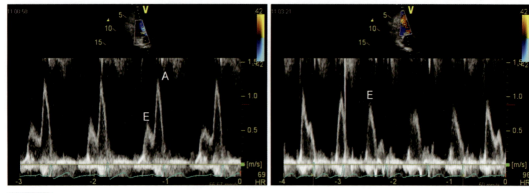

図 7-11 洞調律（左図）で記録中，突然心房細動（右図）を発症した症例
A 波が消失して小さかった E 波が高く，急峻になっているのがわかる．

は拡張期充満時間短縮をきたし，拡張期容量の減少も招く．これは冠血流の低下をもたらし，心筋虚血を惹起させる．長期間続けば左室は拡張する．一方，洞調律例の記録中にたまたま心房細動になった例では，A 波が消失して瞬時に E 波が高くなる（図 7-11）．心不全に及ぼす A 波の影響については検討の価値がある．高齢者と言えども E 波の低い心房細動例を経験したことがない．
　頻脈の程度と持続時間にもよるが，

> 頻脈性心房細動発作時には左室の動きがよい場合と悪い場合がある．

　初診で壁運動低下を見たとき，高血圧や虚血性心疾患の合併か，頻脈による二次的障害，基礎疾患としての心筋症，などがつねに問題となる．頻脈や症状がなく，高血圧がないのに，駆出率の軽度低下した慢性心房細動例を見ることがある．最近の造影 MRI による検討では左室の線維化が一過性よりも持続性心房細動例で強いという[32]．発作時の左室内腔が小さければ基礎に重大な心疾患があるとは考えにくいが，経過とともに左室は大きくなることが予想されるので，頻脈の持続時間も心機能に及ぼす大きい因子である．
　初診時にすでに洞調律に復帰していても壁運動障害が遷延していることもあるのですぐには結論が出せない．

> 頻脈時の壁運動や心機能の評価は難しい．心拍数や心不全のコントロールがついた段階で再検する．

　慢性心房細動例で MR が trace となる例は少なくない．逆流が関与しない，あるいは，原因不明の心機能障害や心不全がある．心筋炎，心筋虚血，後負荷増大（高血圧），による機能障害も忘れてはならない．
　除細動直後の P 波と A 波は小さい．atrial stunning である．経過とともに復帰する．

7. 心房細動に注意する

Ｇ 心房細動と拡張障害

心房細動発作は駆出率がたとえ保たれていても A キックの消失と拡張期充満時間の短縮により左房圧上昇（肺うっ血）から息切れを起こす．左室コンプライアンスの低下による流入障害ではないので，心房細動による心不全を拡張不全とするかどうかは定義の問題である．心房細動が固定化して，心拍数のコントロールされた例では自覚症状が消失することも多い．

> 拡張障害という語は病態を不明瞭にする．心房細動というべきである．

僧帽弁流入血波形も心拍ごとに変動するので計測は容易ではない．減速時間（DT）は拡張期の充分長いところで計測する．DT は収縮機能の低下した例では左室充満圧を反映するかもしれないが，正常駆出率での評価は難しい．DT 130 msec 未満は充満圧が高いと言われた[33]．

心房細動でも拡張障害は評価できるという報告は多い．心房細動例の組織ドプラーも心拍ごとに変動するので計測には留意する．弁輪部中隔の e' を求めれば，E/e' 値から左室充満圧の推定が可能であるとする報告があった[34]．この値が 11 以上で充満圧は 15 mmHg 以上であった．高齢者心房細動に合併する僧帽弁逆流は多くの例では高度ではないが，E，DT 値に及ぼす影響は無視できないと思われる．

> 高齢者の心房細動例で E 波が低く，DT が延長する例は経験しない．一般に E 波は高く，DT は短縮傾向にある．

慢性心房細動例で駆出率 35% 未満の心不全では DT と肺動脈楔入圧（PWP）との相関はきわめてよく，$PWP = 51 - 0.26 \times DT$ である[35]．$DT = 120$ msec でカットオフ値 20 mmHg を予測できるという．

73 ± 9 歳の非弁膜症性心房細動 65 例では $DT/\sqrt{R-R} = 176 \pm 47$ msec である[36]．DT が延長し大きい A キックで一回拍出量を保っていた高齢者が心房細動になると拡張早期の E のみで拍出を保とうと代償機転が作用するために E 波が大きくなるのかもしれない．

Ｈ 心房細動と徐脈

なお，長期に心房細動を見ていると f 波は小さくなり，徐脈の傾向になる．心房の線維化，部分的心房停止 atrial standstill による徐脈，心房性ナトリウム利尿ペプチド低下，高度三尖弁逆流を認める一群がある[37]．

■文献

1) Benjamin EJ, Levy D, Vaziri SM, et al. Independent risk factors for atrial fibrillation in a population-based cohort. The Framingham Heart Study. JAMA. 1994; 271: 840-4.
2) Braunwald E. Shuttuck lecture-cardiovascular medicine at the turn of the millennium: triumphs, concerns, and population. N Engl J Med. 1997; 337: 1360-9.
3) Chugh SS, Blackshear JL, Shen WK, et al. Epidemiology and natural history of atral fibrillation: Clinical implications. J Am Coll Cardiol. 2001; 37: 371-8.

4) Inoue H, Fujiki A, Origasa H, et al. Prevalence of atrial fibrillation in the general population of Japan: an analysis based on periodic health examination. Int J Cardiol. 2009; 137: 102-7.

5) Wolf PA, Abbott RD, Kannel WB, et al. Atrial fibrillation as an independent factor for stroke: the Framingham Study. Stroke. 1991; 22: 983-8.

6) Dries DL, Exner DV, Gersh EJ, et al. Atrial fibrillation is associated with an increased risk for mortality and heart failure progression in patients with asymptomatic and symptomatic left ventricular dysfunction: A retrospective analysis of the SOLVD trials. J Am Coll Cardiol. 1998; 32: 695-73.

7) Miyasaka Y, Barnes ME, Bailey KR, et al. Mortality trends in patients diagnosed with first atrial fibrillation: A 21-year community-based Study. J Am Coll Cardiol. 2007; 49: 986-92.

8) Aronow WS, Schwartz KS, Koenigsberg M. Prevalence of enlarged left atrial dimension by echocardiography and its correlation with atrial fibrillation and an abnormal P terminal force in lead V1 of the electrocardiogram in 588 elderly persons. Am J Cardiol. 1987; 59: 1003-4.

9) Petersen P, Kastrup J, Brinch K, et al. Relation between left atrial dimension and duration of atrial fibrillation. Am J Cardiol. 1987; 60: 382-4.

10) Sanfilippo AJ, Abascal VM, Sheehan M, et al. Atrial enlargement as a consequence of atrial fibrillation. A prospective echocardiographic study. Circulation. 1990; 82: 792-7.

11) Osranek M, Bursi F, Bailey KR, et al. Left atrial volume predicts cardiovascular events in patients with originally diagnosed with lone atrial fibrillation: three-decades follow-up. Eur Heart J. 2005; 26: 2556-61.

12) Oyen N, Ranthe MF, Carstensen L, et al. Familial aggregation of lone atrial fibrillation in young persons. J Am Coll Cardiol. 2012; 60: 917-21.

13) Suetsugu M, Matsuzaki M, Toma Y. Detection of mural thrombi and analysis of blood flow velocities in the left atrial appendage using transesophageal two-dimensional echocardiography and pulsed Doppler flowmetry. J Cardiol. 1988; 18: 385-94.

14) Bernhardt P, Schmidt H, Hammerstingl C, et al. Patients at high risk with atrial fibrillation: a prospective and serial follow-up during 12 months with transesophageal echocardiography and cerebral magnetic resonance imaging. J Am Soc Echocardiogr. 2005; 18: 919-24.

15) Otsuji Y, Kumanohoso T, Yoshifuku S, et al. Isolated annular dilation does not usually cause important functional mitral regurgitation: Comparison between patients with lone atrial fibrillation and those with idiopathic or ischemic cardiomyopathy. J Am Coll Cardiol. 2002; 39: 1651-6.

16) Timek T, Dagum P, Green GR, et al. The role of atrial contraction in mitral valve closure. J Heart Valve Dis 2001; 10: 312-9.

17) Tanimoto M, Pai RG. Effect of isolated atrial enlargement on mitral annular size and valve competence. Am J Cardiol. 1996; 77: 769-74.

18) Kihara T, Gillinov AM, Takasaki K, et al. Mitral regurgitation associated with mitral annular dilatation in patients with lone atrial fibrillation: An Echocardiographic study. Echocardiography. 2009; 26: 885-9.

19) 2011 ACCF/AHA/HRS focused update incorporated into the ACC/AHA/FCS 2006 guidelines for the management of patients with atrial fibrillation. J Am Coll Cardiol. 2011; 57: e101-98.

20) 日本循環器学会. 循環器病の診断と治療に関するガイドライン（2012年度合同研究班報告）. 心房細動治療（薬物）ガイドライン（2013年改訂版）.

21) Zhou X, Otsuji Y, Yoshifuku S, et al. Impact of atrial fibrillation on tricuspid and mitral annular dilatation and valvular regurgitation. Circ J. 2002; 66: 91.

22) Gertz ZM, Rania A, Saghy L, et al. Evidence of atrial functional mitral regurgitation due to atrial fibrillation. J Am Coll Cardiol. 2011; 58: 1474-81.

23) Sibiger JJ. Anatomy, mechanics, and pathophysiology of the mitral annulus. Am Heart J. 2012; 164: 163-76.

24) Vohara HA, Whistance RN, Magan A, et al. Mitral valve repair for severe mitral regurgitation secondary to lone atrial fibrillation. Eur J Cardiothoracic Surg. 2012; 42: 634-7.

25) Takahashi Y, Abe Y, Sasaki Y, et al. Mitral valve repair for atrial functional mitral regurgitation in patients with chronic atrial fibrillation. Interact Cardiovasc Thorac Surg. 2015; 21: 163-8.

26) Ito K, Abe Y, Takahashi Y, et al. Mechanism of atrial functional mitral regurgitation in patients with atrial fibrillation: A study using three-dimensional transesophageal echocardiography. J Cardiol. 2017; 70: 584-90.

27) Shiran A, Sagie A. Tricuspid regurgitation in mitral valve disease: Incidence, prognostic implications, mechanism, and management. J Am Coll Cardiol. 2009; 53: 401-8.

28) 皆越眞一. 三尖弁逆流（内科）. In: 吉川純一, 監修. 今日の心臓手術の適応と至適時期. 東京: 文光堂; 2011. p.148-53.

7. 心房細動に注意する

29) Sumida T, Tanabe K, Yagi T, et al. Single-beat determination of Doppler-derived aortic flow measurement in patients with atrial fibrillation. J Am Soc Echocardiogr. 2003; 16: 712-5.

30) Talajic M, Khairy P, Levesque S, et al. Maintenance of sinus rhythm and survival in patients with heart failure and atrial fibrillation. J Am Coll Cardiol. 2010; 55: 1796-802.

31) Ionescu-Ittu R, Abrahamowicz M, Lackevicius CA, et al. Comparative effectiveness of rhythm control vs drug treatment effect on mortality in patients with atrial fibrillation. Arch Intern Med. 2012; 172: 997-1004.

32) Ling LH, Kistler PM, Ellims AH, et al. Diffuse ventricular fibrosis in atrial fibrillation: non-invasive evaluation and relationships with aging and systolic function. J Am Coll Cardiol. 2012; 60: 2402-8.

33) Hurrell DG, Oh JK, Mahoney DW, et al. Short decerelation time of mitral inflow E velocity: Prognostic implication with atrial fibrillation versus sinus rhythm. J Am Soc Echocardiogr. 1998; 11: 450-7.

34) Sohn DW, Song JM, Zo JH, et al. Mitral annulus velocity in the evaluation of left ventricular diastolic function in atrial fibrillation. J Am Soc Echocardiogr. 1999; 12: 927-31.

35) Temporelli PL, Scapellato F, Corrà U, et al. Estimation of pulmonary wedge pressure by transmitral Doppler in patients with chronic heart failure and atrial fibrillation. Am J Cardiol. 1999; 83: 724-7.

36) Nakai H, Takeuchi M, Nishiage T, et al. The mitral L wave—A marker of advanced diastolic dysfunction in patients with atrial fibrillation—. Circ J. 2007; 71: 1244-9.

37) 山崎直仁, 近藤史明, 久保　亨, 他. 高齢者における重症三尖弁閉鎖不全と長期持続する心房細動による心房リモデリングとの関連. J Cardiol. 2006; 48: 315-21.

CHAPTER 8 大動脈疾患を捉える

　上行大動脈は心エコー図検査では観察が不充分に終わりやすい領域である．Valsalva 洞部の拡張は胸部 X 線写真には反映されない（図 8-1）．

　正常大動脈は Valsalva 洞（上限 35 mm）が最も大きく，弓部（30 mm），下行（25 mm），腹部（20〜15 mm）と次第に細くなる．瘤は大動脈が嚢状，あるいは紡錘状に正常域を超えて突出，拡張したものを言う．紡錘状瘤の定義は胸部で 4.5 cm，腹部で 3 cm を超えた場合である[1]．基礎疾患は高血圧・動脈硬化が最も多いが，その他，Marfan 症候群（典型例，不全型）（244 頁参照），二尖弁，大動脈炎症候群，Behçet 病，大動脈縮窄，感染・炎症性，外傷，あるいは医原性である．大動脈炎症候群では大動脈の硬化性病変を伴い，頸動脈や鎖骨下動脈，腎動脈，などの分枝に高率に狭窄を見る．頸動脈の広範囲な壁肥厚はマカロニサインと言われる．

　大動脈解離は内膜に亀裂が入り（エントリー）中膜に血液が流入して剥離が進み，二腔（真腔と偽腔）に分離された病態である．動脈壁の三層構造が保たれている瘤は真性瘤で，断裂が進んで線維性被膜で覆われ血栓を含むのが仮性瘤である．

> 嚢状に突出した限局型の真性瘤，および仮性瘤は破裂の危険が高い．

　上行大動脈瘤は大きいほどリスクは増大する．45 mm，50 mm，55 mm 径では 5 年以内の解離と

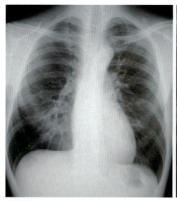
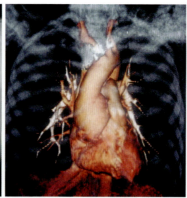
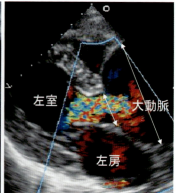

図 8-1 胸部 X 線写真ではわからない Valsalva 洞瘤
長年，検診を受けていたが見落されていた大動脈弁輪拡張症で高度の大動脈弁逆流を合併していた．左室拡張末期径 60 mm，収縮末期径 40 mm で，Valsalva 洞径は 73 mm，弁輪径 25 mm あった．大動脈壁エコーは薄い印象がある．Valsalva 洞瘤は心膜内にあるため胸部 X 線写真には反映されない．3DCT（中央図），心エコー図（右図）では明瞭である．

8. 大動脈疾患を捉える

破裂のリスクはそれぞれ，0.4%，1.1%，2.9%である[2]．径が50 mm 未満ではリスクは小さいと言える．破裂のリスクは拡張のスピードと圧排による症状の存在である．剝離した内膜は intimal flap と称する．偽腔から真腔に再流入する部位はリエントリーと言う．瘤を伴わない解離があるので，かつての解離性大動脈瘤という用語は用いられなくなった．

大動脈解離による合併症には図 8-2 のようなものがある．45 mm 径以上の胸部大動脈拡大は積極的に X 線 CT 検査を施行すべきとある（図 8-3）．解離による破裂，閉塞，出血，虚血がある．とくに，胸痛を伴わず，慢性に経過する嗄声，嚥下障害，顔面浮腫（上大静脈症候群）などは疑いをもって検査の指示を出さないと診断が遅れる．胸壁からの心エコー図検査だけでは大動脈の描出に限界がある．大動脈の描出には経食道エコー図検査がすぐれていた（図 8-4）．本法による解離の診断は sensitivity 96.8%，specificity 100%と言われていた[3]が，やや侵襲的であるので今日は造影 X 線 CT が多用されている．

> 今日，解離が疑われるときは，まず造影 X 線 CT 検査が優先する．

一般に大動脈弁逆流を観察したときは，非特異的なもので放置か，瘤の有無と手術適応（弁修復か弁置換か）の見極めは大切である．

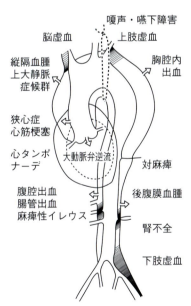

図 8-2 大動脈解離の病態
〔循環器病の診断と治療に関するガイドライン(2010 年度合同研究班報告)．大動脈瘤・大動脈解離診療ガイドライン（2011 年改訂版）．http://www.j-circ.or.jp/guideline/pdf/JCS2011_takamoto_h.pdf(2015 年 3 月閲覧)〕

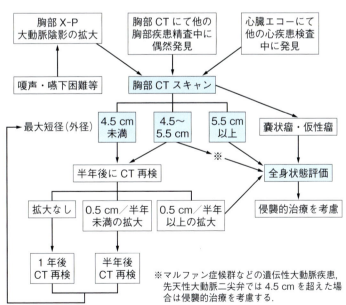

図 8-3 胸部大動脈瘤の診断
〔循環器病の診断と治療に関するガイドライン（2010 年度合同研究班報告）．大動脈瘤・大動脈解離診療ガイドライン（2011 年改訂版）．http://www.j-circ.or.jp/guideline/pdf/JCS2011_takamoto_h.pdf（2015 年 3 月閲覧)〕

> 大動脈径は，①弁輪径，②Valsalva洞径，③STJ（sino-tubular junction）径，④上行大動脈径，にて評価しなければならない（29頁参照）．

とくに，大動脈弁輪拡張症 annuloaortic ectasia（AAE）やMarfan症候群は弁輪やValsalva洞径が大きくなる疾患で，解離を高頻度に合併する．後者はさらに大動脈弁や僧帽弁の逸脱を伴う．

> 一般に大動脈弁閉鎖不全症の術前チェックとして瘤・解離のほかに大動脈二尖弁，AAE，Marfan症候群，炎症所見（感染性心内膜炎，大動脈炎症候群，Behçet病など）の有無は念頭に置いておかねばならない．予後を決定する病態である．

大動脈二尖弁は三尖弁よりも上行大動脈瘤や解離を合併しやすく[4]，弁置換後でも拡張は進行する[5]（図8-5 B）．二尖弁症例とMarfan症候群では上行大動脈の評価と経過観察は必須である．弁膜症があるときは早めの大動脈置換が同時に施行される．

> 大動脈二尖弁や大動脈弁逆流で弁置換術を行った例のフォローでは必ず，上行・弓部大動脈径をチェックすべきである．

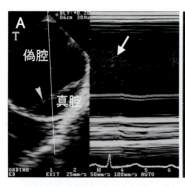
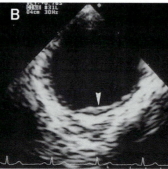

図 8-4 経食道エコー図法による下行大動脈の解離（A）と内膜肥厚（B）

下行大動脈の描出には本法がすぐれている．左図の矢頭は intimal flap である．小さい方が真腔である．偽腔内にはもやもやエコーが見られる（矢印）．右図は参考に提示した内膜肥厚（矢頭）である．

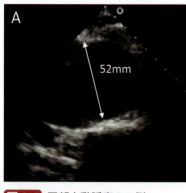
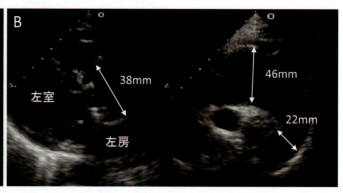

図 8-5 弓部大動脈瘤の二例

A：上行大動脈解離にてBentall術12年後の弓部大動脈瘤例．その後再手術を行った．B：大動脈二尖弁による弁逆流にて弁置換と上行大動脈ラッピング施行例，15年後の弓部大動脈瘤で経過観察中である．

8. 大動脈疾患を捉える

大動脈炎症候群や Behçet 病では弁置換の成績は悪い．ステロイド投与の影響もあり，弁逆流・感染のコントロールは難しくなる．

■ 大動脈内プラーク

経胸壁アプローチでは困難でも，経食道エコーでは大動脈内の動脈硬化性プラークは観察可能である．上行大動脈・弓部のプラークは ischemic stroke（脳虚血発作）や死亡のリスクになると言われる[6,7]．高齢，高血圧，糖尿病，心疾患例では出現しやすい．厚い（とくに 4 mm 以上の），潰瘍形成のある，あるいは可動性のプラークはリスクを増大させる．アスピリンやワルファリン投与でも防止できない[6]．

A Valsalva 洞瘤と破裂（図 8-6）

連続性雑音の聴取が破裂診断の契機となる．破裂の診断は容易でも瘤があったかどうかは診断困難である．瘤形成なしに破裂が起こる可能性もある．成人だけでなく，先天性で若年者にも起こる．瘤は右 Valsalva 洞（図 8-7），無 Valsalva 洞が多く，左側は稀である．無症状で発見されることもある．非破裂例では膜様部瘤との鑑別が問題になる．左室流出路に逸脱した未破裂右 Valsalva 洞瘤の報告もある[8]．瘤 86 例の手術例では，平均年齢 45 歳（5〜80 歳）で右 Valsalva 洞瘤が最も多く，破裂が 34％，大動脈弁逆流が 44％，10 年生存率 63％，である[9]．瘤形成は組織の脆弱が基盤であり，先天的要因も否定しえないが，感染，炎症もある．アジア人に多いのは 40〜50％に合併する

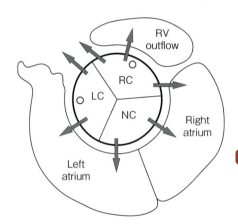

図 8-6 Valsalva 洞の破裂部位（Davies MJ. Pathology of cardiac valves. London-Boston：Butterworths；1980. p.4）
RV：右室，RC：右冠動脈洞，LC：左冠動脈洞，NC：無冠動脈洞

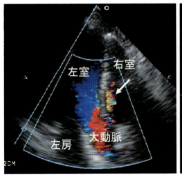
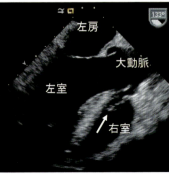

図 8-7 右 Valsalva 洞の右室内破裂

経胸壁アプローチ（左図）で右室への短絡は観察されたが，破裂部の同定は困難であった．瘤であったかどうか不明であるが，破裂は経食道エコー図法（右図）にて明瞭に描出されている（矢印）．

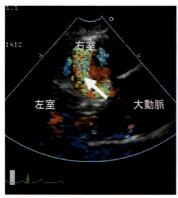
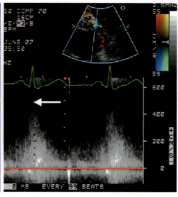

図 8-8 Valsalva 洞破裂
（20 歳代男性）

9 年前に心室中隔欠損症と言われていた．最近，息切れがあり，連続性雑音を聴取．太矢印のごとく右 Valsalva 洞から右室に向かう連続性のカラーシグナルが観察された．ピーク流速は 5 m/sec 以上ある（右矢印）．心研分類 II 型（漏斗部筋性部中隔）の欠損と思われるが，中隔欠損とその短絡シグナルの観察はできなかった．

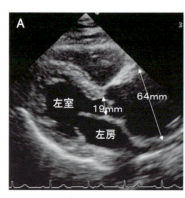
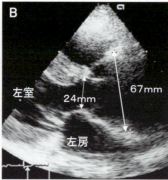

図 8-9 動脈硬化（A：80 歳代男性）と AAE（B：20 歳代男性）による上行大動脈瘤

左図では弁輪と Valsalva 洞の拡張はない．大動脈壁エコーから両者を鑑別するのは難しいことがある．

漏斗部心室中隔の欠損に伴うもの（図 8-8）である[10]．文献では合併する心室中隔欠損は右 Valsalva 洞—supracrystal type（女子医大心研分類の I, II）が 50～90％で，瘤がなければ膜様部欠損タイプと言われている[11]．破裂に至ると心室中隔欠損の短絡は同定できなくなる．

右室と右房が多く，左房への破裂は稀である．カラードプラーによる観察にて診断される．

> 破裂では呼吸困難と連続性雑音の聴取が心エコー図検査の契機となる．

その他，血栓で満たされた腫瘤状の瘤，心室中隔への破裂，血腫による冠動脈の圧排[12]，などの報告がある．

B 胸部大動脈瘤（図 8-9）と解離

無症状の瘤は胸部 X 線写真上の上行・弓部拡張が診断の契機となるが，Valsalva 洞部に限局した瘤では胸部 X 線写真は無力である（図 8-1）．上行解離の 20％は胸部 X 線写真に異常を認めない[1]．最近は X 線 CT，MRI にて診断されることが多い．心エコー図検査を試みるとき，上行大動脈の観察には右側臥位による胸骨右縁アプローチがよい．

大動脈解離は胸部・背部の激痛，破裂によるショック，失神・意識障害あるいは末梢循環不全で発症する．失神は急性解離の 9～13％に見られ，多くは以下に述べる A 型解離である[13]．大動脈解

8. 大動脈疾患を捉える

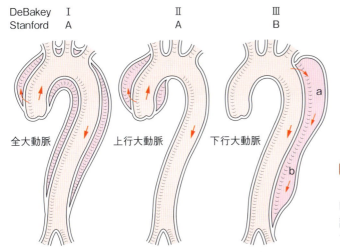

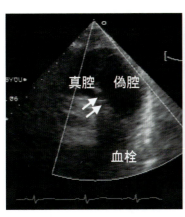
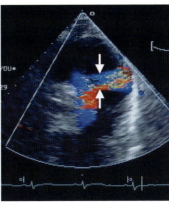

図 8-10 大動脈解離の Stanford 分類と DeBakey 分類
De Bakey III型はサブタイプとして，解離が胸腔内にある"a"と腹部大動脈まで及ぶ"b"に分類される．

図 8-11 胸壁アプローチで捉えた B 型大動脈解離（慢性例）
弓部から下行大動脈への移行部に 2 カ所のエントリーがある．1 年前に発症した解離であった．偽腔より真腔の方が細い．剝離内膜は観察困難であったが，カラーシグナルから解離の診断は容易であった．

離の分類は Stanford 分類と DeBakey 分類が有名である（図 8-10）．前者は上行に解離（エントリー）のある A 型と下行に解離（エントリー）のある B 型に分けられ，後者は解離が上行から下行に及ぶ I 型，上行に限局する II 型，下行に存在する III 型〔下行大動脈の解離が IIIa（図 8-11），解離が腹部まで及ぶものが IIIb〕の 3 型がある．なお，下行大動脈解離で逆行解離するタイプは IIIr と称し，Stanford 分類では A 型に入る[1]．解離では一般に Stanford A，DeBakey I，II，および IIIr（逆行性解離を伴ったもの）は手術適応となる．解離がなくても 5〜6 cm の瘤は切除が考慮される．6 cm 以上で破裂のリスクは高くなる．なお，来院時すでに偽腔が閉塞した解離もある（偽腔閉塞型大動脈解離）．偽腔閉鎖の手術適応は意見の分かれるところである．

急性解離の 3〜7％の症例では脳虚血を見ると言われている[1]．

失神は血管障害だけでなく，痛みや baroreceptor 反射によるものである．意識障害にて脳外科や神経内科受診となることがある．

破裂は心膜腔内か胸腔，縦隔，稀に食道，肺動脈に起こる．心外血腫は診断が遅れることがある．心膜腔内破裂はほとんど心タンポナーデとしての発症であるが，ごく稀に心タンポナーデに至らな

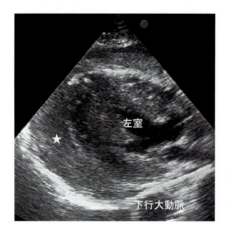

図 8-12 上行大動脈解離による心膜腔内血腫
破裂3日後の心エコー図所見で心膜腔内血液は一部凝固しつつある（☆）.

い破裂もある（図 8-12）. Valsalva 洞まで解離が及んだ例でみられる. また, 心膜炎としての検索中に解離と診断されることがある. 解離の一部では胸痛が軽く, 不明熱として発症する[14]. 急性心膜炎と誤認してはならない. 大動脈拡大, 逆流, intimal flap を認めない解離では心エコー診断は難しい.

分枝動脈の虚血はどこにでも起こりうる. 上行解離の胸痛は急性冠症候群ときわめて類似するが心電図所見に乏しいことが疑う契機となる. 解離が冠動脈入口（右側にやや多い）まで及べば虚血性心疾患を合併する. そのつもりで冠動脈造影を施行しないと見落としを招く.

心エコーによる弓部の描出には限界がある. 鎖骨上窩からのアプローチが必須となる（図 8-5, 8-11 参照）. 観察困難な上行大動脈解離では剥離内膜の偽陽性所見もある. 造影 X 線 CT による診断が優先する.

出血, 低血圧による循環不全, あるいは頸動脈解離（図 8-13 左）・閉塞による脳梗塞・精神・神経症状, は脳神経内科・外科受診となる. 上行大動脈解離は右側に始まりやすく, 脳梗塞では右側動脈の閉塞が多い. その他, 鎖骨下動脈閉塞による血圧左右差の出現, 腹部臓器の虚血がある. 下肢の麻痺（対麻痺）は Adamkiewicz 動脈に解離が及んで起こる急性循環障害であり, 4%に見られるという[1]. 不可逆性と一過性がある.

なお, 大動脈解離の数%は連続性のない複数の解離が見られることがある（重複大動脈解離）. また, 部位に限らず瘤の壁に中膜がなく, 外膜からなるものは仮性瘤と言われる. 破裂のリスクが高くなる.

■ Marfan 症候群

常染色体優性遺伝の結合織形成不全症で病理学的には大動脈中膜の嚢胞性壊死 cystic medial necrosis, 弁の粘液腫様変性を特徴とするが, 骨格系の異常, 骨痛のほか, 目, 肺, 皮膚, 硬膜にも障害を見る. 3/4 は家族性である. 不全型も稀ではない. 瘤と解離は上行大動脈に限らず, 弓部, 下行, 腹部にも発生し, 上行大動脈置換術後にも出現する. 大動脈弁, 僧帽弁の逸脱による弁逆流も多い. Valsalva 洞拡張と目に重点をおいた改訂 Ghent 診断基準がある[15].

8. 大動脈疾患を捉える

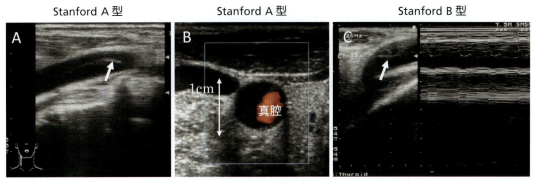

図 8-13 右総頸動脈（A, B）と右大腿動脈（C）の解離（矢印）
大動脈解離の診断が疑わしいときの分枝動脈エコーは診断的である．B では flap は観察されなかったが，真腔に血流シグナルを認めた．A，C の白矢印は flap である．

■ Turner 症候群

　正常女性の性染色体 X が 1 個しかないことによって生ずる先天性奇形である．発生頻度は 2000 〜3000 人に 1 人である．小身長，外反肘，翼状頸，盾状胸，毛髪線の低位，二次性徴の欠如，のほか，成人では糖尿病，肥満，甲状腺心疾患，骨粗鬆症を見ることがある．心血管奇形としては大動脈二尖弁（30％に見られ，狭窄と逆流がある），大動脈縮窄（10〜12％），拡張（32〜40％），高頻度の解離を合併する[16]．

［1］偽腔

　偽腔はエントリー部を除けば真腔よりは大きい（図 8-11 参照）．血流シグナルは真腔よりは少なく，流速は遅い，もやもやエコーや血栓がある，などを参考とする．剥離した内膜は両側の血流如何では収縮に伴って波動を見る．来院時にすでに偽腔の早期閉鎖を見ることもあるので，偽腔がないことが解離の否定にはならない．

> 偽腔に血流がなければ内膜は不動となる．偽腔の血栓閉鎖（壁内血腫），内腔の潰瘍を伴ったプラーク，の鑑別が必要となる．

［2］大動脈弁閉鎖不全

　瘤でも解離でも観察される．逆流シグナルは上行大動脈解離の 60〜70％に見られるが，弁の修復が必要なのは半分と言われている．高齢者の弁逆流はときに非特異的所見なので，解離によるものかどうかは状況証拠による（図 8-14，8-15）．とくに中心部から偏位した逆流ジェットは要注意である．逆流性雑音はある場合とない場合がある．

> かつて，胸骨右縁の逆流性雑音の聴取は AAE や上行大動脈瘤発見の契機となった[17]．

　上行大動脈瘤や解離の手術時，あわせて弁逆流の修復が必要か否かの判断が要求されるために弁エコーと逆流の評価は大切である．そのためには手術室での経食道エコーが参考となる．大動脈

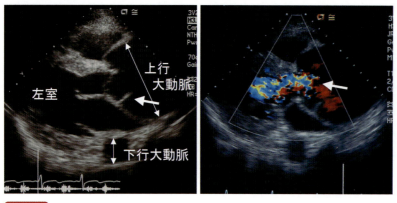

図 8-14 上行大動脈解離（Stanford A 型）の高度大動脈弁閉鎖不全
（40 歳代男性）

一断面では intimal flap はこの程度（太矢印）にしか観察されない．上行大動脈径は 70 mm あるが，下行大動脈径は 22 mm と正常であった．心膜液貯留と左室壁運動障害がないことの確認は大切である．弁輪拡張症による大動脈弁逆流（図 8-16 の B）と思われる．逆流は偏位していない．

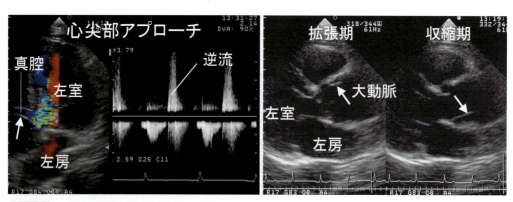

図 8-15 上行大動脈解離（Stanford A 型）による大動脈弁逆流（40 歳代男性）

解離は大動脈弁まで及んでいた．拡張期には intimal flap（矢印）により真腔は圧排されて持続の短い偏位した逆流を認めた．

瘤・解離で見られる逆流の機序には，①弁輪拡大による接合不全，②STJ（基部）の拡張（tethering AR），③解離が冠尖まで及んで起こる逆流，④解離した内膜が流出路に落ち込んだ逆流，である（図 8-16）[18]．①では接合部が弁輪面に近づき，②では弁接合部は弁輪から遠ざかる．③は逸脱をきたして偏位する傾向にある．

[3] intimal flap（内膜剝離）

存在すれば解離は確診できる（図 8-4, 8-13〜8-15, 8-17）．

> 解離のない上行大動脈瘤では経胸壁・経食道アプローチにかかわらず，剝離内膜とまぎらわしいアーチファクトが出現する[3, 19]．

8. 大動脈疾患を捉える

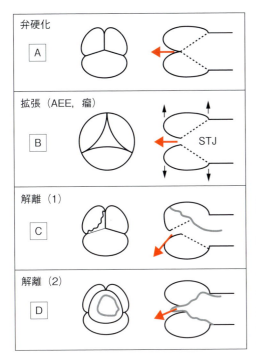

図 8-16 弁硬化，大動脈疾患に伴う大動脈弁逆流
（文献 18 より改変）

多くの硬化弁では逆流の方向は中心に向かう（A）．拡張（B）には 2 タイプがある．AAE では弁輪が両側に引っ張られて，弁輪面は平坦となり，大動脈瘤では STJ の外方への広がりにて接合部が牽引される．いずれでも接合は浅くなり，逆流を見るが，逆流は偏位しにくい．また，弁まで解離が及ぶと下垂・逸脱により逆流は偏位しやすくなる（C，D）．赤い太矢印は著者の記入である．

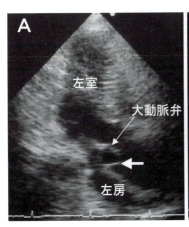 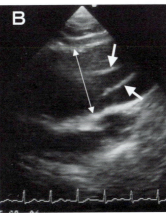

図 8-17 Stanford A 型大動脈解離の 2 例

矢印は内膜剥離像 intimal flap である．胸壁アプローチでは一部しか観察されないためにそのつもりで観察しないと見落とされる疾患である．B の上行大動脈は 50 mm と拡大しており，全周性に近い解離であった．

　心エコー図検査中心の時代では周囲とは独立した動きであることが鑑別のポイントで M モードエコー[19]や胸壁，食道エコーも参考としたが，今日，造影 X 線 CT の独壇場である．

> 急性冠症候群と大動脈解離はときに紛らわしい．冠動脈入口部まで及んだ解離には虚血が合併するので，つねに両者を念頭に置いた検索が不可欠である．

　全周性の内膜解離が左室流出路に落ち込んで冠虚血を合併した Stanford A 型の報告がある[20]．
　ルチンの胸骨左縁長軸像では心臓後方の下行大動脈のチェックを忘れてはならない．診断のつくことがある（図 8-18）．心窩部アプローチでは下行大動脈や腹部大動脈の解離が診断できることが

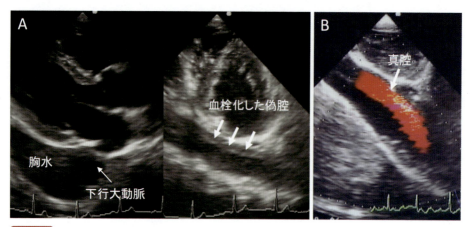

図 8-18 B 型大動脈解離の二例
いずれも胸部下行大動脈から腹部大動脈への解離であった．A は反応性胸水と血栓化した偽腔を示す．B は真腔内の血流シグナル．

ある．

[4] 大動脈弁輪部膿瘍（220 頁図 6-111，6-112 参照）

感染性心内膜炎として自己弁や弁置換術後にも発生する．弁に及ばない限りは弁逆流を見ない．弁逆流を見ないと発見が遅れる．破裂して心室中隔や流出路に波及するケースがある．

■ 慢性胸部大動脈瘤の手術適応

55 mm 径を超えるか，あるいは年 5 mm 以上の拡大で，二尖弁や Marfan 症候群では症状がなくても 45 mm 以上なら手術を考慮する[1]．
解離など家族歴のある Marfan 症候群では早期の手術がすすめられている[21]．

C 腹部大動脈瘤と解離

3 cm 以上は瘤である（図 8-19）．男性で >55 mm，女性で >50 mm は手術絶対適応 Class I である[1]．適応があればステントグラフト治療である．ほとんど加齢・動脈硬化による．胸部大動脈瘤・解離に比較してより高齢者で見られる疾患である．腎動脈より下方が圧倒的に多い．腹部の触診，拍動感や圧痛，腹痛，腰痛，腹部 X 線 CT や超音波検査が診断のきっかけとなる．腹腔動脈や上腸間膜動脈に及んだ消化管の虚血は診断が遅れる．腹部エコーでの観察には限界があるので大きさと広がりを正確に確認するには X 線 CT がよい．

浸み出すタイプの破裂（oozing）では後腹膜や腸腰筋に及んで腰痛として整形外科を受診する場合がある．腹部エコーで破裂と血腫を観察することは容易ではない．

なお，壁在血栓が一部融解すれば，短軸像で三日月状の無エコー anechoic crescent sign（AC サイン）[22]が観察されるので解離と鑑別を要する．

大腿動脈まで解離が進展すれば容易に内膜剥離を観察することができる（図 8-13 右）．

8. 大動脈疾患を捉える

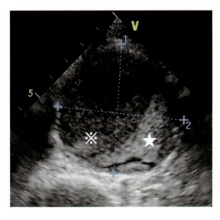

図 8-19 腹部の拍動で偶然に発見された腹部大動脈瘤（57×57.5 mm）（70 歳代男性）
壁在血栓（☆）ともやもやエコー（※）を認めた．

解離とまぎらわしい，あるいは非典型的とも考えられるものに以下の 3 病態がある[1]．

[1] 偽腔閉塞型解離

大動脈壁内の栄養血管（vaso vasorum）の破綻から生じた壁内血腫 intramural hematoma という考え方があるが[23]，血腫と早期閉鎖型解離は識別不能である．わが国のガイドラインでは壁内血腫＝偽腔閉塞型解離である[1]．画像診断上は三日月型の壁肥厚（血腫か偽腔）を認め，かつその部分が造影されず，経食道エコーでも血流が観察されない病態である．血腫の治療方針は確立していない．解離と同様に A 型，B 型に分類して前者は破裂の危険があるので手術とする報告もある．血腫が破裂して内腔と通じれば解離となる．造影 CT 像が必須である．

[2] PAU（penetrating atherosclerotic ulcer）

大動脈の粥腫が裂けて潰瘍を形成し中膜に流入した病態という考え方である[24]．解離ではあるが限局していること，内膜の波動を見ないのが特徴である．無症候性で下行大動脈，腹部大動脈に多い．しかし，中膜に解離があるかどうか，すなわち単に内膜プラークの破綻のみかどうかの判定は困難である．

[3] ULP（ulcer-like projection）

潰瘍様突出像である．早期閉鎖した偽腔のエントリー部，すなわち血液の入り込む像を大動脈造影で捉えたもので，"潰瘍"像に見えることからこのように呼ばれる．病態は不安定で"偽腔開存型解離"として扱う[1]．PAU との鑑別は難しい．PAU は粥腫の所見があるときに言われる．

■ステントグラフト留置術（endovascular aortic repair: EVAR）

胸部下行大動脈，腹部大動脈の瘤・解離に対して施設認定で血管内グラフト内挿術が施行されている．侵襲が少ないという利点はあるが，脳梗塞，エンドリーク，脊髄障害の合併症があるので適応は慎重に検討する[1]．

D 感染性動脈瘤 （第6章参照）

感染を伴う瘤はかつて，mycotic aneurysm と言われた[25]．感染性心内膜炎に合併するものとしないものがある．人工血管を含めて真性・仮性動脈瘤の内外は感染の温床になる．感染栓子によるもの，あるいは vaso vasorum からの波及によるが，感染が原因か結果かの見極めは難しい．感染性動脈瘤は破裂しやすく，また破裂部位に感染が加わることもある．高齢者では全身倦怠，発熱が主訴となる[26]．糖尿病と悪性腫瘍は感染のリスクファクターである．

E 炎症性大動脈瘤

感染の関与しない炎症によるものは慢性大動脈疾患と総称され，瘤形成を伴うものと伴わないものがある．大動脈炎症候群（高安病），Behçet 病，巨細胞性動脈炎，周囲の線維性肥厚を伴った大動脈周囲炎がある．組織学的には線維性肥厚のほか，高度の粥状硬化，中膜の菲薄化，単球・形質細胞を中心とした外膜浸潤，である．

> 炎症性腹部大動脈に特徴的な外膜周囲の壁肥厚所見は腹部エコーでは低輝度エコー，CT では low density mass として観察され，マントル（外套）サインと称される[27, 28]．

本症は後腹膜線維症，縦隔線維症，収縮性心膜炎を包含する疾患でもある[29-31]．最近は冠動脈周囲炎を含む IgG4 関連疾患として注目を集めている[32,33]．診断は高 IgG4 血症（135 mg/dl 以上）と X 線 CT，PET 所見，病理学的検査による．ステロイドで改善する[34,35]．

F 大動脈縮窄

上肢の高血圧をきたす先天性疾患として知られているが，成人での発見は稀である．左鎖骨下動脈起始部以下の狭窄部を観察する（図 8-20）．

> 胸壁アプローチによる観察にて後壁側の下行大動脈が上行に比較して極端に小さい，あるいは下行大動脈に狭窄血流シグナルを見る，が診断の契機になる．高度の大動脈弁逆流があっても，腹部大動脈で逆流が見られないのも特徴である．

狭窄後拡張もあるので，正常径でも否定するものではない．

大動脈二尖弁や心室中隔欠損の合併が多い．背部雑音の聴取を忘れてはならない[36]．脈波検査における両下肢の血圧低下は診断的価値がある．

8. 大動脈疾患を捉える

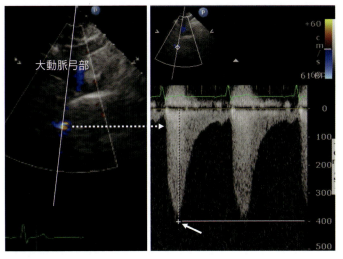

図 8-20 大動脈縮窄例（30歳代男性）

治療抵抗性の若年者高血圧が診断の契機となった．ピーク流速からの推定圧較差は 64 mmHg であった．なお，本例では背部に雑音は聴取しなかった．

■文献

1) 日本循環器学会．循環器病の診断と治療に関するガイドライン（2010年度合同研究班報告）．大動脈・大動脈解離診療ガイドライン（2011年改訂版）．
2) Kim JB, Spotnitz M, Lindsay ME, et al. Risk of aortic dissection in the moderately dilated ascending aorta. J Am Coll Cardiol. 2016; 68: 1209-19.
3) Evangelista A, Garcia-del Castillo H, Alujas TG, et al. Diagnosis of ascending aortic dissection by trasesophageal echocardiography: Utility of M-mode in recognizing artifacts. Am J Cardiol. 1996; 27: 102-7.
4) Russo CF, Mazzetti S, Garatti S, et al. Aortic complications after bicuspid aortic valve replacement: long-term results. Ann Thorac Surg. 2002; 74: S1773-6.
5) Davies PR, Kaple RK, Mandapati D, et al. Natural history of ascending aortic aneurysms in the setting of an unreplaced bicuspid aortic valve. Ann Thorac Surg. 2007; 83: 1338-44.
6) Amarenco P, Cohen A, Tzourio C, et al. Atherosclerotic of the aortic arch and the risk of ischemic stroke. N Engl J Med. 1994; 331: 1474-9.
7) Di Tullio MR, Russo C, Jin Z, et al. Aortic arch plaques and risk of recurrent stroke and death. Circulation. 2009; 119: 2376-82.
8) 平田久美子, 吉川純一. 労作時呼吸困難を伴う大動脈弁直下の異常構造物. 心エコー. 2001; 2: 520-3.
9) Moustafa S, Mookadam F, Cooper L, et al. Sinus of Valsalva aneurysms--47 years of a single center experience and systematic overview of published reports. Am J Cardiol. 2007; 99: 1159-64.
10) 中村 猛, 宮川園子, 白石祐一, 他. 連続性雑音を認めた心室中隔欠損症. 日本心臓病学会誌. 2008; 1: 178-80.
11) Angelini P. Aortic sinus aneurysm and associated defects. Tex Heart Inst J. 2005; 32: 560-2.
12) Schuster A, Hedström E, Blauth C, et al. Ruptured aneurysm of the sinus of valsalva insights from magnetic resonance first-pass myocardial perfusion imaging. J Am Coll Cardiol 2012; 59: 538.
13) 日本循環器学会. 循環器疾患の診断と治療に関するガイドライン（2011年度合同研究班報告）．失神の診断と治療ガイドライン（2012年度改訂版）．
14) Gorospe L, Sendino A, Pacheco R, et al. Chronic aortic dissection as a cause of fever of unknown origin. South Med J. 2002; 95: 1067-70.
15) Loeys BL, Dietz HC, Braverman AC, et al. The revised Ghent nosology for the Marfan syndrome. J Med Genet. 2010; 47: 476-85.
16) Marin A, Weir-McCall JR, Webb DJ, et al. Imaging of cardiovascular risk in patients with Turner's syndrome. Clin Radiol. 2015; 70: 803-14.
17) Sakamoto T, Kawai N, Uozumi Z, et al. The point of maximum intensity of aortic diastolic regurgitant murmur. With special reference to the "right-sided" aortic diastolic murmur. Jpn Heart J. 1968; 9: 117-33.
18) Herman D, Movsowitz HD, Levine RA, et al. Transesophageal echocardiographic description of the mechanisms of aortic regurgitation in acute type A aortic dissection: implications for aortic valve repair. J Am Coll Cardiol. 2000; 36: 884-90.

19) Vignon P, Spencer KT, Rambaud G, et al. Differential transesophageal echocardiographic diagnosis between linear artifacts and intraluminal flap of aortic dissection or disruption. Chest. 2001; 119: 1778-90.

20) Sato Y, Satokawa H, Takase S, et al. Prolapse of aortic intimal flap into the left ventricle: a rare cause of global myocardial ischemia in acute type A aortic dissection. Circ J. 2006; 70: 214-5.

21) Treasure T, Takkenberg JJ, Pepper J. Surgical management of aortic root disease in Marfan syndrome and other congenital disorders associated with aortic root aneurysms. Heart. 2014; 100: 1571-6.

22) Kings PS, Cooperberg PL, Madigan SM, et al. The anechoic crescent sign in abdominal aortic aneurysm: not a sign of dissection. AJR Am J Roentgenol. 1986; 146: 345-8.

23) Matsuo H. The thrombosed type of aortic dissection-its clinical features and diagnosis. Int J Angiol. 1998; 7: 329-34.

24) Stanson AW, Kanzmier FJ, Hollier LH, et al. Penetrating atherosclerotic ulcers of the thoracic aorta: natural history and clinicopathologic correlations. Ann Vasc Surg. 1986; 1: 15-23.

25) Müller BT, Wegener OR, Grabitz K, et al. Mycotic aneurysms of the thoracic and abdominal aorta and iliac arteries: experience with anatomic and extra-anatomic repair in 33 cases. J Vasc Surg. 2001; 33: 106-13.

26) 岡島年也, 縄田隆一, 上嶋健治, 他. 内科的加療中に急速な瘤拡大を伴い破裂した悪性腫瘍合併感染性胸部大動脈瘤の一例. J Cardiol Jpn Ed. 2008; 1: 49-52.

27) Ramirez AA, Riles TS, Imparato AM, et al. CAT scans of inflammatory aneurysms: a new technique for preoperative diagnosis. Surgery. 1982; 91: 390-3.

28) Nagahama H, Nakamura K, Matsuyama M, et al. Inflammatroy abdominal aortic aneurysm: Report of seven cases. Ann Vasc Dis. 2013; 6: 756-8.

29) 武田憲文, 平田恭信, 永井良三. 後腹膜線維症による心血管病変. 呼と循. 2007; 55: 441-7.

30) Hanley PC, Shub C, Lie JT. Constrictive pericarditis associated with combined idiopathic retroperitoneal and mediastinal fibrosis. Mayo Clin Proc. 1984; 59: 300-4.

31) Amiya E, Ishizuka N, Watanabe A, et al. Retroperitoneal fibrosis with periaortic and pericardial involvement. Cir J. 2005; 69: 760-2.

32) 今井　靖, 永井良三. IgG4 と循環器疾患. 呼と循. 2011; 59: 499-505.

33) IgG4 関連疾患の診断基準. 日本内科学会誌. 2012; 101: 795-804.

34) Takahashi M, Shimizu T, Inajima T, et al. A case of localized IgG4-related thoracic periarteritis and recurrent nerve palsy. Am J Med Sci. 2011; 341: 166-9.

35) Tajima M, Nagai R, Hirosi Y. IgG4-related cardiovascular disorders. Int Heart J. 2014; 55: 287-95.

36) 福西雅俊, 後藤浩実, 佐藤麻美, 他. 背部雑音を契機に発見された単純型大動脈縮窄症の成人例. 超音波医学. 2008; 35: 437-41.

先天性心疾患を知る

今日，先天性心疾患は出生時の1%に見られ，そのうち90%は成人に達するため，2020年には成人患者数は小児患者数をはるかに凌駕することが予測されている[1]．欧米でもこの傾向は同様である[2]．したがって，循環器内科で経験する成人例の多くは，術後症例の他，不整脈，感染性心内膜炎，高血圧，脂質異常症，メタボリック症候群，など合併症が多岐にわたっており，先天性心疾患は小児科疾患とは言えなくなっている．

成人の非手術先天性心疾患としては心房中隔欠損症を代表として，短絡の少ない心室中隔欠損症，漏斗部狭窄/右室二腔症，軽症 Ebstein 奇形，合併奇形のない修正大血管転位，動脈管開存症，先天性肺動脈弁閉鎖不全などがあるが，成人で初めて診断される疾患はきわめて少なくなった．

A Eisenmenger 症候群

肺血流の増加した左右短絡疾患が肺血管の非可逆的器質的閉塞性病変により成長とともに肺高血圧をきたした病態で，右左短絡が出現して慢性の低酸素血症，呼吸困難，血痰，チアノーゼ，バチ指，赤血球増多症，脳血管障害などを見る疾患を言う[3]．平均肺動脈圧 15 mmHg 以下，肺血管抵抗 Wood 単位 240 dynes·sec·cm^{-5} 以上，肺/体血圧比>0.9，肺/体血流比<1.5である[1]．手術や妊娠は禁忌で予後の悪い病態である．基礎疾患の多くは心室中隔欠損，動脈管開存，であり，少ないものは心房中隔欠損，房室中隔欠損，大血管転位，単心室，である．

> 欠損孔の大きや位置によらず，小さい短絡，閉鎖術後例にも見られる．本症の 15% は無症状に経過して成人で診断されるという[4]．

肺高血圧の発生には肺血管床の攣縮，遺伝子異常，内皮細胞障害，リモデリング，微小血栓などの関与が考えられている[1,5]．成人先天性心疾患の5〜10%は肺高血圧を併発している[1]．

> 短絡の見つからない先天性心疾患を特発性肺動脈性肺高血圧症や慢性肺血栓塞栓症と誤認してはならない．

B 心房中隔欠損症

先天性心疾患の中では10%以下であるが，成人になって初めて見つかる代表的先天性心疾患である[1]．右心の拡張が目立つ疾患であるが，かつてカラードプラー検査が普及していない頃は見落さ

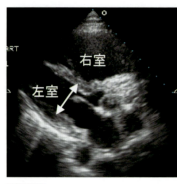 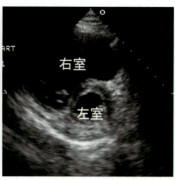 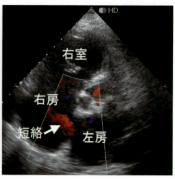

図 9-1 偶然，発見された心房中隔欠損症（70 歳代女性）
一見して右室の拡張と左室の狭小化がわかる．Qp/Qs＝2.7 であった．右図の矢印は心房中隔での左右短絡を示す．

れていた．

> 症状や雑音が乏しいのに心エコー図検査で右心拡大があるとき，あるいは左室，左房が小さいときは最初に考えるべき疾患である（図 9-1）．

　左右短絡は左右心房の圧較差で決まる．成人で発見される理由は生下時，両心房が等圧のために目立たない短絡が，加齢や高血圧，肥大により左室コンプライアンスが低下して左房圧が上昇して左右短絡が出現してくるためである[6]．

　雑音に乏しく，左心機能は正常なために右心不全としての浮腫や心拡大が前面に出ても息切れが生じにくいことが発見の遅れる原因であった．固定性分裂を見ない，胸部 X 線写真上での左 2 弓突出が目立たない，などは診断が遅れる一因である．

　最近はカラードプラーの普及で短絡シグナルの検出が容易となった．見つかる契機は心拡大，浮腫，不整脈，非心臓手術の術前チェックなどで，予期しない診断となることがある．今日は心カテーテル検査で診断するものではない．

> 症状があり，肺高血圧をみる右心の拡大では肺動脈性肺高血圧か肺動脈血栓塞栓症を先に考える．

　心房中隔欠損症に高血圧，心房細動，僧帽弁閉鎖不全，左脚ブロックが合併すると病態が変化する．カラードプラーがまだ開発されていない時期，三尖弁逆流の診断のために末梢静脈から注入したコントラストエコーが左房に出現して心房中隔欠損症を診断した経験がある．本例は僧帽弁，三尖弁閉鎖不全，および両心室・心房拡大のある心房細動例で拡張型心筋症としてフォローされていた症例であった．

> 高齢者の心房中隔欠損症では心房細動例が合併すると両心房の拡張と僧帽弁や三尖弁の逆流が発生して病態が修飾される．

　本症は二次孔型（圧倒的に多いタイプ），一次孔型，静脈洞型，卵円孔開存型に分類される（図 9-2）．一次孔型は房室中隔欠損（かつての心内膜床欠損）症である．静脈洞型には上部，下部，冠静

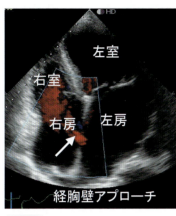
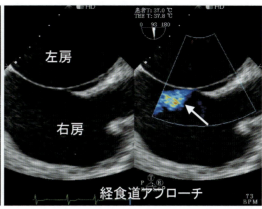

図 9-7 左右短絡を有する卵円孔開存（僧帽弁閉鎖不全＋心房細動例）
経胸壁アプローチでは左右短絡のある小さい二次孔欠損と思われたが，経食道エコー図検査では心房中隔にスリット状の間隙があり，卵円孔開存と診断した．卵円孔開存は経食道アプローチでないと診断困難な例がある．

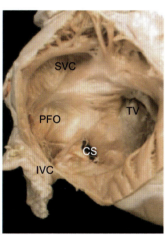
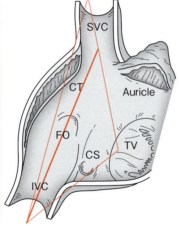

図 9-8 卵円孔開存（PFO）と下大静脈（IVC）との位置関係[36]
PFO の血流は下大静脈に向かいやすい．SVC：上大静脈，Auricle：右心耳，CS：冠静脈洞，TV：三尖弁，FO：卵円窩．上下大静脈を捉える縦断面（bicaval view）は PFO の描出にすぐれている．右図は文献 36 の図に著者が追加したもの．

　卵円孔開存の経皮的閉鎖で偏頭痛が解消したという報告[27,28]がある．卵円孔開存と偏頭痛，あるいは潜函病[29]との関連が注目されている．また，本症は Valsalva 負荷様の動作後に起こる一過性全健忘症[30]の原因にもなるらしい．

　右房内血栓が卵円孔に嵌頓した像は impending paradoxical embolism[31]と言われ，危険な病態にあるので緊急手術となる（367 頁図 13-6 参照）．

9. 先天性心疾患を知る

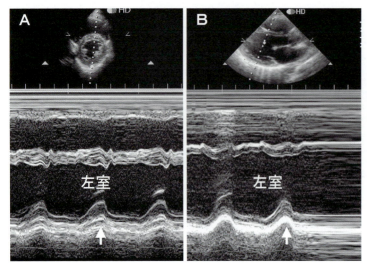

図 9-6 心房中隔欠損症術後の左室壁運動

それぞれ 25 年前（A），30 年前（B）に手術を受けている症例である．右室が小さくなっても心室中隔動態は正常とは言いがたい．後壁側の心膜エコーはいずれも癒着しているのがわかる（矢印）．

は閉鎖した状態にあるが，27％は左右短絡があるという[20]．偶然，発見される例はこのような例である．多くは臨床的意義を持たない．装置の解像度が上昇し，ルチン検査で小さい左右短絡シグナルが観察されることが多くなった（33 頁図 2-30 参照）．臨床的に問題になるのは咳，くしゃみ，排便，排尿，などの力み，Valsalva 負荷類似の動作を行った後，静脈還流が増えて右房圧が上昇して，間隙を通して静脈系の血栓が脳，四肢や躯幹に塞栓する（奇異性塞栓 paradoxycal embolism）場合である[21]．cryptogenic stroke の再発は卵円孔の有無にかかわらず年 6～8％であるが，内科治療か閉鎖で 2～4％に低下するとも言われる[19]．40 歳以上の例を卵円孔開存の有無で二群に分けて平均 11 年観察した研究では MRI 上，脳虚血発作に有意差はない[22]．

> 多施設による prospective study では卵円孔の有無によって脳塞栓発症に有意差はなく，卵円孔のデバイスによる経皮的閉鎖と内科的治療でも脳塞栓の発症に有意差はない[23]．

しかし，再発予防には卵円孔閉鎖がより効果的であるという[24]．

卵円孔開存と診断できるのは，心房中隔にスリット状の構造物を観察してかつ，左右か右左の短絡シグナルを観察したときだけである（33 頁図 2-30 参照）．なお確定診断は経食道アプローチか（図 9-7）かコントラストエコー法がよい．右左短絡が数％以上あれば末梢コントラストエコーで発見されるらしい．Eustachian valve は卵円孔開存を合併しやすい（84％）．下大静脈からの流入を卵円孔に導く作用を有するので上肢からのコントラストでは検出率が低下するという．検査時，Valsalva 負荷のリリースにて右房への静脈を増加させることにより診断率は向上する．肺動静脈瘻との鑑別は出現のタイミングによる[25]ので，診断にはコントラストエコーよりもカラードプラー経食道エコー法がすぐれているとも言われている[16]．

経頭蓋ドプラー transcranial Doppler 法により卵円孔を通過したシグナル（high intensity signal＝HIS）を捉える方法もあるが，肺動静脈瘻の存在は否定できない．

卵円孔開存は心房中隔瘤の 33～70％に合併する[26]ので，お互いの検索は重要である．

259

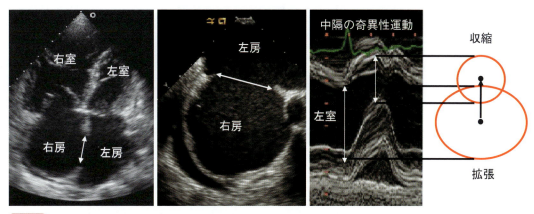

図 9-5 二次孔心房中隔欠損症の一例（60 歳代女性）（心房細動例）

右室と右房の拡大が著明である．Qp/Qs＝6.9，推定収縮期右室圧＝56 mmHg であった．欠損孔のサイズは経食道エコー図法（中央）が正確である．奇異性運動（右図 M モードエコー）は拡張した右室に共通する所見で，断層像で明らかなように収縮期に左室の面積中心が上方に移動するために起こる現象である．

［5］閉鎖術の適応

カテーテル治療が外科手術に匹敵する治療となっている．わが国の 2011 年のガイドライン[16]では臨床的に有意な心房中隔欠損，ないし，60 歳以上では肺体血流比＞2.0 以上，肺/体血圧，肺/体抵抗が 2/3 以上なら肺体血流比＞1.5 とされていたが，2008 年の ACC/AHA のガイドライン[17]や 2010 年の ESC ガイドライン[18]には肺体血流比の記載はなく，症状がなくても有意な短絡，あるいは右房・右室の拡張が閉鎖術の適応になっている（Class I）．それほど手術が安全に行われるようになった証しであろう．なお，Class IIa は奇異性塞栓例である．肺血管抵抗は 5 Wood 単位以下が対象となる．経皮的閉鎖術の普及で開心術は減少しつつある．

わが国も 2014 年の SHD に関するガイドライン[15]や 2017 年改訂の先天性心疾患のガイドライン[1]では，肺血流量にとらわれることなく，右心容量負荷，奇異性塞栓症の所見は修復の適応と改訂されている．とくに二次孔 1 個の欠損で 38 mm 未満，かつリムが存在すればカテーテル治療の適応である（Class IIa）[1,15]．

本症の左室機能は原則，保たれている．合併する僧帽弁閉鎖不全に対しては程度に応じて放置か形成術を考慮する．僧帽弁クレフト（262，277 頁）の有無ははっきりさせておく．

なお，かつてよく話題にされた心室中隔の奇異性運動（図 9-5）は本症では必発に近い．閉鎖術後は何年経っても心室中隔の M モード所見が正常化しない症例がある（図 9-6）．

［6］卵円孔開存　patent foramen ovale（PFO）（32 頁参照）

胎生期の一次中隔と二次中隔は 2 歳までに 75％は閉鎖するが，残りは癒合しないままスリット状に遺残する．有病率は 27〜40％とも言われている．若年者に見られる潜在性脳卒中 cryptogenic stroke の 20％は卵円孔開存が原因と推定される[19]．卵円孔の開存率は年齢とともに低下する．剖検でも 27％に存在するという．通常は左房圧が高いために左房側の一次中隔と右房側の二次中隔

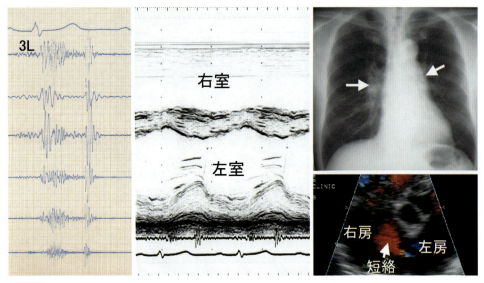

図 9-4 2音の固定性分裂がない心房中隔欠損症（60歳代男性）

Qp/Qs＝2.4～2.7前後で肺高血圧はなく，症状がないまま経過観察している．成人例ではこのように2音の固定性分裂のない本症がある（吸気では分裂あり）．胸部X線写真では肺動脈がやや大きい．心電図は正常（不完全右脚ブロックや右軸偏位なし）．右室拡大にもかかわらず中隔が正常であるのはきわめて稀である．3L：第3肋間胸骨左縁心音図（呼気止め記録）

[3] 僧帽弁逸脱の合併

　本症の約半数に逸脱が合併すると言われたことがある．頻度は年齢とともに増加する．前尖の後交連寄りで見られ，左室の形態異常による後内乳頭筋と弁輪が近づくためで，病理学的な背景によるものではないと言われる[12]．多くの症例は欠損孔の閉鎖のみで逆流は消失，軽減する．

　大きい欠損孔閉鎖術後の長期経過例では心房細動があると，弁輪拡張のために僧帽弁や三尖弁の閉鎖不全が出現，あるいは進行してくる[13]．

　そのほかに，リウマチ性，僧帽弁輪石灰化に伴うもの，一次孔欠損に合併するクレフトがある．

[4] 経食道エコー図検査の意義

　二次孔欠損は経胸壁アプローチで充分診断は可能だが，疑わしい例，術前検査として，また欠損孔の大きさや多孔性欠損，静脈洞型欠損，卵円孔開存，および僧帽弁の動態を見るには経食道エコー法がすぐれている（図9-5）．肺動脈性肺高血圧との鑑別にも利用される．本症の術前検査としては施行すべきであろう．

　2005～2012年に施行された二次孔欠損1026例の閉鎖術統計では開心術が31％，心カテーテルによる閉鎖術が69％という一施設からの報告がある[14]．

　最近は経食道エコー下での経皮的デバイス閉鎖術がスタンダードになっている[15]．本法はデバイス脱落，塞栓症，心侵食，心タンポナーデなどの合併症が1％以下の確率で生じるため施設基準と術者基準がある[15]．

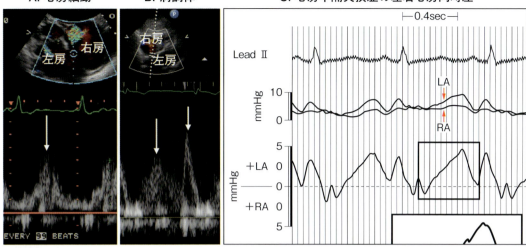

図 9-3 二次孔心房中隔欠損症二症例（A, B）の左右短絡と両心房同時圧波形（C[8]）
心房細動では拡張早期にピークを，洞調律ではさらに心房収縮期にも短絡を認める二峰性である．
Cの左房・右房圧較差は収縮末期から拡張期早期，および拡張末期で＋となる．

> 胸骨左縁アプローチで短絡シグナルが観察できないときは心窩部アプローチか右側臥位での胸骨右縁アプローチを試みる．

心尖部アプローチでは右房内短絡シグナルは心房中隔に沿う大静脈血流と誤認されやすいので，注意を要する．左房内では肺静脈血流と鑑別しなければならない．また，

> 短絡シグナルは両心房の圧較差を反映して本質的には左-右の一相性で，収縮中期から拡張早期，および心房収縮期の二峰性となる（図9-3）．

ピークは収縮末期とする報告もある[9,10]．しかし，2音の位置を考慮すると拡張早期のように見える[10]．心腔内心音図で記録される短絡由来の雑音は心房圧のV波に一致することからV murmurと言われるが，胸壁からは聞かれない[11]．欠損孔の大きさ，僧帽弁や三尖弁逆流の存在，呼吸の影響，肺高血圧や心房細動の有無，などの影響で圧較差やピーク流速，短絡の方向は変動しやすく，短絡の時相分析を難しくする要因である．わずかな一過性の右左短絡は収縮早期に起こる[9,10]．

> 短絡シグナルの観察が困難でも右房・右室の拡張がなければ有意な短絡はないと言える．したがって欠損孔閉鎖の適応はない．

稀に2音の固定性分裂を見ない本症がある（図9-4）．

［2］肺高血圧の評価と肺動脈弁狭窄の有無

肺動脈弁狭窄の合併はきわめて稀であるが，右室収縮期圧が高ければ肺動脈狭窄の合併を否定するために弁口部流速と弁のドーミングは必ずチェックする．肺高血圧があれば肺血管床の障害も考慮する．また，Eisenmenger化した本症では右房と左房が等圧になり短絡は目立たなくなる．

9. 先天性心疾患を知る

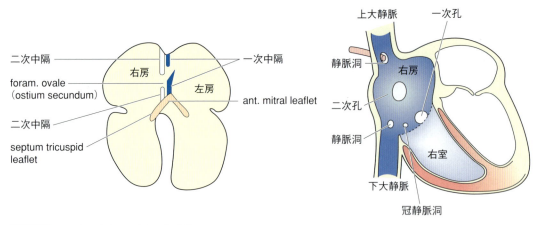

図 9-2 心房中隔欠損の発生と部位[7]
形成不全により二次中隔が欠損したまま，一次中隔が弁として残り卵円窩の底を形成してスリット状の欠損を形成するのが卵円孔開存である．

脈洞型の3型がある．右房と右室が大きく心房中隔欠損が疑われるのに二次孔欠損が観察されないときは経食道エコー図検査にて短絡部位を検索する．

> 共通する所見は右房と右室，肺動脈の拡張，中隔の奇異性運動，左室の圧排であり，左房と左室，大動脈は正常かむしろ小さめである（図9-1）．

したがって，ルチンの心エコー図検査では胸骨左縁の長軸像で左室は心尖部までが観察されやすいという特徴がある．断層エコーのない時代にはMモードエコーによる心室中隔の奇異性運動（90頁参照）は診断の契機となる重要な所見でもあった．

> 心室中隔の奇異性運動は右室拡大をきたすすべての疾患に共通する所見である．

心尖部アプローチによれば，心房中隔は正常例でも卵円窩がドロップアウトして一見，欠損して見える（33頁図2-29参照）ので，欠損かどうかは多断面アプローチによる短絡シグナルの検出による．

> 右心系の拡張がなければ，卵円窩の欠損像のみでは心房中隔欠損とは診断しない．疑わしければ，あるいは否定したいなら経食道エコー図検査を施行すべきである．

本症は稀なEbstein奇形（270頁参照）と類似，あるいは合併するので，"三尖弁付着異常なし"の確認は不可欠である．

[1] 短絡シグナルの検出

短絡シグナルの検出には工夫が必要である．心房中隔に可能な限り，直行するビーム方向を選べば欠損孔と短絡血が観察可能である．

9. 先天性心疾患を知る

■ platypnea-orthodeoxia syndrome

坐位，立位，歩行で低酸素血症が起こり，失神，息切れ，チアノーゼが生じて，臥位で改善する病態である．その原因として卵円孔開存による一過性右左短絡によるものを言う[32-34]．卵円孔開存に限らず，二次孔欠損[35]，あるいは穿孔のある心房中隔瘤，という解剖学的要因と肺切除，椎骨骨折・亀背，大動脈延長・拡張，心膜液貯留・収縮性心膜炎，などによる右房・心房中隔の変形という機能性要因が関与して体位により右左短絡が生じることが原因である[36,37]．下大静脈入口部のEustachian弁は卵円孔への流入（図9-8）を容易にする胎生期循環としての遺残である．坐位かtilting tableでのコントラストエコー法か，カラードプラー法で右左短絡を観察すればよい．造影X線CTでは上行大動脈，右房，心房中隔の位置関係が理解される[38]．本症は右室梗塞による右心不全でも発症する[39,40]．肺高血圧が存在しないのに右左短絡が出現するのが本症の特徴である．治療はカテーテル[41]か開心による卵円孔閉鎖である．

> 坐位，歩行で失神，息切れ，チアノーゼが出現し，臥位で改善する高齢者を診たときは念頭に置いておくべき疾患である．

■ 医原性心房中隔欠損症

医原性の心房中隔欠損は経皮的僧帽弁交連裂開術（PTMC）（122頁参照）後や心房細動での経心房中隔によるアブレーションカテーテル（cryoballoon）治療後に観察される．多くは経過とともに閉鎖するが，後者ではサイズが大きいので有意な左右短絡の遺残する例がある[42]．

［7］冠静脈洞型心房中隔欠損症（unroofed coronary sinus）

心房中隔欠損症の中でも稀で1%以下である．冠静脈と左房間の隔壁欠損のために左房から冠静脈洞を経由して右房に注ぐタイプである．左房後部を走行する冠静脈洞に天井がないことからのunroofed coronary sinusとも言われる．心エコー図検査では右心系と冠静脈洞が大きいことが診断の契機となる．したがって，冠静脈洞は心房中隔欠損を疑うときは必須の観察部位である．部分肺静脈還流異常や左上大静脈遺残の合併にも留意する．心腔内エコーにて診断した単独型本症の報告がある[43]．

> 冠静脈洞の拡大を見る疾患は冠静脈洞型心房中隔欠損のほかに，左上大静脈遺残，冠静脈洞狭窄・閉塞，および，右心不全，高度三尖弁閉鎖不全がある．

冠静脈洞型が観察されず術中診断となった例もある．

C 房室中隔欠損症

かつては心内膜床欠損症と言われていた．心室中隔欠損と共通の房室弁からなる完全型と心室中隔欠損を伴わず，2個の房室弁からなる不完全型がある．前者は短絡の逆流も高度となり，若年で診断される．心房中隔一次孔欠損と僧帽弁前尖クレフトからなる後者には短絡も逆流も軽度な例が

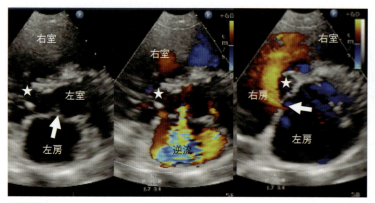
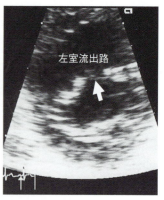

図 9-9 房室中隔欠損症（40 歳代女性）
短軸像である．僧帽弁前尖のクレフト（左矢印）からの逆流と心室中隔膜様部瘤（☆）直下に心房中隔欠損がある（右矢印）．Qp/Qs＝1.4．

図 9-10 房室中隔欠損症術後の前尖
僧帽弁前尖の短軸像はハの字となる．中等度逆流を見た．

ある（図 9-9）．不完全型では左室短軸像で拡張期の前尖に裂隙（ハの字）を見る（図 9-10）．左室流出路が長いのも特徴となる．かつての左室造影では goose neck サインと言われていた．

D 心室中隔欠損症

　欠損孔の位置から Kirklin 分類では 4 型があるが，わが国では I 型が多いために Kirklin の I 型を 2 つに分けた東京女子医科大学心研の 5 型分類がある[44]（図 9-11, 9-12）．最近は Soto 分類が用いられている．心研分類 I 型の肺動脈弁下部欠損症は左室流出路短軸像で肺動脈弁直下に位置することで同定できる（図 9-13）．大動脈弁下部に位置する II 型漏斗部筋性部中隔欠損はわが国で多く，胸骨左縁からの長軸像か左室流出路短軸像で観察される（図 9-12）．I 型，II 型では右冠尖が逸脱して大動脈弁閉鎖不全[45,46]や Valsalva 洞瘤（241 頁参照）を発症し，ときに右室流出路閉塞を合併するので，無症状であっても定期的観察は必要である．

　心室中隔欠損の 80％を占めるのは膜様部欠損である（心研分類の III 型）（図 9-14）．心尖部長軸像から四腔断層像にプローブを回転させていく途中で，あるいは胸骨左縁長軸像から内側を見る断面で観察される．

　肺高血圧を合併した大きい心室中隔欠損（Eisenmenger 症候群）では左右心室は等圧にて高速の短絡血流は存在しないのが特徴である．

　無症状で欠損孔が小さく，短絡の少ないスリルを伴った大きい雑音を有するタイプは Roger 型と言われる．成人で見られる多くの心室中隔欠損症はこの他に，きわめて稀な術後の遺残例，きわめて小さい閉鎖過程のもの（図 9-15），あるいは感染性心内膜炎合併例である．

　心研分類 IV 型は心内膜床（今日の房室中隔）欠損で，V 型は筋性部欠損である．生下時の V 型は珍しくなく，ほとんどは 1 年以内に自然閉鎖するタイプである．Fallot 四徴症術後に右室圧が低下し，わずかな左右短絡が出現した筋性部欠損を診断した経験がある．

9. 先天性心疾患を知る

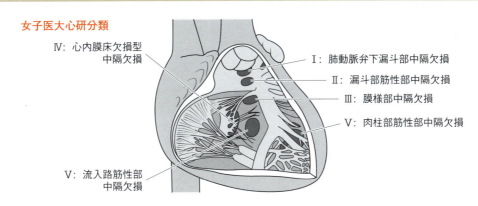

Kirklin 分類	心研分類	Soto 分類
Ⅰ：漏斗部中隔欠損	Ⅰ：肺動脈弁下漏斗部中隔欠損 Ⅱ：漏斗部筋性部中隔欠損	Ⅰ：Perimembranous 　(a) Inlet, (b) Trabecular, (c) Infundibular
Ⅱ：膜様部中隔欠損	Ⅲ：膜様部中隔欠損	Ⅱ：Muscular 　(a) Posterior (inlet), (b) Trabecular, 　(c) Infundibular
Ⅲ：心内膜床欠損型中隔欠損	Ⅳ：心内膜欠損型中隔欠損	Ⅲ：Subarterial infundibular
Ⅳ：筋性部中隔欠損	Ⅴ：筋性部中隔欠損	Mixed defects

図 9-11 心室中隔欠損の分類[44]（心内膜床欠損は今日房室中隔欠損と称される）
文献 44 に Soto 分類を追加して作成．Kirklin Ⅰ型は心研分類ではⅠ，Ⅱ型に分けられる．

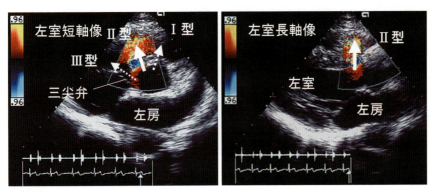

図 9-12 心室中隔欠損の心研分類
本例はⅡ型であった．Ⅰ型：肺動脈弁下漏斗部中隔，Ⅱ型：筋性部中隔，Ⅲ型：膜様部中隔．Ⅰ型欠損では短絡シグナルは肺動脈弁直下に向かうが，Ⅱ型欠損は胸骨左縁長軸像で中隔上部に観察される（右図）．Ⅲ型は長軸像から胸骨裏側をのぞく断面で観察される（図 9-14 参照）．Ⅳ型は心内膜症欠損型で心尖部四腔断層像で観察する．

■膜様部心室中隔瘤

　小児の小さい膜様部心室中隔（図 9-14, 9-16）部の欠損に瘤は珍しくなく（過半数に見られる），欠損の閉鎖過程に関与している[49]．三尖弁中隔尖の囊（septal pouch）による閉鎖機転もあり，鑑別はときに難しい．いずれも右室内に突出してポーチを形成する（図 9-17）．膜様部欠損には右冠尖や無冠尖の逸脱が合併するという[50]．

　成人では中隔欠損のない膜様部瘤[51]がある．入口部が広いタイプは脆弱化した膜様部から瘤が発

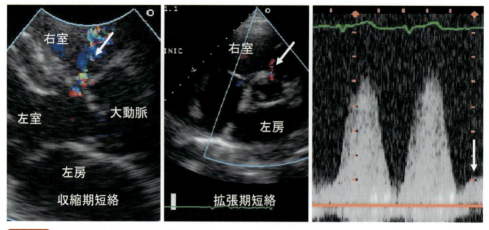

図 9-13 心室中隔欠損症（心研分類Ⅰ型）
長軸像（左図）ではⅡ型と紛らわしいが，短軸像（中央）では肺動脈弁直下に欠損孔があり識別可能である．本例では拡張期にも左右短絡が記録された．$Qp/Qs = 1.4$．

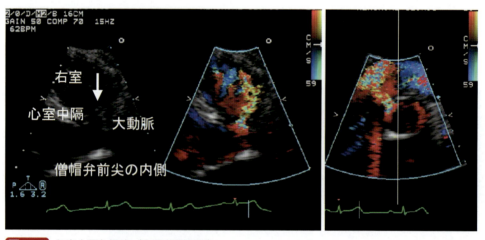

図 9-14 心室中隔欠損症（心研分類Ⅲ型）
欠損孔は胸骨左縁長軸像からやや内側に振ると検出される（左図）．矢印は小さい膜様部瘤である．右図は左室流出路短軸像で，通常の長軸像（右図の直線）よりも内側に振ったときの方が欠損孔は検出されやすいことがわかる．

生したと思わざるを得ない．しかし，小児のごく早期に，あるいは胎生期に心室中隔欠損が閉鎖してその後の瘤拡大を否定するものではない．

中隔瘤には右室流出路狭窄，感染による右房への破裂（Gerbode defect）(220 頁参照，後述），右室への破裂，血栓形成，不整脈，など，種々の合併をみる[52]．成人例の多くはサイレントである．症状のない中隔瘤のみの手術適応は難しい．経過観察が普通であろう．

［1］合併症

大動脈弁逸脱・逆流以外に右室流出路狭窄症がある．鑑別診断は右室二腔症である．

9. 先天性心疾患を知る

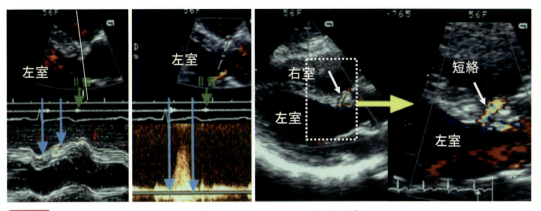

図 9-15 閉鎖過程にあると思われる心室中隔欠損症（心研分類Ⅱ型）[47]
わずかな短絡ジェットが観察されるが，収縮期後半では消失している．雑音の音量は小さかった（Ⅰ/Ⅵ度）．大きい雑音の発生には流速（本症で 4 m/sec）だけでなく流量も大きい因子であることの証明にもなる．

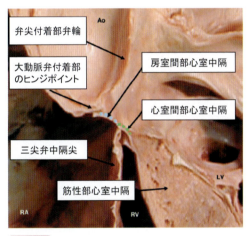

図 9-16 膜様部心室中隔と三尖弁，大動脈弁の位置関係[48]
膜様部心室中隔（点線）は心室間部と房室間部からなる．その間に付着するのが三尖弁中隔尖である．直上に大動脈弁が位置する．なお，中隔尖の付着部で膜様部中隔の下端には His 束が走行している．

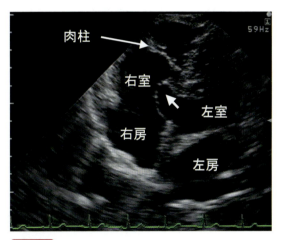

図 9-17 心室中隔膜様部瘤（下矢印）
膜は平滑で短絡シグナルは認めていない．雑音を指摘されたことは一度もなく，入口部は 1 cm 以上あることから，膜様部中隔の脆弱化によるものかもしれない．三尖弁中隔尖の動きは保たれていると判断した．

心拡大がなくて心機能がよければ感染性心内膜炎を起こさない限り予後はよい．感染性心内膜炎は確率的には数％に起こる．本症で発熱を見たときは短絡部位・三尖弁・肺動脈弁の疣腫をチェックしなければならない．

また，漏斗部筋性部中隔欠損では Valsalva 洞破裂の合併がある（242 頁図 8-8 参照）．

[2] 閉鎖術の適応

今日，成人で手術に至る例は稀であろう．一般には肺高血圧のない Qp/Qs≧1.5 か，心症状の出

現例，再発性感染性心内膜炎は適応である[1]．無症状で自然閉鎖に至らない中隔欠損では行わない．膜様部欠損に対して経皮的閉鎖術が試みられている[53]が，まだ一般的ではない．

E 左室・右房短絡（Gerbode defect）

先に述べた後天性のほか（220頁参照），先天性がある．心カテーテルを行った先天性心疾患例の検討では0.08％と稀なものである[54]．短絡は膜様部中隔（図9-16）に見られる．中隔尖付着部の上部を通過するsupravalvularと基部を通過するinfravalvularがある．診断の契機は心室中隔欠損様の収縮期雑音である．カラードプラー法が診断的である[55]．短絡が三尖弁方向に沿う例では超音波診断の難しいことがある．

F 動脈管開存症

胎生期の動脈管が開存したまま成人に達したものである．下行大動脈が接する肺動脈分岐部から肺動脈本幹を肺動脈弁に向かう連続性シグナルの検出で診断する（図9-18）．有意な左右短絡例では左房と左室は大きくなる．また，本症には大動脈二尖弁や縮窄が合併することがある．

小児ではインターベンションによる塞栓や閉塞が治療法[15]となっているので動脈管の形態は重要な情報である．成人では結紮・切断術となるので短絡率と肺高血圧の評価が大切である．細くて長い筋性部動脈管開存症では体位で心雑音が出没する報告例がある．

ルチン検査で肺動脈分岐部まで観察する習慣があれば無症候性でも見落とすことはない．原因不明の左室拡大が発見の契機になることがある．診断のあと聴診して連続性雑音に気づかれた症例報告もある[56]．

> カラードプラー検査では肺動脈本幹に注ぐ冠動脈瘻との鑑別を要する．

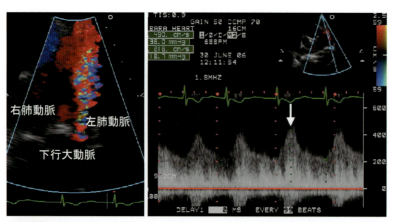

図9-18 胸骨左縁アプローチにて捉えた動脈管開存症の短絡シグナル
肺動脈分岐部のやや左から肺動脈弁口に向かう連続性シグナルを認める．ピーク流速は収縮末期にある．

肺高血圧をきたした Eisenmenger 症候群では収縮期には右・左に逆転した短絡となり，下半身のチアノーゼが目立つ（differential cyanosis）．肺動脈弁逆流も稀ではなくなる．

短絡部は見落とされやすいので，

> 特発性肺動脈性肺高血圧症との鑑別診断に挙げるべき疾患である[57]．

G Fallot 四徴症

（1）漏斗部型心室中隔欠損，（2）右室流出路から肺動脈までの狭窄か低形成，（3）大動脈騎乗，（4）右室肥大，の四徴候を有する心奇形である[1]（図 9-19）．右左短絡を有する代表的チアノーゼ疾患である．本症ではとくに（1）と（2）で病態が決定される．大きい心室中隔欠損と肺動脈狭窄のために左右心室は等圧に近く，右左短絡は主に右室から大動脈へのシャントによる．心室中隔欠損による雑音は存在しない．肺動脈閉鎖例は極型 Fallot と言われる．acyanotic Fallot（ピンクファロー）と言われるタイプでは狭窄の程度が軽いために狭窄性雑音が聴取される．

心室中隔欠損は膜様部から筋性漏斗部に広がる大きい欠損となるのが特徴である．大動脈弁直下から三尖弁直下に位置する．肺動脈は一般に低形成で，その分，相対的に大動脈は大きい．過半数は漏斗部狭窄であり，さらに肺動脈弁狭窄（二尖弁・弁上狭窄，分枝狭窄）の合併が加わることもある．肥厚した漏斗部中隔の狭窄の診断は前胸壁と並行するために連続波ドプラー法では難しいことがある．弁狭窄も加わるのでカラー血流による部位の同定と連続波ドプラーの断面に工夫が必要である．

本症の大動脈騎乗は本質的なものではない．左室長軸像から判定するが定量化は容易ではない．両大血管右起始症との鑑別は大切である．

かつてはシャント手術を行った後に修復する二期的手術が主流であったが，最近は最初から完全修復術が行われている．Fallot 四徴症術後例には流出路か肺動脈弁に残存狭窄が伴う．弁と漏斗部の両者のこともある．transannular patch を受けていれば術後に肺動脈弁閉鎖不全をみる．

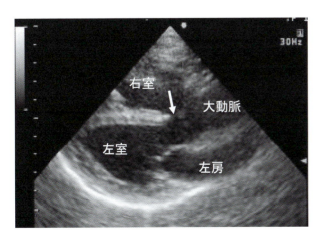

図 9-19 Fallot 四徴症
大動脈は心室中隔に騎乗している．騎乗は長軸像で判定するが，判定困難な例もある．矢印は大動脈弁直下の心室中隔欠損である．

> 成人術後例の問題点は狭窄の遺残，肺動脈弁逆流による右室容量負荷と機能障害[58]，および心室期外収縮の頻発である．

H 漏斗部狭窄

漏斗部狭窄/弁下狭窄の単独は稀で，多くは Fallot 四徴症や肥大型心筋症で見られるほか，心室中隔欠損症の経過観察中に二次的に形成される．弁下狭窄によるジェットにて出現する弁の収縮期粗動や弁の premature opening（図 9-20）が参考所見となる．後者は右室拡張末期圧上昇による．

I 右室二腔症

先天性心疾患の 1%，心室中隔欠損の 3〜10% に合併する[59]．中隔に付着する肉柱 septomarginal band から右室自由壁に伸びる肉柱が漏斗部より下方で狭窄を形成して右室を流出路と流入路に二分したものである[1]（図 9-21）．小児期の心室中隔欠損症に成長とともに狭窄が加わってくる例も少なくない．心電図に右室負荷を見れば心室中隔欠損を考えることはない．

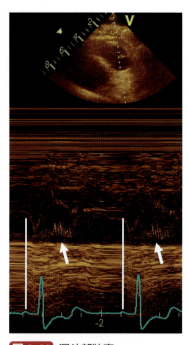

図 9-20 漏斗部狭窄
心房収縮による premature opening と弁の粗動（矢印）が観察された．

70〜80% に小さい膜様部心室中隔欠損が合併する[1]．合併するときは高圧腔に開口する．心室中隔欠損術後例の経過中に狭窄が出現して診断される例もある．異常筋束の部位同定は多断面アプローチによる．描出が不明瞭だと漏斗部狭窄との鑑別は容易ではない．狭窄部のピーク流速の決定にはプローブの位置に工夫がいる．漏斗部狭窄＋心室中隔欠損との鑑別には苦慮する．

心エコー図検査ではどうしても右心腔の描出に限界のある症例がある．右室造影の方が診断的でより説得力がある．手術前には必須の検査であろう．

5% の例で discrete 型大動脈弁下狭窄が合併すると言われる．心室中隔欠損がいつの間にか閉鎖して右室二腔症を発症していた 61 歳の症例報告がある[60]．

J 修正大血管転位症

合併症としては心室中隔欠損（60〜80%），肺動脈弁・弁下狭窄（30〜50%），左側三尖弁異常（30〜50%）がある[1]．合併奇形がなければ，症状や所見に乏しいために成人に達してから偶然見つかる．

9. 先天性心疾患を知る

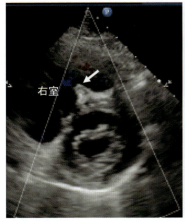
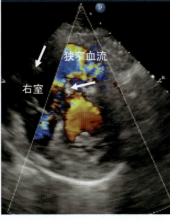

図 9-21 右室二腔症（50歳代男性）
中隔から右室自由壁に及ぶ肉柱（矢印）を認める．一断面では全体像を捉えることはできなかった．軽度の狭窄で（PG＝17 mmHg），心室中隔欠損はなかった．

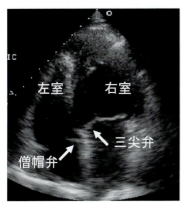
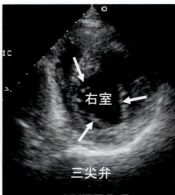
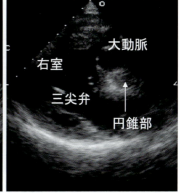

図 9-22 合併奇形のない修正大血管転位（60歳代男性）
心尖部寄りに付着する房室弁（画面向って右側）が三尖弁で，その心室は右室とするのが定義である．右図では通常の長軸像が得られていない．7年前に心不全を起こしている（EF＝44％），洞調律でブロックは起こしていない．

> 胸骨左縁アプローチで通常の左室長軸像が得られない―すなわち，大動脈，僧帽弁，左房，左室の位置関係が正常でない―ことが診断のきっかけとなる（図 9-22 右）．

　左側の心室（解剖学的右室）から大動脈が起始し，右側の心室（解剖学的左室）から肺動脈が起始する大血管の奇形（ventriculoarterial discordance）である．心房の転位（atrioventricular discordance）はないので血液の流れは生理的には保たれている．大動脈は左前を上行し，肺動脈は大動脈の右側，後方を並行して上行し，大動脈の裏側で分岐する．心室中隔欠損，肺動脈狭窄を伴う例は小児期に診断，手術される．心電図（左軸偏位と左側誘導での septal q の欠如）や胸部 X 線写真（肺動脈が後方にあり，大動脈と平行するために左2弓が目立たず narrow waist と言われる）は特徴に乏しいため，逆流性雑音精査か，心拡大，あるいはルチン検査で偶然に発見される．

　心尖部四腔断層像で患者左側にある房室弁が心尖部寄りにあるので三尖弁と定義され，その心室

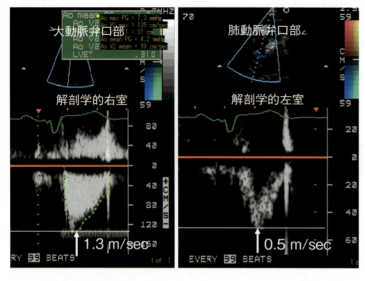

図 9-23 修正大血管転位症の大動脈弁口部と肺動脈弁口部駆出ドプラー波形

弁口部流速波形は健常者の図 2-48（45 頁参照）と同様である（本文参照）．

は右室となる．下大静脈の注ぐ右側の心房が右房と定義される．肉柱の発達は一般に右室で強いが，肉柱のみからの心室の識別は難しい．合併奇形のないタイプは最終的には薄い解剖学的右室が高圧の左室の役割を果たすことから成人に達してから左心不全か，房室伝導系の走行異常による完全房室ブロックを惹起する．45 歳までに 25％は心不全をみ，加齢とともに進行する[61]．機能的左室の機能不全に解剖学的三尖弁逆流は必発である．弁膜症手術報告もあるが，長期予後は不明である．大動脈弁閉鎖不全の出現も稀ではない．

心室がいびつのために心機能評価には問題が残る．機能的左室が拡張し，駆出率の低下と弁逆流を生じることが心不全の原因である．駆出率は M モード短軸径による Teichhorz 式を参考として，Simpson 変法による内腔容積にて代用するしかない．

なお，本症の駆出ドプラー波形は図 9-23 のように健常者と同じである．駆出血流は心室の構造によるのではなく，血管抵抗に規定されることがわかる[62]．

K Ebstein 奇形

きわめて稀である．三尖弁中隔尖・ときに後尖（あるいは稀に前尖）が胎生期に右室内膜から剥離する過程で障害が起こり（delamination failure）[63]，弁輪部から離れて心室中隔や右室壁に張り付き（plastering），三尖弁逆流が発生する疾患である（図 9-24, 9-25）．低形成の中隔尖からは小さい，短かい腱索が直接，右室壁に附着して見えることもある．重症度は偏位する三尖弁障害の程度に規定される．中隔尖の心尖部方向への偏位は心尖部四腔断層像で判定する．本症の中隔尖のずれは僧帽弁前尖の付着部から 15〜20 mm，あるいは 8 mm/m^2 以上である[65]．正常者や心房中隔欠損，三尖弁閉鎖不全例では 2〜15 mm とされている[66]が，悩ましい症例がある．

最近は断層エコー法の普及で無症状での診断も珍しくはない．かつては右房化した右室（atrialized right ventricle）（圧は右房圧であるが心腔内心電図は右室波形）の存在により診断されていた．

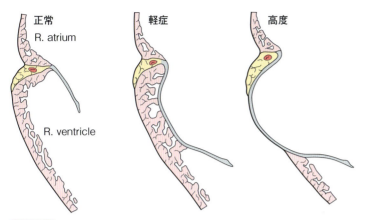

図 9-24 Ebstein 奇形の三尖弁[64]
三尖弁は弁輪より離れて心室の心尖部寄りに付着する（plastering）.

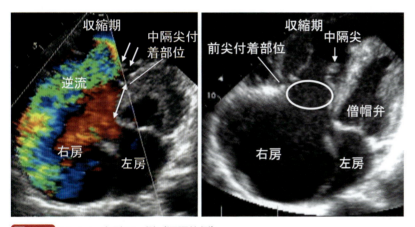

図 9-25 Ebstein 奇形の一例（洞調律例）
中隔尖の心尖部への偏位は 22 mm であった．弁の接合不全と逆流は高度であるが肺高血圧を見ないのが特徴である．心室中隔からは小さい腱索（小矢印）が直接，中隔尖に付着し閉鎖運動を妨げている．前尖に附着異常はない．○印は右房化右室の部分である．心房中隔欠損は存在しなかった．

> 一見，心房中隔欠損症に類似の病態と心エコー図所見になる．したがって，右心の拡張を見たときは，心房中隔欠損のみならず，三尖弁の位置をチェックすべきである．

卵円孔開存や心房中隔欠損（50％に見られる）による右左短絡（中等度以上の三尖弁逆流があると右房圧が上昇するために起こる），チアノーゼ，バチ状指，WPW 症候群の合併（25％），上室性頻脈（PSVT）を見ることがある．さらに，右室流出路狭窄，心室中隔欠損，大動脈縮窄などの合併報告がある．

大きい三尖弁前尖の閉鎖による強大な 1 音（sail sound），ギャロップ，頻脈発作（上室性頻脈）のある B 型 WPW 症候群は断層エコー図法普及前，診断の契機となる重要所見であった．

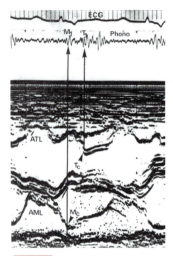

図 9-26 Ebstein 奇形で見られる三尖弁（ATL）前尖の閉鎖遅延[67]

僧帽弁（AML）閉鎖（Mc）より 140 msec 遅れて三尖弁が閉鎖している（Tc）。右心の拡大があるとシングルビームでこのように両弁が同時に捉えやすくなる。

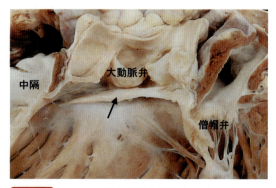

図 9-27 discrete 型大動脈弁下狭窄の病理所見
（Sheppard MS, Davis MJ. Practical Cardiovascular Pathology. London: Arnold; 1998. p.67）

膜様の突起物（矢印）が僧帽弁前尖から大動脈弁直下を通り、中隔に及んでいる。

偏位を免れた大きい三尖弁前尖は大きく開放し、閉鎖が遅れるために、M モード法全盛時代での診断基準は正常例の僧帽弁閉鎖と三尖弁閉鎖のズレ≦35 msec に対し、

> Ebstein 奇形ではかつて、三尖弁が僧帽弁より 65 msec 以上遅れて閉鎖する[67]（図 9-26）ことが強調されていた。

なお、10 例の報告では 50〜120 msec である[68]。三尖弁前尖の振幅が大きい例に見られるもので、この所見は断層像による診断以上のものではない。

> Ebstein 奇形の左室機能には低下する例がある[69]。

生検や剖検では左室の線維化が特徴で、8 例の RI による検討では駆出率は 28〜71％であったという報告がある[70]。右心不全のコントロールがつかなければ三尖弁形成術や弁置換、ASD 閉鎖術が考慮されるが、右室の心筋障害があるので、長期成績は満足するものではない[1]。しかし、本症の三尖弁形成術か置換術の 10 年生存率は 89％、20 年生存率は 71％というデータがある[71]。

L その他の稀な先天奇形

[1] discrete 型大動脈弁下狭窄

大動脈弁直下に膜様物（図 9-27, 9-28）、トンネル状、あるいは小さい fibromuscular 突起物を見る奇形であるが、一部は後天性と考えられる。心エコー図検査では流出路狭窄の原因とは思われないほどの小さい突起物は見落とされるので、かつては HOCM（285 頁参照）や大動脈弁狭窄と誤認

9. 先天性心疾患を知る

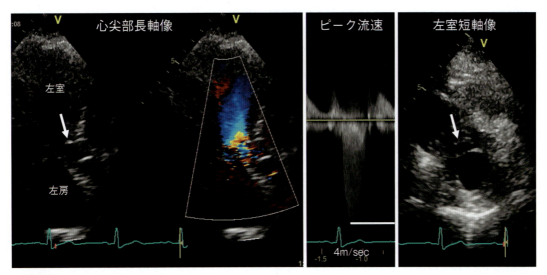

図 9-28 discrete 型大動脈弁下狭窄症
矢印は大動脈弁下部の心室中隔に付く突起物．大動脈弁に細動を見たが，大動脈弁逆流は存在しなかった．

されやすかった．大動脈弁エコーの収縮早期半閉鎖と収縮期粗動は本症に特徴的である．大動脈二尖弁，大動脈縮窄，大動脈弁上狭窄，心室中隔欠損症に合併することがある．先天性心疾患を有する成人例の 6.5％ に見られるという．胎生期には観察されず，小児期以降に出現してくるとも言われ，先天性心疾患術後に発症する例も多い[72]．年齢とともに圧較差は進行する[72]．成人例では大動脈弁閉鎖不全が高頻度（81％）に見られ，10％には大動脈弁狭窄を合併する[73]．本症の術後例を長期観察していると 26％ に弁置換を要する大動脈弁狭窄が出現してくると言われる[74]．

[2] 大動脈弁上狭窄

先天性であるが，進行性でもある．上行大動脈が砂時計状，あるいは膜様部タイプ，円柱状に狭くなる奇形である．日ごろより上行大動脈を観察する習慣があれば見落としは少ないが，上行大動脈や弁領域の観察が不充分だと大動脈弁狭窄と誤認されやすい．胸骨右縁で心雑音が聞かれるのも大動脈弁狭窄と診断されやすい一因である．成人例ではその他，discrete 型大動脈弁下狭窄，S 字状中隔，肥大型閉塞性心筋症との鑑別も要する．一部に Williams 症候群（Elfin face，厚い口唇，眼窩隔離，精神発達障害）がある．

[3] 心房中隔瘤 atrial septal aneurysm

定義によっては normal variation と言うべきものも含まれ（32 頁参照），必ずしも疾患とは言いがたい．経食道エコー図検査で検出率は高くなる．剖検例，心エコー図検査では全人口の 0.22〜4％ に見られ[75]，32％ には卵円孔開存が合併するという[76]．脳梗塞患者の一部には瘤内の血栓や奇異性塞栓が関与している可能性がある．その他，肺塞栓，心房中隔欠損，逸脱，収縮期クリック，心房性不整脈などにも合併する．単独例も多い．臨床症状がないので放置する例の方が多い．

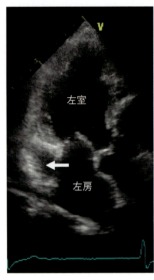
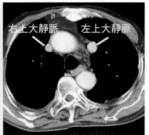
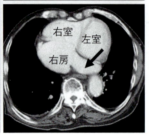

図 9-29 左上大静脈遺残例の冠静脈洞（矢印）
左心尖部長軸像で 8×20 mm と拡張していたために造影 X 線 CT を施行して確認した．

[4] 左上大静脈遺残

　稀とは言えない．胎生期の左側上大静脈の遺残であり，左頭部と左上肢の静脈血が腕頭静脈を経由しないで左房の裏側を通って冠静脈洞に開口する（図 9-29）．臨床的意義は少ないが，異常腔の観察では必ず鑑別診断に挙がる．かつては左上肢からのペースメーカーカテーテルの走行異常で発見されることがあった．ルチンの心エコー図検査では左室長軸像での房室間溝部，あるいは右房流入部で冠静脈洞径が大きいことから疑われる（39 頁図 2-38 参照）．経食道エコー図検査を行えばこの血管は描出可能である．心房中隔欠損に合併することがある．

> 冠静脈洞拡張は左上大静脈遺残のほか，右心不全，三尖弁閉鎖不全，冠静脈洞の狭窄・閉塞，unroofed coronary sinus 型心房中隔欠損（261 頁参照）でも見られる．

　冠静脈洞拡大というレポートのみで終わることもあるが，最終診断は左腕静脈からのコントラストが冠静脈を経由して右房に流入することから診断される．

[5] 冠動脈奇形

　冠動脈造影検査例の 0.1％に見られる[77]．連続 MDCT 4543 例中 19 例（0.4％）という報告もある[78]．心エコー図検査では大動脈弁レベルの短軸像で冠動脈拡大（瘻）や起始異常が見つかる（図 9-30）．冠動脈瘤に限れば全人口の 0.002％と言われる．

> 多くの冠動脈瘻（50〜60％）は左冠動脈から右心系（とくに肺動脈）に注ぐ．左室への灌流は稀である．

　胸部 X 線写真上での左 2，3 号の突出（左冠動脈瘤）や心拡大（短絡量が多いとき），連続性雑音や収縮期，拡張期雑音，および虚血による胸痛や心不全，が契機となる．肺動脈本幹に注ぐ瘻は動脈管開存症との鑑別が大切であるが，カラードプラー像は診断に有効である．右房に注ぐタイプ[79]

9. 先天性心疾患を知る

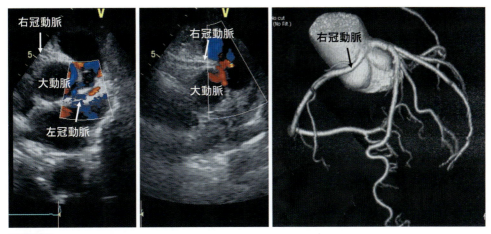

図 9-30 右冠動脈の起始異常を認めた一例
ルチンの検査で偶然発見されたもので，右冠動脈が左 Valsalva 洞から起始していた．
右図はその後に施行した造影 X 線 CT 像である．狭窄を認めなかった．

は Valsalva 洞破裂との鑑別が重要である．

左右冠動脈が sinusoids を通して左右心室に注ぐ多発性冠動脈瘻の報告がある．断層像では"心尖部の偽性肥厚"の所見であった[80]．なお，冠動脈瘻に冠動脈瘤の合併するさらに稀な報告がある[81]．

■ Bland-White-Garland 症候群（左冠動脈肺動脈起始異常）

左冠動脈が肺動脈から起始する奇形である．成人型では血液は右冠動脈から側副血行路を介して左冠動脈領域が灌流され，拡張期に肺動脈内の弁上に注ぐ[82]．一部に左右短絡の増加と虚血による左室壁運動異常，拡張を見る．中隔枝の逆行シグナルも観察される．連続性雑音や収縮期雑音が診断の契機になることも，心不全を呈することもある．

側副血行路の発達次第で臨床像は様々であるが，ほとんどの成人例では短絡量は少なく，手術に至る例（心拡大と息切れ，虚血による胸痛）は稀である．瘤破裂による心タンポナーデの報告がある．

［6］ 心室憩室，および crypt

心尖部付近で左室内腔から外方に突出する小さい瘤状構造物を言う[83,84]．瘤と違って正常構造を有するので血液は収縮期には流出し，拡張期には流入する[85]が，仮性あるいは心外膜下心室瘤との鑑別を含めて診断は慎重に行う．臨床的意義は心室頻拍の原因になりうること，瘤や腫瘍との識別，であろう．仮性心室瘤を考えるなら破裂のリスクがあるので大きさ次第では切除も考慮される．瘤内には血栓が発生する．

なお，MRI で下壁心基部やときに中隔部で観察される小さい窪みは crypt, recesse, fissure として注目されている（11, 284 頁参照）．憩室との鑑別診断の一つに挙げるべき所見かもしれない．

[7] 僧帽弁副組織 accessory mitral valve

　僧帽弁前尖の一部が副組織として左室流出路に出現する奇形である[86,87]．一部は心室中隔にも付着する．新生児から高齢者まで見られる疾患で無症状例も少なくない．臨床的意義は流出路狭窄をきたすことと，疣腫や腫瘍との鑑別にある．形態はヒモ状，袋状，腫瘤状，パラシュート状と様々で，余剰腱索も僧帽弁副組織に含めた分類法がある[88]．
　本組織は肥大型心筋症に合併して流出路狭窄を見る報告がある[89,90]．

[8] 三心房心

　成人ではきわめて稀であるが，手術が試みられている[91]．心房中隔が膜様構造物で二分され，欠損孔を通して左室に流入する．左房内隔壁ではなくて肺静脈と左房壁で構成される構造物である．肺静脈は accessory chamber に注ぐ．膜様部の小さい欠損孔では僧帽弁狭窄症と類似の病態をとる．僧帽弁の拡張期 fluttering を見るという．心房中隔欠損を合併することがある．1断面では診断は困難で断面アプローチと経食道エコー図検査で診断する．右房の三房心もある．

[9] 心房内・心室内 band，索状構造物，筋束

　先天性奇形と言うより異常構造物である．右房や左房内に見られる索状構造物は anomalous muscular band とも称される．左房内に限ると60歳以上の剖検例では2.7％に存在する[92]．卵円孔付近に付着するタイプが多く，上室性不整脈との関連が指摘されている．僧帽弁に及ぶ band，左室流出路を走行する band もある[93]．臨床的意義は異物，三心房心との鑑別，あるいは僧帽弁閉鎖不全への関与，あるいは圧較差の発生にある．
　心室内肉柱の太さと位置は乳頭筋を含めて個体差が大きく，異常かどうかの判定は容易ではない．右室内では二腔症の muscular band，左室内で 30 mmHg の圧較差を生じた hypertrophied muscle band[94]，などの鑑別診断が挙がる．

[10] 左心耳瘤（図9-31）

　先天性と思われるが[95,96]後天的要素も否定できない．巨大右心耳瘤の報告がある．

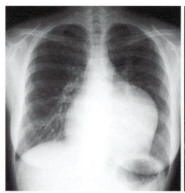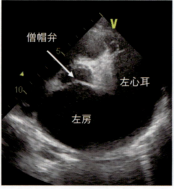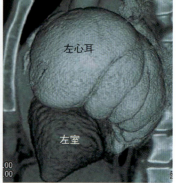

図 9-31　僧帽弁閉鎖不全を伴った巨大左心耳瘤（20歳代女性）
3DCT ではおおよそ，11×9×7 cm であった．弁輪形成術と瘤切除を施行した．

9. 先天性心疾患を知る

［11］ 僧帽弁奇形

さらに稀な僧帽弁疾患には以下のものがある.

重複僧帽弁口：短軸拡張期像では左右の眼鏡のように観察される. ドプラーでは2条の流入血が観察される. 狭窄，閉鎖不全，無症候性がある.

anomalous mitral arcade：腱索の欠如にて両側乳頭筋が直接，僧帽弁前尖に付着し，狭窄・閉鎖不全を発症する弁膜症である. ほとんど子供であるが成人例の報告がある[97].

僧帽弁クレフト（cleft）：房室中隔欠損に見られるほか（図 9-9, 9-10 参照），単独にくるタイプがある.

パラシュート（parachute）僧帽弁：1個の乳頭筋から両弁尖に腱索を出す奇形で，狭窄と逆流の程度は様々で無症候性もある. 成人で発見されることがある[98]. 僧帽弁輪上狭窄，大動脈弁下狭窄，大動脈縮窄を伴うものは Shone's anomaly と称される. 典型的でないときは parachute-like と言われる. 三尖弁での報告もある[99].

■文献

1) 日本循環器学会. 2015-2016 年度活動. 成人先天性心疾患診療ガイドライン（2017 年改訂版）.
2) Le Gloan L, Mercier LA, Dore A, et al. Recent advances in adult congenital heart disease. Circ J. 2011; 75: 2287-95.
3) Daliento L, Somerville J, Presbitero P, et al. Eisenmenger syndrome. Factors relating to deterioration and death. Eur Heart J. 1998; 19: 1845-55.
4) Cantor WJ, Harrison DA, Moussadji JS, et al. Determinants of survival and length of survival in adults with Eisenmenger syndrome. Am J Cardiol. 1999; 84: 677-81.
5) Diller GP, Gatzoulis MA. Pulmonary vascular disease in adults with congenital heart disease. Circulation. 2007; 115: 1039-50.
6) Webb G, Gatzoulis MA. Atrial septal defects in the adult: recent progress and overview. Circulation. 2006; 114: 1645-53.
7) Perloff JK. The clinical recognition of congenital heart disease. 3rd ed. Philadelphia: WB Saunders; 1987. p.273.
8) Levin AR, Spach MS, Boineau JP, et al. Atrial pressure-flow dynamics in atrial septal defects (secundum type). Circulation. 1968; 37: 476-88.
9) Minagoe S, Tei C, Kisanuki A, et al. Noninvasive pulsed Doppler echocardiographic detection of the direction of shunt flow in patients with atrial septal defect: usefulness of the right parasternal approach. Circulation. 1985; 71: 745-53.
10) Lin FC, Fu M, Yeh SJ, et al. Doppler atrial shunt flow patterns in patients with secundum atrial septal defect: determinants, limitations, and pitfalls. J Am Soc Echocardiogr. 1988; 1: 141-9.
11) Kambe T, Hibi N, Arakawa T, et al. Clinical study on the flow murmurs at the defect area of atrial septal defect by means of intracardiac phonocardiography. Am Heart J. 1976; 91: 35-42.
12) Nagata S, Nimura Y, Sakakibara H, et al. Mitral valve lesion associated with secundum atrial septal defect. Analysis by real time two dimensional echocardiography. Br Heart J. 1983; 49: 51-8.
13) Park JJ, Lee SC, Kim JB, et al. Deterioration of mitral valve competence after the repair of atrial septal defect in adults. Ann Thorac Surg. 2011; 92: 1629-33.
14) Hoashi T, Yazaki S, Kagisaki K, et al. Management of ostium secundum atrial septal defect in the era of percutaneous trans-catheter device closure: 7-year experience at a single institution. J Cardiol. 2015; 65: 418-22.
15) 日本循環器学会. 2012-2013 年度合同研究班報告. 2014 年版先天性心疾患, 心臓大血管の構造的疾患（structural heart disease）に対するカテーテル治療のガイドライン.
16) 日本循環器学会. 循環器病の診断と治療に関するガイドライン（2010 年度合同研究班報告）. 成人先天性心疾患ガイドライン（2011 年改訂版）.
17) ACC/AHA 2008 guidelines for the management of adults with congenital heart disease: Executive summary. Circulation. 2008; 118: 2395-451.
18) ESC guidelines for the management of grown-up congenital heart disease (new version 2010). Eur Heart J.

2010; 31: 2915-57.

19) Kutty S, Sengupta PP, Khandheria BK. Patent foramen ovale. The known and to be known. J Am Coll Cardiol. 2012; 59: 1665-71.

20) Wu CC, Chen WJ, Chen MF, et al. Left-to right shunt through patent foramen ovale in adult patients with left-sided cardiac lesions: A transesophageal echocardiographic study. Am Heart J. 1993; 125: 1369-74.

21) Windecker S, Stortecky S, Meier B. Paradoxycal embolism. J Am Coll Cardiol. 2014; 64: 403-15.

22) DiTullio MR, Jin Z, Russo C, et al. Patent foramen ovale, subclinical cerebrovascular disease, and ischemic stroke in a population-based cohort. J Am Coll Cardiol. 2013; 62: 35-41.

23) Marco R, Di Tullio, Ralph L, et al. Patent foramen ovale and the risk of ischemic stroke in a multiethnic population. J Am Coll Cardiol. 2007; 49: 797-802.

24) Mohammad K, Mojadidi, Muhammad O, et al. Cryptogenic stroke and patent foramen ovale. J Am Coll Cardiol. 2018; 71: 1035-43.

25) 川戸充徳, 三宅　仁. 脳塞栓症患者においてコントラスト経食道エコー図法が診断に有用であった一例: 卵円孔開存と肺動静脈瘻の鑑別. 心エコー. 2004; 5: 682-5.

26) Honma S, Sacco RL. Patent foramen ovale and stroke. Circulation. 2005; 112: 1063-72.

27) Tobis MJ, Azarbal B. Does patent foramen ovale promote cryptogenic stroke and migraine headache? Tex Heart Inst J. 2005; 32: 362-5.

28) Giardini A, Donti A, Formigari R, et al. Transcatheter patent foramen ovale closure mitigates aura migraine headaches abolishing spontaneous right-to-left shunting. Am Heart J. 2006; 151: 922. e1-5.

29) Knauth M, Ries S, Pohimann S, et al. Cohort study of multiple brain lesions in sport divers: role of a patent foramen ovale. BMJ. 1997; 314: 701-5.

30) Klotzsch C, Sliwka U, Berlit P, et al. An increased frequency of patent foramen ovale in patients with transient global amnesia. Analysis of 53 consecutive patients. Arch Neurol. 1996; 53: 504-8.

31) Hargreaves M, Maloney D, Gribbin B, et al. Impending paradoxical embolism: a case report and literature review. Eur Heart J. 1994; 15: 1284-5.

32) Seward JB, Hayes DL, Smith HC, et al. Platypnea-orthodeoxia: clinical profile, diagnostic workup, management, and report of seven cases. Mayo Clin Proc. 1984; 59: 221-31.

33) Hirai N, Fukuoka T, Kawano H, et al. Platypnea-orthodeoxia syndrome with atrial septal defect. Circ J. 2003; 67: 172-5.

34) Roxas-Timonera M, Larracas C, Gersony D, et al. Patent foramen ovale presenting as platypnea-orthodeoxia: diagnosis by transesophageal echocardiography. J Am Soc Echocardiogr. 2001; 14: 1039-41.

35) Kubler P, Gibbs H, Garrahy P. Platypnea-orthodeoxia syndrome. Heart. 2000; 83: 221-3.

36) Zanchetta M, Rigatelli G, Ho SY. A mystery featuring right-to-left shunting despite normal intracardic pressure. Chest. 2005; 128: 998-1002.

37) Cheng TO, McCauley RF. An analysis of platypnea-orthodeoxia syndrome including a "new" therapeutic approach. Chest. 1997; 112: 1449-51.

38) Shiraishi Y, Hakuno D, Isoda K, et al. Platypnea-orthodeoxia syndrome due to PFO and aortic dilatation. JACC Cardiovasc Imaging. 2012; 5: 570-1.

39) Bassi S, Amersey R, Andrews R, et al. Right ventricular infarction complicated by right to left shunting through an atrial septal defect: successful treatment with an Amplatzer septal occluder. Heart. 2005; 91: e28.

40) 山口祐美, 河野　靖, 白澤邦征, 他. 急性心筋梗塞の加療中に右左シャントを併発した心房中隔欠損症の1例. Jpn J Med Ultrasonics. 2016; 43: 745-9.

41) Shah AH, Osten M, Leventhal A, et al. Percutaneous intervention to treat platypnea-orthodeoxia syndrome. The Toronto experience. JACC Cardiovasc Interv. 2016; 9: 1928-38.

42) Cronin EM, Collier P, Wazni OM, et al. Persistence of atrial septal defect after cryoballoon ablation of atrial fibrillation. J Am Coll Cardiol. 2013; 62: 1491-2.

43) Sawada N, Itoh N, Harada O. Visualization of isolated partially unroofed coronary sinus by intracardiac echocardiography. J Echocardiogr. 2017; 15: 186-7.

44) 里見元義. 心臓超音波診断アトラス—小児・胎児編—. 東京: ベクトル・コア; 1999.

45) Tohyama K, Satomi G, Momma K. Aortic valve prolapse and aortic regurgitation associated with subpulmonic ventricular septal defect. Am J Cardiol. 1997; 79: 1285-9.

46) Eroglu AG, Oztunc F, Saltic L, et al. Aortic valve prolapse and aortic regurgitation in patients with ventricular septal defect. Pediatr Cardiol. 2003; 24: 36-9.

47) 桐谷博巳, 浅川雅子, 羽田勝征. Cardiovasculor Imaging in-a-Month. 高調な収縮期雑音により偶然診断された心

疾患. J Cardiol. 2004；44：165-7.

48) Piazza N, de Jaegere P, Schultz C, et al. Anatomy of the aortic valvar complex and its implications for transcatheter implantation of the aortic valve. Circ Cardiovasc Interv. 2008；1：74-81.

49) Freedom RM, White RD, Varghese PJ, et al. The natural history of the so-called aneurysm of the membranous ventricular septum in childhood. Circulation. 1974；49：375-84.

50) 里見元義. 心臓超音波診断アトラス—小児・胎児編—. 東京：ベクトル・コア；1999. p.75.

51) 秋谷かおり, 林　輝美. 症例：多房性膜様部心室中隔瘤の一例. 心エコー. 2004；5：168-71.

52) Meier JH, Seward JB, Miller FA Jr, et al. Aneurysms in the left ventricular outflow tract：Clinical presentation, causes, and echocardiographic features. J Am Soc Echocardiogr. 1998；11：729-45.

53) Butera G, Carminati M, Chessa M, et al. Transcatheter closure of perimembranous ventricular septal defect. J Am Coll Cardiol. 2007；50：1189-95.

54) Sinisalo JP, Sreeram N, Jokinen E, et al. Acquired left ventricular-right atrial shunts. Eur J Cardiothorac Surg. 2011；39：500-6.

55) Akakabe Y, Kawasaki T, Yamano M, et al. Unusual shunt disease. J Cardiol. 2007；49：367-8.

56) 大門雅夫, 小室一成, 吉川純一. コラム：聴診所見が診断に有用であった一例. 心エコー. 2004；2：132-5.

57) 小板橋俊美, 猪俣孝元, 佐藤伸洋, 他. 妊娠期に初めて診断された無症状の重症肺高血圧の一例. 日本心臓病学会誌. 2008；1：116-8.

58) Carvalho JS, Shinebourne EA, Busst C, et al. Exercise capacity after complete repair of tetralogy of Fallot：deterious effects of residual pulmonary regurgitation. Br Heart J. 1992；67：470-3.

59) Bashore TM. Adult congenital heart disease：Right ventricular outflow tract lesions. Circulation. 2007；115：1933-47.

60) 白石裕一, 丸山尚樹, 白山武司, 他. 心室中隔欠損と診断されていた収縮期雑音の一例. J Cardiol Jpn Ed. 2012；7：125-7.

61) Graham TP Jr, Bernard YD, Mellen BG, et al. Long-term outcome in congenitally corrected transposition of the great arteries：a multi-institutional study. J Am Coll Cardiol. 2000；36：255-61.

62) Franklin DL, Van Citters RL, Rushmer RF. Balance between right and left ventricular output. Circ Res. 1962；10：17-26.

63) Frescura C, Angelini A, Daliento L, et al. Morphological aspects of Ebstein's anomaly in adults. Thorac Cardiovasc Surg. 2000；48：203-8.

64) Netter FH. The Chiba Collection of Medical Illustrations：Heart. 4th ed. Rochester：The Case-Hoyt Corp；1978. p.144.

65) Shiina A, Seward JB, Edwards WD, et al. Two-dimensional echocardiographic spectrum of Ebstein's anomaly：detailed anatomic assessment. J Am Coll Cardiol. 1984；3：356-70.

66) Weyman AE, editor. Principles and Practice of Echocardiography. 2nd ed. Philadelphia：Lippincott Williams & Wilkins；1994. p.840.

67) Daniel W, Rathsack P, Walpurger G. Value of M-mode echocardiography for non-invasive diagnosis of Ebstein's anomaly. Br Heart J. 1980；43：38-44.

68) Crews TL, Pridie RB, Benham R, et al. Auscultatory and phonocardiographic findings in Ebstein's anomaly. Br Heart J. 1972；34：681-7.

69) 丸尾　健, 加納聡子, 市野浩三, 他. 左室機能不全を合併した Ebstein 奇形の 1 例. J Cardiol. 1998；31 Suppl I：131-6.

70) Saxena A, Fong LV, Tristam M, et al. Left ventricular function in patients＞20 years of age with Ebstein' anomaly of the tricuspid valve. Am J Cardiol. 1991；67：217-9.

71) Brown ML, Dearani JA, Danielson JK, et al. The outcomes of operations for 539 patients with Ebstein anomaly. J Thorac Cardiovasc Surg. 2008；135：1120-36.

72) Oliver JM, González A, Gallego P, et al. Discrete subaortic stenosis in adults：increased prevalence and slow rate of progression of the obstruction and aortic regurgitation. J Am Coll Cardiol. 2001；38；835-42.

73) Schneeweiss A, Motro M, Shem-Tov A, et al. Discrete subaortic stenosis associated with congenital valvular aortic stenosis--a diagnostic challenge. Am Heart J. 1983；106：55-9.

74) Laksman ZWM, Silversides CK, Sedlak T, et al. Valvular aortic stenosis as a major sequelae in patients with pre-existing subaortic stenosis. J Am Coll Cardiol. 2011；58：962-5.

75) Hara H, Virmani R, Ladich E, et al. Patent foramen ovale：Current pathology pathophysiology and clinical status. J Am Coll Cardiol. 2005；46：1768-76.

76) Olivares-Reyes A, Al-Kamme A. Atrial septal aneurysm：a new classification in two hundred five adults. J Am

Soc Echocardiogr. 1997; 10: 644-56.

77) Vavuranakis M, Bush CA, Boudoulas H. Coronary artery fistulas in adults: incidence, angiographic characteristics, natural history. Cathet Cardiovasc Diagn. 1995; 35: 116-20.

78) Knicbebine T, Lesser JR, Haas TS, et al. Identification of unexpected nonatherosclerotic cardiovascular disease with coronary CT angiography. JACC Cardiovasc Imaging. 2009; 2: 1085-92.

79) Shirivastava V, Akowuah E, Cooper GJ. Coronary artery aneurysm with a fistulous connection to the right atrium mimicking a sinus of Valsalva aneurysm. Heart. 2003; 89: e4.

80) Uno K, Tanaka-Ishikawa M, Ebihara Y, et al. Multiple coronary artery fistulae with biventricular hypertrophy. J Echocardiogr. 2012; 10: 132-4.

81) 佐藤秀之, 原田昌彦, 渡邊善則, 他. 未破裂巨大瘤を合併した冠動脈瘻の一例. J Cardiol Jpn Ed. 2008; 2: 69-73.

82) Houston AB, Pollock JC, Doiq WB, et al. Anomalous origin of the left coronary artery from the pulmonary trunk: elucidation with colour Doppler flow mapping. Br Heart J. 1990; 63: 50-4.

83) Coene BA, Sandelshki J, Sareli O, et al. Left ventricular diverticula and aneurysms: congenital and acquired lesions. Echocardiography. 1998; 15: 77-88.

84) Yazici M, Demircan S, Duma K, et al. Left ventricular diverticulum in two adult patients. Int Heart J. 2005; 46: 161-5.

85) Iyisoy A, Kursaklioglu H, Celik T, et al. A contractile left ventricular diverticulum. Int J Cardiovasc Imaging. 2006; 22: 1-3.

86) Aoka Y, Ishizuka N, Sakomura Y, et al. Accessory mitral valve tissue causing severe left ventricular outflow obstruction in an adult. Ann Thorac Surg. 2004; 77: 713-5.

87) Tanaka H, Kawai H, Tatsumi T, et al. Accessory mitral valve associated with aortic and mitral regurgitation and left ventricular outflow tract obstruction in an elderly patient: a case report. J Cardiol. 2007; 50: 65-70.

88) Rozo JC, Medina D, Guerrero C, et al. Accessory mitral valve without left ventricular outflow tract obstruction in an adult. Tex Heart Inst J. 2008; 35: 324-6.

89) Musumeci B, Spirito P, Parodi MI, et al. Congenital accessory mitral valve tissue anomaly in a patient with genetically confirmed hypertrophic cardiomyopathy. Am J Echocardiogr. 2011; 24: 592. e5-6.

90) Papadopoulos CE, Pagourelias F, Kallifatidis A, et al. Left ventricular outflow obstruction secondary to accessory mitral valve tissue in a patient with hypertrophic cardiomyopathy. J Echocardiogr. 2015; 13: 79-80.

91) Saxena P, Burkhart HM, Schaff HV, et al. Surgical repair of cor triatriatum sinister: the Mayo Clinic 50-year experience. Ann Thorac Surg. 2014; 97: 1659-63.

92) Yamashita T, Ohkawa S, Imai T, et al. Prevalence and clinical significance of anomalous muscular band in the left atium. Am J Cardiovasc Pathol. 1993; 4: 186-93.

93) Olsen EGJ, Valentine JC. Anomalous bands in the heart. Br Heart J. 1972; 34: 210-2.

94) Lee SH, Ryu HM, Lee JH, et al. A case of an anomalous hypertrophied muscle band in the left ventricle. J Cardiovasc Ultrasound. 2012; 20: 97-9.

95) Chen Y, Mou Y, Jiang L-J, et al. Congenital giant left atrial appendage aneurysm: a case report. J Cardiovasc Surg. 2017; 12:15.

96) Hassan M, Said K, El-Hamamsy I, et al. Congenital giant left atrial appendage aneurysm. J Am Coll Cardiol. 2013; 61: 478.

97) Kim SJ, Shin ES, Park MK, et al. Congenital mitral insufficiency caused by anomalous mitral arcade in an elderly patient: use of echocardiography and multidetector computed tomography for diagnosis. Circ J. 2005; 69: 1560-3.

98) Hakim FA, Kendall CB, Alharthi M, et al. Parachute mitral valve in adults-a systematic review. Echocardiography. 2010; 27: 581-6.

99) Purvis JA, Barrr SH. Parachute-like asymmetric tricuspid valve in an asymptomatic adult. Eur J Echocardiogr. 2010; 11: e23.

CHAPTER 10 心筋疾患を診断する

　心筋症はかつては原因不明の心筋疾患と言われ（1980 WHO/ISFC），わが国では特発性心筋症 idiopathic cardiomyopathy と称されてきた[1]．最近は原因遺伝子の解析も進んできており，原因不明ではなくなった．2006，2008 年に発表された欧米での定義は一致しないが，総合すれば"冠動脈疾患，高血圧，弁膜症，先天奇形によらず，構造的・電気的・機能的異常を伴い，不適応な心室の拡張・肥厚を見る心筋疾患"で，primary myocardial disease（原発性心筋症）である[2,3]．

　米国の分類[2]は特発性心筋症を心臓に限局するタイプに限り，遺伝性，後天性，混合型に分けている．遺伝性は肥大型，不整脈原性，緻密化障害，糖原病，ミトコンドリア心筋症などで，混合型には拡張型や拘束型心筋症を含み，後天性として心筋炎，たこつぼ，産褥性，頻脈誘発性などを挙げている．多臓器疾患の一部としての心筋疾患は二次性（特定）心筋症に分類している．サルコイドーシス，アミロイドーシス，Fabry 病などである．心筋炎はなぜか拡張型心筋症に入っている．米国は複雑である．

　一方，ヨーロッパは肥大型，拡張型，不整脈原性，拘束型，未分類の 5 型に分類し[3]，緻密化障害は未分類の範疇にある．心臓のみかどうかは問題にしていない．

　以前，特定心筋症にされていた虚血性，高血圧性，弁膜症性心筋症は虚血性を除いてわが国ではなじみが薄かったが，欧米の定義にはなくなっている．昔の特定心筋症はわが国では二次性心筋症とも称せられているが，2006 年の米国分類では後天性に，2008 年のヨーロッパ分類では未分類の心筋症に属する．

　いずれの分類もまだ定着していない．わが国の特発性と二次性心筋症の方が今日でも理解しやすい（表 10-1）[1]．

表 10-1 心筋症の分類[1]

特発性心筋症
　　①肥大型心筋症
　　②拡張型心筋症
　　③拘束型心筋症
　　④不整脈原性右室心筋症
　　⑤分類不能の心筋症
二次性（特定）心筋症
　　浸潤性，蓄積性，毒性，心内膜性，炎症（肉芽腫）性
　　内分泌性，神経・筋，栄養，自己免疫・膠原病
　　薬剤・放射線障害，など

■肥大型心筋症とは

　左室の，とくに不均一な肥厚が特徴である（図 10-1，表 10-2）．95％は非対称性で，80％は非対称性の中隔肥大 asymmetric septal hypertrophy（ASH）である[4]（表 10-1，図 10-2）．拡張末期で 12 mm 以上あれば厚いとわかる．測定誤差を考慮すると肥厚の定義は 13 mm 以上であろうが 15 mm 以上とする論文が多い．壁厚は心電図 QRS の開始時か R の頂点で測定する．左室の M モードエコーにとらわれると，QRS 開始時に A キックのために壁厚が薄くなることがあるので，その場合は P 波の直前で測定するとする報告がかつてあった．注意が必要である．断層像ではそのようなことはない．

　有病率には方法論によりばらつきがあるが，わが国では 10 万人あたり 19.7 人から 1100 人，米国では 170 人である[5]．世界的レベルでは全人口の 0.2％という報告もある[6]．

> 不均一な肥厚があり，かつ，収縮のよい左室ではまず，肥大型心筋症を考える．均一な肥厚では先に二次性心筋症を疑う．

　左室内腔は正常か小さめで駆出率は良好なために心拍出量は保たれ，収縮不全はきたしにくい．したがって心電図上の ST/T 変化が著明なわりには多くの例は無症状である．心筋の肥厚による左室拡張障害が主病態で長年の経過で肥厚が進行してくると，駆出率は保たれたまま，心室性期外収縮の出没や息切れが出現する．心エコー図検査が導入される以前には僧帽弁狭窄症と誤認されて

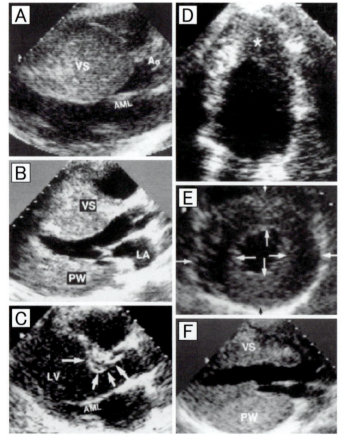

図 10-1 肥大型心筋症例にみられる心筋肥厚の分布[4]

非対称性に心室中隔や心尖部に肥厚を見るタイプが多いが，全周性や後壁の肥厚もある．心室中隔基部の限局した肥厚（C）はわが国では S 字状中隔と言われるもので，肥大型心筋症ではない．

表 10-2 肥大型心筋症の分類と頻度（N＝1300）[5]

タイプ	頻度
左室の肥厚	
非対称性肥大	95％
中隔（ASH）	80％
心尖部（APH）	9％
左室中部（MVO）	4％
稀なタイプ	2％
対称性肥大	5％
右室の肥厚	?

10. 心筋疾患を診断する

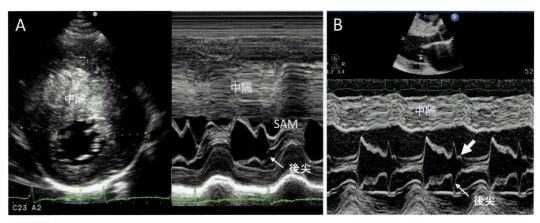

図 10-2 非対称性中隔肥厚（ASH）の二例（洞調律例）
A：左室末期径は小さく（Dd＝32）で ASH（45/13 mm）を認めた．圧較差 17 mmHg の SAM を認める．B：太矢印は拡張末期圧の上昇を示す B-B'（63 頁参照）である．本症では両弁尖の接合は中隔寄りで起こるのが特徴で，相対的に後尖（細矢印）の振幅が大きくなる．

手術をされた報告があるほどである．中隔の肥厚があると左室流出路は狭くなりやすい．ASH の 70％は安静時，あるいは何らかの負荷で圧較差が生じる．30 mmHg 以上の流出路狭窄があれば閉塞性肥大型心筋症（285 頁参照）と称される[5,7]．狭窄は後に述べる MVO（左室中部閉塞型心筋症）を除けば，次に述べる SAM（systolic anterior motion of the mitral valve＝僧帽弁の収縮期前方運動）による．

症候性の閉塞性肥大型心筋症や心室瘤合併例を除けば一般には予後は悪くない．家族歴，著明な肥厚（30 mm 以上），心室頻拍，収縮障害の存在は予後を悪くする．心筋線維化を反映した MRI での gadolinium 遅延造影像は臨床像悪化例で観察されるとする報告がある[8]．一般的には，肥大型心筋症では 1％/年の頻度で局所的，あるいは左室全体の壁運動低下を見る[9]．とくに心尖部肥大型心筋症や左室中部閉塞型では後に述べる心尖部瘤を形成するので要注意である．肥厚の分布として Maron の分類がよく引用される．

一部は拡張相肥大型心筋症に至る（300 頁参照）．

■拡張機能の評価（63 頁参照）

本症では駆出率は正常（60％以上）である．心肥大に基づく左室拡張能低下が主病態で，22〜33％では僧帽弁流入ドプラー波形は正常である（図 10-3）[10,11]．若年者にもかかわらず，E/A 比が 1 以下，等容拡張期の延長，減速時間（DT）の延長は拡張障害ありとされる．肥厚の程度と拡張機能の指標とは相関しない[11]．また，ドプラーと圧を同時記録した検討では，駆出率正常の本症では E/A，DT と左室拡張期圧の間に有意な相関はない[12]．したがって，収縮機能のよい高齢者では E/A＞1 でも偽正常化現象とは言えない．本症では駆出率の低下する例が稀なように，偽正常化現象や re-strictive pattern と言われる波形は少ない．

左房容積の増大は心房細動発生の誘因となる[13]．心房収縮前の左室拡張期圧と E/e' には粗の相関がある[14]．左房圧の反映とされる左房容積は本症の予後を規定すると言われる[15]．

なお，三相性（mid-diastolic wave, triphasic mitral inflow）を呈する僧帽弁流入ドプラー波形は拡

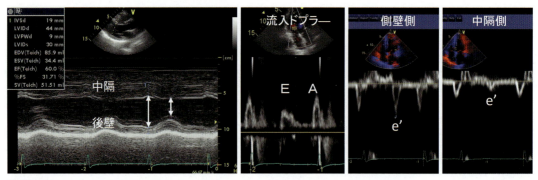

図 10-3 無症候性肥大型心筋症例（60 歳代女性）の組織ドプラー

中隔 19/後壁 9 mm の ASH である．駆出率は 60％であった．肥厚した中隔の収縮期振幅は小さく，左室内腔の縮小と拡張には後壁ほどには関与していないことがわかる．本例の中隔側 e'＝3 cm/sec, 側壁側 e'＝11 cm/sec, からでも想定される所見である．中隔側：E/e'＝13.3, 側壁側：E/e'＝3.7 と正常であった．

張障害の所見とする報告がある[16,17]．

■ crypt

　MRI での肥大型心筋症例からの報告が最初で[18]，下壁基部，ときには前壁中隔の心筋内に U 字形ないし V 字形に陥凹する心筋の小さい欠損像である．MRI 検査を受けた連続 686 例中 46 例（6.7％）に見られる．肥大型心筋症，心筋炎，高血圧例では 14〜16％とやや多く[19]，肥大型心筋症や緻密化障害例[20]では多発する．臨床的意義は不明である．正常者でも見られるという[19]．

A 非対称性中隔肥大 asymmetric septal hypertrophy（ASH）

　拡張末期で中隔が 13 mm 以上，かつ，中隔/後壁比 1.3 以上で，左室内腔は正常か小さめで収縮機能が良好な，基礎疾患のない心臓である（図 10-2）．HCM の中では最も多いタイプである．中隔肥厚が 60 mm に達する本症もあるという[21]．高血圧の扱いは難しい．高血圧だけでも ASH をきたすことがあるので除外することになってはいるが，肥厚をきたさない程度の高血圧と考えれば，合併と考えることもできる．

　左室長軸像では大動脈前壁に続く中隔の上部も注目すべきである．心筋症では経験的には棍棒状に太いという印象がある．

> 高齢者の S 字状中隔（17, 294 頁参照）と筋束が中隔上部に付着する偽性肥厚は ASH と誤認されやすい．

　SAM（僧帽弁の収縮期前方運動，後述）は非閉塞型では存在しない．安静時に SAM はなくても負荷（運動，Valsalva 負荷，ドブタミン負荷など）にて発生する例がある．ASH は閉塞型，誘発型，非閉塞型に分類される．

　閉塞性肥大型心筋症と拡張相肥大型心筋症（後述）に移行する一群に較べれば，ASH の予後は一般によい．

B 閉塞性肥大型心筋症 hypertrophic obstructive cardiomyopathy(HOCM)[22]

1958年に報告された若年者の非対称性肥厚例の急死剖検8例に始まる．当時はhamartomaが疑われていた．1964年，Braunwaldら[23,24]により64例の心カテーテル検査による左室造影と血行動態，臨床像の報告から脚光をあびるようになった．このときの記載では中隔上部の肥厚を特徴としてIHSS（idiopathic hypertrophic subaortic stenosis：特発性大動脈弁下狭窄）と称された．

非対称性の中隔肥大に流出路狭窄を伴った病態である[22]（図10-4）．この狭窄は次に述べるSAMによる．収縮中期雑音は必発である（図10-5）．定義は圧較差30 mmHg以上とされるが変動しやすい．本症のさらなる特徴として，大きい，余剰な僧帽弁や肥厚した乳頭筋の付着異常が指摘されており，これらはSAM発生の一因ともなる．

Braunwaldらが報告した当時から，カテ先が心尖部で捕捉されたことによるcavity obliteration（アーチファクト）とする論争があった[25-27]．今日はdynamic obstructionと呼ばれている．

[1] SAM（systolic anterior motion of the mitral valve：僧帽弁の収縮期前方運動）

SAMはMモードエコー図検査で初めて定義されたもので[28]（図10-6），駆出性雑音の開始で始まり，収縮期の60%は中隔に接する．SAMの程度は頸動脈波と平行し，収縮期後半には中隔を離れ

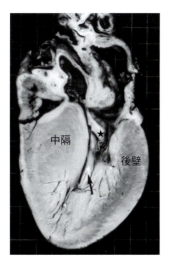

図 10-4 閉塞性肥大型心筋症での急死例（32歳）[5]
★は肥厚した僧帽弁前尖，矢印は前尖に付着する異常乳頭筋を示す．流出路の狭小化がわかる．

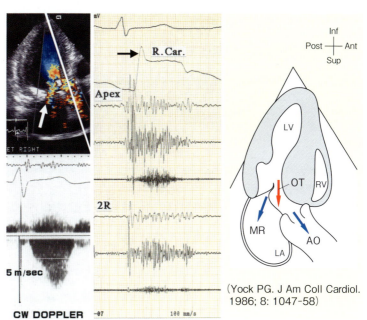

（Yock PG. J Am Coll Cardiol. 1986; 8: 1047-58）

図 10-5 閉塞性肥大型心筋症の心エコードプラー，心音図，頸動脈波曲線（洞調律例），および模式図
頸動脈波（R. Car.）は典型的ではないが，spike（黒矢印）and dome的である．左図断層像の白矢印は僧帽弁逆流を示す．左下図の連続波ドプラーは流出路血流である．心音図（中央）で狭窄性雑音と逆流性雑音が分離できないのは本症の特徴である．OT: outflow tract 流出路，LV: 左室，MR: 僧帽弁逆流，AO: 大動脈，RV: 右室，LA: 左房

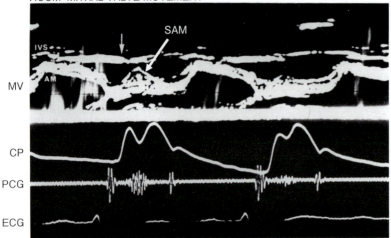

図 10-6 M モードエコー図で初めて報告された当時の SAM[28]

SAM 出現時（左心拍）は spike and dome が著明となり，同時に心雑音が増強している．

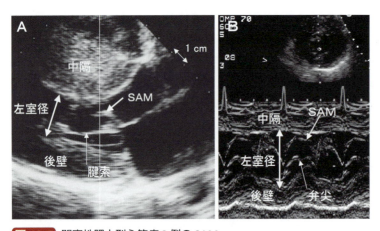

図 10-7 閉塞性肥大型心筋症 2 例の SAM

SAM の発生に左室の肥厚は本質的ではないが，中隔の肥厚は左室流出路を狭くする要因となる．M モード法で SAM が通常の僧帽弁前尖レベルよりやや心尖部寄り（延長のためか）の中隔と後壁レベルで明瞭に観察される（右図）ことは SAM の成因を解明する一助となる．

るというものであった．

> SAM は収縮期に僧帽弁が前方の左室流出路に突出する動きを言う．
> HOCM＝ASH with SAM である（図 10-5〜10-9）．

SAM は本症の診断に必須である．この成因は流出路流速の高速化に伴う Venturi 効果[29-31]と言われているが，drag（pushing force 押し出し）効果という説もある[32-35]．drag とする根拠は，狭い流出路で，前方に位置する大きい僧帽弁が駆出の始まりとともに押されて中隔側に移動して流出路

10. 心筋疾患を診断する

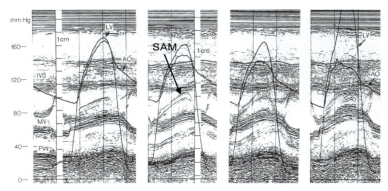

図 10-8 SAM と圧較差との関係[36]
SAM と圧較差は相関する．イソプロテレノール負荷を行うと圧較差の増強とともに SAM は大きくなり，中隔に接するようになる．LV：左室圧，AO：大動脈圧

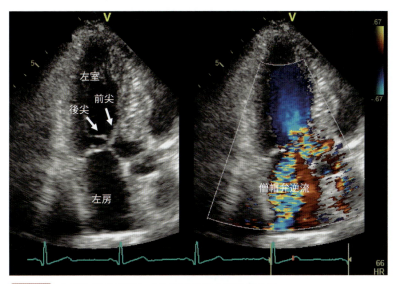

図 10-9 余剰な前尖が関与する閉塞性肥大型心筋症の SAM
長い前尖先端が屈曲して流出路に突出して SAM を形成していたが，後尖は後方に向かっていた．圧較差は 64 mmHg であった．

を狭くする（SAM の形成）という観察結果によるものである．SAM の高さと持続時間は圧較差とある程度平行する[36]（図 10-8）．SAM のエコー源については弁，腱索，乳頭筋と多くの議論がなされている．SAM の成因が腱索なら"押し出し効果"では説明できない．前尖の関与は大きく[37]，接合部より先端の前尖が屈曲して流出路に飛び出すことが主因である[38-40]（図 10-7, 10-9）が，後尖の関与も示唆されている[41]．両弁尖による SAM もある（図 10-10）．弁尖と腱索，いずれもエコー源になりうると言われている．異常な乳頭筋の関与が大とする報告[42]もある．乳頭筋の付着異常は本症の 13％に見られ，流出路を狭くする促進因子でもある[43]（図 10-11）．この所見は連続剖検 4500 例中 0.6％にみられ[45]，肥大型心筋症のみの所見ではないと言われている．

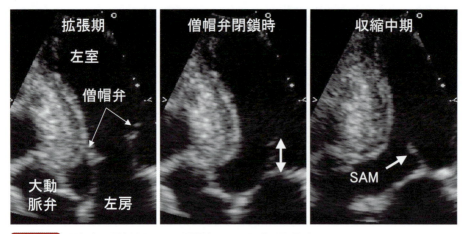

図 10-10 両弁尖の関与する SAM が観察された肥大型心筋症
小さい左室内腔（Dd＝39 mm）に対して両弁尖は大きく，前・後尖が弁腹寄りで接合したまま（中央矢印）左室流出路に突出している（右図矢印）．圧較差は 21 mmHg であった．

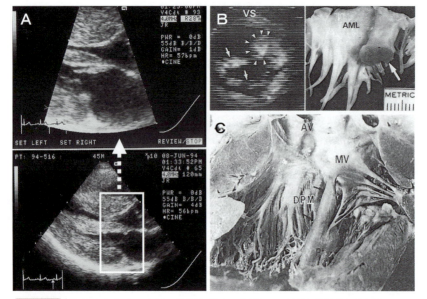

図 10-11 腱索を介さずに直接，僧帽弁前尖に付着する前外側乳頭筋（文献 44 より転載）
A，B は肥大型心筋症に合併したもので流出路を狭くする一因であっても SAM そのもののエコー源にはならないと思われる．A では乳頭筋の付着しない前尖内側が SAM を形成していた．B は文献 43 より．C は剖検例からのもので前外側乳頭筋が多いと言われる（文献 45 より）．DPM＝direct insertion of papillary muscle

　心エコー図検査の解像度がよくなったとはいえ，この SAM のエコー源を同定するのは容易ではない．細い腱索だけでは狭窄の原因になるとは思えないが，同一患者でも断面によっては弁であったり，腱索のように見えることがある．きわめて稀に合併する僧帽弁副組織は否定しておく必要がある（276 頁参照）．

10. 心筋疾患を診断する

> SAM の多くは弁由来であろうが，どう見ても腱索に見える症例がある．
> また断面によりいずれにも見える SAM もある．

　SAM が腱索断裂による僧帽弁逆流で消失する[46]，左室拡張や壁運動異常例では SAM を見ない，感染性心内膜炎合併による大動脈弁閉鎖不全で左室が大きくなると SAM が消失する，および心臓手術で左室が縮小したときに SAM が生じる，などの経験から，左室が小さいことは必要条件である．僧帽弁形成術後例の一部で SAM が生じ（140 頁参照），また Valsalva 負荷（298 頁図 10-21 右参照）やドブタミン負荷で SAM が出現すること，さらに，肥大型閉塞性心筋症では僧帽弁が大きい[39]という事実を踏まえると，

> SAM の発生要因には左室が小さい，僧帽弁が相対的に大きい，および，左室の壁運動が良好，が必要かつ充分条件である．左室肥厚は必要条件ではない．

　MRI の検討では肥大型心筋症の僧帽弁は前尖，後尖とも正常例より 5〜7 mm 長いと言われている[47]．左室腔が小さいために弁腹寄りで両弁尖が接合するだけでなく，接合部から先の長い弁尖が流出路に飛び出しやすいことが SAM の成因となる．なお，運動負荷でむしろ圧較差が減少する肥大型心筋症の一群が 8％あるという報告がある[48]．これらは駆出率は保たれていても元来，左室腔と血圧が運動前も後も大きいために，SAM が増大しない症例である．SAM の発生要因を理解する上で参考になる．

　圧較差を作る SAM は前尖(ときに後尖も関与)である．腱索が SAM に見えるのは前尖の動きによる二次的なもので，これのみで圧較差は生じにくい．乳頭筋の存在は流出路を狭くする要因であろう．

　肥大型心筋症の多くは無症状に近いが，閉塞型では症状が出やすくなる．非閉塞型より予後が悪く，安静時で 30 mmHg 以上の群は 6.3 年間のフォローで症状の悪化・死亡のリスクは圧較差なしに比較してそれぞれ，2 倍，4.4 倍と言われている[37]ので圧較差の評価は必須である．一般的には若年者で家族歴のある群は進行しやすいと言われている．

　本症は大動脈弁硬化性雑音（24 頁参照）として誤認されたり，高血圧のために β ブロッカーが投与され病態が修飾されていることがある．一部に投薬変更，貧血，脱水，頻脈，呼吸器感染を契機に症状を呈することがあるのも本症の特徴である．

> 非対称性でなくても対称性肥大と SAM でも流出路狭窄は生じるが，その場合は二次性，その他の心筋症や肥大心での dynamic obstruction との鑑別が重要である．

　駆出血流は流出路で速度を増すので，ピーク流速の決定は大切である．心尖部アプローチにより SAM を通過する連続波ドプラービームにて記録するが，以下に述べる僧帽弁逆流との分離が不可欠となる．

　大動脈内血流の一過性途絶は大動脈弁 M モードエコー図での収縮期半閉鎖と粗動，頸動脈波形や大動脈圧波形の spike and dome で表現される．

なお，3D エコーによる流出路短軸像では SAM の 85％ は非対称性で内側寄りが大きくなる asymmetric SAM[49] とする報告がある．流出路の内と外側では圧較差に差があるという．

［2］圧較差の評価

ドプラー法による記録は検査の度に変動することがある．大動脈弁狭窄と違って限られたビーム方向でピーク流速はやっと捉えられる．心拍数，薬物，輸液，呼吸，体位などの影響を受けやすいのは本症の特徴で，短時間の各種負荷で 25 から 100 mmHg まで変動することがある[37]．心尖部アプローチでは僧帽弁逆流速度との分離が難しいので誤認してはならない（後述）．流出路狭窄であるとの判断は波形を参考とするが，僧帽弁逆流速波形も捉えて判断すべきである．

> 心カテーテル検査とドプラー法による圧較差は同時記録では一致するという[50]．

同時測定でないときはドプラー法は過大評価しがちである．心カテーテル検査とドプラー法との齟齬は，spontaneous variation，ピーク・ピーク圧較差（カテーテル）と瞬時最高圧較差（ドプラー）との違いのほかに，圧回復 pressure recovery 現象[51,52]がある（163 頁図 6-57 参照）．簡易 Bernoulli 式の限界であり，流出路狭窄は過大評価される[53]．

大動脈弁狭窄以上に圧較差は変動しやすい印象がある．

弁下狭窄があるときは大動脈弁狭窄の合併がないかぎり，大動脈弁の収縮期粗動はよく見られる所見で，同時に収縮中期半閉鎖を見る．今日でも利用できる診断的所見である（図 10-12）．

［3］合併する僧帽弁閉鎖不全の成因

本疾患ではまず全例で僧帽弁逆流を合併し[54]，かつ流出路狭窄が強いほど逆流は多い[55-57]．SAM

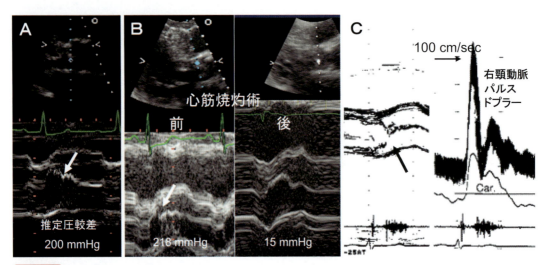

図 10-12 閉塞性肥大型心筋症三例の大動脈弁エコー（いずれも洞調律）
収縮期粗動と収縮中期半閉鎖（矢印）は本症に特徴的所見である．弁下部からの高流速ジェットが弁に当たり，大量の血液が収縮期前半に駆出されることと関係がある．（C は林 輝美．心エコー．2004; 6: 572-84 より改変）

10. 心筋疾患を診断する

の程度とも相関し，収縮期後半に逆流が増える[58]．SAMと逆流は相関しないという報告もある[56]．

> 逆流は圧較差と平行するようだが，個体差は大きい．

心尖部で全収縮期雑音の報告はあるが，駆出性雑音と類似した"ダイヤモンド型雑音"例が多い．したがって，聴診で僧帽弁閉鎖不全の合併を診断するのは不可能に近い（図10-5 参照）．
合併する僧帽弁閉鎖不全の成因には

①閉塞（＝SAM）と表裏一体を示す二次的なもの（＝閉塞の解除にて著減，消失する）
②逸脱，腱索断裂，僧帽弁輪石灰化，リウマチ性弁膜症などの弁の器質的障害の合併
（＝閉塞の解除にても軽減することはあっても原則は遺残する）

の二者がある．多くは前者であり，逆流は心房後壁寄りに向かうという特徴がある[57]．流出路狭窄の手術適応となった例の89％は僧帽弁に器質的疾患のない弁逆流であり，心筋切除のみで著明に軽減するものであり，残り11％は同時に僧帽弁の手術が必要となる[57]．二次的逆流なら内服[59]，ペーシング，あるいはエタノール注入[56]でも逆流は軽減する．弁や乳頭筋に器質的障害，位置異常があれば逆流の方向は大きく偏位するはずで，流出路解除だけでは改善しない．HOCMの治療の際は逆流の遺残防止のためにも両者の鑑別は重要である．しかし，MRの時相開始で両者を識別するのは困難なことが多い．

ヒトでも[60]，ドブタミンを使ったイヌでも[61]，パルスドプラー法ではSAMと閉塞が出現してくると収縮中期逆流が発生し，SAMの終了で逆流が消失するという．Mモードカラーによる検討では出現する逆流の時相は一定しない（図10-13A）．このことは①の成因，すなわち二次的逆流を示唆し，狭窄性雑音と重畳するのも矛盾しない（図10-5 中央）．

HOCMの20％には僧帽弁の異常があるという[5]．①の成因と思われるのに連続波ドプラーやカラードプラーでは駆出開始前から，あるいはSAMの前から始まる逆流が報告されている[62]．

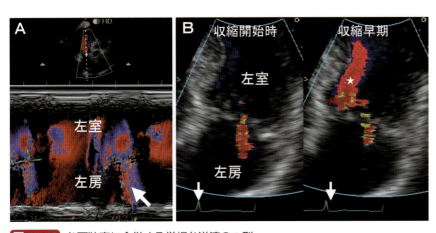

図10-13 弁下狭窄に合併する僧帽弁逆流の2型
Aはたこつぼ心筋症で，発症時に弁下狭窄を合併していたために回復期にドブタミン負荷エコーを施行したところ流出路狭窄が発生し，同時に収縮中期から僧帽弁逆流（矢印）が出現した．Bは圧較差64mmHgの閉塞性肥大型心筋症で，逆流は駆出（☆）前から起こっていた．

狭窄解除による左室圧低下だけでも逆流は軽減するが，インターベンションによる治療の際は有意な逆流が残らないような評価が望まれる．

［4］ピーク流速と波形による流出路狭窄，僧帽弁逆流の識別

流出路駆出血流と僧帽弁逆流は心尖部からの連続波ドプラーでは分離する必要がある．2つの異なった波形を記録して初めて診断できる．

> 流出路のピークシグナルは流速が速いほど立ち上がりが彎曲してそげるようになりピークは収縮後期になるが，僧帽弁逆流ピークは中央で丸くなり，かつ，ピーク流速は駆出血のそれよりも速い（図 10-14）．

逆流の開始が駆出血より早ければ診断できるが，同時であれば時相のみでは識別できない．図 10-14 は一方向の連続波ドプラーで記録された2種の波形である．ときには high PRF 法も利用してみる．SAM の心尖部寄り近位部では図 10-14 中央のように収縮中期に流速の遅い波型（lobster claw）が記録される[63]．ピーク圧較差 60 mmHg 以上の例で観察されるという．

［5］頻脈性不整脈の合併

なお，本症に心室頻拍，上室性頻拍，心房細動を合併すると急速な肺うっ血を見るが，不整脈が長く続くと収縮障害をきたして内腔は拡大し，壁厚は厚みが軽減して一見，拡張型心筋症や高血圧性心不全，あるいは拡張相肥大型心筋症と誤認される可能性がある．きわめて稀な tachycardia-induced cardiomyopathy という概念である（後述）．洞調律への復帰で閉塞性肥大型心筋症にもどり，初めて確定診断のつく場合がある．

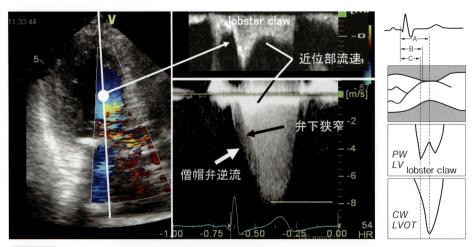

図 10-14 弁下狭窄と僧帽弁逆流ドプラー波形の違い

両者を同時に捉えることは困難である．逆流プロファイルは放物線（僧帽弁逆流のピーク流速 8 m/sec）を描くが，狭窄は立ち上がりが内に凸で収縮後期に強くなる波形である．狭窄血のピーク流速は捉えられていない．逆流が駆出血流より先行しているように見える．SAM の近位部血流波形（1 m/sec）は lobster claw（エビの爪）と言われている．右の図は文献 63 より引用．

10. 心筋疾患を診断する

[6] 右室内狭窄の合併

　左室に注目していると右心系の検索は忘れがちである．肥大型心筋症のうち44%には右室の肥厚が見られ[64]，右室内狭窄は心カテーテル検査では15〜92%に存在する[65]．91例の心エコー図による検討では14例（15%）に16〜67 mmHgの圧較差が右室内に見られ，うち6例は左室内にもあったという報告がある[66]．

> 収縮期雑音の依頼で大動脈弁，僧帽弁，流出路に異常がなかったときは，右室内もチェックする（図10-15）．

[7] 感染性心内膜炎の合併

　非閉塞型にも合併するが，閉塞の存在は感染合併のリスクとなる[67]．頻度は3.8/1000人の心筋症/年，と言われる[68]．疣腫は僧帽弁前尖の場合，左室側に生じる．僧帽弁閉鎖不全や大動脈弁閉鎖不全が起こると病態が修飾される．大動脈弁逆流の発生にて左室が拡張して，狭窄が消失した症例を経験したことがある．

[8] 治療

　治療には薬物療法とエタノール注入による心筋焼灼，心筋切除がある．心筋切除術についてのわが国の2012年のガイドライン[6]では内科治療に抵抗性のある失神，NYHA Ⅲ〜Ⅳ度で，かつ圧較差50 mmHg以上の症例がmyectomy（心筋切除）/myotomy（心筋切開）（Morrow procedure）の適応

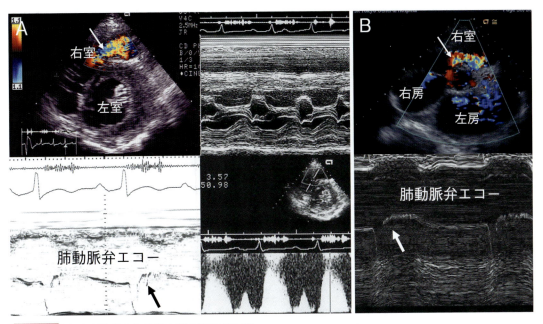

図10-15 右室内狭窄のある肥大型心筋症の二例
両者の肺動脈弁Mモードエコー図はきわめて類似しており，収縮期粗細動と収縮中期閉鎖（下段矢印）を認める．A（前側後壁に肥厚が強いHCM）の圧較差は60 mmHgであったが，Bでは決定できなかった．いずれにも左室にはSAMはない．

となっている（Class I）が，むしろ，経皮的心筋焼灼術 percutaneous transseptal myocardial ablation（PTSMA）[69]が1995年の報告以来，普及しつつある．コントラストエコーにて中隔枝の支配領域を特定した後，エタノール注入で中隔を壊死させる方法である．一部に効果不充分，房室ブロックや心室頻拍の発生（ペースメーカー，ICD留置が適応となる）を見るが，7.6年followした成績では高齢者のみならず，若年者（<50歳）でも遜色はないとする報告がある[70]．

米国の2011年のガイドライン[71]では心筋切除術がむしろ，ゴールドスタンダード（専門施設では死亡率0.4%）でわが国より広く普及しており，PTSMAは高齢者や手術不適例を対象とした2番目の治療法（IIa，IIb）となっている．しかし，2014年のESCガイドライン[72]ではPTSMAがClass Iとなった．わが国のガイドラインでは治療抵抗性であれば，まず中隔切除と切開がClass I，PTSMAはClass IIaである[73]．しかし，今日，PTSMAが積極的に行われ，不適例に心筋切除が施行されている．

かつての僧帽弁置換術は心筋切除で改善が見られない例や器質的僧帽弁閉鎖不全合併例，を除いて行われなくなった．心筋切除例とPTSMA例，二群間でのretrospective studyでは比較検討した報告では経験豊富な施設では症状の改善，成人率に遜色ないが，圧較差の軽減は前者でより確実で，ペースメーカーの留置は後者でやや多い．

> PTSMA成功の鍵は，肥厚部位の同定，S字状中隔の有無，流出路中隔に付着するfibromuscular bandや異常腱索[74]の同定，乳頭筋の付着部位と大きさ，狭窄解除では改善しないと思われる器質的MR，の評価がすべてである．

そのためには経食道エコー法や造影X線CT，MRI，冠動脈造影，など，画像診断を駆使しなければならない．なお，このPTSMAは今日，薬物抵抗性のMVO（296頁参照）例でも施行されている．

DDDペースメーカー留置術は60〜90%例で効果があると言われ，MRも減弱させる[75]と言われたが，高齢者の一部を除けばプラセーボ効果であり，第一次選択肢としては疑問視する論文があり[62]，米国のガイドラインではClass IIbである[71]．

閉塞性肥大型心筋症の10〜20%は軽度の局所的肥厚（13〜14 mm）と言われている[76]．中隔肥厚の程度と流出路狭窄は完全に平行するものではない．心筋切除と合わせて弁腹につく線維化した二次性腱索を切断して圧較差を解除する術式もある[77]．

［9］弁下狭窄をきたすその他の疾患と病態

左室流出路狭窄はHOCMに限った病態ではない．心筋の肥厚がなくても認められることがある．HOCMの診断には以下の病態も知っておく必要がある．

a）S字状中隔 sigmoid septum（17頁参照）

既述のごとくsigmoid septumはわが国では肥大型心筋症ではない．アメリカでは閉塞性肥大型心筋症の特殊な亜型（282頁図10-1C参照）[78]，あるいは高齢者の高血圧例[79]として認識されている．

S字状中隔でも閉塞があると僧帽弁逆流が合併する（図10-16）．HCMと同様，頻脈，カテコラミンによる治療，利尿薬，貧血などは一部で弁下狭窄を増強させる．虚血性心疾患の診断にS字状中隔の高齢者でドブタミン負荷を行うとき二次的閉塞を起こし[80]，βブロッカーやシベンソリンで改

10. 心筋疾患を診断する

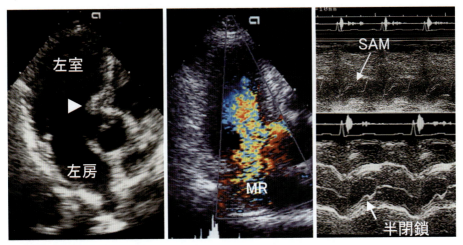

図 10-16 流出路狭窄を有する S 字状中隔（矢頭）の一例（80 歳代女性）
僧帽弁逆流（MR）が合併し，SAM と大動脈弁収縮中期半閉鎖（右図）も見られた．流出路圧較差は 60 mmHg であった．本症は HOCM と同じ血行動態を呈する．鑑別は中隔肥厚の有無と大動脈前壁と中隔のなす角度で判断する．

善する[81]．

狭窄のある S 字中隔例でのインターベンションや心筋切除の適応ははっきりしない．また，

> 高齢者大動脈弁狭窄症に合併することもあり，診断には細心の注意を払う．
> 置換術前に流出路狭窄がなくても術後に発生する可能性がある．

b）LVH with dynamic obstruction

二次性心筋症など肥厚心でも収縮がよい例では狭窄を惹起し，HOCM との鑑別が難しくなる．薬物や貧血が影響していることもある．心アミロイドーシス，褐色細胞腫 pheochromocytoma，Fabry 病，なども左室の肥厚とともに流出路狭窄をきたすことがある．

c）僧帽弁形成術後，あるいは経カテーテルによる僧帽弁留置後に出現する弁下狭窄

形成術後の 5〜10％ に SAM は出現する[82]．左室縮小に伴う僧帽弁接合部の弁腹への移動，あるいは元来，余剰だった弁先端部の流出路への突出，小さい弁リングの使用，カテコラミン，脱水，などの関与，によるものである．再手術に至った例もある．SAM は術後に消失することも，あるいは術後に出現することも知られている．

最近は試みられている経皮的僧帽弁留置後に中隔上部，人工弁・僧帽弁前尖で形成される流出路が狭小化する例が報告されている[83]．

d）hypertensive hypertrophic cardiomyopathy[79]

確立した疾患とは言いがたい．高齢者で著明な高血圧と肥厚，内腔狭小化のある一群も要注意である．圧較差が一過性に出現しうるので降圧とともに圧較差が容易に消失すれば，HOCM というより本疾患の可能性が高い．

e）dynamic obstruction を惹起する薬剤と病態

肥大や sigmoid septum がなくても，また健常心であっても，とくに元来，左室が小さい人ではカ

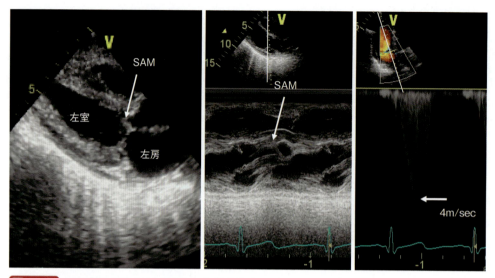

図 10-17 両弁尖による SAM を認めた左室の小さい（Dd＝35 mm）健常者
中隔の肥厚はなく，S 字状中隔もなかったが，圧較差は PG＝$4×4^2$＝64 mmHg であった．小さい左室のみでも，あるいは呼吸，立位，脱水，Valsalva 負荷，ある種の薬剤で圧較差が出現する．

テコラミン[84]，ジギタリス，貧血，脱水，立位直後，その他，明らかな誘因なく，弁下狭窄の出現することがある（図 10-17）．ニフェジピンは後負荷を軽減し，反射性の頻脈をきたすのでときに要注意である．

f）discrete 型大動脈弁下狭窄（272 頁参照）

> 本症の大動脈弁の収縮"早期"半閉鎖と収縮期粗細動は M モード法の時代に利用されていたもので，今日でも参考にすべき所見である．

収縮"中期"半閉鎖となる HOCM とは異なることで，強調されていた．弁直下狭窄の確定診断には経食道エコー法がよいが，3D 心エコー図検査で観察可能である[85]．

g）大動脈弁置換術後の弁下狭窄（208 頁参照）

C 左室中部閉塞型心筋症 mid-ventricular obstruction（MVO）

左室中部で肥厚した心筋・乳頭筋により収縮期に閉塞，あるいは狭窄を見る病態（obstruction）で，心尖部に腔や瘤を形成する肥大型心筋症の一亜型である．心尖部アプローチでは収縮期に左室は砂時計状に見えるのが特徴である．1976 年，最初の 2 例が報告されており[86]，1 例は心筋切除後の急死例である．MVO 9 例中 1 例で SAM を見た報告[87]があるように，弁下と中部狭窄の同定は SAM の有無を勘案して慎重に行う[88,89]．

本症は 3 m/sec 以上の狭窄に限ると肥大型心筋症の 9.4％に認められ，また，心尖部瘤形成は MVO の 28％に観察されるという報告がある[90]．かつては心尖部の描出は困難であったが，珍しくはなくなってきた．左室造影では apical outpouching，systolic bulging と報告されており，造影 X 線 CT や MRI による観察は稀でない．心尖部瘤は全身の塞栓症，心室頻拍，などを起こし，予後不

10. 心筋疾患を診断する

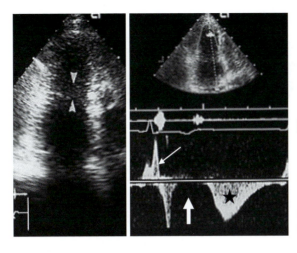

図 10-18 左室中部閉塞型心筋症（MVO）
左図矢頭の部分が閉塞部である．右図のパルスドプラーでは等容収縮期の心尖部に向かう小さい血流（細い矢印）と収縮期血流の途絶（太い矢印，cavity obliteration），および拡張期奇異性血流（★印）が観察される．心尖部腔の拡張期圧が高いために出現する現象である．

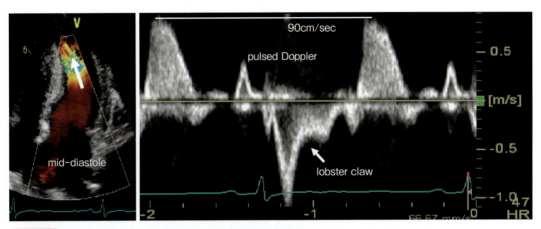

図 10-19 拡張期奇異性血流を見ない左室中部閉塞型心筋症
僧帽弁口で 45 cm/sec であった拡張期流入血は狭窄部から尖部瘤に向かうとき，ピーク流速は 90 cm/sec に達していた．心尖部で聴取した拡張期ランブルの音源と推測した．

良因子となる．

> MVO は心エコー図検査で心尖部瘤，あるいは左室中部での収縮期モザイクシグナルを契機に発見される．

本症のもう一つの特徴は狭窄部から心基部に向かう拡張期の血流である．ドプラー法の記録では拡張期奇異性血流 diastolic paradoxical flow と言われる[91]（図 10-18，10-19）．本来は心尖部と体部の圧較差に由来する収縮期から拡張期までの持続の長い血流であるが，収縮期に血流が途絶えると拡張期の奇異な血流として観察される．

なお，心尖部瘤と言っても圧を発生するので心尖部内の狭窄部は収縮期には縮小するようである（図 10-20）．

肥大型心筋症でなくても，また収縮の保たれた肥厚心の心尖部アプローチで瘤が見えなくても左室中部で加速を見る例がある．事実，高血圧心でも同様なドプラー所見は観察されるという[94]．

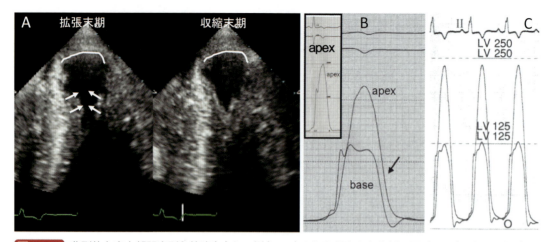

図 10-20 典型的左室中部閉塞型心筋症(A)と二例(B, C)の心尖部瘤内と体部の同時圧記録（洞調律例）

瘤と言っても心尖部は akinesis であった（A）．hyperkinetic な狭窄部（白矢印）のために圧が発生するものと思われる．本例は収縮中期に左室が閉塞（obstruction）するために駆出血流は途絶（obliteration）していた．B，C はそれぞれ文献（Hanaoka Y, et al[92]，濱田希臣[93]より改変）からの圧記録．両者とも心尖部圧は体部圧より先に上昇し，遅れて下降している．

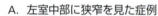

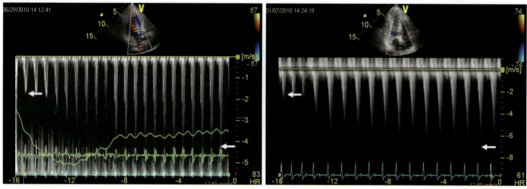

図 10-21 Valsalva 負荷にて圧較差が増強した MVO（A）と参考に提示した SAM（B）の症例

二例とも dynamic obstruction と言われるゆえんである．A：負荷により 1.8（13 mmHg）m/sec から 4.2 m/sec（71 mmHg）へ増強．B：小さい SAM のあった症例で，流速は 2.2 m/sec（圧較差 20 mmHg）から負荷により 7 m/sec（196 mmHg）近くまで増強している．いずれも洞調律であった．

obstruction に至らなくても，"MVO" と称されることが多い．疑わしい例では Valsalva 負荷を行うと圧較差が出現する（図 10-21）．

D 心尖部肥大型心筋症 apical hypertrophy（APH）

1976 年，わが国で発見，注目された心筋症である．胸部誘導（V_{4-6}）の心電図は 10 mm 以上の陰性 T 波（巨大陰性 T 波　giant negative T wave：GNT）を呈し，乳頭筋以下，心尖部領域に限局し

10. 心筋疾患を診断する

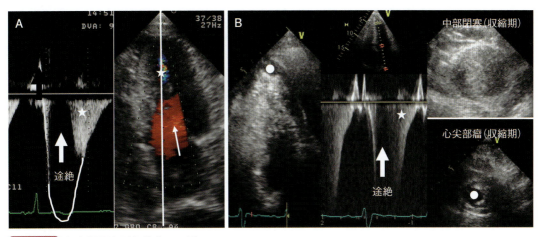

図 10-22 心尖部肥大型心筋症の二例
A，Bの太矢印は収縮期途絶を示す．☆は心尖部から体部に向かう拡張期の奇異性血流．Aの細矢印は僧帽弁口からの流入血流である．小さい瘤はあると思われるが，観察されていない．Bの白丸印は二腔断像でやっと観察された小さい心尖部瘤である．左室短軸像では中部での途絶は明瞭である（右上図）．

た肥厚を特徴とする．最初は坂本による超音波断層法[95]，のちに右前の左室拡張期造影で左室腔がスペード型を呈する報告[96]であった．発生頻度は肥大型心筋症の 15％[97]〜23％[98]を占める．他のタイプより予後良好と考えられていたが，経過中 30％に脳血管障害，心筋梗塞，心室細動，などの合併を見るとする報告がある[99]．かつては心尖部の描出が困難な例では見落とされていた疾患で，疑わしい例ではコントラストエコーで診断されていた[100]が，今日は心尖部の観察を充分に行えば，診断は難しくなくなった．なお，造影X線CTやMRIによる心尖部の描出力は心エコー図検査以上で説得力がある[101]．今日は GNT を見ない APH も散見される．10年以上，観察していると 71％でGNT は消失して，31％では R 波は減高する[102,103]．

　瘤の合併は稀ではない[104-107]．瘤や outpouching の頻度は本症の 10〜28％に観察される[108-110]．MVO 例と同様な拡張期奇異性血流（図 10-22）は本症でも認められる[91,111,112]．
　したがって，

> 瘤を合併した APH と MVO との識別は困難なことがある．両者の関係についてはエビデンスはない．

■肥大型心筋症と心尖部瘤（図 10-22, 10-23）

　瘤や outpouching の頻度は肥大型心筋症の 10〜28％である[108-110]．心尖部瘤のある例のうち 68％は左室中部閉塞型で，32％は心尖部肥大型心筋症と言われている[115]．162 例の HCM 患者を平均 13.3 年経過観察した報告[109]では 11 例で心尖部の壁運動異常と左室中部の狭窄が発生しており，全例，心尖部肥大型心筋症からの進展という．心尖部肥大を含めた肥大型心筋症 1299 例の別の検討では心尖部瘤は 28 例（2％）に見られたという報告がある[115]．この 28 例中，心エコー図検査で診断できたのは 16 例（57％）で残りは MRI であった．心尖部瘤 20 例中 13 例は左室造影による診断という報告もある[91]ので，心エコー図検査でわかる瘤は 60％前後となる．心尖部瘤を見る症例では不

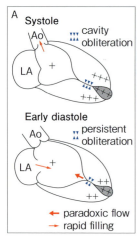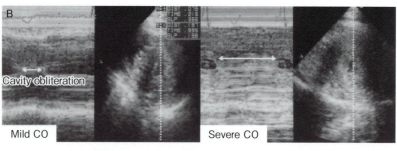

図 10-23 心尖部瘤を伴う心尖部肥大型心筋症における左室内血行動態
A[113]：心尖部内圧は拡張期まで高いので奇異性血流が発生する．B[114]：瘤が進行すると右図のように cavity obliteration（CO）は長く続く．左室中部閉塞型心筋症と同様な血行動態である．

整脈，心室頻拍，塞栓症，心不全，急死，などのリスクがあるので注意深い観察と治療は必要である[116]．

シンチグラフィーでは心尖部に集積低下（不完全・完全再分布，欠損）を認める[91,117]．瘤は肥大による相対的虚血，あるいは心内圧上昇に伴う冠血流障害と線維化が原因である．

E 拡張相肥大型心筋症

肥大型心筋症が経過中に収縮障害を惹起した病態を言う．肥大型心筋症 210 例の平均 11 年の経過観察で 12 例（頻度は 5.3/1000 人・年）4.9％に見られ，家族性のある若年発症，肥厚の目立つ症例で発症しやすい[118]．閉塞はなく，心筋の肥大はあっても軽度である．肥大型よりは予後不良であるが，DCM よりは予後がよい[119]．今日，拡張型心筋症と同様，心移植の対象となる心疾患である．

> 左室の肥厚と拡張，壁運動異常を主病態とし，以前の病態を知らなければ，高血圧性心疾患や二次性心筋症との鑑別が問題になる疾患である．

薬物の影響，ウイルス感染などの関与も指摘されており，不明なことも多い．

F 拡張型心筋症 dilated cardiomyopathy（DCM）

拡張型心筋症は左室の拡張と均一な収縮機能障害をきたす心筋疾患の総称である[1]．駆出率の低下が全面に出るので肥大型心筋症よりはるかに心症状は出現しやすく，末期には重症不整脈や僧帽弁逆流が発現し心不全に至る．わが国では心移植の代表的対象疾患である．無症候性のウイルス感染も否定し得ない．本症と C 型肝炎ウイルス感染との関連が注目を集めたことがある[120]．

心エコー図所見の特徴は左室の拡張と左室全体の壁運動低下である（図 10-24，10-25）．不均一な壁運動異常なら陳旧性心筋梗塞やサルコイドーシスなどの二次性心筋症の精査を行う．本症の僧帽弁動態は特徴的である．左室拡大と僧帽弁口部の心尖方向への偏位（tethering）による僧帽弁逆流（133 頁参照）が発生する．前尖は開放制限を受けて開放振幅は小さく見えるが，弁口面積は小さ

10. 心筋疾患を診断する

くない[121]．心室中隔からの距離は遠くなる．いわゆる EPSS（E point septal separation）の開大である（図 10-24）（59 頁参照）．僧帽弁の M モードエコーで閉鎖する下行脚（AC 部）に左室収縮開始に一致して一時的途絶（B-B'ステップ）を見ることがある（59，63 頁参照）．

僧帽弁流入ドプラーと組織ドプラーから拡張機能の評価が可能である（70 頁図 3-23 参照）．

症状，左室径の拡大，駆出率の低下，肺高血圧の存在，僧帽弁逆流の合併，心電図 QRS 幅の延長などは予後を規定する因子である．

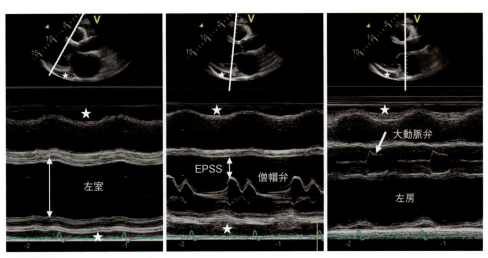

図 10-24 拡張型心筋症の典型的 M モード心エコー図所見
左室拡張末期径は拡張し（Dd＝63 mm），中隔と後壁の運動は低下している（EF＝22％）．☆は全周性に存在する中等度の心膜液貯留である．EPSS（59 頁参照）は 13 mm であった（基準値＜5 mm）．右図の大動脈弁の収縮早期半閉鎖と小さい細動（矢印）は本症の特徴である．

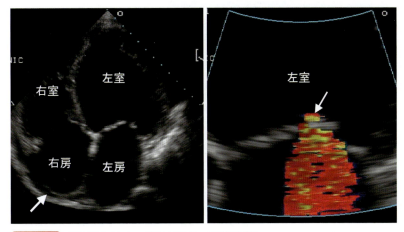

図 10-25 拡張型心筋症の僧帽弁逆流（洞調律例）
両心室と両心房の拡張がある．右図は僧帽弁接合不全による tethering MR（右矢印）である．小さい逆流弁口部（0.15 cm^2）から偏位せずに霧吹きのごとく広がっている．なお，左矢印は右房後方に目立つ心膜液貯留である．

■ 心室同期不全

　左室の非同期 asynchrony（不均一な収縮）のために，左室駆出率と収縮力（dP/dt）が低下して，充満時間の短縮，僧帽弁閉鎖不全，および低心拍出量により心不全をきたす伝導障害の一群がある．このような観点から開発された CRT（cardiac resynchronization therapy，心臓再同期療法）[122]は右房，右室，左室（冠静脈洞経由）のペーシングにより房室間伝導と房室同期を適切に設定して左室収縮の同期性を高め，血行動態を改善させる療法である．心筋酸素消費量を増やさないで心拍出量を高めるというのが利点である．かつては薬剤抵抗性でかつ，NYHA Ⅲ～Ⅳ度の心不全，洞調律でQRS 幅≧130 msec の左脚ブロック，駆出率≦35％のある本症，あるいは虚血性心疾患が適応であった[122,123]．

　数多くの臨床研究がなされているが，QRS 幅と asynchrony の程度は相関しないというデータもあり，適応基準はまだ流動的である．症例の 30％前後は CRT で改善しない（non-responder）ので，同期不全の評価と non-responder の同定をいかに行うかが現在の課題である．冠静脈洞経由で左室側壁の至適部位にペーシングカテを留置することが困難なことも non-responder となる一因である．多施設共同研究でも改善を予測しうる一つの指標は何もなく[124]，各ガイドラインでもコンセンサスは得られていない[125]．

　asynchrony の診断に左室短軸像での"見た目"も大切である．心尖部四腔断層での心尖部が収縮早期に中隔方向に回転してその後左室側壁方向に回転する shuffle，心室中隔が収縮早期に瞬間的に左室内腔へ変位してその後元に戻る septal flush，を参考とする．しかし，同期不全には心室内同期不全，心室間同期不全，房室間同期不全があり，"見た目"のみの評価は難しい．これらを組織ドプ

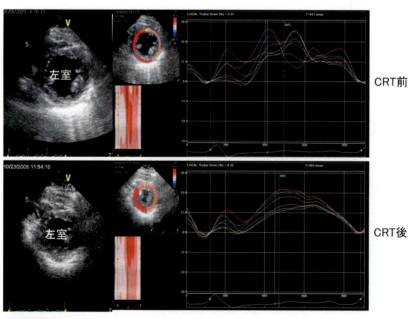

図 10-26　CRT 前後のストレインイメージング
自覚症状の改善とともに左室拡張末期径は縮小し，asynchrony は消失した．動画の目視でも確認できたが，ストレインイメージングの方が定量化でき，かつ説得力がある．

10. 心筋疾患を診断する

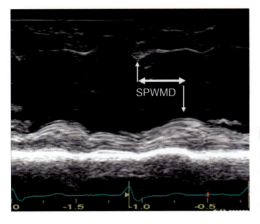

図 10-27 M モードエコー法による SPWMD の計測[126]
心室中隔の収縮早期ディップから後壁の最大振幅までの時間（septal to posteiror wall motion delay）＞130 msec であれば，CRT で左室収縮末期容積に 15％以上の減少が期待されるという．

ラーや 3D 心エコー法，ストレインイメージング（図 10-26）により定量的に評価しようとする報告はきわめて多い．かつての M モードによる評価（中隔と後壁の最大変位の時間差 septal to posterior wall motion delay：SPWMD＞130 msec)[126] には再現性と精度の問題がある（図 10-27）．
　左室 pacing lead の最適の位置はスペックルトラッキング法で決めれば CRT は効果的という[127]．2013 ACCF/AHA 心不全のガイドライン[128] では，薬剤抵抗性でかつ，

> NYHA が II 度以上となり，駆出率≦ 35％，QRS 幅≧ 120 msec の左脚ブロック，洞調律が Class I，QRS 幅＞ 150 msec の非左脚ブロックは Class IIa となっている．

一方，QRS 幅＜ 130 msec では CRT の効果はなく，むしろ死亡率は高くなるという報告がある[129]．CRT 効果のある症例では，断層像で asynchrony は明らかに改善されて僧帽弁逆流は減少する．

［1］緻密化障害　non-compaction cardiomyopathy（LVNC）

　左室筋肉の分化の過程で緻密化が完成しなかったためにスポンジ状（図 10-28）の胎児心筋が遺残した心機能障害である[130-133]．1990 年の最初の報告以来，確立した拡張型心筋症の一亜型である（図 10-29）．2006 年の AHA 分類では genetic cardiomyopathy になっている[2]．心内膜側に顕著な肉柱が左室内に多数突出して深い陥凹を形成することから hypertrabeculation とも言われる．しかし，肉柱が目立つ例は正常者でも肥大心でもあり，程度の問題のようにも見える．小さくて蜘蛛の巣状に見える心尖部であれば診断は容易である．神経筋疾患に合併することが知られている[131]．無症候性の小児の報告もあり，家族内発症の高い疾患である[134,135]．MRI では，心尖部がより明瞭に観察される．緻密化障害は心尖部方向の側壁，下壁に多い[136]が，壁運動異常はなぜか心尖部に限らず全体に観察される．

> 拡張型心筋症では心尖部レベルの短軸像を怠ってはならない．

　以前から拡張型心筋症で経過観察していた症例で心尖部に異常な肉柱を検出して，本症と診断したことがあった．そのつもりで過去の記録を見直すと肉柱は目立つものである．定義として，非緻密化/緻密化の厚みの比が収縮末期で 2 倍以上（図 10-30)[133,136]，あるいは少なくとも 4 本以上の肉

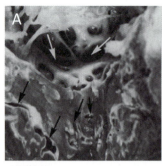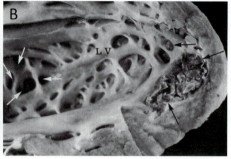

図 10-28 小児緻密化障害二例の肉眼所見[132]
A：白矢印は肉柱で，黒矢印はその横断面．B：白矢印は心内膜まで達する陥凹部，黒矢印は血栓を示す．

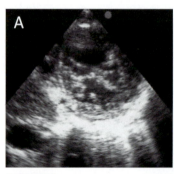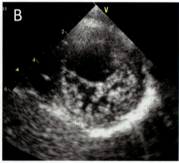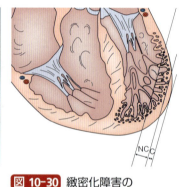

図 10-29 きわめて類似した緻密化障害の二例（拡張末期像）
A：10 歳代男性で駆出率 50％であったが，症状はない．B：健常な男性成人で偶然，発見されたもの．左室拡張なく，壁運動異常はない．いずれも自由壁（下，後，側壁）で肉柱が目立つ．

図 10-30 緻密化障害の診断基準[133]
収縮末期で非緻密化（NC）/緻密化（C）壁厚≧2.0 である．

柱と深い陥凹とする論文[130]があるが，論理的根拠は何もない．緻密化を拡張末期で評価する法[137]，肉柱を mass として捉える法[138]，など，MRI での報告がある．肉柱の太さと範囲は多様である．臨床経過は収縮機能の低下，心不全の発症，各種不整脈，左室内血栓，塞栓症，など多彩で，最終的には拡張型心筋症の病態をとる．他の疾患と同様，初診時，心不全の有無と重症度が予後を決める．本症の予後は悪いとする報告がある[139]．MRI では心筋の菲薄化，肉柱の発達が視覚的に観察される[140]．カラー断層法やコントラストエコー法では肉柱の間にカラーシグナルやコントラストが入ることが重要な所見である．

収縮機能障害例 199 例の 23.6％，正常者 60 例のうち 5 例（うち 4 例は黒人）に心尖部の緻密化を認めるという報告がある[141]．アスリートでも 8.1％に緻密化障害を見るという[142]．診断基準に統一したものはない[132,135,139,141]．

正常者でも肉柱の目立つ例は剖検所見としてすでに 1988 年に報告されているが[143]，緻密化障害との関連は不明である．

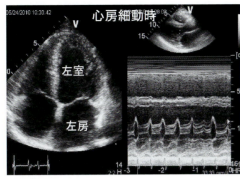
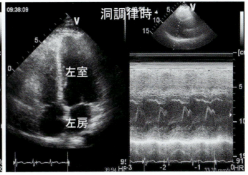

図 10-31 頻脈誘発性心筋症と思われる症例（70 歳代男性）

1 週間前からの動悸あり，心不全で受診した（左図）．電気的除細動にて改善し，10 カ月後の検査では心陰影と断層像は正常化し，僧帽弁逆流も消失していた．心臓が小さくなったために心エコー図の記録も困難になっている．右心の縮小も見た．Dd 53, Ds 45, EF 32%, LA 47 から，それぞれ，45, 27, 72%, 28 に回復した．ちなみに E/e' は 70/9.1＝7.7 から 48/11.8＝4.1 である．いずれも正常値である．

［2］頻脈誘発性心筋症 tachycardia-induced cardiomyopathy

　cardiomyopathy といっても本来の心筋症ではない．心房・心室性を問わず頻脈によって一過性に出現する左室拡張と収縮機能の低下をきたす病態で，不整脈と心拍数のコントロールですみやかに正常化する疾患と定義される[144]（図 10-31）．冠血流は拡張期優位なので頻脈は拡張期時間を短縮させ，左室と冠循環は虚血にさらされることになる．

　心機能には心拍数とその持続時間，基礎疾患の有無，年齢など多くの因子が関与するものと思われる．頻脈性心房細動であれば A キックは消失するので心拍出量の低下に拍車をかけることになる．

　本症 24 例（22～78 歳，平均 46 歳，男性 17 例）の検討では心房細動が最も多く 13 例，心房粗動 4 例，心房頻拍 3 例，心室頻拍 1 例，その他で，多くは洞調律復帰か心拍数コントロールで 6 カ月以内には正常化するが，再発作で急死の報告がある[145]．頻脈の持続は数カ月～数年と長い．

　毎分 120～130 ぐらいの頻脈でも起こり[144]，数時間の発作でも心不全は起こるという[146]．初めての心房細動発作で急性心不全は稀ではない．高血圧や肥大心，虚血性心疾患その他の基礎疾患も症状の発現に大きく影響する．

> 初診時に左室径が大きくなっていれば，高血圧性心疾患や拡張型心筋症，心筋炎，あるいは拡張相肥大型心筋症と誤認されやすい．

　除細動後か心拍数コントロール後の心エコー図再検は必須である．急性心不全で入院加療して拡張型心筋症として退院後フォローしているといつの間にか正常，あるいは正常に近く回復している例がある．発作性あるいは頻脈性心房細動の関与や急性心筋炎も否定できない．

　今日は PVC（ectopy）-induced cardiomyopathy という概念もある[147-149]．頻回に出現する慢性の心室期外収縮に対してカテーテルアブレーションで治療すると左室の駆出率が改善するという[150]．多発する PVC と心機能障害の併存はどちらが原因か結果か，という問題もある．

　薬物効果がなく，QOL の低下がある PVC の頻発は今日，アブレーションの適応である[151]．

G 拘束型心筋症 restrictive cardiomyopathy（RCM）

　心筋細胞内・間質への浸潤・蓄積により，拡張を見ないで左室心筋の肥厚と拡張障害をきたす疾患である[152]．心移植の対象となる特発性と二次性がある．多くは後者で，以下に述べる心アミロイドーシス，クロロキンによる薬剤性，放射線照射後，糖原病，ヘモクロマトーシス，心内膜線維弾性症（EMF）/Loeffler endocarditis，Anderson-Fabry，Danon/Pompe，Friedreigh ataxia，などがある[152]．特発性はわが国ではきわめて少なく，人口10万人中の罹患率は0.2人である[153]（ちなみにこのときのHCM罹患率は17.3人である）．本症は特発性，二次性に限らず予後は悪い．一部では拡張障害による心不全を見る[154]．

> 拘束型心筋症を考えるのは左室の内腔拡張がなく，軽度の肥厚，壁運動の軽度低下および，両心房の拡張を見るときである．すなわち，二次性心筋症を疑ったときである．

　両心房の拡張は単独の高齢者心房細動例でも見られるので，心房細動合併例では拘束型の診断は慎重でなければならない．洞調律であって僧帽弁流入波形の小さいA波には意味があり，心房筋障害 atrial failure を考える．とくに洞調律で左房拡張があるのに有意な僧帽弁逆流がないときは左室拡張障害，あるいは心房筋障害の証左となる．

　拘束型心筋症の心エコードプラー所見は

> E/A比増高（1.5以上），E波減速時間（DT）の短縮（160 msec以下），中隔弁輪部 e' 7 cm/sec 未満である[155]．

　収縮性心膜炎との鑑別は心エコードプラー所見によると強調されているが，収縮性心膜炎の像を

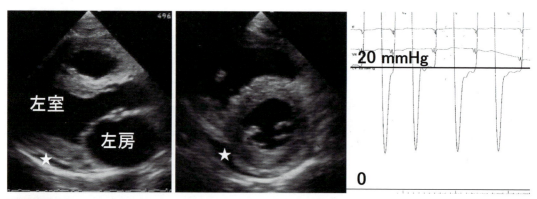

図 10-32 剖検にて確認された心アミロイドーシスと圧記録（20歳代女性，心房細動例）
左室は少し厚く（IVS, PW=13 mm），壁運動低下があるが（駆出率48%），内腔の拡張はない（Dd=41 mm）．軽度の僧帽弁逆流シグナルを認めた．主訴は息切れと倦怠感であった．心不全，収縮性心膜炎という臨床像ではなく，心筋炎，膠原病，その他の心筋障害が疑われていた．わずかな心膜液貯留もある（☆）．ドプラーは拘束型流入波形とは言えなかった（DT=207〜227 msec）．死亡後に判明した同症例の左室圧記録（他院で施行，右図）はfluid-filledカテーテルによるものであったがdip and plateau的である．

呈さない本症は少なくない（図 10-32）．臨床像も参考にすべきである（343 頁参照）．

H 不整脈原性右室心筋症 arrhythmogenic right ventricular dysplasia

右室心筋の一部が貫壁性の脂肪，線維化に陥り，重篤な右室性心室性不整脈（難治性心室頻拍）の発症する疾患である[156,157]（図 10-33）．若年男性に多い．1994 年の診断基準では 6 項目についての大基準と小基準からなる[158]が，2010 年にはその後の進歩を踏まえ一部改訂がなされている[159]．心エコー図所見は右室の広範囲，あるいは流出路，流入路，などの限局した拡張・瘤，過剰な肉柱，および，駆出率低下，正常圧三尖弁逆流，正常に近い左心系，である[160]．左室の心機能障害例まで含めると右室優位な拡張型心筋症や心サルコイドーシスとの異同が問題になる．小児期に発見される Uhl 病との鑑別は必要である．

心電図は左室肥大がないので非特異的であることが多い．特徴的と言われる V_{1-3} QRS 終末部の ε（イプシロン）波などは見落とされやすい．組織性状は生検か MRI による．右室壁の組織ドプラーで s' 波速度 < 7 cm/sec は有用とする報告がある[161]．

I 二次性心筋症とその他の心筋障害

WHO/ISFC では特定心筋症 specific cardiomyopathy と称されている心筋症である．個々の症例では非対称性肥大を有する例，DCM 類似病態まで多様で，臨床像，酵素活性，生検を含めた総合判断により，心エコー図検査のみによる診断には限界がある．一般的な共通項は，全体に厚い，しかし，厚いわりには内腔が大きめで壁運動低下がある．一部の症例では不均一な肥厚，冠動脈支配領域に一致しない，あるいは虚血性心疾患が考えにくい年齢で存在する壁運動異常，などを参考とする．

> 本症と拡張相肥大型心筋症，高血圧性心疾患はつねに鑑別すべきものである．

代表的疾患には以下のものがある．

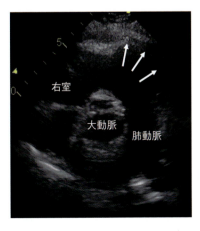

図 10-33 不整脈原性右室心筋症で見られた収縮期右室流出路瘤（矢印）
大動脈弁レベルの短軸像で菲薄化と突出を認めた．

［1］心アミロイドーシス

　蛋白の一種，アミロイドが全身の臓器，心筋間質，伝導系，弁に沈着する疾患である．アミロイドーシスには5型ある[162]．原発性である免疫グロブリン（AL）アミロイドーシス，家族性，反応性，血液透析に合併するもの，およびsenile amyloidosisと言われるものである．低電位（50％で見られる），V_{1-2}のQS波形，伝導障害，非特異的ST/T変化，小さいP波などは非特異的であるが，他の所見と合わせれば診断の契機となる[163]．granular sparkling echoと言われる心筋のギラギラした所見はアミロイド沈着を示唆するもので，sensitivity 87％，specificity 81％と言われる[164]．診断前に認識できなくても診断後に見直すとそのような印象を持つことがある．

> 拘束型心筋症の代表的疾患とされているが，臨床像は多彩である．また，収縮性心膜炎との鑑別診断に上がる[165]心疾患でもある．

　無症状の心アミロイドーシスがある[166]．画像診断にはMRIがすぐれている．臨床像は症例により，また進行の度合いにより多彩である．収縮障害の程度も一様ではない．初期にはなんら異常を認めず，肥大例ではむしろhyperdynamicな時期もあり，ASH，肥大型心筋症やHOCM類似の病態が存在する．進行とともに何らかの拡張期優位の心機能障害が出現する．

> よく見られる所見は軽度な肥厚と収縮障害，内腔拡大のない拡張障害，および軽度の心膜液貯留である（図10-32, 10-34）．

　心筋生検で確認された拘束型心筋症19例（うち15例は心アミロイドーシス）の心エコー図所見は，中隔＝後壁13(9)mm，拡張末期径42(43)mm，EF 61(57)％，E/A 1.5(2.0)，減速時間189(150)msec，E/Ea（E/e'）22(12)，右室収縮期圧38(40)mmHg（カッコ内は対象とした26例の収縮性心膜炎での数値），という報告がある[167]．この報告をふまえると，心筋の肥厚は拘束型的所見と言える．

> 僧帽弁流入波形でE/A＞2，減速時間（DT）＜160 msecを呈するときは拘束型パターン（grade III拡張障害）と称される．

　等容拡張期（IRT）は測定困難で無視されるが60 msec以下は拘束型パターンの1所見である．弁輪のドプラーから求めたE/e'の高値（＞15）はあくまでも参考所見である．しかし，"拘束型パターン"は駆出率の低下した重症心不全例だけでなく，健常者（とくに若年者）でも観察されることがあるので，波形のみで拡張不全を診断するものではない．

　家族性（遺伝性）や二次性（結核，関節リウマチ，レプラ，慢性呼吸器疾患など）での心病変はALタイプに較べると少ない．Mayo Clinicの報告では85〜105歳の237剖検例では65％にアミロイドーシスが見られ，32％は心筋沈着を見る[168]．80歳以上では20％に老人性アミロイドーシスが存在するという報告もあり，多くは心房型である[169]．アミロイドは加齢に伴う生理的過程にても沈着するので，高齢者での拡張障害の鑑別診断には本症を加えるべきである．

　心室壁だけでなく心房壁の肥厚も参考所見となる．アミロイドーシスを心房型と心室型に分ける分類もある．心房中隔の肥厚はlipomatous hypertrophy，悪性腫瘍の浸潤のほかは本症（図10-35）でしか見られない．心房の肥厚や拡張，何となく厚ぼったい弁，非特異的弁逆流は参考にすべきで

10. 心筋疾患を診断する

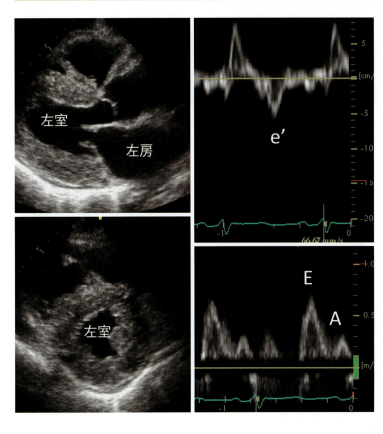

図 10-34 著明な心機能低下を呈した心アミロイドーシス（60歳代男性）
左室肥厚があり駆出率は低下していた．わずかな心膜液貯留は異常とは言えない．Dd 42, Ds 36, EF＝31％, LA＝47 mm, IVS/PW＝16 mm, E/A＝2.2, DT＝160 msec, E/e'（外側）＝14（70/5）であった．

ある．

> 洞調律で有意な僧帽弁逆流がないのに左房拡張があり，小さいA波か（E/Aの高値）A波の消失があるときアミロイドーシスを含めた心筋の拡張障害か心房筋障害を考える．

　A波が小さいのは心房筋障害 atrial failure でも起こりうる（図 10-36, 10-37）．この病態を拡張障害とするかどうかは定義の問題である．このとき，肺静脈ドプラーでA波が小さいか消失していれば左房筋障害を示唆するが，末期の不可逆性拡張障害とは識別し得ない．高齢者の心房細動は珍しくないので，心房細動に弁異常のない僧帽弁閉鎖不全と左房拡大が加わると心房型アミロイドーシスの診断は難しくなる．

　左室肥厚を見るアミロイド心では肥大型心筋症に比較して心房音が小さく，これは心房沈着による心房筋の疲弊が成因とする報告がある[170]．atrial failure に陥った心アミロイドーシスはたとえ洞調律でも左房血栓が生じうる（364頁図 13-3 参照）[171]．

　心アミロイドーシスの予後は一般に悪い．本症でDT 150 msec以下の平均予後は1年以下という報告がある[172]．Tei index＞0.77 も本症の予後不良のサインである[173]．

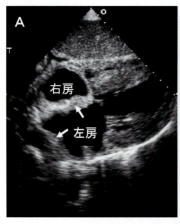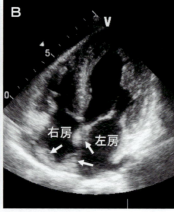

図 10-35 心室と心房の肥厚をみる心アミロイドーシスの2例

Aでは心房中隔は一様に肥厚しているが，Bでは卵円窩以外での肥厚が目立つ．Bは家族性アミロイドーシスの症例である．

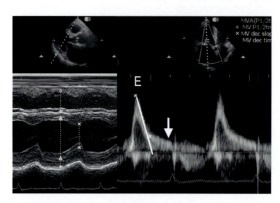

図 10-36 心房型アミロイドーシス（剖検例）の僧帽弁流入ドプラー波形

洞調律にもかかわらず，A波は観察されなかった（矢印）．atrial failure という状態である．"拘束型パターン" とは言いがたい．アミロイドは心房筋に広範囲に認められたが，心室には散在したのみであった．左室の壁厚（10 mm），内径（32 mm）は正常で，駆出率70％，逆流も軽微であった．なお，両心房は拡張していたが，心房中隔の肥厚は見られていない．

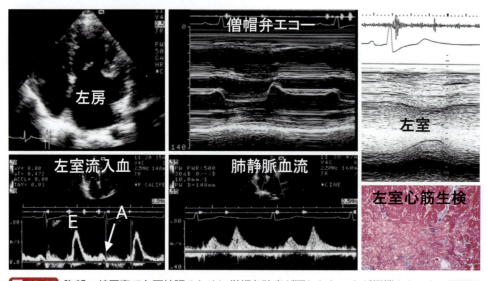

図 10-37 胸部X線写真で左房拡張のために僧帽弁狭窄が疑われたことが楔機となった，原因不明の心房・心室心筋症

洞調律にもかかわらず，僧帽弁流入のA波は痕跡的で，肺静脈ドプラーのA波は観察されないために心房筋障害が疑われた．左室は正常であったが，左室生険では心筋細胞の変性・線維化を見た．左房血栓は存在しない．アミロイドーシスは否定されている．左室拡張末期圧＝12 mmHgだった．息切れはない．

10. 心筋疾患を診断する

［2］心サルコイドーシス

　サルコイドーシスは全身臓器に類上皮細胞肉芽腫を形成する全身性疾患である．心病変はサルコイドーシス全体の5％に見られ，心筋肉芽腫に限ってはサルコイドーシスの27％にしか見られず，その37％には心所見がないとされている[174]．ステロイド治療の適応となりうるので診断は重要である．

　心臓病理での診断以外は総合的に判断する．心サルコイドーシスガイドライン[175]によれば主徴候は以下の5つである．

　　（a）高度房室ブロック（完全房室ブロックを含む）または持続性心室頻拍

　　（b）心室中隔基部の菲薄化または心室壁の形態異常（心室瘤，心室中隔基部以外の菲薄化，心室壁肥厚）

　　（c）左室収縮不全（左室駆出率50％未満）または局所的心室壁運動異常

　　（d）gallium-67 citrate シンチグラムまたは fluorine-18 fluorodeoxygluose PET での心臓への異常集積

　　（e）gadolinium 造影 MRI における心筋の遅延造影所見

　心電図所見（頻発する PVC，脚ブロック，軸偏位，異常 Q 波），シンチグラフィーによる局所欠損，および，心内膜心筋生検（単核細胞浸潤および中等度以上の心筋間質の線維化）（陽性率は20％）は副徴候に挙げられている．巨細胞性心筋炎（giant cell myocarditis）は否定しなければならない．

> 心病態には，①完全房室ブロック，②心室頻拍，③僧帽弁閉鎖不全，④心室瘤，壁運動障害，の4型がある．

　何らかの心筋障害は本症では必発で，心筋浸潤は心室中隔，乳頭筋を含む自由壁（図 10-38），右室壁などで，広範囲に来るタイプと限局するタイプがある．完全房室ブロックでペースメーカー植え込み後に心筋障害が出現する症例もある．心エコー図所見では限局する，あるいは広範囲の菲薄化（85％），広範囲な壁運動異常（43％），限局した心筋の肥厚（17％），僧帽弁逆流（33％），心室瘤（17％），右室壁運動異常（4％），左室血栓（4％），心膜液貯留（4％）を見る[176]．心室中隔に肥厚を見る稀なタイプで，ステロイドで改善した症例報告がある[177]．僧帽弁逆流の主因は逸脱か乳頭筋障害であるが，機能的あるいは原因不明もある．本症の一部は拡張型心筋症と識別できない[178]．不均一な心筋障害はサルコイドーシス的である[176]．

　拡張型としては肥厚と菲薄化が混在する，冠動脈支配領域とは一致しない局所壁運動異常が目立つ（とくに前壁，心尖部），左室瘤の形成，などが診断のポイントとなる．とくに，

> 心エコー図検査で観察される中隔上部の限局した菲薄化（30/46 例＝65％に見られる）は本症に特徴的な所見である（図 10-38）[175]．

　この部位が4 mm 以下なら特異度100％である．完全房室ブロック患者，あるいはそのためのペースメーカー植え込み患者ではルチン検査として心室中隔上部の観察を忘れてはならない．本症診断の糸口になることがある．

JCOPY 498-03789

311

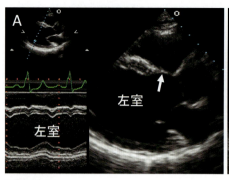
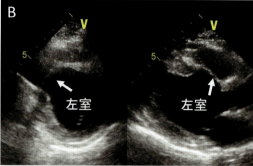

図 10-38 心サルコイドーシスの二症例
矢印は中隔基部の菲薄化を示す．二例とも他領域の壁運動も低下していた．

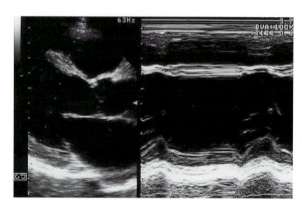

図 10-39 肢帯型ジストロフィーに見られた心筋症
中隔上部，前側壁を中心とした広範囲な心筋障害が見られた．

[3] ヘモクロマトーシス hemochromatosis

　鉄が心筋細胞に異常沈着する疾患で心筋の変性と線維化を見る．心エコー図所見はわずかな心拡大と収縮・拡張の機能不全，両心房拡張を特徴とし，遺伝性と続発性がある．進行すれば僧帽弁・三尖弁逆流も稀ではない．病態は拡張型心筋症―拘束型心筋症に類似する．心筋の肥厚は目立たない．一般には予後は不良だが，治療にて改善した報告がある[179]．

[4] 筋ジストロフィー muscular dystrophy

　伝導障害と心筋障害を合併する．(1) Duchenne and Becker 型，(2) myotonic dystrophy，(3) Emery-Dreifuss 型，(4) limb-girdle 型（図 10-39），(5) fascioscapulohumeral 型，の 5 型がある．Duchenne 型が最も多い．冠動脈支配領域と一致しない不均一な心筋障害や肥厚を特徴とする．中隔上部，後壁基部などに限局する場合と広範囲な DCM 様心筋障害があり，myotonic dystrophy では伝導障害を合併する[180]．

[5] ライソゾーム病

　細胞ライソゾームに存在する酵素の低下あるいは欠損による代謝産物が蓄積する疾患で，約 30 疾患が知られている．最近は酵素補充療法による治療が注目を浴びている．以下のものがある．

10. 心筋疾患を診断する

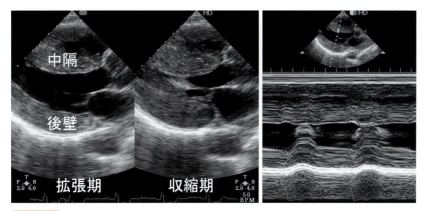

図 10-40 心 Fabry 病の左室エコー
20 mm の対称性肥厚を認めた．内腔は小さく収縮機能は保たれているが，M モード記録でも後壁の拡張早期スロープは緩やかで拡張障害のあることがわかる．本例は報告[182] 15 年後の記録である．当初は尿蛋白陰性であったが，晩年腎不全のために血液透析となった．

a）心 Fabry 病

血中の α ガラクトシダーゼ A 活性欠損のために酵素の基質であるスフィンゴ糖脂質が平滑筋，血管内皮細胞を始め角膜混濁，四肢の疼痛，低汗，被角血管腫，腎臓，心臓などの臓器に沈着する疾患は古典的 Fabry 病と言われる．一方，

> 酵素活性が低下した場合は亜型と言われ，古典的全身症状は認められない．そのーつが心 Fabry 病である．

心肥大は対称性肥大，中隔肥厚，あるいは拡張相肥大型心筋症様所見などを呈するので，心エコー図検査のみでは診断できない（図 10-40）[181,182]．女性患者（ヘテロ接合体）では発症しにくい．

> 心エコー図検査で心筋肥厚と診断した連続 230 例中 7 例（3%）は心 Fabry 病だったという報告がある[183]．

末期像は心室中隔を中心とする肥厚と内腔拡大，駆出率低下のほか，とくに後壁基部の菲薄化と運動低下が特徴的である[184,185]．左室流出路狭窄を見る[186]こともあるという．組織ドプラー法によれば早期に心筋障害が検出される[187]．心尖部アプローチによる左室内の心内膜エコーはスフィンゴ糖脂質の沈着を反映して輝度が上昇しその直下の心内膜は低輝度となる（binary appearance）．本症に特異的とする報告がある[188]が，反論もある[189]．後壁基部の菲薄化と Tei index の高値（>0.6）は予後不良のサインと言われる[190]．生検では心筋細胞内の空胞化と間質の線維化を見る．臨床像，家族歴を合わせて疑い，酵素活性の測定にて診断し，酵素補充療法を行う．治療にて肥厚と機能は改善する[191,192]．

b）ムコ多糖代謝異常症　mucopolysaccharidosis（MPS）

酵素欠損にてムコ多糖の一種であるグリコサミノグリカンが心筋，弁に沈着する疾患で，I 型（Hurler, Sheie），II 型（Hunter）[193]，III 型（Sanfilippo），IV 型（Morquio），VI 型（Maroteaux-

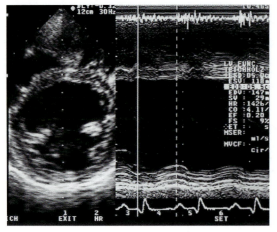

図 10-41 広範囲な心筋障害を呈する強皮症の一例
拡張末期径 55 mm，駆出率 20％で心エコー図所見のみからは DCM と識別し得ない．

Lamy），Ⅶ型（Sly）と様々なタイプがある[194,195]．知能障害，特有な顔貌，聴力低下，肝脾腫，心病変，筋・骨格・神経疾患，種々の臓器障害を見る．タイプによらず最も多い心病変は僧帽弁の肥厚で逆流と狭窄，次が大動脈弁の肥厚である．Ⅰ型，Ⅱ型に重症例が多い．その他，完全房室ブロック，心筋肥厚（ASH），冠動脈疾患，心室瘤，心機能障害，などがある．

c）糖原病　glycogen storage disease

グリコーゲン代謝に関する酵素欠損のために全身にグリコーゲンが異常蓄積する先天性代謝疾患である．肝臓，筋肉のほか，心臓に蓄積すれば，肥大型心筋症，拡張相肥大型心筋症類似の所見[196]，両心室の肥大，弁の肥厚と逆流を呈する[197-199]．

［6］膠原病と心病変

いずれの膠原病にも心筋・心膜疾患が合併しうる[200]．SLE の Libman-Sacks 心内膜炎（222 頁参照），強皮症で見られる心膜炎，肺高血圧，心筋病変（図 10-41）のほかに，高安病，Behçet 病における大動脈炎，関節リウマチや強直性脊椎炎での大動脈弁閉鎖不全はよく知られている．その他，末梢血管や冠動脈の血管炎，血管の血栓・塞栓症，など多彩な病変が起こりうる．

［7］急性心筋炎

ほとんどが感染症でウイルス（とくにコクサッキー B 群など）で稀に，細菌，真菌，寄生虫，リケッチャにより起こるが，特定できない例も多い[201]（図 10-42）．拡張型心筋症発症の重要な成因とも言われているので[202]，既往のはっきりしない DCM の急性増悪との鑑別が問題になる．年齢と冠危険因子，症状などから虚血性心疾患が考えにくい状況下で疑われる疾患である．

心筋に親和性のあるウイルスによる心筋細胞傷害にて広範囲な，ときに限局した心筋壊死が起こる．劇症型心筋炎で心原性ショックとなる（fulminant myocarditis）タイプはむしろ，びまん性低下を見て急性心筋梗塞や拡張型心筋症との識別が重要である．心タンポナーデにて発症する例もある[203]．しかし，fulminant myocarditis は通常の心筋炎と同様に駆出率は低下していても（短縮率 19 vs 17％），左室拡張が目立たず（左室内径 53 vs 61 mm），心筋は厚い傾向にある（壁厚 12 vs 10 mm）．通常の急性心筋炎よりは回復がよく，予後がよいとする報告がある[204]．

10. 心筋疾患を診断する

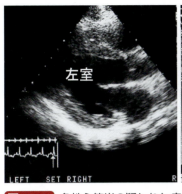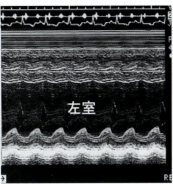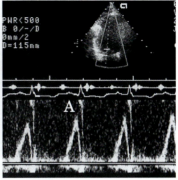

図 10-42 急性心筋炎の疑われた症例（30歳代男性）
右図の僧帽弁流入ドプラーは一峰性で，立ち上がりスロープから A 波優位と判断した．

主訴が心症状とは限らない．

> 急性心筋炎の初期症状は風邪症状，消化器症状，あるいは全身の倦怠感である．したがって，上気道感染，胃炎，肝障害で他科受診となることも多い．

心症状が前面に現れないと発見が遅れがちとなる．軽症心筋炎は見落とされている可能性がある．日ごろからの病歴聴取と身体所見が功を奏する．全身倦怠感の強い風邪は要注意である．風邪での頻脈やギャロップは心エコー図検査の対象であろう．

> 急性期には間質浮腫による偽性肥厚とその部位の壁運動低下を見ることがある（図 10-43）．

左脚ブロックや，ST 上昇・低下，非特異的 ST/T 変化，心室頻拍・細動も見られる．
肥厚や限局した壁運動障害，心膜液貯留では各種心筋疾患や心筋梗塞との鑑別がつねに問題になる．今日，最終診断は冠動脈造影，ウイルス学的検査，および心筋生検による．心筋生検は炎症性細胞の浸潤と心筋細胞の融解を特徴とするが，確診に至らないこともある．
最近は MRI による診断もなされている[205]．心筋炎は完全治癒する場合と拡張型心筋症に移行するタイプがある．
多数の多核巨細胞が出現する心筋炎（giant cell myocarditis）には劇症型を呈するタイプと拡張型心筋症類似の経過をとるタイプがある[201]．症候性心筋炎の 3.8〜13% を占める．診断は心筋生検によるが，心サルコイドーシスとの鑑別が問題になる．アレルギー・自己免疫の関与が示唆されている．

■好酸球性心筋炎（図 10-43）

ウイルス性心筋炎共通の風邪症状，倦怠感，息切れで発症する．心不全，心膜炎，不整脈をみる．好酸球の顆粒中に含まれる細胞毒素物質による心筋障害と言われる[201]．浮腫による一過性の，ときに限局した，肥厚（求心性肥大）と壁運動低下が特徴で（80%）（図 10-43A），中隔や後壁に出現し

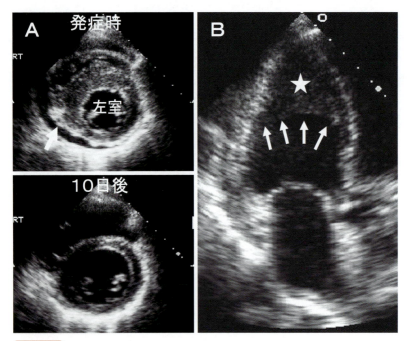

図 10-43 好酸球性心筋炎（A）と Churg-Strauss 症候群（B）

A：左室短軸像で中隔領域を中心とする肥厚と壁運動低下を認めたが（EF 48％），10日後には完全回復した（EF 67％）．発症時の心膜液貯留（太矢印）は消失し，小さかった内腔（Dd 37）は正常化している（Dd 46）．B：心尖部を大きく占拠する均一な血栓（☆）で同時に壁運動異常を認めた．直後に腹部大動脈塞栓を発症し，緊急手術となった．

血栓を見ることもある．7～14日で正常化する．慢性化しなければ左室拡大は見ない．70％には心膜液貯留を見る．末梢血好酸球の増多（500/mm^{3}以上）と心筋トロポニン陽性，CK-MB の上昇，心筋生検を参考にて診断する．急性期の死亡率は7％と言われる．

一方，アレルギー疾患が先行して好酸球増多と壊死性小血管炎を見るタイプは Churg-Strauss 症候群と言われる[206]（図 10-43B）．好酸球増多症候群や Loeffler 心内膜炎も関連する疾患である．

[8] その他の心筋障害

a）ミトコンドリア心筋症

ミトコンドリア DNA の異常によって起こる心筋症で，対称性肥厚だけでなく収縮力低下，拡張相肥大型心筋症類似の病態をとる[207]．知能低下，小脳失調，感音性難聴，筋力低下が見られる．

b）末端肥大症 acromegaly に見られる心筋症

過剰に生産される成長ホルモンの直接作用による心筋細胞の肥大，間質の線維化，および合併する高血圧による心筋障害で壁肥厚や内腔拡張をきたして収縮障害や拡張障害を見る．拡張型心筋症様の所見をとることがあり，下垂体腺腫の摘出や内服にて心機能は改善する．

c）甲状腺機能亢進症による心筋障害

早期は頻脈，過大な壁運動，内腔拡大といった hyperkinetic であるが，慢性期には拡張型心筋症

類似の病態を見ることがある．また，僧帽弁逸脱の報告があるが特異的なものとは言いがたい．

d）Chagas 病

ラテンアメリカでみられる *Trypanosome cruzi* 感染による心筋疾患である．刺咬部病変，眼窩周囲炎，発熱，倦怠から急性心筋・心膜炎として発症することもあるが，多くは 10 年，数十年の潜伏期後に発症し，拡張型心筋症に類似する．無症候性もあるが，症状のある例では後壁基部を中心とする壁運動障害（16〜30%），心尖部その他の瘤（47〜64%，ときに多発），を特徴とする．診断は疫学的アプローチか血清学的検査によるとされる[208]．

e）薬剤性心筋障害

cardio-oncology（腫瘍循環器学）は新しい学問である．乳癌や悪性リンパ腫などの治療薬であるドキソルビシンは心筋障害（cardiotoxicity）を引き起こす．拡張型心筋症様所見を呈することもある．用量依存で上限は 500 mg/m^2 なので定期的な心エコー図検査依頼がなされることが多い．不顕性心筋障害の報告がある．正常下限の駆出率低下，あるいはボーダーライン例では用量，臨床像を加えて総合判断する．転移性乳癌の治療薬トラスツズマブも心筋障害を惹起する薬剤である．単独使用で 4%，併用で 27% に出現する[209]．用量依存ではないと言われており，中止で回復する．

また，覚醒剤（メタンフェタミン）による急性心筋障害の症例報告がある[210]．

f）放射線照射と心血管障害　radiation-induced heart disease

線維化による心筋・心膜障害と血管損傷による冠動脈疾患がある[211]．乳癌の左側照射とリンパ腫に対する照射後が多い．急性期の心膜炎（無症候性心膜液貯留を含む），心筋炎を除けば，多くは晩期に出現し，心筋障害（収縮不全，拡張不全），収縮性心膜炎の他，稀な弁疾患がある．

■文献

1）北畠　顕, 友池仁暢, 編. 心筋症・診断の手引きとその解説. 厚生労働省特定疾患特発性心筋症調査研究班. 2005.
2）An American Heart Association Scientific Statement From the Council on Clinical Cardiology, Heart Failure and Transplantation Committee; Quality of Care and Outcomes Research and Functional Genomics and Translational Biology Interdisciplinary Working Groups; and Council on Epidemiology and Prevention. Contemporary Definitions and Classification of the Cardiomyopathies. Circulation. 2006; 113: 1807-16.
3）Elliott P, Andersson B, Arbustini E, et al. Classification of the cardiomyopathies: a position statement from the European Society of Cardiology Working Group on Myocardial and Pericardial Diseases. Eur Heart J. 2008; 29: 270-6.
4）Wigle ED. Cardiomyopathy. The diagnosis of hypertrophic cardiomyopathy. Heart. 2001; 86: 709-14.
5）日本循環器学会. 循環器疾患の診断と治療に関するガイドライン（2011 年度合同研究班報告）. 肥大型心筋症の治療に関するガイドライン（2012 年改訂版）.
6）Maron BJ. Hypertrophic cardiomyopathy. A systemic review. JAMA. 2002; 287: 1308-20.
7）Maron MS, Olivotto I, Casey SA, et al. Effect of left ventricular outflow tract obstruction on clinical outcome in hypertrophic cardiomyopathy. N Engl J Med. 2003; 348: 295-303.
8）Todiere G, Aquaro GD, Piaggi P, et al. Progression of myocardial fibrosis assessed with cardiac magnetic resonance in hypertrophic cardiomyopathy. J Am Coll Cardiol. 2012; 60: 922-9.
9）Highali S, Krajcer Z, Edelman S, et al. Progression of hypertrophic cardiomyopathy into a hypokinetic left ventricle: Higher incidence in patients with midventricular obstruction. J Am Coll Cardiol. 1987; 9: 288-94.
10）Maron BJ, Spirito P, Green KJ, et al. Noninvasive assessment of left ventricular diastolic function by pulsed Doppler echocardiography in patients with hypertrophic cardiomyopathy. J Am Coll Cardiol. 1987; 10: 733-42.
11）Spirito P, Maron BJ. Relation between extent of left ventricular hypertrophy and diastolic filling abnormalities in hypertrophic cardiomyopathy. J Am Coll Cardiol. 1990; 15: 808-13.
12）Nishimura RA, Appleton CP, Redfield MM, et al. Noninvasive Doppler echocardiographic evaluation of left ventricular filling pressures in patients with cardiomyopathies: a simultaneous Doppler echocardiographic and

cardiac catheterization study. J Am Coll Cardiol. 1996; 28: 1226-33.

13) Tani T, Tanabe K, Ono M, et al. Left atrial volume and the risk of paroxysmal atrial fibrillation in patients with hypertrophic cardiomyopathy. J Am Soc Echocardiogr. 2004; 17: 644-8.

14) Nagueh SF, Lakkis NM, Middleton KJ, et al. Doppler estimation of left ventricular filling pressure in patients with hypertrophic cardiomyopathy. Circulation. 1999; 99: 254-61.

15) Yang H, Woo A, Monakier D, et al. Enlarged left atrial volume in hypertrophic cardiomyopathy: A maker for disease severity. J Am Soc Echocardiogr. 2005; 18: 1074-82.

16) Oki T, Fukuda N, Iuchi A, et al. Evaluation of left ventricular diastolic hemodynamics from the left ventricular inflow and pulmonary venous flow velocities in hypertrophic cardiomyopathy. Jpn Heart J. 1995; 36: 617-27.

17) Ha JW, Oh JK, Redfield MM, et al. Triphasic mitral inflow velocity with middiastolic filling : Clinical inplications and associated echocardiographic findings. J Am Soc Echocardiogr. 2004; 17: 428-31.

18) Jermans T, Wilde AAM, Dijkmans PA, et al. Structural abnormalities of the inferoseptal left ventricular wall detected by cardiac magnetic resonance imaging in carriers of hypertrophic cardiomyopathy mutations. J Am Coll Cardiol. 2006; 48: 2518-23.

19) Petryka J, Baksi AJ, Prasad SK, et al. Prevalence of inferobasal myocardial crypts among patients referred for cardiovascular magnetic resonance. Circ Cardiovasc Imaging. 2014; 7: 259-64.

20) Jermans T, Dijkmans PA, Wilde AAM, et al. Prominent crypt formation in the inferoseptum of a hypertrophic cardiomyopathy mutation carrier mimics noncompaction cardiomyopathy. Circulation. 2007; 115: e610-1.

21) Maron BJ, Gross BW, Stark SI. Extreme left ventricular hypertrophy. Circulation. 1995; 92: 2748.

22) American College of Cardiology/European Society of Cardiology Clinical Expert Consensus Document on Hypertrophic Cardiomyopathy: a report of the American College of Cardiology Foundation Task Force on Clinical Expert Consensus Documents and the European Society of Cardiology Committee for Practice Guidelines. J Am Coll Cardiol. 2003; 42: 1687-713.

23) Braunwald E, Lambrew CT, Rosckoff SD, et al. Idiopathic hypertrophic subaortic stenosis. I . A description of the disease based upon an analysis of 64 patients. Circulation. 1964; 30 Suppl 4: 3-119.

24) Morrow AG, Lambrew CT, Braunwald E. Idiopathic hypertrophic subaortic stenosis. II. Operative treatment and the results of pre- and postoperative hemodynamic evaluations. Circulation. 1964; 30 Suppl 4: 120-51.

25) Ross RS, Criley JM, Lewis KB, et al. Isometric contraction in late systole--A new explanation for the intraventricular pressure differences in idiopathic hypertrophic subaortic stenosis (IHSS). Trans Am Climatol Assoc. 1966; 77: 48-57.

26) Wilson WS, Criley JM. Dynamics of left ventricular emptying in hypertrophic subaortic stenosis. Am Heart J. 1967; 73: 4-16.

27) Criely JM, Siegel RJ. Obstruction is unimportant in the pathophysiology of hypertrophic cardiomyaopathy. Postgrad Med J. 1986; 62: 515-29.

28) Shah PM, Gramiak R, Kramer DH. Ultrasound localization of left ventricular outflow obstruction in hypertrophic obstructive cardiomyopathy. Circulation. 1969; 40: 3-11.

29) Wigle ED. Hypertrophic cardiomyopathy: a 1987 viewpoint. Circulation. 1987; 75; 311-22.

30) Wigle ED, Rakowski H, Kimball BP, et al. Hypertrophic cardiomyopathy. Clinical spectrum and treatment. Circulation. 1995; 92: 1680-92.

31) Wigle ED, Sasson Z, Henderson MA, et al. Hypertrophic cardiomyopathy. The importance of the site and the extent of hypertrophy. A review. Prog Cardiovasc Dis. 1985; 28: 1-83.

32) Sherrid MV, Chu CK, Delia E, et al. An echocardiographic study of the fluid mechanics of obstruction in hypertrophic cardiomyopathy. J Am Coll Cardiol. 1993; 22: 816-25.

33) Sherrid MV, Gunsburg DZ, Moldenhauer S, et al. Systolic anterior motion begins at low left ventricular outflow tract velocity in obstructive hypertrophic cardiomyopathy. J Am Coll Cardiol. 2000; 36: 1344-54.

34) Sherrid MV, Farooq A, Chaudhry C, et al. Obstructive hypertrophic cardiomyopathy: Echocardiography. Pathophysiology, and the continuing evolution of surgery for obstruction. Ann Thorac Surg. 2003; 75: 620-32.

35) Jiang L, Levine RA, King ME, et al. An integrated mechanism for systolic anterior motion of the mitral valve in hypertrophic cardiomyopathy based on echo cardiographic observations. Am Heart J. 1987; 113: 633-44.

36) Pollick C, Rakowski H, Wigle ED, et al. Muscular subaortic stenosis: the quantitative relationship between systolic anterior motion and the pressure gradient. Circulation. 1984; 69: 43-9.

37) Maron MS, Olivotto I, Betocchi S, et al. Effect of left ventricular outflow tract obstruction on clinical outcome in hypertrophic cardiomyopathy. N Engl J Med. 2003; 348: 295-303.

38) Hasegawa I, Sakamoto T, Hada Y, et al. Relationship between mitral regurgitation and left ventricular outflow

obstruction in hyportrophic cardiomyopathy. J Am Soc Echo. 1989; 2: 177-86.

39) Klues HG, Roberts WC, Maron BJ. Morphological determinants of echocardiographic patterns of mitral valve systolic anterior motion in obstructive hypertrophic cardiomyopathy. Circulation. 1993; 87: 1570-9.

40) Scwammenthal E, Nakatani S, He S, et al. Mechanism of mitral regurgitation in hypertrophic cardiomyopathy: mismatch of posterior to anterior leaflet length and mobility. Circulation. 1998; 98: 856-65.

41) Maron BJ, Harding AM, Spirito P, et al. Systolic anterior motion of the posterior mitral leaflets: a previously unrecognized cause of dynamic subaortic obstruction in patients with hypertrophic cardiomyopathy. Circulation. 1983; 68: 282-93

42) Nagata S, Nimura Y, Beppu S, et al. Mechanism of systolic anterior motion of mitral valve and site of intraventricular pressure gradient in hypertrophic obstructive cardiomyopathy. Br Heart J. 1983; 49: 234-43.

43) Klues HG, Roberts WC, Maron BJ, et al. Anomalous insertion of papillary muscle directly into anterior mitral leaflet in hypertrophic cardiomyopathy. Significance in producing left ventricular outflow obstruction. Circulation. 1991; 84: 1188-97.

44) 杉下和郎, 伊藤敦彦, 田宮栄冶, 他. 乳頭筋付着異が関与する肥大型閉塞性心筋症の2例. J Cardiogr. 1995; 26 Suppl Ⅰ: 129-35.

45) 大川真一郎, 高木照幸, 千田宏司, 他. 先天性乳頭筋付着異常: 乳頭筋僧帽弁前尖接合の29例. J Cardiol. 1993; 23: 27-38.

46) Araujo AQ, Azeredo WV, Arteaga E, et al. Total relief of severe left ventricular obstruction after spontaneous rupture of chordae tendineae in a patient with hypertrophic cardiomyopathy. Heart. 2005; 91: e35.

47) Maron MS, Olivotto I, Harrigan C, et al. Mitral valve abnormalities identified by cardiovascular magnetic resonance represent a primary phenotypic expression of hypertrophic cardiomyopathy. A new description of outflow tract obstruction dynamics. Circulation. 2011; 124: 40-7.

48) Laffite S, Reant P, Touche C, et al. Paradoxycal response to exercise in asymmetric hypertrphic cardiomyopathy. J Am Coll Cardiol. 2013; 62; 842-50.

49) Song J-M, Fukuda S, Lever HM, et al. Asymmetry of systolic anterior motion of the mitral valve in patients with hypertrophic obstructive cardiomyopathy. A real-time three-dimensional echocardiographic study. J Am Soc Echocardiogr. 2006; 19: 119-35.

50) Sasson Z, Yock PG, Hatle EL, et al. Doppler echocardiographic determination of the pressure gradient in hypertrophic cardiomyopathy. J Am Coll Cardiol. 1988; 11: 752-6.

51) 星川英里, 松村敬久, 大川真理, 他. 圧回復反応のみられた Discrete 型大動脈弁狭窄弁下狭窄症の一例. J Cardiol. 2005; 46: 201-6.

52) Baumgartner H, Schima H, Tulzer G, et al. Effect of stenosis geometry on the Doppler-catheter gradient relation in vitro: a manifrestation of pressure recovery. J Am Coll Cardiol. 1993; 21: 1018-25.

53) 菅原基晃. 超音波ドプラのための血流入門. 東京: MS Press; 1988. p.25.

54) Kinoshita N, Nimura Y, Okamoto M, et al. Mitral regurgitation in hypertrophic cardiomyopathy, Noninvasive study by two-dimensional Doppler echocardiography. Br Heart J. 1983; 49: 574-83.

55) Qin JX, Shiota T, Lever HM, et al. Impact of left ventricular outflow tract area on systolic outflow velocity in hypertrophic cardiomyopathy A real-time three-dimensional echocardiographic study. J Am Coll Cardiol. 2002; 39: 308-14.

56) Qin JX, Shiota T, Lever HM, et al. Outcome of patients with hypertrophic obstructive cardiomyopathy after percutaneous transluminal septal myocardial ablation and septal myectomy surgery. J Am Coll Cardiol. 2001; 38: 1994-2000.

57) Yu EHC, Omran AS, Wigle ED, et al. Mitral regurgitation in hypertrophic obstructive cardiomyopathy: Relationship to obstruction and relief with myectomy. J Am Coll Cardiol. 2000; 36: 2219-25.

58) Nishimura RA, Tajik AJ, Reeder GS, et al. Evaluation of hypertrophic cardiomyopathy by Doppler color flow imaging: initilal observations. Mayo Clin Proc. 1986; 61: 631-9.

59) Inada K, Komukai K, Mori C, et al. Mitral regurgitation disappearance after cibenzoline treatment in a patient with hypertrophic obstructive cardiomyopathy. Intern Med. 2004; 4: 55-8.

60) Hasegawa I, Sakamoto T, Hada Y, et al. Relationship between mitral regurgitation and left ventricular outflow obstruction in hypertrophic cardiomyopathy. J Am Soc Echocardiogr. 1989; 2: 177-86.

61) Hasegawa I, Hada Y, Sakamoto T, et al. Correlation of left ventricular outflow obstruction with mitral regurgitation. J Cardiol. 1988; 18: 339-51.

62) Yock PG, Hatle L, Popp RL. Patterns and timing of Doppler-detected intracavitary and aortic flow in hypertrophic cardiomyopathy. J Am Coll Cardiol. 1986; 8: 1047-58.

63) Sherrid MV, Gunsburg DZ, Pearle G, et al. Mid-systolic drop in left ventricular ejection velocity in obstructive hypertrophic cardiomyopathy-The lobster claw abnormalitiy. J Am Soc Echocardiogr. 1997; 10: 707-12.

64) McKenna WJ, Kleinebenne A, Hihoyannopoulos P, et al. Echocardiographic measurement of right ventricular wall thickness in hypertrophic cardiomyopthy: relation to clinical and prognostic features. J Am Coll Cardiol. 1988; 11: 351-8.

65) Falcone DM, Moore D, Lambert EC. Idiopathic hypertrophic cardiomyopathy involving the right ventricle. Am J Cardiol. 1967; 19: 735-40.

66) Shimizu M, Kawai H, Yokota Y, et al. Echocardiographic assessment of right ventricular obstruction in hypertrophic cardiomyopathy. Circ J. 2003; 67: 855-60.

67) Alessandri N, Pannarale G, Moretti F, et al. Hypertrophic obstructive cardiomyopathy and infective endocarditis: a report of seven cases and a review of the literature. Eur Heart J. 1990; 11: 1041-8.

68) Louahabi T, Drighil A, Habbal R, et al. Infective endocarditis complicating hypertrophic obstructive cardiomyopathy. Eur Heart J. 2006; 7: 468-70.

69) Sigwart U. Non-surgical myocardial reduction for hypertrophic obstructive cardiomyopathy. Lancet. 1995; 346: 211-4.

70) Liebregt M, Steggerda RC, Vriesendrop PA, et al. Long-term outcome of alcohol septal ablation for obstructive hypertrophic cardiomyopathy in the young and the elerly. JACC Cardiovasc Interv. 2016; 9: 463-9.

71) Gersh BJ, Maron BJ, Bonow RO, et al. 2011 ACCF/AHA guideline for the diagnosis and treatment of hypertrophic cardiomyopathy.: Executive summary. J Am Coll Cardiol. 2011; 58: 2703-38.

72) 2014 ESC Guidelines on diagnosis and management of hypertrophic cardiomyopathy. Eur Heart J. 2014; 35: 2733-79.

73) 日本循環器学会. 2012-2013 年度合同研究班報告. 2014 年版先天性心疾患, 心臓大血管の構造的疾患（structural heart disease）に対するカテーテル治療のガイドライン.

74) Iacovoni A, Spirito P, Simon C, et al. A contemporary European experience with surgical septal myectomy in hypertrophic cardiomyopathy. Eur Heart J. 2012; 33: 2080-7.

75) Pavin D, de Place C, Le Breton H, et al. Effects of permanent dual-chamber pacing on mitral regurgitation in hypertrophic obstructive cardiomyopathy. Eur Heart J. 1999; 20: 203-10.

76) Maron BJ, Nishimura RA, McKenna WJ, et al. Assessment of permanent dual-chamber pacing as a treatment for drug-refractory symptomatic patients with obstructive hypertrophic cardiomyopathy. A randomized, double-blind, crossover study（M-PATHY）. Circulation. 1999; 99: 2927-33.

77) Ferrazzi P, Spirito P, Iacovoni A, et al. Transaortic chordal cutting. Mitral valve repair for obstructive cardiomyopathy with mild septal hypertrophy. J Am Coll Cardiol. 2015; 66: 1687-96.

78) Dalldorf FG, Willis PW. Angled aorta（"sigmoid septum"）as a cause of hypertrophic subaortic stenosis. Hum Pathol. 1985; 16: 457-62.

79) Topol EJ, Trail TA, Fortuin NJ. Hypertensive hypertrophic cardiomyopathy of the elderly. N Engl J Med. 1985; 312: 277-83.

80) Tano A, Kasamaki Y, Okumura Y, et al. Major determinants and possible mechanism of dobutamine-induced left ventricular outflow tract obstruction in patients with a sigmoid ventricular septum. J Cardiol. 2013; 61: 428-35.

81) Ozaki K, Sakurama I, Mitsuma K, et al. Effect of cibenzoline and atenolol administration on dynamic left ventricular obstruction due to sigmoid-shaped septum. Circ J. 2008; 72: 2087-91.

82) Charls LM. SAM-systolic anterior motion of the anterior mitral valve leaflet post-surgical mitral valve repair. Heart Lung. 2003; 32: 402-6.

83) Blanke P, Naoum C, Dvir D, et al. Predicting LVOT obstruction in transcatheter mitral valve implantation. JACC Cardiovasc Imaging. 2017; 10: 482-5.

84) Pellikka PA. Dynamic intraventricular obstruction during dobutamine stress echocardiography. A new observation. Circulation. 1992; 86: 429-32.

85) Miyamoto K, Nakatani S, Kanzaki H, et al. Detection of discrete subaortic stenosis by 3-dimensional transesophageal echocardiography. Echocardiography. 2005; 22: 783-4.

86) Falicov RE, Resnekov L, Bharati S, et al. Mid-ventricular obstruction: a variant of obstructive cardiomyopathy. Am J Cardiol. 1976; 37: 432-7.

87) Minami Y, Kajimoto K, Terajima Y, et al. Clinical implications of midventricular obstruction in patients with hypertrophic cardiomyopathy. J Am Coll Cardiol. 2011; 57: 2346-55.

88) Sheikhzadeh A, Eslami B, Stierle U, et al. Midventricular obstruction--a form of hypertrophic obstructive

cardiomyopathy--and systolic anterior motion of the mitral valve. Clin Cardiol. 1986; 9: 607-13. Erratum in: Clin Cardiol. 1987; 10: A45.

89) Cianciulli TF, Saccheri MC, Konopka IV, et al. Subaortic and mid-ventricular obstructive hypertrophic cardiomyopathy with an apical aneurysm: a case report. Cardiovasc Ultrasound. 2006; 4: 15.

90) Efthimiadis GK, Giannakoulas G, Parcharidou DG, et al. Subaortic and midventricular obstructive hypertrophic cardiomyopathy with extreme segmental hypertrophy. Cardiovasc Ultrasound. 2007; 5: 12.

91) Nakamura T, Matsubara K, Furukawa K, et al. Diastolic paradoxic jet flow in patients with hypertrophic cardiomyopathy: evidence of concealed apical asynergy with cavity obliteration. J Am Coll Cardiol. 1992; 19: 516-24.

92) Hanaoka Y, Misumi I, Rokutanda T, et al. Simultaneous pressure recording in mid-ventricular obstructive hypertrophic cardiomyopathy. Intern Med. 2012; 51: 387-90.

93) 濵田希臣. 肥大型心筋症. 薬物療法の実際. In: 心筋症を識る・診る・治す（新心臓病診療プラクティス 10）. 東京: 文光堂; 2007. p.145-9.

94) Harrison MR, Grigsby CG, Southe SK, et al. Midventricular obstruction associated with chronic systemic hypertension and severe left ventiscular hypertrophy. Am J Cardiol. 1991; 68: 761-5.

95) Sakamoto T, Tei C, Murayama M, et al. Giant T wave inversion as a manifestation of asymmetrical apical hypertrophy（AAH）of the left ventricle. Echocardiographic and ultrasono-cardiotomographic study. Jpn Heart J. 1976; 17: 611-29.

96) Yamaguchi H, Ishimura T, Nishiyama S, et al. Hypertrophic nonobstructive cardiomyopathy with giant negative T wave（apical hypertrophy）: ventriculographic and echocardiographic features in 30 patients. Am J Cardiol. 1979; 44: 401-12.

97) Sakamoto T, Amano K, Hada Y, et al. Asymmetric apical hypertrophy, ten years experience. Postgrad Med J. 1986; 62: 567-70.

98) Hada Y, Sakamoto T, Amano K, et al. Prevalence of hypertrophic cardiomyopathy in a population of adult Japanese workers as detected by echocardiographic screening. Am J Cardiol. 1987; 59: 499-506.

99) Eriksson MJ, Sonnenberg B, Woo A, et al. Long-term outcome in patients with apical hypertrophy. J Am Coll Cardiol. 2002; 39: 638-45.

100) 朱　紅, 室生　卓, 穂積健之, 他. 無症候性陰性 T 波例における経静脈性コントラストエコー図法による左室造影 の有用性. J Cardiol. 2002; 60: 259-65.

101) Suzuki J, Watanabe K, Takenaka K, et al. New subtype of apical hypertrophic cardiomyopathy identified with nuclear magnetic resonance imaging as an underlying cause of markedly inverted T waves. J Am Coll Cardiol. 1993; 22: 1175-81.

102) Webb JG, Sasson Z, Rakouski H, et al. Apical hypertrophic cardiomyopathy: clinical follow-up and diagnostic correlates. J Am Coll Cardiol. 1992; 19: 516-24.

103) Koga Y, Katoh A, Matsuyama K, et al. Disappearance of giant negative T waves in patients with the Japanese form of apical hypertrophy. J Am Coll Cardiol. 1995; 26: 1672-8.

104) Ando H. Apical segmental dysfunction in hypertrophic cardiomyopathy: subgroup with unique clinical features. J Am Coll Cardiol. 1990; 16: 1579-83.

105) Inoue T, Sunagawa O, Tohma T, et al Apical hypertrophic cardiomyopathy followed by midventricular obstruction and apical aneurysm: a case report. J Cardiol. 1999; 33: 217-22.

106) Binder J, Attenhofer Jost CH, Klarich KW, et al. Apical hypertrophic cardiomyopathy: prevalence and correlates of apical outpouching. J Am Soc Echocardiogr. 2011; 24: 775-81.

107) Kawai K, Taji A, Takahashi A, et al. A natural history of apical hypertrophic cardiomyopathy with development of an apical aneurysm formation: A case report. J Cardiol Cases. 2014; 9: 221-5.

108) Eriksson MJ, Sonnenberg B, Woo A, et al. Long-term outcome in patients with apical hypertrophic cardiomyopathy. J Am Coll Cardiol. 2002; 39: 638-45.

109) Ishiwata S, Nishiyama S, Nakanishi S, et al. Two types of left ventricular wall motion abnormalities with distict clinical features in patients with hypertrophic cardiomyopathy. Eur Heart J. 1993; 14: 1629-39.

110) Binder J, Attenhofer Jost CH, Klarich KW, et al. Apical hypertrophic cardiomyopathy: prevalence and correlates of apical outpouching. J Am Soc Echocardiogr. 2011; 24: 775-81.

111) 野口　晶, 石塚尚子, 谷本京美, 他. 心尖部肥大型心筋症における左室拡張期奇異性血流の経過観察. J Cardiol. 2006; 47: 15-23.

112) Matsubara K, Nakamura T, Kuribayashi T, et al. Sustained cavity obliteration and apical aneurysm formation in apical hypertrophic cardiomyopathy. J Am Coll Cardiol. 2003; 42: 288-95.

113）中川雅夫，監修．肥大型心筋症．京都：金芳堂；2000. p.137.

114）Matsubara K, Nakamura T, Kuribayashi T, et al. Sustained cavity obliteration and apical aneurysm formation in apical hypertrophic cardiomyopathy. J Am Call Cariol. 2003; 42: 288-95.

115）Maron MS, Finley JJ, Bos JM, et al. Prevalence, Clinical significance, and natural history of left ventricular apical aneurysms in hypertrophic cardiomyopathy. Circulation. 2008; 118: 1541-9.

116）Efthimidias GK, Pagourelias ED, Gossios T, et al. Hypertrophic cardiomyopathy in 2013: Current speculations and future perspectives. World J Cardiol. 2014; 26: 26-37.

117）杉原洋樹，谷口洋子，大槻克一，他．心尖部肥大型心筋症の心筋還流異常—運動負荷[201]Tl 心筋 SPECT による検討．呼と循．1992; 40: 599-602.

118）Biagini E, Coccolo F, Ferlito M, et al. Dilated-hypokinetic evolution of hypertrophic cardiomyopathy. J Am Coll Cardiol. 2005; 46: 1543-50.

119）Goto D, Kinugawa S, Hamaguchi S, et al. Clinical characteristics and outcomes of dilated phase of hypertrophic cardiomyopathy: Report from the registry data of Japan. J Cardiol. 2013; 61: 65-70.

120）Matsumori A, Matoba Y, Sasayama S, et al. Dilated cardiomyopathy associated with hepatitis C virus infection. Circulation. 1995; 92: 2519-25.

121）Otsuji Y, Gilon D, Jiang L, et al. Restricted diastolic opening of the mitral valve leaflets in patients with left ventricular dysfunction: evidence for increased valve tethering. J Am Coll Cardiol. 1998; 32: 398-404.

122）Guidelines for cardiac pacing and cardiac resynchronization therapy. The Task Force for Cardiac Pacing and Cardiac Resynchronization Therapy of the European Society of Cardiology. Developed in Collaboration with the European Heart Rhythm Association. Eur Heart J. 2007; 28: 2256-95.

123）Hunt SA, Abraham WT, Chin MH, et al. ACC/AHA 2005 Guidelines Update for the Diagnosis and Management of Chronic Heart Failure in the Adult. Circulation. 2005; 112: e154-235.

124）Chung ES, Leon AR, Tavazzi L, et al. Results of the Predictors of Response to CRT (PROSPECT) trial. Circulation. 2008; 117: 2608-16.

125）Boriani G, Nesti M, Ziacchi M, et al. Cardiac resynchronization therapy: An overview on guidelines. Heart Fail Clin. 2017; 13: 117-37.

126）日本超音波医学会用語・診断基準委員会．心臓再同期療法（CRT）適応決定のための諸指標の解説（案）．Jpn J Med Ultrasonics. 2010; 37: 520-30.

127）Khan FZ, Virdee MS, Palmer CR, et al. Targeted left ventricular lead placement to guide cardiac resynchronization therapy. J Am Coll Cardiol. 2012; 59: 1509-18.

128）ACCF/AHA task force members. 2013 ACCF/AHA guidelines for the management of heart failure. J Am Coll Cardial. 2013; 62: e147-e239.

129）Ruschitzka F, Abraham WT, Singh JP, et al. Cardiac-resynchronization therapy in heart failure with a narrow QRS complex. N Engl J Med. 2013; 369: 1395-405.

130）Engberding R, Yelbuz TM, Breithardt G. Isolated noncopmpaction of the left ventricular myocardium: A review of the literature two decades after the initial cases description. Clin Res Cardiol. 2007; 96: 481-8.

131）Stollberger C, Finsterer J. Left ventricular hypertrabeculation/noncompaction. J Am Soc Echocardiogr. 2004; 17: 91-100.

132）Chin TK, Perloff JK, Williams RG, et al.Isolated noncompaction of left ventricular myocardium. A study of eight cases. Circulation. 1990; 82: 507-13.

133）Hussein A, Karimianpour A, Collier P, et al. Isolated noncompaction of the left ventricle in adults. J Am Coll Cardiol. 2015: 66; 578-85.

134）Ichida F, Hamamichi Y, Miyawaki T, et al. Clinical features of isolated noncompaction of the ventricular myocardium: long-term clinical course, hemodyanamic properties, and genetic back ground. J Am Coll Cardiol. 1999; 34: 233-40.

135）Ichida F. Left ventricular noncompaction. Circ J. 2009; 73: 19-26.

136）Jenni R, Oechslin E, Schneider J, et al. Echocardiographic and pathoanatomical characteristics of isolated left ventricular non-compaction: a step towards classification as a distinct cardiomyopathy. Heart. 2001; 86: 666-71.

137）Petersen SE, Selvanayagam JB, Wiesmann F, et al. Left ventricular non-compaction: insights from cardiovascular magnetic resonance. J Am Coll Cardiol. 2005; 46: 101-5.

138）Jacquier A, Thuny F, Jop B, et al. Measurement of trabeculated left ventricular mass using cardiac magnetic resonance imaging in the diagnosis of left ventricular non-compaction. Eur Heart J. 2010; 31: 1098-104.

139）Oechslin EN, Attenhofer Jost CH, Rojas JR, et al. Long-term follow-up of 34 adults with isolated left ventricular

10. 心筋疾患を診断する

noncompaction: A distinct cardiomyopathy with poor prognosis. J Am Coll Cardiol. 2000; 36: 493-500.

140) McCrohon JA, Richmond DR, Pennell DJ, et al. Images in cardiovascular medicine. Isolated noncompaction of the myocardium: a rarity or missed diagnosis? Circulation. 2002; 106: e22.

141) Kohli SK, Pantazis AA, Shah JS, et al. Diagnosis of non-compaction in patients with left-ventricular systolic dysfunction: time for a reappraisal of diagnostic criteria? Eur Heart J. 2008; 29: 89-95.

142) Gati S, Chandra N, Bennett RL, et al. Increased left ventricular trabeculation highly trained athletes: do we need more stringent criteria for the diagnosis of left ventricular non-compaction in athletes? Heart. 2013; 99: 401-8.

143) Boyd MT, Seward JB, Tajik AJ, et al. Frequency and location of prominent left ventricular trabeculations at autopsy in 474 normal human hearts: Implications for evaluation of mural thrombi by two-dimensional echocardiography. J Am Coll Cardiol. 1987; 9: 323-6.

144) Packer DL, Bardy GH, Worley SJ, et al. Tachycardia-induced cardiomyopathy: A reversible form of left ventricular dysfunction. Am J Cardiol. 1986; 57: 563-70.

145) Nerheim P, Birger-Botkin S, Piracha L, et al. Heart failure and sudden death in patients with tachycardia-induced cardiomyopathy and recurrent tachycardia. Circulation. 2004; 110: 247-52.

146) Khasnis A, Jongnarangsin K, Abera G. Tachycardia-induced cardiomyopathy. A review of literature. Pacing Clin Electrophysiol. 2005; 28: 710-21.

147) Yokokawa M, Kim HM, Good E, et al. Relation of symptoms and symptom duration to premature ventricular complex-induced cardiomyopathy. Heart Rhythm. 2012; 9: 92-5.

148) Efremidis M, Letsas KP, Sideris A, et al. Reversal of premature ventricular complex-induced cardiomyopathy following successful radiofrequency catheter ablation. Europace. 2008; 10: 769-70.

149) Yarlagadda RK, Iwai S, Stein KM, et al. Reversal of cardiomyopathy in patients with repetitive monomorphic ventricular ectopy originating from the right ventricular outflow tract. Circulation. 2005; 112: 1092-7.

150) Shiraishi H, Ishibashi K, Urano N, et al. A case of cardiomyopathy induced by premature ventricular complexes. Circ J. 2002; 66: 1065-7.

151) 日本循環器学会. 循環器疾患の診断と治療に関するガイドライン（2010 年度合同研究班報告）. 不整脈の非薬物治療ガイドライン（2011 年改訂版）.

152) Garcia MJ. Constrictive pericarditis versus restrictive cardiomyopathy. J Am Coll Cardiol. 2016; 67: 2061-76.

153) Miura K, Nakagawa H, Morikawa H, et al. Epidemiology of idiopathic cardiomyopathy in Japan: results from a nationwide survey. Heart. 2002; 87: 126-30.

154) Katritsis D, Wilmshurst PT, Wendon JA, et al. Primary restrictive cardiomyopathy: clinical and pathologic characteristics. J Am Coll Cardiol. 1991; 18: 1230-5.

155) Oh JK, Seward JB, Tajik AJ. The Echo Manual. 3rd ed. Baltimore: Lippincott Williams & Wilkins; 2006. p.246.

156) Anderson EL. Arrhythmogenic right ventricular dysplasia. Am Fam Physician. 2006; 73: 1391-8.

157) Kayser HW, van der Wall EE, Sivananthan MU, et al. Diagnosis of arrhythmogenic right ventricular dysplasia: a review. Radiographics. 2002; 22: 639-48.

158) Mckenna WJ. Diagnosis of arrhythmogenic right ventricular dysplasia/cardiomyopathy. Task Force of the Working Group Myocardial and Pericardial Disease of the European Socety of Cardiology and of the Scientific Council on Cardiomyopathies of the International Society and Federation of Cardiology. Br Heart J. 1994; 71: 1445-50.

159) Marcus FI, McKenna WJ, Sherrill D, et al. Diagnosis of arrhythmogenic right ventricular cardiomyopathy/dysplasia. Eur Heart J. 2010; 31: 806-14.

160) Yoerger DM, Marcus F, Sherrill D, et al. Echocardiographic findings in patients meeting task force criteria for arrhythmogenic right ventricular dysplasia. J Am Coll Cardiol. 2005; 45: 860-5.

161) Prakasa KR, Wang J, Tandri H, et al. Utility of tissue Doppler and strain echocardiography in arrhythmogenic right ventricular dysplasia/cardiomyopathy. Am J Cardiol. 2007; 100: 507-12.

162) Ikeda S. Cardiac amyloidosis: heterogenous pathogenic backgrounds. Jpn Int Med. 2004; 43: 72-6.

163) Hassan W, et al. Amyloid heart disease. Tex Heart J. 2005; 32: 174-84.

164) Falk RH, Plehn JF, Deering T, et al. Sensitivity and specificity of the echocardiographic features of cardiac amyloidosis. Am J Cardiol. 1987; 59: 418-22.

165) Meaney E, Shabetai R, Bhargava V, et al. Cardiac amyroidosis, constrictive pericarditis and restrictive cardiomyopathy. Am J Cardiol. 1976; 38: 547-56.

166) Ammash NM, Seward JB, Bailey KR, et al. Clinical profile and outcome of idiopathic restrictive cardiomyopathy. Circulation. 2000; 101: 2490-6.

167) Sengupta PP, Krishnamoorthy VK, Abhayaratna WP, et al. Disparate patterns of left ventricular mechanics

differentiate constrictive pericarditis from restrictive cardiomyopathy. JACC Cardiovasc Imaging. 2008；1：29-38.

168）Cornwell GG 3rd, Murdoch WL, Kyle RA, et al. Frequency and distribution of senile cardiovascular amyloid. A clinicopathologic correlation. Am J Med. 1983；75：618-22.

169）Lie JT, Hammond PI. Pathology of the senescent heart：anatomic observations on 237 autopsy studies of patients 95-105 years old. Mayo Clin Proc. 1988；63：552-64.

170）Hayashi T, Yamanaka T, Fujinuma S, et al. Left ventricular filling disturbances in cardiac amyloidosis：a study of atrial sound and diastolic inflow velocities. J Cardiol. 1992；22：141-9.

171）Dubrey S, Polaak A, Skinner M, et al. Atrial thrombi occurring during sinus rhythm in cardiac amyloidosis：evidence for atrial mechanical association. Br Heart J. 1995；74：541-4.

172）Klein AL, Hatle LK, Taliercio CP, et al. Progonostic significance of Doppler measures of diastolic dysfunction in cardiac amyloidosis. A Doppler echocardiography study. Circulation. 1991；83：808-16.

173）Tei C, Dujardin KS, Hodge GO, et al. Doppler index combining systolic and diastolic myocardial performance：clinical value in cardiac amyloidosis. J Am Coll Cardiol. 1996；28：658-64.

174）Sharma OP. Diagnosis of cardiac sarcoidosis：An imperfect science, a hesitant art. Chest. 2003；123：18-9.

175）日本循環器学会. 2014-2015 年度活動. 2016 年版心臓サルコイドーシスの診療ガイドライン.

176）Yamano T, Nakano S. Cardiac sarcoidosis：What can we know from echocardiography. J Echocardiogr. 2007；5：1-10.

177）Nureki S, Miyazaki E, Nishio S, et al. Interventricular septal thickening as an early manifestation of cardiac sarcoidosis. Int Heart J. 2014；55：181-3.

178）Yazaki Y, Isobe M, Hiramitsu S, et al. Comparison of clinical features and prognosis of cardiac sarcoidosis and idiopathic dailated cardiomyopathy. Am J Cardiol. 1998；82：537-40.

179）Blank R, Wolber T, Maeder M, et al. Reversible cardiomyopathy in a patient with juvenile hemochromatosis. Int J Cardiol. 2006；111：161-2.

180）Chaudhry SP, Frishman WH. Myotonic dystrophy and the heart. Caridiol Rev. 2012；20：1-3.

181）von Sheidt W, Eng CM, Fitzmauricle TF, et al. Atypical variant of Fabry's disease with manifestations confined to the myocardium. N Engl J Med. 1991；324：395-9.

182）絹川弘一郎, 横山泰廣, 羽田勝征, 他. 洞不全症候群を合併した Fabry 病の一例. 心臓. 1993；26：539-43.

183）Nakao S, Takenaka T, Maeda M, et al. An atypical variant of Fabry's disease in men with left ventricular hypertrophy. N Engl J Med. 1995；333：288-93.

184）Takenaka T, Teraguchi H, Yoshida H, et al. Terminal stage cardiac findings in patients with cardiac Fabry disease：An electrocardiographic, echocardiographic, and autopsy study. J Cardiol. 2008；51：50-9.

185）Kawano M, Takenaka T, Otsuji Y, et al. Significance of asymmetric basal posterior wall thinning in patients with cardiac Fabry's disease. Am J Cardiol. 2007；99：261-3.

186）Morimoto S, Sugiura A, Iwase M, et al. Relief of left ventricular outflow obstruction by cibenzoline in a patient with Fabry's disease：a case report. Angiology. 2006；57：241-5.

187）Pieroni M, Chimenti C, Ricci R, et al. Early detection of Fabry cardiomyopathy by tissue Doppler imaging. Circulation. 2003；107：1978-84.

188）Pieroni M, Chimenti C, De Cobelli F, et al. Fabry's disease cardiomyopathy. J Am Coll Cardiol. 2006；47：1663-71.

189）Mundigler G, Gaggl M, Heinze G, et al. The endocardial binary appearance（'binary sign'）is an unreliable marker for echocardiographic detection of Fabry disease in patients with left ventricular hypertrophy. Eur J Echocardiogr. 2011；12：744-9.

190）Kawano M, Takenaka T, Otsuji Y, et al. Significance of asymmetric basal posterior thinning in patients with cardiac Fabry's disease. Am J Cariol. 2007；99：261-3.

191）Komamura K, Higashi M, Yamada N. Improvement of cardiac hypertrophy and ventricular function in a man with Fabry diease by treatment with α-galactosidase A. Heart. 2004；90：617.

192）Mehta A, Beck M, Elliot P, et al. Enzyme replacement therapy with agalsidase alfa in patients with Fabry's disease：an analysis of registry data. Lancet. 2009；374：1986-96.

193）羽田勝征, 李　康雄, 坂本二哉, 他. Hunter 症候群の心病変：症例報告. J Cardiogr. 1982；12：1043-53.

194）Riqant D, Seqni G. Cardiac involvement in mucopolysaccharoidosis. Angiology. 2002；98：18-20.

195）Mohan UR, Hay AA, Cleary MA, et al. Cardiovascular changes in children with mucopolysaccharoidosis. Acta Paediatr. 2002；91：799-804.

196）Akazawa H, Kuroda T, Kim S, et al. Specific heart muscle disease associated with glycogen storage disease type Ⅲ：clinical similarity to the dilated phase of hypertrophic cardiomyopathy. Eur Heart J. 1997；18：532-3.

10. 心筋疾患を診断する

197) Talente GE, Coleman RA, Alter C, et al. Glycogen storage disease in adults. Ann Intern Med. 1994; 120: 218-26.

198) Roos JC, Cox TM. Glycogen storage diseases and cardiomyopathy. N Engl J Med. 2005; 352: 2553.

199) De Dominics E, Finocchi G, Vincenzi M, et al. Echocardiographic and pulsed Doppler features in glycogen storage disease type II of the heart (Pompe's disease). Acta Cardiol. 1991; 46: 107-14.

200) Arnett FC, Willerson JT. Connective tissue diseases and the heart. In: Willerson JT, Cohn JN, editors. Cardiovascular Medicine. vol. 4. Edinburgh: Churchill Livingstone; 1995. p.1665-86.

201) 日本循環器学会. 循環器病の診断と治療に関するガイドライン（2008年度合同研究班報告）. 急性および慢性心筋炎の診断・治療に関するガイドライン（2009年改訂版）.

202) Kindermann I, Barth C, Mahfound F, et al. Update on myocarditis. J Am Coll Cardiol. 2012; 59: 779-92.

203) 宮本康二, 安田 聡, 野口輝夫, 他. 心タンポナーデを初発に左心不全および心内血栓が急性増悪した劇症型心筋炎の一例. J Cardiol. 2005; 46: 25-31.

204) Felker GM, Boehmer JP, Hruban RH, et al. Echocardiographic findings in fulminant and acute myocarditis. J Am Coll Cardiol. 2000; 36: 227-32.

205) Abdel-Aty H, Boye P, Zagrosek A, et al. Diagnostic performance of cardiovascular magnetic resonance in patients with suspected acute myocarditis. J Am Coll Cardiol. 2005; 49: 1815-25.

206) Katzenstein AL. Diagnostic features and differential diagnosis of Churg-Strauss syndrome in the lung. A review. Am J Clin Pathol. 2000; 114: 767-72.

207) Anan R, Nakagawa M, Miyata M, et al. Cardiac involvement in mitochondrial diseases. A study on 17 patients with documented mitochondrial DNA defects. Circulation. 1995; 91: 955-61.

208) Acquatella H. Echocardiograhpy in Chagas heart disease. Circulation. 2007; 115: 1124-31.

209) Keefe DL. Trastuzumab-associated cardiotoxicity. Cancer. 2002; 95: 1592-600.

210) 清水雅俊, 平沼永敏, 正井博之, 他. 覚醒剤による急性心筋障害の一例. J Cardiol Jpn Ed. 2009; 4: 173-6.

211) Yusuf SW, Venkatesulu BP, Mahadevan LS, et al. Radiation-induced cardiovascular disease: a clinical perspective. Front Cardiovasc Med. 2017; 4: 66.

CHAPTER 11

心膜疾患を究める

A 急性心膜炎

急性心膜炎には, 原因不明, ウイルス性, 結核性, HIV[1], 細菌性, 真菌性, 尿毒症 (血液透析)[2], 外傷性, 開心術後, および膠原病, 悪性腫瘍, さらには放射線照射後による心膜液貯留がある. 膠原病では SLE が圧倒的に多い[3]. 腫瘍は心膜・心臓原発のほか, 他臓器からの浸潤であり, 悪性腫瘍は高頻度に心タンポナーデを引き起こす. 500 例の検討ではウイルス性/特発性が 416 例 (83.2%), 膠原病/心膜切開後症候群 36 例 (7.2%), 悪性腫瘍 25 例 (5.0%), 結核 20 例 (4.0%), 化膿性 3 例 (0.6%), である[4].

> 心膜炎は外側の壁側心膜 parietal pericardium と心外膜 visceral pericardium (epicardium) の間にエコーフリースペースを観察して, 臨床像, 検査所見を考慮して診断する.

心臓悪性腫瘍自体は稀であるが, 心膜浸潤する頻度は 85% に達する[5].

> 高齢者の心膜炎では悪性腫瘍を最初に念頭に置いておくべきである.

肺癌, 白血病・リンパ腫, 乳癌で悪性腫瘍の 68% を占める[6]. 有無だけでなく, 広がりを見るためには X 線 CT 検査は必須である.

[1] 心膜液とエコーフリースペース (27 頁参照)

中等度以上の貯留では心膜腔内で心臓が浮遊するので診断は容易である.

一般的に言えば, 左室後壁側にある最外側の心膜エコーが平坦なら内側のエコーフリースペースは心膜液の可能性が高い. 左室後壁と平行して動いていれば, 心膜液はないと診断できる. これは心膜の M モードエコー図で評価できる.

心筋と心外膜間の心外膜脂肪もエコーフリーとなるが, 心膜液に比較すれば完全なエコーフリーとはならない. 少量のときは心膜液との鑑別はかつては難しかったが, 最近, 装置がよくなっているので識別可能である (図 11-1). しかし, 壁側心膜の外側の脂肪の同定は難しい. 前胸壁側のみのエコーフリーは脂肪のことが多いとされてきたが, 例外も多い (図 11-1, 11-2).

貯留液が 25 ml 以上になると M モード法では拡張期にも存在するようになると言われる. とくに大動脈解離や急性心筋梗塞が疑われるときのエコーフリースペースの読みは破裂の可能性があるので大切となる.

11. 心膜疾患を究める

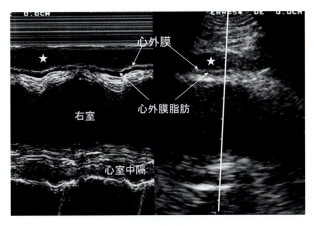

図 11-1 右室前壁側の心膜液貯留（☆）
本例では心外膜脂肪は少なく（右室前壁と平行運動している），前方の心膜液貯留が目立つ．健常例からのものである．

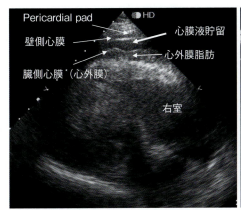 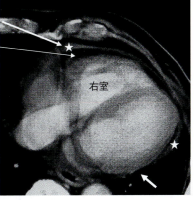

図 11-2 右室側前面の心外膜脂肪と心膜液貯留（健常例）
壁側心膜は固定し，右室前壁は臓側心膜と脂肪（心外膜脂肪は完全にエコーフリーでない）とともに動いていた．心外膜表面は平滑でないことがわかる．壁側心膜外側の脂肪は pericardial pad である．同症例の右図の X 線 CT では脂肪は黒く抜けて表示される．心膜液（☆）は右室前面と心尖部寄りに多いことがわかる．背臥位での撮影のため心臓は最下方に沈み，最下面に心膜液は存在しない（太矢印）．

[2] 心膜液の分布

　貯留液の分布は，健常者でも見られる心膜癒着の有無，液量，心膜液の比重，体位，に規定される．健常者の観察で明らかなごとく，臥位では心臓は背方に沈むので右室前方に見えることも稀ではない（図 11-1, 11-2）．心膜液の分布，脂肪との識別は X 線 CT を利用すればわかりやすい[7]．通常は左側臥位なので心臓は後方に沈み，房室間溝で認めやすく，短軸像では 7〜9 時方向となる．左房周囲の心膜は心室に比較して密に付着するので右房や心室側に比較して貯留しにくいと言われる．心尖部四腔断層像では上方に位置する右房周囲で心膜液を見ることがある．右室前方の心膜液はエコーフリーとなる心外膜脂肪の前方に貯留するので観察容易である．

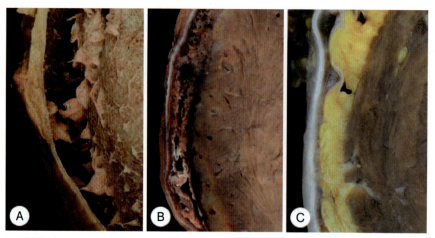

図 11-3 急性線維素性心膜炎（A），心膜内腔が閉鎖・器質化しつつある心膜炎（B），心膜が癒着して治癒した心膜炎の病理所見（C）[11]

心エコー所見ではそれぞれ，フィブリンの見える心膜液貯留，echogenic となりつつある心膜，エコーフリースペースが消失した心外膜・心膜の癒着像，に相応するものと思われる．

［3］ X 線 CT，MRI の重要性

心エコー図検査の後施行されることが多い．貯留液の分布がわかりやすい．

> 心膜炎が疑われるときは拡がりだけでなく心臓内外の腫瘍性病変検索のために X 線 CT も施行される．心エコー図と対比すればエコーフリースペースの読みが深まる．

この領域の X 線 CT，MRI の進歩は目覚しい[7-9]．とくに MRI は心膜の炎症や合併する心筋炎の診断には有用である[10]．

［4］ 急性心膜炎の診断（図 11-3）

診断は典型的胸痛，心膜摩擦音，ST 上昇，心膜液の出現，CRP 上昇，X 線 CT，MRI 所見による[7]．

急性心膜液貯留は滲出液，漏出液，血液によらず一般にエコーフリーであり（図 11-4），経過とともに echogenic となる（図 11-5）．開心術後の心膜液の一部では凝血を反映して早期に echogenic となる．高齢者ではつねに悪性腫瘍を念頭に置いておく．

> エコー輝度のある浮遊物を見れば，血性（血液凝固物）かフィブリンを考えなければならない（図 11-3A，11-4B）．心臓破裂，結核，その他，細菌感染の可能性がある．

また，

11. 心膜疾患を究める

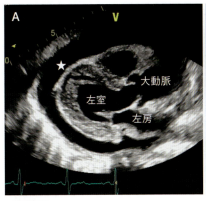 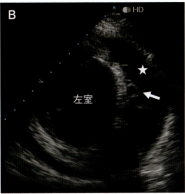

図 11-4 急性心膜炎の二例
Aは特発性と考えられた症例．全周性の多量の心膜液（☆）を認め，左房後方まで観察されている．胸水貯留はない．Bは細菌性，結核性，悪性腫瘍が疑われていた．矢印は心外膜に付着するフィブリンである．

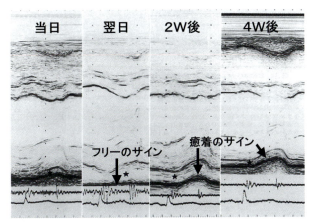

図 11-5 Mモードエコーが役立つ急性心膜炎の経過
胸痛のある初診日には心膜液は認められなかったが，翌日に貯留した（★）．推移を見るには胸部X線写真のCTRのほか，心膜Mモードエコー法が参考となる．最外側の心膜が壁運動とともに動くようになると癒着開始と判定できる．しかし，収縮性心膜炎に移行したか否かはこれだけでは判定できない．急性期のエコーフリーはechogenicに変化していくことがわかる（図11-3参照）．

> 胸痛が出現する急性心膜炎初期に心膜液貯留が観察されず，翌日に認めた例（図11-5）がある．少量の見落としを否定することはできない（dry pericarditis[12]）．

消褪してくると貯留液はエコーフリーでなくなり，最外側の（壁側）心膜エコーは左室後壁とともに動くようになる．この所見は癒着の始まりと判定できる．最終的にはエコーフリーは消失する（図11-3C，11-5右）．

[5] 心筋障害後症候群

急性の心膜液貯留の鑑別診断として開心術やインターベンション術後例で見られる postcardiac injury syndrome がある[13]．本症は post-myocardial infarction（Dressler）syndrome, post-cardiotomy syndrome を含む概念である．開心術による心筋や心膜の損傷，心筋梗塞後に起こる自己心

筋に対する免疫異常，あるいはウイルス感染などの諸説がある．発熱，心膜・胸膜炎，胸痛を引き起こして炎症反応が陽性となる．ステロイドが著効することから，自己免疫疾患と関連づけられている．胸膜炎や肺浸潤を伴うこともある．胸痛時はST上昇もあることから虚血の再発作，血管損傷，心タンポナーデ（後述）などとの鑑別が問題になる．

開心術後10〜40%に見られる病態[14]は，① 感染徴候がなく術後1週間を超えて持続する発熱，② 胸膜痛，③ 心膜摩擦音，④ 胸水貯留，⑤ 心膜液貯留の出現か増悪，の2つ以上で診断する．コルヒチン予防的投与の選択肢があるという．

［6］ 急性心膜炎のフォロー

ほとんどは心外膜と心膜は癒着して左室壁とともに動くようになり治癒する（図11-5）．

> 治癒と判定するときでも僧帽弁・三尖弁流入血流，心膜・心室動態は一通り記録すべきである．この情報は収縮性心膜炎の診断に役立つ．

エコーフリースペースの部分がechogenicになっても縮小しないとき，あるいは縮小しても，収縮性心膜炎への移行の有無はチェックすべきである．

後壁側のMモード心膜エコー所見は多様である．心膜炎治癒後例，開心術後例での経験が収縮性心膜炎の診断に役立つ．

穿刺液の排出かステロイドで心膜炎が消褪しても，結核や悪性腫瘍なら再燃してくるので，退院後，再度の診察と再検査はすべきであろう．

■ complicated pericarditis

多くの急性心膜炎は数日か数週間で消褪するが，一部に心タンポナーデ，慢性化，再発，収縮性心膜炎に移行するタイプがある．これらはcomplicated pericarditisと言われる[11]．この報告では心タンポナーデは急性心膜炎の1〜2%で心筋障害の合併は〜15%，再発は〜6%，収縮性心膜炎への移行1〜2%である．18カ月以内に起こるもろもろのcomplicated pericarditisは15〜30%に起こる．心膜病変の広がり，心筋の炎症と評価にはX線CT，MRIも参考とすべきである．

B 開心術後の心膜液貯留

開心術後の検査で血液が貯留していることは珍しくはない．心膜腔内ドレーンからの血液の流出がなくなれば，ドレーンは心エコー図検査なしに抜去されるので，多少なりともエコーフリースペースは存在する．多くは時間とともに消褪するが，問題となるのは開心術後，胸痛，息切れがあるときのエコーフリースペースの読みである．とくにコアグラタンポナーデには留意する（後述）．術後患者のフォローには

> 退院時，あるいは退院後の来院時心エコー図所見，心電図，および胸部X線写真（とくにCTR値）は今後の収縮性心膜炎への進行をも念頭に置いて，ベースラインデータとして重要である．

11. 心膜疾患を究める

　エキストラエコースペースだけでは術後の順調な経過なのか，一過性，あるいは収縮性心膜炎（後述）への移行か，不明である．心膜癒着のサインは心膜液貯留を否定しうる．バイパス術後例では壁運動の評価はさらに難しくなる．胸痛の鑑別診断なら心電図の変化の方が有益である．

> 開心術後例の心膜エコーは臨床像も加味して評価する．

C 心タンポナーデ

　原因，量によらず急激に貯留した心膜液のために心膜腔内圧が心腔内拡張期圧を凌駕して体・肺静脈からの流入障害をきたす結果，息切れ，低心拍出量による意識障害，低血圧（脈圧の減少）を惹起する病態で，かつ，心膜穿刺やドレナージ，緊急手術にて改善する疾患を言う．心膜貯留は開心術後例の一部を除き，全周性に生ずるのが特徴である．

　低血圧，頻脈，奇脈は本症の三大身体所見である．奇脈を 12 mmHg 以上の吸気時収縮期血圧の低下と定義すれば 98％の症例で観察される[15]．吸気で橈骨動脈が弱くなれば 20 mmHg 以上の低下を考える．本症の奇脈は後述する収縮性心膜炎よりも頻度は高く，奇脈の程度はより強い．

　最も特徴的な心エコー図所見は心膜腔内圧上昇による右室の拡張期虚脱 diastolic collapse である[16]（図 11-6）．通常は断層像で虚脱ありというが，Mモード記録では拡張期の決定に微妙なケースがある．右房の収縮期虚脱はより早期の pre-tamponade で出現すると言われている．なお，心膜液貯留では左房や左室の拡張期虚脱の報告がある[18]．診断基準よりも症状を優先すべきである．

　稀に見られる電気的交互脈は心臓が 1 拍おきに前胸壁に近づくことによるもので，Mモードエコー図を記録していれば発見される（図 11-6B）．

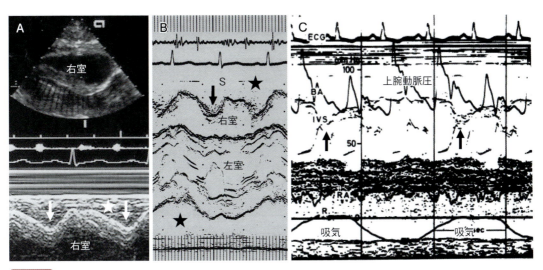

図 11-6 心タンポナーデの三症例
A，B では右室の拡張期虚脱（矢印）を認める．B の貯留液は多量で，振子様運動を呈していた．心電図には 1 拍おきの S 波が出現している．C[17]は上腕動脈圧との同時記録で著明な奇脈を示す．吸気時に心室中隔が突然，左室側にシフトし（矢印），その直後に上腕動脈圧は低下している．　★：心膜液

> 基礎疾患にはまず，悪性腫瘍（肺癌，乳癌，血管肉腫，悪性リンパ腫，悪性中皮腫，その他）の浸潤を考える．そのほか，心筋梗塞による心臓破裂，大動脈解離の心膜腔内破裂，特発性心膜炎，開心術後，尿毒症[19]のほか，心膜穿刺や心カテーテル検査時の合併症（冠動脈穿孔），稀なものは外傷による破裂，冠動脈瘤・冠動脈瘻破裂[20-22]，などがある．

急性心筋梗塞の oozing タイプの破裂では貯留液が少なく，右室の虚脱ははっきりしないが血圧が低くなるのが特徴なので，液量のみにこだわってはいけない．

> 貯留液の目立たない心タンポナーデに開心術後の限局した心膜内血腫による低心拍量状態がある[23]．

右房圧波形で y が深く心タンポナーデではないが，コアグラタンポナーデと言われる．その他，稀であるが粘液水腫の初発症状として[24]，また大量の左右いずれの胸水貯留[25,26]でも心タンポナーデが起こる．胸水は心タンポナーデの定義から離脱するが，右室・左室の拡張期虚脱が起こり，排液で改善するので圧迫による流入障害であることは確かである．

■ 心膜穿刺

高度心膜液貯留，心タンポナーデでは治療と成因詮索のために施行される．数日間持続廃液を行うこともある．穿刺は内胸骨動脈と肋間動脈を避けて，心エコー図所見を参考に胸骨下縁・肋骨間か第 4，5，6 肋骨上縁で行うと安全とされる[6]が，穿刺時に非持続性上室性頻脈が 17% に見られるという．しかし，穿刺液の細胞診では確定診断に至らないことがある．

D 慢性心膜炎

原因不明の炎症所見のない慢性心膜液貯留がある．心陰影の拡大は著明でも自覚症状は乏しい．

全周期にわたるわずかなエコーフリースペースは炎症でなくても慢性心不全や慢性腎不全，ネフローゼ症候群で見られる．その他，コレステロール心膜炎，原因不明（特発性）がある．多量でなければ症状もないので穿刺しないまま経過観察することも多い．排液してもすぐ，再発する例を経験している．心膜液貯留を契機に偶然，診断されるものに甲状腺機能低下症がある．

> 心症状に乏しい心膜液貯留では粘液水腫を考える．徐脈が特徴である．

E 収縮性心膜炎 constrictive pericarditis（CP）

> 主病態は①心膜の癒着・肥厚による両心室の拡張障害，②心室中隔を介した心室間相互依存の増強（enhanced ventricular interdepedence），である．

心膜の炎症，障害による心膜液貯留が吸収する過程で心膜腔が閉鎖して心膜の癒着，瘢痕，肥厚

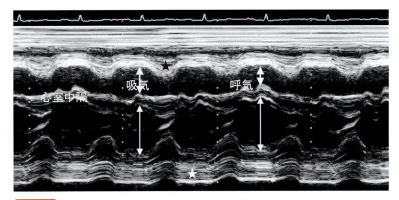

図 11-7 収縮性心膜炎の M モードエコー図（平成 17 年秋季講習会パンフレット．東大病院　竹中克先生のご厚意による）

前壁側・後壁側の心膜エコー（★）は厚く，とくに後壁では 11 mm ほどある．心筋とともに平行運動していることが理解される．癒着のサインでもある．右室壁と左室後壁は呼吸性変動を見ないが，心室中隔は吸気でわずかに背方に移動し（吸気性の右室拡張），呼気で戻る（septal bounce）．右室径の増大と左室径の縮小を見る（奇脈の反映）．中隔の呼吸性変動には拡張期の両心室圧が等圧に近いことが必要条件である．

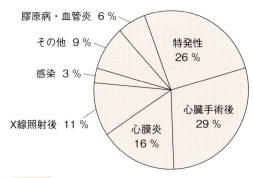

図 11-8 収縮性心膜炎の成因（文献 27, p.299）

表 11-1　収縮性心膜炎の病型[30]

■典型例
　慢性（石灰化，rigid shell）収縮性心膜炎
　亜急性（非石灰化，elastic）収縮性心膜炎

■異型例
　浸出性（effusive）収縮性心膜炎
　限局性（localized）収縮性心膜炎
　潜在性（latent）収縮性心膜炎
　一過性（transient）収縮性心膜炎

をきたし，最終的には肥厚と線維組織（図 11-7），あるいは石灰沈着に至り，流入障害を惹起する疾患である．このとき，心膜は constriction（緊縮）の状態にある．硬い心膜で包まれた両心室の容量は一定なので，左右心室の拡張期圧差が小さいか（右室圧が 5mmHg 以内で低い）等圧のときには吸気の右心流入増加は心室中隔が左室に偏位することで対応する（＝心室間相互依存）．これがseptal bounce，奇脈（後述）の原因である．急性心膜炎から移行する例，急性期が明らかでない慢性例，および亜急性がある．原因としては特発性（ウイルス性）と開心術後例が多い（図 11-8）．心膜炎からの移行の他は結核を含めた感染症，膠原病，放射線照射などがある．急性心膜炎後例を平均 5 年観察した報告ではウイルス性/特発性では収縮性心膜炎の発症は 0.48％であるが，それ以外の原因によるものでは 8.3％とする報告がある[4]．しかし，結核性，化膿性心膜炎から収縮性心膜炎への移行はそれぞれ 20％，33％と多くなる．さらに稀な原因として麦角系頭痛薬，IgG4 関連疾患[28,29]がある．今日，病態から表 11-1 のように分類されている．

本症は形態学的診断ではなくて血行動態的診断である．多くの所見が報告されているが確定診断できない病態（あるいはごく軽度の緊縮があると思われる境界領域）の方がはるかに多いものである．

> 拡張早期は正常な心室筋の弛緩と伸展により急速流入（rapid relaxation）は保たれる．その後は硬くなった心膜のために両心室のさらなる拡張が妨げられて心室の拡張中期・末期圧は上昇し，ひいては心房の拡張を見る．

駆出率の保たれた拡張不全の代表的疾患である．基礎疾患による駆出率低下や胸水，著明な右心不全がなければ心拍出量は保たれているので息切れは少ない．体静脈のうっ滞が前面に出る．両心房拡張，頸静脈怒張，下大静脈・肝静脈の拡張と肝腫大，下肢の浮腫，腹水，低蛋白（消化管浮腫による蛋白漏出性胃腸症）が共通所見である．

［1］臨床像

心拡大や浮腫で心エコー図検査の依頼があるときは鑑別診断の1つとなる．雑音（弁膜症，先天性疾患）がない，心筋障害がないときに考慮すべき疾患であるが，さらに

　①原因不明の胸水貯留がある
　②急性心膜炎の既往がある
　③開心術後例である
　④原因不明の右心不全，浮腫，肝腫大，腹水がある
　⑤収縮障害（息切れ）がないのに3音（＝ノック音）が聞かれる
　⑥頸静脈の怒張（吸気時の増強＝Kussmaul徴候）（図11-9）と
　　急峻な拡張早期虚脱（＝Friedreich徴候）の存在
　⑦肺高血圧がない

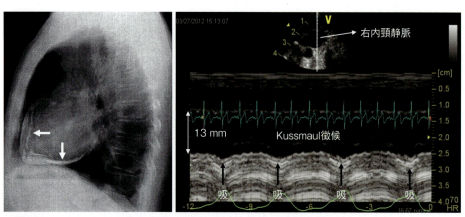

図11-9 収縮性心膜炎例の胸部X線側面像（左）と右内頸静脈エコー（右）
心膜石灰化を明瞭に認める．右内頸静脈は吸気時（黒矢印）に怒張した（Kussmaul徴候）．本症は洞調律である．三尖弁逆流は軽度で呼吸性変動を見なかったので，吸気時怒張に逆流の影響はない．

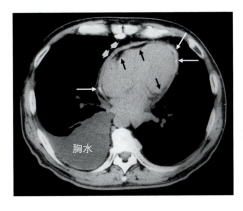

図 11-10 収縮性心膜炎のX線CT像（手術例）
太矢印は肥厚した心膜（3 mm, pericardium と epicardium からなる）である．心膜内側には心外膜脂肪を見る（黒矢印）．細くて白い矢印は心膜の小さい石灰沈着である．

⑧心膜に肥厚や石灰化がある（図 11-9，11-10）．

は参考所見となる．心エコー図所見は開心術後例を除いて心筋障害がなく駆出率がよい，両心室の肥厚や拡張を見ない，ことに加えて

⑨洞調律で逆流がわずか，あるいは欠如するのに両心房の拡張が目立つ

⑩後壁の心膜側にエコーフリースペースがない（＝癒着が疑われる）

⑪高齢なのにE波が急峻で，DT（減速時間）が短縮している

は，拡張障害の所見として本疾患を疑い，呼吸性変動と肝静脈ドプラーを見るべきである．

［2］心膜癒着・肥厚の評価

胸部X線写真上での心膜石灰化は感度は低い（23％）[31]が最重要所見である（図 11-9）．肥厚の有無評価にはX線CTがよい（図 11-10）．石灰沈着が観察されて14年後に症状が出現して手術に至った稀な例がないわけではない[32]が，あればまず考える．

心膜エコーの評価は難しい．明らかな肥厚は異常と言えるが（図 11-7），参考となっても心エコーで厚みを計測することは容易ではない症例がある．しかし，経食道エコー法による心膜の計測はX線CT法と相関よく，3 mm以上の肥厚があれば sensitivity 95％，specificity 86％で診断できるという[33]．本症切除例の18％は組織的には異常であったが，心膜の厚みが2 mm以下で正常だったというデータがある[34]．肥厚のない例には開心術後CPが，肥厚例には特発性CPがより多い．病態と手術成績，予後は肥厚の有無で差を見ないと言われている．

> 胸壁アプローチによる心膜肥厚の計測は容易でないことがある．厚みが正常でも本症は否定することはできない．

開心術後例の経験から明らかなごとく心膜癒着の診断は容易である．左室後壁側で心膜と心筋が平行して動くからである．心窩部アプローチの横隔膜面で心膜が右室弁輪とともに左右に移動せず，縦方向に移動するのは本症の特徴とされる[35]．

心膜の癒着から緊縮（constriction）までのスペクトラムは広い．心膜の癒着か緊縮かはドプラー所見を加えた総合評価である．

[3] 心エコードプラー検査による診断

報告されている所見には以下のものがある．

> - 心室中隔の septal bounce（図 11-7）
> - 両心室流入波形の急峻な E 波と減速時間（DT）の短縮（＜160 msec），E/A 比の増大（＞1.5）（図 11-11）
> - 肝静脈ドプラーの深い D 波（図 11-12，11-13）
> - 肺静脈ドプラーの D 波の増大（S/D≦0.65）

心室中隔の septal bounce は心尖部四腔断層像や M モード法で見られる左室側への一過性シフトで，吸気時には右室拡張（図 11-14）とともに顕著となる．本症の急峻な拡張早期流入とその後の拡張障害を反映して，両心室の流入波形 E/A の高値，減速時間（DT）の短縮は診断的であるが，拘束型心筋症にも認められる所見なので，"restrictive pattern" と言われる．

かつての M モードエコー図では

> - 僧帽弁エコーの急峻な E-F スロープ
> - 心室中隔の奇異性運動，拡張早期の dip，atrial notch[36]
> - 左室後壁の急峻な拡張早期後方運動とその後の平坦化（心室内圧波形の dip and plateau を反映）
> - 肺動脈弁の前収縮期開放が出現（図 11-15）[37, 38]

が報告されている．拡張早期ディップは中隔の M モードエコー図にみられ，拡張早期に低下する両心室の圧較差逆転を反映している．やはり，吸気で顕著になる．この dip は断層法による septal bounce と同時に出現することがある．最近，M モードエコー法は省略されがちであるが，収縮性心膜炎では必須のチェック項目である．このディップそのものは本症に特異的なものではなく，開

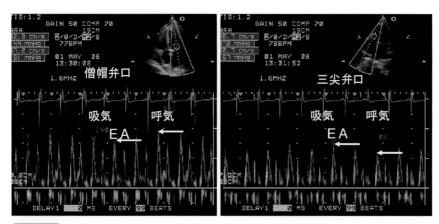

図 11-11 収縮性心膜炎で見られた流入血ドプラーの呼吸性変動

僧帽弁流入波形の E 波は吸気で低下，呼気で増加し，三尖弁流入はその逆となっている（本例での最高変化率はそれぞれ 38，34％）．呼気止め記録では僧帽弁流入波形 E/A＝1.3，DT＝140 msec であった．

11. 心膜疾患を究める

心術後（91頁図 4-14 参照），肺高血圧症（359頁図 12-4 参照），その他でも見られる．

本症のもう1つの特徴は，心臓が固い心膜で包まれているために，胸腔内圧は肺静脈には伝達しても直接心臓には伝わらないことである．これは既述のごとく，血行動態の著明な呼吸性変動（図 11-14）[27] として現れる．胸腔内圧と肺静脈・毛細管圧は吸気で低下するが，心臓に伝わらないために肺血管床内でのプーリングも加わり左心への流入は低下する．左室容積の減少と吸気で増加する

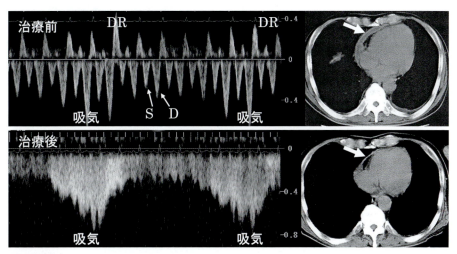

図 11-12 一過性収縮性心膜炎が疑われた肝静脈ドプラーの呼吸性変動（洞調律）

浮腫を契機に診断された膠原病＋心膜炎の患者．吸気で D 谷は大きく，呼気の始めに拡張期反転流（DR）は大きくなっている（上段）．ステロイド投与4カ月後には浮腫は消失し，肝静脈ドプラーは正常化した（下段）．右図 X 線 CT では右室側の肥厚した心膜が消褪しているのがわかる（矢印）．右室側優位の心膜肥厚の原因は不明である．

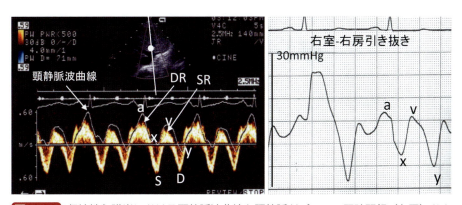

図 11-13 収縮性心膜炎における頸静脈波曲線と肝静脈ドプラーの同時記録（左図）および右心圧波形（右図）の類似性（同一例）

いずれも呼気止めの記録である．頸静脈波曲線には深い y 谷（正常では x 谷の方が深い）が見られ，W 型を呈している．心内圧はカテ先マノメーターによる記録である．右房圧波形と頸静脈波の x, y は肝静脈ドプラーの S, D に相当する．肝静脈ドプラーの収縮期と拡張期の上向きの血流〔頸静脈波形の v, a に相当するもので収縮期反転（SD），拡張期反転（DR）と言われる〕は本症の特徴である．SD, DR: systolic, diastolic reversal

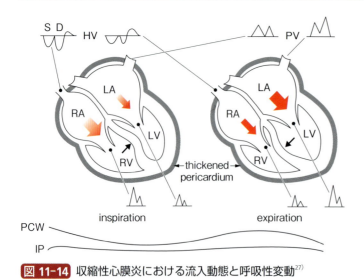

図 11-14 収縮性心膜炎における流入動態と呼吸性変動[27]

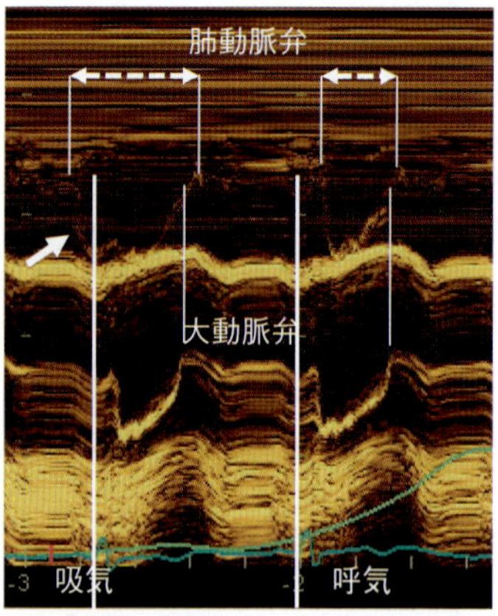

図 11-15 収縮性心膜炎における肺動脈弁の吸気時前収縮期開放（白矢印）

運よく，大動脈弁が同時に記録されたMモードエコーである．吸気で右室拡張末期圧が肺動脈拡張末期圧を凌駕するために起こる現象である．

静脈還流は右室を拡張させて中隔を圧排する（septal bounce）．この変化が身体所見上，奇脈として報告されてきたものである．すなわち，収縮期血圧が 12 mmHg 以上，吸気性低下（健常者は 10 mmHg 以内）を見るもので，20 mmHg 以上の変動になると橈骨動脈を触りながら静かに呼吸させると拍動が弱くなる．奇脈を反映した以下のドプラー所見も本症診断の参考となる．

　①吸気で三尖弁流入の E 波は高くなり（40〜60％以上の変動），僧帽弁流入 E 波が吸気で 25％以上低くなる（図 11-11 参照）[7]．
　②肝静脈の S 波・D 波は吸気で増強する．吸気の最後，呼気のはじめで A 波が大きくなり，拡張期反転が出現する（diastolic reversal）[39]（図 11-12，11-13）．
　③肺静脈 D 波は吸気で小さくなる（D 波の 40％以上の呼吸性変動[40]）．

本質的には肝静脈ドプラーは上・下大静脈，三尖弁流入ドプラーと同じパターンであるが，上大静脈ドプラーの呼吸性変動は小さい，あるいは欠如すると言われている．記録が容易なことから肝静脈ドプラーがよく利用される．

> 奇脈の発生には拡張期の右室・左室圧較差が 5 mmHg 以内で右室圧が低いことが必須条件である[41]．

また，上記指標は all or none ではなく，gray zone が存在するので，複数の陽性所見を見て総合的に診断する．

> 収縮性心膜炎はかつて，低蛋白血症，肝うっ血，腹水のためにときに肝硬変と誤認されたことがあった．

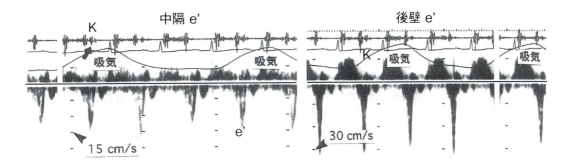

図 11-16 組織ドプラー法による収縮性心膜炎の診断（洞調律 PQ 延長例）
中隔，後壁共に急峻な e' 波を見た．中隔の e' は吸気で高くなり，同時にノック音（K）が出現している．なお，当時，組織ドプラーの記録部位は弁輪ではなく心筋であった（1996 年 11 月，畑中一仁，他．第 68 回日本超音波学会研究会抄録集）．

[4] 組織ドプラーの利用

組織ドプラー法は診断のみならず[42,43]，拘束型心筋症との鑑別に有用とされている[44]．収縮性心膜炎では心筋障害がないので，拘束型心筋症と異なり左室壁や弁輪運動は保たれている．心臓の短軸方向への拡張制限はうけても長軸方向での伸展障害はうけにくいので心尖部アプローチによる弁輪部ドプラーが有用とされるが，実記録では短軸方向の e' も急峻である（図 11-16）．

> 中隔側 e' は収縮性心膜炎で 8 cm/sec 以上，アミロイドーシスを含めた拘束型心筋症で 8 cm/sec 以下である[45]．あるいは僧帽弁流入波形 E 波との比，E/e' が 14 以下なら，たとえ E/A 比が 1.5 以上でも偽正常化現象ではないので，収縮性心膜炎が考えられる．

外側弁輪部組織ドプラーにおける e'（Ea）波 = 8 cm/sec，僧帽弁流入 E 波の呼吸性変動 = 10%，肺静脈流入 D 波の呼吸性変動 = 18% が両者のカットオフ値という報告もある[46]．しかし，心機能低下があるか，弁輪の石灰化が強ければ利用できない[47]．拡張早期の指標である E/e' が肺動脈楔入圧や左室拡張末期圧を正しく反映しないのは当然と考えていたが，収縮性心膜炎の E/e' と肺静脈楔入圧は逆相関するという報告がある（annulus paradoxus）[48]．10 例の本症では肺動脈楔入圧は高くても（18～34 mmHg）中隔側 E/e' は 4～17 で高値とはならないという．CP 診断に最も有用な independent 所見は①吸気性の septal bounce，②中隔側弁輪速度 e' の保持か上昇（>8.0 cm/sec で，かつ>側壁 e'）（annulus reversus）[49]，③肝静脈ドプラーの呼気時拡張期反転流（diastolic reversal），とも言われる．表 11-2 のような別の診断基準が提案されている[50]．

[5] dip and plateau 所見

手術適応を考えるならカテーテル検査は必須である．両心同時カテーテル検査は説得力がある（図 11-17, 11-18）．心内圧は呼気止め記録と呼吸性変動を見ながらの低速度による両心室の同時圧記録による奇脈の有無も参考とする．頻脈ではドプラー波形や圧記録の解析は難しいことがあるの

表 11-2 手術で確認された収縮性心膜炎の診断基準[50]

Criterion	Sensitivity	Specificity	PPV	NPV
1. Ventricular septal shift	93	69	92	74
2. Change in mitral E velocity > 14.6%	84	73	92	55
3. Medial e' velocity > 9 cm/sec	83	81	94	57
4. Medial e'/Lateral e' ≧ 0.91	75	85	95	50
5. Hepatic vein diastolic reversal velocity/ forward velocity in expiration ≧ 0.79	76	88	96	49
1 and 3	80	92	97	56
1 with 3 or 5	87	91	97	65
1 with 3 and 5	64	97	99	42

数値は%．CP：収縮性心膜炎，NPV：negative predictive value，PPV：positive predictive value

で，心カテーテル検査は可能なら心拍数が低下した段階で施行すべきである．しかし，万能ではない．
　典型的 dip and plateau は拡張期早期に低下した右室圧が全振幅の 1/3 以上まで高くなる所見である．両心房・両心室の拡張期圧はほぼ一致する（5 mmHg 以内で右室圧の方が左室圧より低い）．fluid filled カテーテルによる圧測定では波形はアーチファクトによる拡張早期のアンダーシュートにて正常者でも一見，dip and plateau に見えることがあるので注意が必要である．頻脈では診断は難しくても PVC 後の長い拡張期（図 11-17 左，11-18 右）なども利用して判定する．収縮性心膜炎であれば拡張早期圧は 0 に近いが，心膜液の貯留，心筋の肥厚がある，あるいは拘束型心筋症なら拡張期圧は全体に上昇する傾向にある．絶対的なものではないが参考にする．
　利尿薬投与後は constriction の動態が改善するので診断が難しくなる．所見が典型的でないときは利尿薬中止か（図 11-18）[52]，輸液の急性負荷を行って圧測定を行う．潜在性収縮性心膜炎 oc-

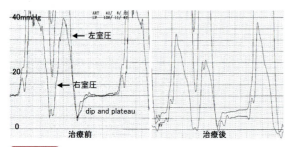

図 11-17 一過性収縮性心膜炎治療前後の心カテ所見
（関東中央病院，松井佑子先生のご厚意による）[51]
心室期外収縮後に右室，左室圧拡張期圧の一致を見たが（dip and plateau），ステロイド投与後は正常化した（左室圧はカテ先マノメーター，右室圧は fluid filled カテーテルにて記録）．亜急性収縮性心膜炎だったと思われる．

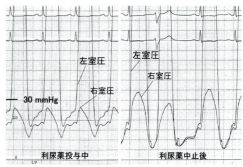

図 11-18 利尿薬投与中と中止後に施行した両心室同時圧記録（カテ先マノメーターによる記録）
利尿薬を中止して浮腫出現後（体重は 5 kg 増加）に再検すると両心室の拡張期圧は一致した（右図）．最終的には心膜の剝離と切除を行って浮腫は完全に消失した．10 年後の時点では再発を見ていない．

cult constrictive pericarditis[53]の報告がある．

［6］収縮性心膜炎と紛らわしい，あるいは診断を難しくする病態

　頻脈，脱水，利尿薬投与中のほか，心房中隔欠損の合併（次項参照），高度の三尖弁閉鎖不全の存在[54]，などは本症の診断を難しくする．高度右室容量負荷は一般的に，頸静脈怒張，肝うっ血，浮腫，腹水，などを惹起するからである．収縮性心膜炎でなくても右室の拡張と拡張期圧の上昇があれば心膜は緊満して（noncompliant RV）両心室圧は等圧になり，ときに dip and plateau を呈する[55,56]（後述）．心房細動例があると x 谷（頸静脈波，心房圧ともに）と S 波（肝静脈ドプラー）は浅くなり，y 谷，D 波が目立つ（232 頁図 7-9 参照）．断層心エコー図法が導入されていなかった時代，高度三尖弁閉鎖不全では頸静脈怒張と大きな y 谷を見るので収縮性心膜炎との鑑別は困難であった．とくに僧帽弁置換術後の心房細動＋三尖弁閉鎖不全で右心不全に至った例では本症の合併を否定するのはきわめて難しい．三尖弁閉鎖不全の合併した収縮性心膜炎の診断にて開胸したが，結果的には三尖弁輪形成術のみで右心不全が消失した症例報告がある[57]（図 11-19）．本症に三尖弁閉鎖不全の合併は 71％に見られ珍しくはない．中等度以上の逆流合併は 20％に見られる[58]．本症を診断するときは三尖弁逆流合併の有無は必須項目である．高度三尖弁閉鎖不全症のみでも圧波形は一見，dip and plateau 的となるからである．しかし，三尖弁閉鎖不全のみでは吸気のピーク時右室拡張期圧は上昇するので鑑別可能という[59]．

> 陰性所見は明らかにしておき，治療後は治療前に陽性だった所見の変化を
> 記録して今後の診断に役立てなければならない（図 11-20）．

■ constrictive physiology[55]

　収縮性心膜炎でなくても血行動態の類似する疾患がある．右室の容量負荷により右室拡張期圧が 10〜12 mmHg に上昇すると両心室で等圧となり，ventricular interdependence が増強する．先に述べた高度三尖弁閉鎖不全（図 11-19）のほかに，右室梗塞[60]，急性肺血栓塞栓症[55]，右心不全の合併する収縮不全がある[61,62]．開心術後に出現する一過性の心膜癒着による病態（後述）も constrictive physiology として報告されている[63]．典型的 constrictive pericarditis ではないという意味で用

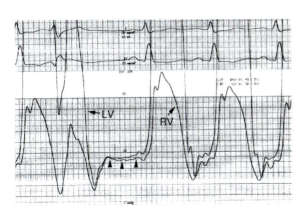

図 11-19 高度三尖弁逆流例の両心室圧の同時記録
収縮性心膜炎の合併を疑い，手術をしたが，弁形成術のみで右心不全が改善した症例である[57]．

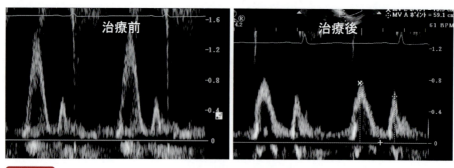

図 11-20 治療で改善した一過性収縮性心膜炎の僧帽弁流入波形（図 11-17 と同一例）
左図は治療前，右図はステロイド投与後のもので，浮腫と症状は消褪した．E 波＝1.4 m/sec，DT＝120 msec からそれぞれ，0.8 m/sec，200 msec に正常化した．

いられているので誤解を招く．

　急性の高度僧帽弁閉鎖不全症では収縮性心膜炎と誤認することはなくても，心膜の緊満（pericardial constriction）が起こり，同様の血行動態が起こる[64]．本症例では左房，左室，右室の同時拡張期圧は高いまま，等圧になる．慢性心不全に見られる restrictive physiology は diastolic ventricular interaction で説明される[65]．心室拡張により緊満した noncompliant 心膜が関与しているのであれば constrictive physiology と言える．

［7］心房中隔欠損症の合併

　心房中隔欠損症に合併する収縮性心膜炎の報告がある[66]．ともに右心不全をきたす代表的疾患であり，病態は似るので，どちらかの見落としが起こりうる．中高齢者の心房中隔欠損症では洞調律でも心房細動でも D 波（肝静脈ドプラー），y 谷（頸静脈波形，右房圧）は深くなり，本症との鑑別が一見難しくなる．心膜切除術後の再発例で，初回手術時（心カテーテル検査も施行されていた）に見落とされていた心房中隔欠損が発見され，難渋する下肢の浮腫と血栓性静脈炎，潰瘍形成のために心膜再切除と欠損孔閉鎖術に踏み切った症例報告がある[67]．

［8］開心術後の収縮性心膜炎

　開心直後は多少なりとも血性の心膜液は貯留するものである．多くは経過とともに消失して心膜は癒着する．しかし，ごく一部が収縮性心膜炎に移行する．バイパス術をはじめ，種々の開心術後 14 日〜6 カ月目に 5207 例中 11 例（0.2%）で本症が発症したという報告がある[68]．on-pump 冠動脈バイパス術後 463 例を平均 43 カ月観た検討[69]では平均 4 週間後に 11 例（2.4%）で発症し，9 例が心膜切除術を受けている．術後の心膜液貯留，ワルファリン内服，駆出率正常がリスク因子であった．開心術後の単なる癒着と constriction は程度の問題で収縮性心膜炎と確信できない例も少なくない．

　開心術後患者のフォローでは心膜エコーと僧帽弁流入波形は記録しておくべきである．E/A 比，DT は必須である．さらに肝静脈ドプラーと呼吸性変動を見ておけば見落としは減少する．

11. 心膜疾患を究める

> 浮腫で鑑別すべき疾患はあまりにも多い．主治医が収縮性心膜炎を疑い，
> 心エコー図検査を依頼するかどうかがすべてである．

　下肢浮腫が冠動脈バイパス時の静脈採取のためと長年考えられていた症例が本症だった例も経験している．肝静脈ドプラーが診断の契機であった．肝静脈ドプラーは右心の動態を見るのに鋭敏な検査である．

> 開心術後の収縮性心膜炎の診断は難しい．日ごろより健常な開心術後例の
> 心エコー図所見を数多く経験しておくに限る．

[9] 一過性収縮性心膜炎

　完成された古典的収縮性心膜炎（著明な線維化や石灰化を見る）に移行する前段階のものと思われるが，自然消褪や，ステロイドで改善することのある一群がある[70]．

　急性心膜炎の経過中177例中の16例（9%）[71]，収縮性心膜炎212例中の36例（17%）[72]に一過性の収縮性心膜炎をみる．一方，off-pump冠動脈バイパス術後903例の検討では30日以内に153例（17%）に"constrictive physiology"を認めたが，1年後には全例，消褪していたとする報告もある[63]．収縮性心膜炎をいかに定義するかによる．癒着した慢性の硬くなった"constriction"が内科治療で，あるいは自然経過で柔らかくなるとは思えないので，やはり貯留液が混在するか，炎症が完全に消褪しない亜急性収縮性心膜炎だったと考えるべきであろう．開心術後でも比較的早期であれば収縮性心膜炎はステロイドで改善することがあるので，炎症所見が続き，結核などの感染が考えにくいときは試みてみるべきである（図11-12，11-17，11-20）．バイパス術後の収縮性心膜炎で心膜肥厚がステロイドで改善したという報告もある[73]．

　開心術直後から肝静脈ドプラーをフォローしていると，術後の典型的なCP波形がいつの間にか正常に戻る例を経験する．潜在性の一過性収縮性心膜炎が存在することを裏づけるものである．心窩部アプローチによる横隔膜側右室壁と心膜の上下運動は収縮性心膜炎を疑わせるという[74]．開心術後のルチン検査では軽症な一過性本病態は見落とされている可能性が多分にある．

[10] 拘束型心筋症との鑑別 （306頁参照）

　臨床像，心エコー・ドプラー所見の似ることがあるので両者の鑑別はきわめて重要である．収縮性心膜炎疑いで，あるいは否定できないため開胸した28例中2例は拘束型心筋症だったという報告がある[75]．拘束型心筋症の方が奇脈の頻度と程度は少ない．両疾患に共通する所見は，

> E/A比増高（1.5以上），E波減速時間（DT）の短縮（160 msec以下）である．

さらに心尖部組織ドプラーにて心室中隔弁輪部速度（e'）を求めて

> 7 cm/sec以下なら拘束型心筋症[76]，8 cm/sec以上なら収縮性心膜炎，と言われている[77]．

拘束型は心筋障害のためにe'が低くなるのが特徴である．奇脈，その他のドプラーによる著明な

呼吸性変動は収縮性心膜炎的と言われる。典型的でなければ診断は難しい。また，健常若年者では E/A が大きく，DT が短縮傾向にあるので注意が必要である。

手術を考慮するなら心カテーテル検査も参考とする。fluid-filled 心カテーテルではアンダーシュートによる偽性 dip and plateau パターンが得られるので万能ではない。かつて，カテ先マノメーターで識別可能，という報告があった[78]。カテ先マノメーターを利用すれば拘束型心筋症では dip を見ないという。左室と右室の同時記録圧の収縮期面積比が呼吸性変動するかどうかで鑑別できるという報告がある[79]。

かつて，拘束型心筋症として心臓移植が考慮されていたが，収縮性心膜炎と確認され手術にて回復した症例報告もある[32]。冠動脈ドプラー所見は参考となる[80]。両者の合併もあるので診断は慎重に行う。

一般的には左室の肥厚や収縮障害，肺うっ血を伴うタイプは心筋障害であり，収縮性心膜炎（少なくとも特発性）の病態ではない[81]。

鑑別診断として組織ドプラーの違いが強調されているが，まず，臨床像と病態の違いを参考にして心エコードプラー所見を利用すべきである。

スペックルトラッキングが両者の鑑別に利用できるという報告がある[82]。

表 11-3 を参考とする。心筋症でなくても悪性腫瘍の心膜・心筋浸潤，横隔膜裂孔ヘルニアは拡張障害による心機能障害を呈することがある。

［11］ 手術適応

一過性やステロイドで改善する一群もあることを知っておくべきである。利尿薬で一時的にコントロールできてもそのうち，抵抗性となる。右心不全やむくみが消失しない症例が手術適応である。成績は他疾患の手術に比較して芳しくないと言われる[83]。中等度以上の三尖弁閉鎖不全があると術後死亡は 13% の成績である[58]。成績は基礎疾患と重症度に依存する。特発性収縮性心膜炎の手術は予後良好であるが，開心術後例や X 線照射後例，NYHA 分類Ⅲ，Ⅳ度の例，合併する呼吸機能障害の存在，は手術成績を悪くする[84,85]。

F 限局性心膜炎

収縮性心膜炎の病態とはかなり異なるが，心膜の一部に限局した心膜炎や局所的に constriction を起こす病態として，annular constrictive pericarditis[86]，localized constrictive pericarditis[87,88]，あるいは epicarditis[89]，がある。弁輪を巻き込んだ弁狭窄や膿を内包する心膜腫瘍[90]が出現することもある。

心エコー図診断は難しい。圧迫により肺動脈狭窄をきたした房室弁輪石灰沈着を 3D-X 線 CT で診断した症例報告がある[91]。

11. 心膜疾患を究める

表 11-3 収縮性心膜炎と拘束型心筋症との鑑別（Braunwald's Heart Disease: A Textbook of Cardiovascular Medicine. 10th ed. Philadelphia: Saunders; 2015. Table71-6）

	収縮性心膜炎	拘束型心筋症
静脈圧の y 谷	ある	様々
奇脈	1/3 で	なし
ノック音	ある	なし
両心の拡張期圧	右心＝左心	左心−右心>3〜5 mmHg
充満圧>25 mmHg	稀	よくある
肺動脈収縮期圧>60 mmHg	なし	よくある
√サイン	ある	様々
両心圧, 流量の呼吸性変動	増強	正常
左室壁	正常	肥厚
心膜	肥厚	正常
心房	左房が大きい？	両心房の拡張
中隔の "bounce"	ある	なし
組織ドプラー E	上昇	低下
speckle tracking	long axis：正常	long axis：低下
	circum：低下	circum：正常

G 浸出性収縮性心膜炎 effusive constrictive pericarditis

本症の最初の報告は心カテーテル法であった[92]．定義は心タンポナーデ，大量心膜液貯留で発症し，心囊穿刺で心膜腔内圧は低下するが右房圧が充分に低下せず，排液後に dip and plateau を呈する疾患である[92,93]．臓側心膜の constrcition が特徴という[92,94]．最初の報告[82]では心エコードプラー検査は行われていない．心タンポナーデ190例中の18例（9.5%），心膜疾患の中では1.3%と稀な病態である[93]．基礎疾患は，特発性，X線照射後，開心術後，結核性，悪性腫瘍例と多彩である．今日では subacute constrictive pericarditis（333 頁**表 11-1** 参照）との異同も問題になる．心膜炎から収縮性心膜炎への移行過程とも考えられ，一部は自然消褪するという．

ルチンには圧測定と心囊穿刺が同時に行われることはないので，一般には拡大解釈して貯留液のある収縮性心膜炎で論じられている．臓側心膜の constriction をどう診断するか，このあたりの定義があいまいな報告がある[95]．X 線 CT や MRI による臓側心膜（epicardium）の肥厚が参考となる[96]．臨床像としては，①心膜液貯留が減少している（心陰影が小さくなっている）のに症状が改善しない，②排液を行ったが症状が改善しない，③収縮性心膜炎の所見に合致するが，液貯留がある[97]，などで，考慮すべき病態であろう．

先に述べた一過性収縮性心膜炎の可能性もあるので，切除術の前に抗炎症薬やステロイドの投与を考慮する．定義からは心膜液の drainage のみでは改善しないので，最終的には visceral pericardiectomy，Waffle procedure である[98]．本症と診断され，4 カ月以内に47%が心膜切除[93]を受け，他の報告では 1 年以内に 40〜100% が切除を受けている[99]．

JCOPY 498-03789

345

> 悪性腫瘍は心膜だけでなく，心筋にも浸潤し，effusive constrictive peri-
> carditis や拘束型心筋症類似の病態をとることがある．

　原因不明の血性心膜炎で発症し，穿刺にてその後，心膜液は消褪したが改善せず，収縮性心膜炎が疑われ，最終的に心筋浸潤をきたして結果的には拘束型の病態をとり死亡した悪性中皮腫がある[100]．

H 心膜血腫

　通常は心膜腔内血腫であるが（369 頁図 13-8 参照），紛らわしいものに心外膜下血腫や心筋内血腫がある．いずれも開心術後や心カテーテル検査による冠動脈穿孔にて起こる．心膜血腫の多くは開心術後の血性心膜液の血球成分が壊れて吸収されないまま残存するものである．直後から診断される場合と術後の慢性期に血腫が発見されることがある．大きければ流入障害をきたし，コアグラタンポナーデとなる（前述）．限局していれば異物として観察される．広がりや部位同定には超音波検査よりも X 線 CT や MRI 検査がすぐれている．

I 心膜嚢胞

　心膜から発生する胸腔内の良性腫瘍[101]で 70％は右側，22％は左側の cardiophrenic angle に，8％は前・後縦隔に見られる[102]．無症状が多く，胸部 X 線写真での異常陰影が診断の契機となる．心エコー上は内部均一の echolucent な mass として観察される．観察には心尖部四腔断層像か心窩部アプローチがよい（図 11-21）．圧迫による症状があれば切除の対象となる．

J 心膜欠損

　きわめて稀である．比較的最近でも症例報告があった[103]．多くは左側完全欠損で，一部に左心耳付近の欠損，稀に全欠損や右側欠損がある．かつて非特異的胸痛や動悸，あるいは左 2 弓突出のために心房中隔欠損や肺動脈弁狭窄と誤認されることがあったが，臨床的意義を持たない．しかし，動脈管開存，心房中隔欠損，気管支嚢胞，などの合併の他，部分欠損による心房の嵌入や突然死がある．本症は心臓手術の際，偶然見つかることがある．

　左側完全欠損の胸部 X 線写真正面では心陰影の左方移動，大動脈弓と肺動脈間の肺組織の介在，左 2 弓突出を見る[104]．左側完全欠損では左側の支持が失われるので，背臥位や左側臥位では心臓は背方に移動する．したがって，胸骨左縁長軸像では左室後壁が左房後壁より背方に位置し，大動脈・中隔（AS）角の開大，僧帽弁の逸脱様所見，左室短軸像では時計方向回転により右室が左室の前方に移動するための中隔の奇異性運動，左室後壁の過大な運動が特徴となる[105]．中隔動態には奇異性運動（90 頁参照）を示す S タイプ，認めない D タイプがある[106]という．右側臥位にすると左室は前方に移動するため，奇異性運動は軽減する[107]．

11. 心膜疾患を究める

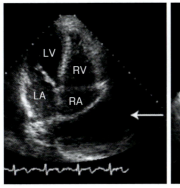
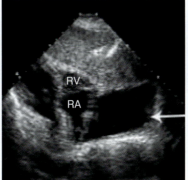
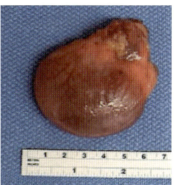

図 11-21 切除された右側 cardiophrenic angle の心膜嚢胞（矢印）[102]
serum で満たされており，6.6×5.7×2.5 cm の大きさであった．

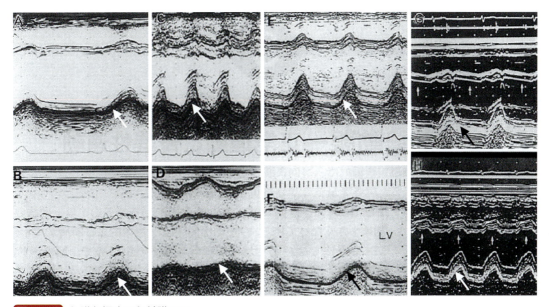

図 11-22 心膜欠損症の心外膜エコー
矢印は 1 層の内皮細胞からなる心外膜と思われるが，本例では厚く見える．心室中隔は多少なりとも奇異性運動の傾向がある．エコーフリースペースはなぜか観察されない．A～D は文献 108，E は文献 109，F は文献 110，G，H は文献 111 からのもの．いずれも後壁側の動きは過大である．

> かつての M モード心エコー図所見では，心房中隔欠損症や収縮性心膜炎に類似することが強調された（図 11-22）．

　心膜 M モードエコー図は一条ないし帯状の厚くないエコーとして左室後壁と平行運動をするが，なぜかエコーフリースペースを見ないという共通の所見がある．今日でも M モード心エコー図は心膜欠損を疑うのに利用できる所見である．
　かつては胸膜欠損が同時に存在することを利用して左側に人工気胸を起こさせると空気が心膜腔

内に移動することから胸部 X 線写真で診断したが[104]，最近は X 線 CT や MRI も心膜欠損の診断に利用される[103,112,113]．しかし，正常者でも心膜は全周性に同定できないという[92]．

なお，単に心臓が左方に位置する症例や漏斗胸，扁平胸の心エコー図所見は本症に類似することがある．

■文献

1) Mayosi BM, Burgess LJ, Doubell AF. Tuberculous pericarditis. Circulation. 2005; 112: 3608-16.
2) Alpert MA, Ravenscraft MD. Pericardial involvement in end-stage renal disease. Am J Med Sci. 2003; 325: 228-36.
3) Bergen SS Jr. Pericardial effusion, a manifestation of systemic lupus erythematosus. Circulation. 1960; 22: 144-50.
4) Imazio M, Brucato M, Maestroni S, et al. Risk of constrictive pericarditis after acute pericarditis. Circulation. 2011; 124: 1270-5.
5) Suman S, Schofield P, Large S. Primary pericardial mesothelioma presenting as pericardial constriction: a case report. Heart. 2004; 90: e4.
6) Haddad DE, Iliescu C, Yusuf SW, et al. Outcomes of cancer patients undergoing percutaneous pericardiocentesis for pericardial effusion. J Am Coll Cardiol. 2015; 66: 1119-28.
7) Klein AL, Abbara S, Agler DA, et al. American Society of Echocardiography clinical recommendations for multimodality cardiovascular imaging of patients with pericardial disease. J Am Soc Echocardiogr. 2013; 26: 965-1012.
8) Kim JS, Kim HH, Yoon Y. Imaging of pericardial diseases. Clin Radiol. 2007; 62: 626-31.
9) Verhaert D, Gabriel RS, Johnston D, et al. The role of multimodality imaging in the management of pericardial disease. Circ Cardiovasc Imaging. 2010; 3: 333-43.
10) Heymans S, Eriksson U, Lehtonen J, et al. The quest for new approaches in myocarditis and inflammatory cardiomyopathy. J Am Coll Cardiol. 2016; 68: 2348-64.
11) Cremer PC, Kumar A, Kontzias A, et al. Complicated pericarditis. Understanding risk factors and pathophysiology to inform imaging and treatment. J Am Coll Cardiol. 2016; 68: 2311-28.
12) Bogaert J, Cruz I, Voigt J-U, et al. Value of pericardial effusion as imaging biomarker in acute pericarditis, do we need to focus on more appropriate ones? Int J Cardiol. 2015; 191: 284-5.
13) Khan AH. The postcardiac injury syndromes. Clin Cardiol. 1992; 15: 67-72.
14) Imazio M, Trinchero R, Brucato R, et al. Colchicine for the prevention of the post-pericardiotomy syndrome (COPPS): a multicentre, randomized, double-blind, placebo-controlled trial. Eur Heart J. 2010; 31: 2749-54.
15) McGee S. Evidence-Based Physical Diagnosis. Philadelphia: Saunders; 2001. p.568-71.
16) Singh S, Wann LS, Schuchard GH. Right ventricular and right atrial collapse in patients with cardiac tamponade—a combined echocardiographic and hemodynamic study. Circulation. 1984; 70: 966-72.
17) Cosío FG, Martínez JP, Serrano CM, et al. Abnormal septal motion in cardiac tamponande with pulse paradoxus. Echocardiographic and hemodynamic observations. Chest. 1977; 71: 787-8.
18) Chuttani K, Pandian NG, Mohanty PK, et al. Left ventricular diastolic collapse. An echocardiographic sign of regional cardiac tamponade. Circulation. 1991; 83: 1999-2006.
19) Shimojo H, Nishiue T, Yamamoto S, et al. Uremic pericarditis complicating cardiac tamponade: a case report. J Cardiol. 2004; 44: 27-31.
20) Iwasawa Y, Kitamura Y, Higuma K, et al. Cardiac tamponade due to rupture of coronary artery fistulas with a giant aneurysm containing a free floating ball thrombus: a case report. J Cardiol. 2007; 50: 71-6.
21) Akaishi H, Tayama E, Tayama K, et al. Rupture of an aneurysm resulting from a coronary artery fistula: a case report. Circ J. 2003; 67: 551-3.
22) Kimura S, Miyamoto K, Ueno Y. Cardiac tamponade due to spontaneous rupture of large coronary artery aneurysm. Asian Cardiovasc Thorac Ann. 2006; 14: 422-4.
23) Beppu S, Tanaka N, Nakatani S, et al. Pericardial clot after open heart surgery: its specific localization and hemodynamics. Eur Heart J. 1993; 14: 230-4.
24) Karu AK, Khalife WI, Houser R, et al. Impending cardiac tamponade as a primary presentation of hypothyroidism: case report and review of literature. Endocr Pract. 2005; 11: 265-71.

11. 心膜疾患を究める

25) Kaplan LM, Epstein SK, Schwartz SL, et al. Clinical, echocardiographic, and hemodynamic evidence of cardiac tamponade caused by large pleural effusions. Am J Respir Crit Care Med. 1995; 151: 904-8.

26) Kopterides P, Lignos M, Papanikolaou S, et al. Pleural effusion causing cardiac tamponade: report of two cases and review of the literature. Heart Lung. 2006; 35: 66-7.

27) Oh JK, Seward JB, Tajik AJ. The Echo Manual. 3rd ed. Baltimore: Lippincott Williams & Wilkins; 2007. p.301.

28) 武田憲文, 平田恭信, 永井良三. 後腹膜線維症による心血管病変. 呼と循. 2007; 55: 441-7.

29) Sekiguchi H, Horie R, Utz JP, et al. IgG4-related systemic disease presenting with lung entrapment and constrictive pericarditis. Chest. 2012; 142: 781-3.

30) Hancock FW. Differential diagnosis of restrictive cardiomyopathy and constrictive pericarditis. Heart. 2001; 86: 343-9.

31) Ling LH, Oh JK, Schaff HV, et al. Calcific constrictive pericarditis: is it still with us? Ann Intern Med. 2000; 132: 444-50.

32) 加藤靖周, 岩瀬正嗣, 菱田　仁. 長期間, 拘束型心筋症と診断・治療されて心不全症状に苦しんだが, 心膜剝離術により著明に改善した収縮性心膜炎の1例. 総合臨林. 2006; 3: 553-60.

33) Ling LH, Oh JK, Tei C, et al. Pericardial thickness measured with transesophageal echocardiography: feasibility and potential clinical usefulness. J Am Coll Cardiol. 1997; 29: 1317-23.

34) Talreja DR, Edwards WD, Danielson GK, et al. Constrictive pericarditis in 26 patients with histologically normal pericardial thickness. Circulation. 2003; 108: 1852-7.

35) 増山　理, 中谷　敏. エコーからみた心臓病学. 東京: 南江堂; 2005. p.155.

36) Tei C, Child JS, Tanaka H, et al. Atrial systolic notch on the interventricular septal echogram: an echocardiographic sign of constrictive pericarditis. J Am Coll Cardiol. 1983; 1: 907-12.

37) Hada Y, Sakamoto T, Hayashi T, et al. Echocardiogram of normal pulmonary valve: physiological data and effect of atrial contraction on the valve motion. Jpn Heart J. 1977; 18: 421-33.

38) Vandenbossche JL, Jacobs P, Decroly P, et al. Significance of inspiratory premature opening of pulmonic valve in constrictive pericarditis. Am Heart J. 1985; 110: 896-8.

39) von Bibra H, Schober K, Jenni R, et al. Diagnosis of constrictive pericarditis by pulsed Doppler echocardiography of the hepatic vein. Am J Cardiol. 1989; 15: 63: 483-8.

40) Klein AL, Cohen GI, Pietrolungo JF, et al. Differentiation of constrictive pericarditis from restrictive cardiomyopathy by Doppler transesophageal echocardiographic measurements of respiratory variations in pulmonary venous flow. J Am Coll Cardiol. 1993 22: 1935-43.

41) 羽田勝征. 奇脈と心疾患. 心エコー. 2008; 9: 736-43.

42) 伊藤敦彦, 浅川雅子, 今井行子, 他. 収縮性心膜炎における術前, 術後の心筋内パルスドプラ所見. 第68回日本超音波医学会総会抄録集. 70-164. 1997年11月.

43) Oki T, Tabata T, Yamada H, et al. Right ventricular and left ventricular motion velocities as diagnostic indicators of constrictive pericarditis. Am J Cardiol. 1998; 81: 465-70.

44) Garcia MJ, Rodriguez L, Ares M, et al. Differentiation of constrictive pericarditis from restrictive cardiomyopathy: assessment of left ventricular diastolic velocities in longitudinal axis by Doppler tissue imaging. J Am Coll Cardiol. 1996; 27: 108-14.

45) Ha JW, Ommen SR, Tajik AJ, et al. Differentiation of constrictive pericarditis from restrictive cardiomyopathy using mitral annular velocity by tissue Doppler echocardiography. Am J Cardiol. 2004; 94: 316-9.

46) Rajagopalan N, Garcia MJ, Rodriguez L, et al. Comparison of new Doppler echocardiographic methods to differentiate constrictive pericardial heart disease and restrictive cardiomyopathy. Am J Cardiol. 2001; 87: 86-94.

47) Sengupta PP, Mohan JC, Mehta V, et al. Accuracy and pitfalls of early diastolic motion of the mitral annulus for diagnosing constrictive pericarditis by tissue Doppler imaging. Am J Cardiol. 2004; 93: 886-90.

48) Ha JW, Oh JK, Ling LH, et al. Annulus paradoxus. Transmitral flow velocity to mitral annular velocity ratio is inversely proportional to pulmonary capillary wedge pressure in patients with constrictive pericarditis. Circulation. 2001; 104: 976-8.

49) Reuss CS, Wilansky SM, Lester SJ, et al. Using mitral "annulus reversus" to diagnose contrictive pericarditis. Eur J Echocardiogr. 2009; 10: 372-5.

50) Welch TD, Ling LH, Espinosa RE, et al. Echocardiographic diagnosis of constrictive pericarditis. Mayo clinic criteria. Circ Cardiovasc Imaging. 2014; 7: 526-34.

51) 松井佑子, 明城正博, 清水有宏, 他. ステロイドが著効したバイパス術後一過性収縮性心膜炎. 第54回日本心臓病学会学術集会抄録集. 2006. p.617.

349

52）羽田勝征. 収縮性心膜炎？. 心エコー. 2000；1：206-9.

53）Bush CA, Stang JM, Wooley CF, et al. Occult constrictive pericardial disease：Diagnosis by rapid volume expansion and correction by pericardiectomy. Circulation. 1977；56：924-30.

54）Ozpelit E, Akdeniz B, Ozpelit ME, et al. Severe tricuspid regurgitation mimicking constrictive pericarditis. Am J Case Rep. 2014；15：271-4.

55）Baim DS, editor. Grossman's Cardiac Catheterization, Angiography, and Intervention. 7th ed. Philadelphia：Lippincott Williams & Wilkins；2006. p.738.

56）Jaber WA, Sorajja P, Borlaug BA, et al. Differentiation of tricuspid regurgitation from constrictive pericarditis：novel criteria for diganosis in the cardiac catheterization laboratory. Heart. 2009；95：1449-54.

57）Studley J, Tighe DA, Joelson JM, et al. The hemodynamic signs of constrictive pericarditis can be mimicked by tricuspid regurgitation. Cardiol Rev. 2003；11：320-6.

58）Góngora E, Dearani JA, Orszulak TA, et al. Tricuspid regurgitation in patients undergoing pericardiectomy for constrictive pericarditis. Ann Thorac Surg. 2008；85：163-71.

59）Jaber WA, Sorajia P, Borlaug BA, et al. Differentiation of tricuspid regurgitation from constrictive pericarditis：novel criteria for diagnosis in the cardiac catheterization laboratory. Heart. 2009；95：1449-54.

60）Goldstein JA, Vlahakes GJ, Verrier ED, et al. The role of right ventricular systolic dysfunction and elevated intrapericardial pressure in the genesis of low output in experimental right ventricular infarction. Circulation. 1982；65：513-22.

61）Campbell P, Leopold JA, Selwyn AP, et al. Equalization of right and left-sided intracardiac pressures；is it constriction? Circ Heart Fail. 2011；4：369-73.

62）Chatterjee K. Response to Campbell：Is this a case of constriction? Circ Heart Fail. 2011；4：374-7.

63）Kim JH, Hwang YH, Youn YN, et al. Effect of postoperative constrictive physiology on early outcomes after off-pump coronary artery bypass grafting. Korean J Thorac Cardiovasc Surg. 2013；46：22-6.

64）Bartle SH, Hermann HJ. Acute mitral regurgitation in man：Hemodynamic evidence and observations indicating an early role for the pericardium. Circulation. 1967；36：839-51.

65）Atherton JJ, Moore TD, Thomson HL, et al. Restrictive left ventricular filling patterns are restrictive of diastolic ventricular interaction in chronic heart failure. J Am Coll Cardiol. 1998；31：413-8.

66）Harada K, Seki I, Okuni M. Constrictive pericarditis with atrial septal defect in children. Jpn Heart J. 1978；19：531-43.

67）Tanaka K, Murota Y, Andoh T, et al. A case of recurrent constrictive pericarditis complicated with atrial septal defect. Nippon Kyobu Geka Gakkai Zasshi. 1995；43：1195-7.

68）Kutcher MA, King SB Ⅲ, Alimurung BN, et al. Constrictive pericarditis as a complication of cardiac surgery：recognition of an entity. Am J Cardiol. 1982；50：742-8.

69）Matsuyama K, Matsumoto M, Sugita T, et al. Clinical characteristics of patients with constrictive pericarditis after coronary bypass surgery. Jpn Circ J. 2001；65：480-2.

70）Haley JH, Tajik AJ, Danielson GK, et al. Transient constrictive pericarditis：Cause and natural history. J Am Coll Cardiol. 2004；43：271-5.

71）Sagrista-Sauleda J, Permanyer-Miralda G, Candell-Riera J, et al. Transient constrictive pericarditis：an unrecognaized pattern of evolution in effusive acute idiopathic pericarditis. Am J Cardiol. 1987；59：961-6.

72）Oh JK, Hatle LK, Mulvagh SL, et al. Transient constrictive pericarditis：diagnosis by two-dimensional Doppler echocardiography. Mayo Clin Proc. 1993；68：1158-64.

73）吉井清乃, 高橋文彦, 岡田　基, 他. 副腎皮質ステロイドが奏功した開心術後収縮性心膜炎の1例. 心臓. 2003；35：817-22.

74）増山　理, 中谷　敏. エコーからみた心臓病学. 東京：南江堂；2005. p.155.

75）Oh JK, Hatle LK, Seward JB, et al. Diagnostic role of Doppler echocardiography in constrictive pericarditis. J Am Coll Cardiol. 1994；23：154-62.

76）Oh JK, Seward JB, Tajik AJ. The Echo Manual. 3rd ed. Baltimore：Lippincott Williams & Wilkins；2006. p.246.

77）Ha JW, Ommen SR, Tajik AJ, et al. Differentiation of constrictive pericarditis from restrictive cardiomyopathy using mitral annular velocity by tissue Doppler echocardiography. Am J Cardiol. 2004；94：316-9.

78）Hirota Y, Kohriyama T, Hayashi T, et al. Idiopathic restrictive cardiomyopathy：differences of left ventricular relaxation and diastolic wave forms from constrictive pericarditis. Am J Cardiol. 1983；52：421-3.

79）Talreja DR, Nishimura RA, Oh JK, et al. Constrictive pericarditis in the modern era. J Am Coll Cardiol. 2008；51：315-9.

80）Akasaka T, Yoshida K, Yamamuro A, et al. Phasic coronary flow characteristics in patients with constrictive

11. 心膜疾患を究める

pericarditis: comparison with restrictive cardiomyopathy. Circulation. 1997; 96: 1874-81.

81) Meaney E, Shabetai R, Bhargava V, et al. Cardiac amyloidosis, constrictive pericarditis and restrictive cardiomyopathy. Am J Cardiol. 1976; 38: 547-56.

82) Sengupta PPK, Abhayaratna VK, Korinek WP, et al. Disparate patterns of left ventricular mechanics differentiate constrictive pericarditis from restrictive cardiomyopathy. JACC Cardiovasc Imaging. 2008; 1: 29-38.

83) Tokuda Y, Miyata H, Motomura N, et al. Outcome of pericardiectomy for constrictive pericarditis in Japan: a nationwide outcome study. Ann Thorac Surg. 2013; 96: 571-6.

84) Szabó G, Schmack B, Bulut C, et al. Constrictive pericarditis: risks, aetiologies, and outcomes after total pericardiectomy: 24 years of experience. Eur J Cardiovasc. 2013; 44: 1023-8.

85) Link LH, Oh JK, Shaff HV, et al. Constrictive pericarditis in the modern era: evolving clinical spectrum and impact on outcome after pericardiectomy. Circulation. 1999; 100: 1380-6.

86) Mounsey P. Annular constrictive pericarditis with an account of a patient with functional pulmonary, mitral, and aortic stenosis. Br Heart J. 1959; 21: 325-34.

87) Bergoend E, Marchand M, Casset-Senon D, et al. Localized constrictive pericarditis after Gore-Tex pericardial substitution. Interact Cardiovasc Thoracic Surg. 2010; 10: 813-5.

88) Cintron GB, Snow JA, Fletcher RD, et al. Pericarditis mimicking tricuspid valvular disease. Chest. 1977; 71: 770-2.

89) Dalvi BV, Bisne VV, Khandeparker JM. Localized epicarditis mimicking cardiac tumor. Chest. 1990; 98; 758-9.

90) Iseki H, Kayaba Y, Tamura T, et al. Localized pericarditis with calcifications mimicking a pericardial tumor. Intern Med. 1999; 38: 355-8.

91) Nagata T, Hiraoka A, Sakaguchi T, et al. Acquired pulmonary artery stenosis due to compression by a calcified pericardial ring encircling the atrioventricular groove. J Am Coll Cardiol. 2014; 63: 938.

92) Hancock EW. Subacute effusive-constrictive pericarditis. Circulation. 1971; 43: 183-92.

93) Sargrista-Sauleda J, Angel J, Sanchez A, et al. Effusive-constrictive pericarditis. N Engl J Med. 2004; 350: 469-75.

94) Hancock EW. A clear view of effusive-constrictive pericarditis. N Engl J Med. 2004; 350: 435-7.

95) Zurick AO 3rd, Klein AL. Effusive-constrictive prericarditis. J Am Coll Cariol. 2010; 56: 86.

96) Nakamura Y, Izumi C, Nakagawa Y, et al. A case of effusive-constrictive pericarditis accompanying rheumatoid arthritis: The possibility of adverse effect of TNF-inhibitor therapy. J Cardiol Cases. 2013; 7: e8-10.

97) Ito M, Tanabe Y, Suzuki K, et al. A case of effusive-constrictive pericarditis after cardiac surgery. Mayo Clin Proc. 2001; 76: 555-8.

98) Kubo T, Nakaoka Y, Kubokawa S, et al. Subacute effusive-constrictive pericarditis: Echocardiography-guided diagnosis and management. J Cardiol Cases. 2017; 16: 14-7.

99) Ntsekhe M, Shey Wisconge C, Commerford PJ, et al. The prevalence and outcome of effusive constrictive pericarditis. Cardiovasc J Afr. 2008; 23; 281-5.

100) Hada Y. A 70-year-old woman complaining of shortness of breath despite decreased pericardial effusion. J Cardiol. 1996; 27: 219-21.

101) Task Force members. Guidelines on the diagnosis and management of pericardial diseases. Eur Heart J. 2004; 25: 587-610.

102) Najib MQ, Chaliki HP, Raizada A, et al. Symptomatic pericardial cyst: a case series. Eur J Echocardiogr. 2011; 12: E43.

103) Kim MY, Fairbairn TA, Liew CK, et al. Complete congenital absence of the pericardium: An incidental finding. J Cardiol Cases. 2013; 8: 148-50.

104) Nasser WK, Helmen C, Tavel ME, et al. Congenital absence of the left pericardium: clinical, electrocardiographic, hemodynamic, and angiographic findings in six cases. Circulation. 1970; 41: 469-78.

105) Connolly HM, Click RL, Schattenberg TT, et al. Congenital absence of the pericardium: echocardiography as a diagnostic tool. J Am Soc Echocardiogr. 1995; 8: 87-92.

106) Oki T, Tabata T, Yamada H, et al. Cross sectional echocardiographic demonstration of the mechanisms of abnormal interventricular septal motion in congenital total absence of the left pericardium. Heart. 1997; 77: 247-51.

107) 別府慎太郎, 他. 心膜欠損の心形態・動態に対する心膜の役割: 体位の影響からみた考察. J Cardiogr. 1986; 16: 193-205.

108) 柳沢信子, 本田守弘, 田隅和宏, 他. 心胸膜欠損症の非観血的診断. J Cardiogr. 1979; 9: 188-99.

109) 藤井諄一. 心エコー図. 日経メディクス. 1983; 6: 137.
110) 羽田勝征. 心膜欠損. In: 臨床超音波シリーズ　循環器Ⅱ. 東京: 南江堂; 1987. p.300.
111) 大木　崇. 断層心エコー図・ドプラ法の臨床. 東京: 医学書院; 1987. p.239-40.
112) Leong DP, Chakrabarty A, Brooks AG, et al. Cardiac magnetic resonance findings in congenital absent pericardium. J Am Coll Cardiol. 2009; 54: 2459.
113) Oyama N, Oyama N, Komuro K, et al. Computed tomography and magnetic resonance imaging of the pericardium: anatomy and pathology. Magn Reson Med Sci. 2004; 3: 145-52.

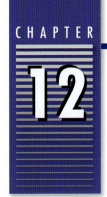

肺高血圧と肺血栓塞栓症を見逃さない

最近は機器の向上によりわずかな三尖弁逆流でもピーク流速の決定が可能となったので，ルチン検査でも肺高血圧の有無を見るのは必須となっている．下大静脈も観察してP（肺動脈収縮期圧，mmHg）=4V（m/sec)^2+右房圧で推定する（188頁参照）．

肺高血圧の定義は一般的には肺動脈収縮期圧で＞30 mmHg である．しかし，収縮期圧＞35 mmHg か平均で＞25 mmHg，あるいは負荷で＞30 mmHg と定義する論文もある[1]．健常例でも50歳以上の6％は＞40 mmHg を見るといい，60歳以上の高血圧患者では収縮期肺動脈圧47 mmHg でも正常とする報告があった[2]．体血圧の変動はよく知られているが，肺動脈圧の変動については充分に検討されていない．肺高血圧の存在（推定の右室収縮期圧＞35 mmHg）と症状から見た重症度はすべての心不全患者で独立した予後規定因子である[3]．

最近はダナポイント分類を変更したニース分類（2013年）が用いられている（**表12-1**）．肺高血圧は平均肺動脈圧25 mmHg 以上なので，21〜24 mmHg はボーダーラインである．肺高血圧治療は急速に進歩している．診断と評価に心エコードプラーの役割は大きい．

循環器領域では僧帽弁疾患，陳旧性心筋梗塞，心筋疾患，先天性心疾患など以外でも，すべての進行した心疾患に肺高血圧は合併しうる．

肺高血圧の確定診断と治療方針の決定には右心カテーテル検査が今日でも不可欠である．心エコーによる右房圧，右室圧の推定は必ずも正確でない．わが国のガイドライン[4]では心エコードプラーによる三尖弁逆流のピーク流速が3.4 m/sec 以上であれば，肺高血圧が疑われる．2.8〜3.4 m/sec は intermediate である．

A 肺高血圧の原因

[1] Eisenmenger 症候群（253頁参照）

短絡疾患で見られるチアノーゼのある肺高血圧である．短絡閉鎖術後例で見られる肺高血圧は術前から存在するタイプと術後に発生，進行するタイプがある．Eisenmenger 症候群に至らなくても18歳以上の先天性心疾患関連の肺高血圧は5.8％に見られ，ない群に較べて高齢（平均で67歳 vs 41歳）で，死亡のリスクは2倍以上になるという報告がある[5]．38％は短絡疾患である．高齢者と言えども肺高血圧症の鑑別疾患に先天性心疾患を忘れてはならない．

肺高血圧をきたす疾患には**表12-1**のものがある．

表 12-1 再改訂版肺高血圧症臨床分類（ニース分類〔2013 年〕）〔Simonneau G, Gatzoulis MA, Adatia I, et al. Updated clinical classification of pulmonary hypertension. J Am Coll Cardiol. 2013；62（25 Suppl）：D34-41〕

第 1 群　肺動脈性肺高血圧症（PAH）	第 3 群　肺疾患および/または低酸素血症に伴う肺高血圧症
1.1　特発性 PAH 1.2　遺伝性 PAH 　　　1.2.1　BMPR2 　　　1.2.2　ALK1, ENG, SMAD9, CAV1, KCNK3 　　　1.2.3　不明 1.3　薬物・毒物誘発性 PAH 1.4　各種疾患に伴う PAH 　　　1.4.1　結合組織病 　　　1.4.2　HIV 感染症 　　　1.4.3　門脈圧亢進症 　　　1.4.4　先天性心疾患 　　　1.4.5　住血吸虫症	3.1　慢性閉塞性肺疾患 3.2　間質性肺疾患 3.3　拘束性と閉塞性の混合障害を伴う他の肺疾患 3.4　睡眠呼吸障害 3.5　肺胞低換気障害 3.6　高所における慢性曝露 3.7　発育障害
	第 4 群　慢性血栓塞栓性肺高血圧症（CTEPH）
	第 5 群　詳細不明な多因子のメカニズムに伴う肺高血圧症
第 1' 群　肺静脈閉塞性疾患（PVOD）および/または肺毛細血管腫症（PCH） 第 1'' 群　新生児遷延性肺高血圧症（PPHN）	
第 2 群　左心性心疾患に伴う肺高血圧症	5.1　血液疾患：慢性溶血性貧血，骨髄増殖性疾患，脾摘出 5.2　全身性疾患：サルコイドーシス，肺組織球増殖症，リンパ脈管筋腫症 5.3　代謝性疾患：糖原病，ゴーシェ病，甲状腺疾患 5.4　その他：腫瘍塞栓，線維性縦隔炎，慢性腎不全，区域性肺高血圧症
2.1　左室収縮不全 2.2　左室拡張不全 2.3　弁膜疾患 2.4　先天性/後天性の左心流入路/流出路閉塞および先天性心筋症	

［2］ 肺性心

　肺性心は呼吸器疾患と肺高血圧による右心障害の総称である．表 12-1 の第 3 群に分類される肺疾患である．慢性閉塞性肺疾患が多い．肺高血圧の心エコー図所見は原因によらず同じである（図 12-1）．健常者の呼吸器感染症でも肺高血圧は発症しうる．肺性心に肺血栓塞栓症が合併することもある．診断は臨床像を含めた総合評価である．

　心疾患以外でよく遭遇する肺高血圧は特発性肺動脈性肺高血圧症か急性・慢性肺血栓塞栓で，両者の鑑別が不可欠である．その他，心サルコイドーシス，大動脈炎症候群，さらには混合型結合織病，SLE，強皮症などの膠原病に合併する肺高血圧もある．

［3］ 肺動脈性肺高血圧症

　特発性，遺伝性，薬物性，各種疾患に伴うもの，がある．従来の若年者発症の特発性肺高血圧症は特発性肺動脈性肺高血圧症（IPAH）と言われるようになった．病理学的には肺血管中膜の肥厚，内膜の線維化を見る．肺高血圧と肺血管抵抗の上昇が必須である．後者の診断は心臓カテーテル検

12. 肺高血圧と肺血栓塞栓症を見逃さない

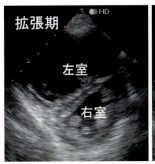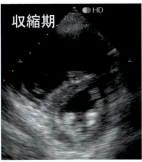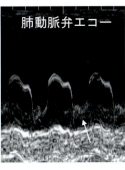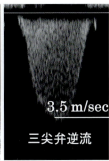

図 12-1 間質性肺炎による肺性心
右室拡張，中隔の扁平化，三尖弁逆流速度の高値は肺動脈性肺高血圧，肺血栓塞栓症に共通する所見である．本例では収縮期にも中隔は扁平している．推定右室収縮期圧は 59 mmHg であった．肺動脈弁エコーでは二峰性波形と収縮期細動を見る（矢印）．

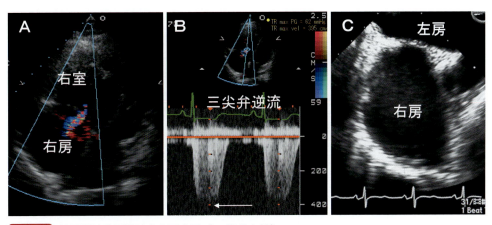

図 12-2 特発性肺動脈性肺高血圧症例（20 歳代女性）
心房中隔欠損症＋肺高血圧疑いで手術の適否にて紹介された症例である．左室，左房に比較して右室，右房の拡張が目立つ（A）．三尖弁逆流は軽度であったが，ピーク流速 4 m/sec から圧較差 64 mmHg と推定された（B）．経食道エコーで心房中隔欠損は否定された（C）．母親も同じ疾患であった．

査による．心エコー図所見は次項の肺血栓塞栓症と類似する．また，心房中隔欠損に合併する肺高血圧は左室拡張を見ず，右心の拡張をきたすので，特発性肺動脈性肺高血圧との鑑別には注意する．また，心室中隔欠損，動脈管開存，その他の短絡疾患を否定しておく必要がある（図 12-2）．

> またドプラー法による肺高血圧症診断には肺動脈狭窄は否定しておかねばならない．

[4] 肺動脈血栓塞栓症

肺血栓塞栓症は最近増加傾向にあるとは言え，わが国では米国の 1/4〜1/3 の有病率である．体部，あるいは下肢静脈に生じた血栓（稀に腫瘍）が剥離して肺動脈に塞栓症を起こす疾患で，

呼吸促迫，胸痛，失神，頻脈，多呼吸を見る．とくに失神は診断のついた段階では12％にその既往があり，予後不良の徴候である[6]．急性期の好発年齢は60歳代で，約半数は院内発症である．急性と慢性がある．エコノミークラス症候群，long flight 症候群とも言われるように，長時間の座位にて下肢静脈のうっ滞に生じた血栓が遊離したものである．重症例ではショックとなり，致死性である．健常人では深部静脈血栓症 deep vein thrombosis（DVT），肥満，脱水は危険因子である．本症は今日，DVTと合わせて静脈血栓塞栓症 venous thromboembolism（VTE）として捉えられている．

急性肺塞栓では長時間の座位だけではなく手術（とくに腹腔内・骨盤・下肢の手術）後の安静，下肢深部静脈血栓症，悪性腫瘍の存在も大きな誘因となっている．一般外科手術における症候性肺血栓塞栓症の頻度はばらつきがあるが0.34％で，癌手術では0.6～3.8％に増加する[7]．腰部，膝関節，骨盤腔内手術，帝王切開・出産後はリスクが高くなり，発症時のショック例では死亡率18～33％と言われている[7]．

肺組織は肺動脈と気管支動脈からの二重支配のために，細くない血管の塞栓では肺梗塞をきたさない．細い肺動脈の塞栓では肺梗塞をきたし，病態は異なる．肺梗塞は限局した末梢の完全閉塞によるもので肺塞栓症の10～15％に合併し，重症広範囲塞栓症には合併しないと言われている[8]．肺梗塞の徴候は胸膜痛，喀血，血痰，肺浸潤陰影である．

したがって，急性肺血栓塞栓症の臨床像を①血痰や胸膜痛のある肺梗塞，②単独の呼吸困難群，③ショックの3群に分けて報告する文献もあった[9]．

> 小さい血栓による反復性塞栓症は最近，慢性血栓閉塞性肺高血圧症 chronic thromboembolic pulmonary hypertension（CTEPH），と独立した疾患として扱われる．

気管支喘息として呼吸器外来を訪れる患者がいる．

> 失神や気管支喘息様発作が肺動脈血栓塞栓症の初発症状となることがある．

失神は本症の14～27％に見られ，血栓閉塞，移動，破砕溶解による一過性の血流低下と再開，各種不整脈，血管迷走神経反射が考えられている[10]．

本症の90％以上は下半身，とくに下肢の深部静脈血栓症からの遊離である．膝窩静脈瘤による塞栓報告[11]もある．

血栓は血管エコーや造影X線CTで診断される．右心でエントラップされたと考えざるを得ない稀な例が見つかることもある．最近は下肢（ひらめ）静脈エコーによる血栓の観察が可能となった．下肢に血栓を見ないとき，あるいは血栓溶解，凝固療法に反応しないときは下記疾患 [6]，[7] を考えた検索が必要である．上肢静脈の血栓による肺塞栓もある．

血栓摘出術，バルーンによる肺動脈拡張術 balloon pulmonary angioplasty（BPA），抗凝固薬の出現，など，この領域の治療法の発展は素晴らしい．

12．肺高血圧と肺血栓塞栓症を見逃さない

> 本症の基礎疾患としては，そのほかに腎臓癌・卵巣癌・肝癌による腫瘍塞栓，肺動脈の悪性腫瘍，肺癌の肺動脈浸潤[12]，抗リン脂質抗体症候群，プロテインC・Sの欠損症，アンチトロンビンⅢ欠損症がある．

　悪性腫瘍に合併する例は血栓塞栓症が先行する場合もあり，癌に合併した静脈血栓症の報告からTrousseau syndromeとも言われていた[13]．腫瘍塞栓か悪性腫瘍に合併した凝固障害による血栓によるものと思われる．

[5] 左心疾患，高心拍出量症候群に伴う肺高血圧症

　拡張型心筋症，陳旧性心筋梗塞，などの各種疾患がある．肺動脈楔入圧は高くなる．

> 弁膜症で見られる肺高血圧は僧帽弁疾患の方が大動脈弁疾患よりはるかに多い（36% vs 2%）．後者は肺高血圧をきたさないうちに心症状が進行して弁置換となる．

　肺動脈圧＝肺血流量×肺血管抵抗である．肺血流量の増加する脚気心，甲状腺機能亢進症，動静脈瘻，左右短絡疾患でも肺高血圧を惹起する．

[6] 肺静脈閉塞性疾患（PVOD）/肺毛細血管腫症（PCH）

　肺高血圧分類第4群に入る．心エコー図検査では診断できない．血行動態的に特発性肺動脈性肺高血圧症と診断される症例の5〜10%を占め，特発性よりきわめて予後不良で，肺移植が考慮される疾患である．

[7] pulmonary tumor thrombotic microangiopathy（PTMA）

　肺高血圧分類第5群の範疇に入る．悪性腫瘍に合併する急性の肺性心・右心不全，肺高血圧症で，溶血性貧血，血小板減少性紫斑病，DICなどを惹起する致死性疾患である．腫瘍細胞の広範囲な肺動脈末梢の塞栓だけでなく，血栓・狭窄，内皮障害，凝固能亢進，血小板由来のgrowth factor発現，fibrocellular intimal proliferationが主病態である[14,15]．

B 心エコー図所見

　心エコー図所見で評価するのは三尖弁逆流による推定右室収縮期圧だけでなく肺動脈弁動態と右心の拡張の有無である（表12-2）．
　肺高血圧は原因によらず，

> 右室の拡大，心室中隔の左室への圧排，左室の狭小化，高流速（＞ 3.4 m/sec）の三尖弁逆流が共通する所見である（図 12-1〜12-3）．

　右室の拡張は肺高血圧よりも，心房中隔欠損症や三尖弁閉鎖不全のような容量負荷疾患で著明となる．一方，Fallot四徴症や肺動脈弁狭窄，漏斗部狭窄のような先天性心疾患では圧負荷が主体で，

357

表 12-2 肺高血圧症を示唆する心エコー所見〔Galiè N, Humbert M, Vachiery JL, et al; ESC Scientific Document Group. 2015 ESC/ERS Guidelines for the diagnosis and treatment of pulmonary hypertension: The Joint Task Force for the Diagnosis and Treatment of Pulmonary Hypertension of the European Society of Cardiology (ESC) and the European Respiratory Society (ERS): Endorsed by: Association for European Paediatric and Congenital Cardiology (AEPC), International Society for Heart and Lung Transplantation (ISHLT). Eur Heart J. 2016; 37: 67-119〕

観察部位	所見
右室と左室	右室径/左室径＞1.0（心基部） 心室中隔扁平化（とくに収縮期左室 eccentricity index＞1.1）
右房	収縮末期右房面積（心尖四腔断面）＞18 cm^2*
下大静脈	下大静脈径＞21 mm（呼吸性虚脱の低下：sniff で＜50％あるいは安静呼吸時＜20％）
心膜液	貯留あり
肺動脈	右室流出路収縮期加速時間＜105 ミリ秒または二峰性波形 拡張早期肺動脈弁逆流速度＞2.2 m/秒 肺動脈径＞25 mm

*欧米でのデータであり，体格の小さい日本人では基準値が異なる可能性がある．

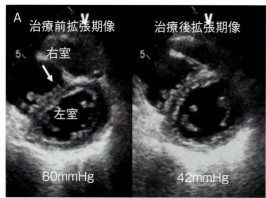 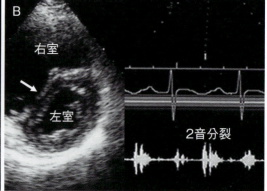

図 12-3 慢性肺血栓塞栓症（A）と急性肺塞栓症（B）
両者とも右室の拡張を認める．A では治療により拡張期の心室中隔扁平化（矢印，D タイプ）はほぼ正常化し，推定右室収縮期圧の改善も見た．B の右端は急性期の 2 音分裂を示す．

肥厚が目立つ．また，肺動脈性肺高血圧や肺血栓塞栓症では肥厚は目立ちにくい．

> 急性圧負荷では右室の肥厚は見ないことが多い．

　肥厚は肺動脈圧の高さと持続時間（罹病期間）で規定されるためであろう．拡張した右室は中隔を圧排して左室側に偏位する．これは diastolic bulging で，両心室の圧較差で説明される[16]．軽症高血圧や心房中隔欠損では拡張期に扁平があっても収縮期には円形になるが（図 12-3），著明な高血圧があると，収縮期も左室は変形のままである（図 12-1 参照）．重症ではショックとなる．右室の機能不全（60 頁図 3-8 参照）が予後を決めるというが，その評価は難しい．
　また，三尖弁逆流の程度と肺高血圧の程度には関係がない．三尖弁は接合部が浅いので容量負荷

12. 肺高血圧と肺血栓塞栓症を見逃さない

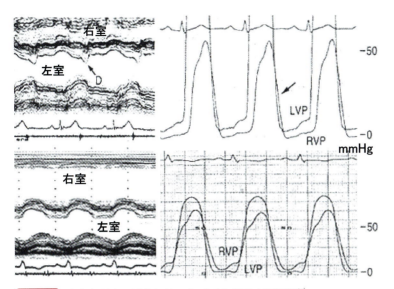

図 12-4 肺高血圧症で見られる 2 タイプの心室中隔動態[21]
上段は拡張早期に下方に向かうディップ（D）を見るが（拡張期異常），下段は奇異性運動（収縮期異常）を呈している．右図の両心室同時圧の記録から理解されるように，上段は拡張早期にのみ右室圧（RVP）が高いが，下段では拡張期を通じて右室圧が左室圧（LVP）より高いことがわかる．

で容易に接合不全をきたし逆流が高度になりやすい．一方，高度の肺高血圧では逆流は軽度のことがある（図 12-2 参照）．
　心エコー図所見は Eisenmenger 症候群や肺血栓塞栓症，肺動脈性肺高血圧と共通する．

> 右室の拡大は胸骨左縁だけでなく，種々のアプローチにて判断する．

　救急外来の短時間の心エコー図検査で右室正常と判定されても診断確定後に再検すればやはり右室が大きく見えることがある．心そこにあらず，がその一因であり，多断面のアプローチは必須である．呼気止め不能，肥満，画像不良なども原因となる．

> 急性肺塞栓症で見られる右室心尖部を除く自由壁の akinesis は McConnell's sign（apical locking）と言われる[17, 18]．sensitivity 77%，specificity 94% である[17]．

　右心で血栓が見つかる確率は低い．1135 例の肺血栓塞栓症例で 4%（42 例）[19]，報告によっては経胸壁エコー検査で 3〜23% の陽性率である[20]．
　右心の検索中に卵円孔開存が見つかれば奇異性脳塞栓のリスクが発生する．肺塞栓症例で卵円孔開存にダンベル状に首を出した impending paradoxical embolism の見つかることがある（367 頁図 13-6 参照）．右房圧上昇が嵌頓の原因である．診断には経食道アプローチがよい．緊急手術の適応である．稀なものに肺動脈本幹・分枝付近の腫瘍・血栓があるので，疑わしければ血栓の大きさと広がり・数を見るために造影 X 線 CT は不可欠である．

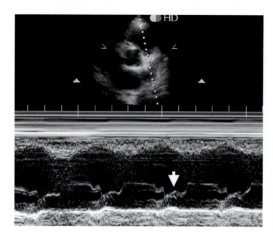

図 12-5 慢性閉塞性肺疾患患者の肺動脈弁 M モードエコー図
右室収縮期圧 70 mmHg であった．収縮期細動と半閉鎖（二峰性波形とも言われる．太矢印）は肺高血圧の特徴である．

最近，M モードエコー法はほとんど利用されなくなったが，肺高血圧の心室中隔動態には 2 種類があるという．収縮期に異常運動を呈するものと，拡張早期に異常運動（ディップ）を見るものである[21]（図 12-4）．収縮早期に急峻に前方運動する前者はより重症であるという報告がある[22]．

［1］ 肺動脈弁エコー

慢性肺高血圧の所見としての肺動脈弁エコーの特徴はかつて，拡張期スロープの平坦化，収縮中期半閉鎖（二峰性とも言われ，駆出血流の反転が起こる），収縮期前半の細動（図 12-5），a 波の消失，とされていた．最近はドプラー流速による測定に取って代わったので肺動脈弁の M モードエコーをみる機会は少なくなった．

肺動脈弁狭窄，漏斗部狭窄でも右室圧は高くなるので，三尖弁逆流のピーク速度のみ見ていると肺高血圧症と誤診される．肺動脈弁口部が記録困難な症例では肺動脈弁は無視しがちである．聴診や肺動脈弁エコーを見る習慣があると狭窄を肺高血圧を誤認することはない．

［2］ ドプラー所見

三尖弁逆流は必発である．逆流のピーク速度は 3 m/sec（右室収縮期圧で 40 mmHg）前後はボーダーラインである．

連続波ドプラー導入以前は肺動脈駆出血流ドプラーの波形は肺高血圧の評価に利用されていた．駆出血流のピークが前に移動するのは肺高血圧に共通する所見である．肺高血圧では開始からピークまでの時間（AT: accerelation time）と駆出時間（ET）との比が 0.3 以下，あるいは AT が 100 msec 以下になるという[23]．

また，肺動脈弁エコーの収縮中期半閉鎖（図 12-5，194 頁図 6-85 参照）と同じ機序で駆出血流ドプラーにも W 型パターンをとることがある．

■肺高血圧をきたすその他の疾患

既述のごとく高齢健常者でも数％では肺動脈圧は高い．予期しない肺高血圧の評価には臨床像も加えるべきである．膠原病の一部や脚気心[24]，甲状腺機能亢進症，左右短絡疾患，動静脈瘻などの

高心拍出量症候群も肺高血圧をきたす.

■文献

1) Barst RJ, MaGoon M, Torbicki A, et al. Diagosis and differential assessment of pulmonary hypertension. J Am Coll Cardiol. 2004; 43 (12 Suppl S): 40-7S.
2) Abergel E, Chatellier G, Toussaint P, et al. Doppler-derived pulmonary arterial systolic pressure in patients with known systemic arterial pressures. Am J Cardiol. 1996; 77: 767-9.
3) Bursi F, McNallan SM, Redfield MM, et al. Pulmonary pressures and death in heart failure. A community study. J Am Coll Cardiol. 2012; 59: 222-31.
4) 日本循環器学会. 2016-2017 年度活動. 肺高血圧症治療ガイドライン (2017 年改訂版).
5) Lowe BS, Therrien J, Ionescu-Ittu R, et al. Diagnosis of pulmonary hypertension in the congenital heart disease adult population impact on outcomes. J Am Coll Cardiol. 2011; 58: 538-46.
6) Le RJ, Fenstad ER, Maradit-Kremers H, et al. Syncope in adults with pulmonary arterial hypertension. J Am Coll Cardiol. 2011; 58: 863-7.
7) 肺血栓塞栓症/深部静脈血栓症予防ガイドライン作成委員会. 肺血栓塞栓症/深部静脈血栓症予防ガイドライン. 東京: Medical Front International Limited; 2004. p.34-5.
8) 山口佳寿博. 急性肺動脈血栓塞栓症. 日内誌. 2001; 90: 199-206.
9) Stein PD, Henry JW. Clinical characteristics of patients with acute pulmonary embolism stratified according to their presenting syndromes. Chest. 1997; 112: 974-9.
10) 日本循環器学会. 循環器病の診断と治療に関するガイドライン (2011 年度合同研究班報告). 失神の診断・治療ガイドライン (2012 年改訂版).
11) Ikenouchi H, Sugishita Y, Tabei F, et al. Pulmonary embolism due to popliteal venous aneurysm. Circulation. 2008; 117: 585-7.
12) Shimokawahara H, Tanaka H, Kashima K, et al. What is the cause of a woman's progressive dyspnea? J Cardiol. 2007; 50: 155-7.
13) Naschitz JE, Yeshurun D, Lev LM. Thromboembolism in cancer. Cancer. 1993; 71: 1384-90.
14) Ho ALK, Szulakowki S, Mohamid WH. The diagnostic challenge of pulmonary tumor thrombotic microangiopathy as a presentation for metastatic gastric cancer: a case and review of the literature. BMC Cancer. 2015; 15: 450.
15) Gainza E, Fernández S, Martinez D, et al. Pulmonary tumor thrombotic micro-angiopathy. Medicine (Baltimore). 2014; 93: 359-63.
16) Tanaka H, Tei C, Nakao S, et al. Diastolic bulging of the interventricular septum toward the left ventricle. An echocardiographic manifestation of negative interventricular pressure gradient between left and right ventricles during diastole. Circulation. 1980; 62: 558-63.
17) McConnell MV, Solomon SD, Rayan ME, et al. Regional right ventricular dysfunction detected by echocardiography in acute pulmonary embolism. Am J Cardiol. 1996; 78: 469-73.
18) Sosland RP, Gupta K. McConnell's sign. Circulation. 2008; 118: e518-9.
19) Proano M, Oh JK, Frye RI, et al. Successful treatment of pulmonary embolism and associated right mobile atrial thrombus with use of a central thrombolytic infusion. Mayo Clin Proc. 1988; 63: 1181-5.
20) Rose PS, Punjabi NM, Pearse DB. Treatment of right heart thromboemboli. Chest. 2002; 121: 806-14.
21) 大木 崇, 編. 心エコー・ドプラ法の臨床. 2 版. 東京: 医学書院; 2001. p.265.
22) Mori S, Nakatani S, Kanzaki H, et al. Patterns of the interventricular septal motion can predict conditions of patients with pulmonary hypertension. J Am Soc Echocardiogr. 2008; 21: 386-93.
23) Kitabatake A, Inoue M, Asano M, et al. Noninvasive evaluation of pulmonary hypertension by a pulsed Doppler technique. Circulation. 1983; 68: 302-9.
24) 後藤雄子, 栗田正樹, 上松正朗, 他. 重度の肺高血圧症を合併した衝心脚気の 1 例. J Cardiol. 2007; 49: 361-5.

CHAPTER 13 血栓・血腫・腫瘍を鑑別する

　心エコー図検査で捉えるのはあくまでも異物，あるいは突出物であり，形態と動態から血栓か腫瘍かを鑑別することは困難である．正常心臓にも発生する腫瘍は，表面が比較的平滑で球状に近いことが多いが例外もある．何らかの基礎疾患に起こる血栓には形状が不整形なものがあるという印象でしかない．心房壁に付着するボール状血栓となると腫瘍との鑑別は不可能である（図13-1）．内部エコーの性状から判断するのも難しい．壊死，石灰化は血栓に多いかもしれないが，不均一エコー，栄養血管，両者いずれでも観察されるので可能性でしか論じえない．浮遊していればまず血栓であろう．経験的にはヒモ状の長い異物は縫合糸，血栓，腱索，ストランドあるいは疣腫の可能性が高い．弁に血栓や血腫が付着することは稀であろうが，皆無ではない．

　一方，血腫は既往の手術，切開，心カテーテル検査後などを参考とする．状況証拠から確率的に推定するしかない．

　確定診断が腫瘍なら切除である．疣腫なら抗生物質，血栓なら抗凝固療法である．小さくて無症状の腫瘤は確認できないまま経過観察に終わる．新しい血腫は自然経過で消失することもあれば，器質化して圧排する血腫がある．

> 心臓内血栓には必ず基礎疾患があるが，腫瘍には基礎疾患がない，という原則で観察する習慣は大切である．

　もちろん，いかなる疾患にも腫瘍は発生しうる可能性がある．腫瘍の周囲には血栓が付着することもあり，血栓を核に腫瘍が発育するという説もあるので厳密な意味での鑑別は難しい．

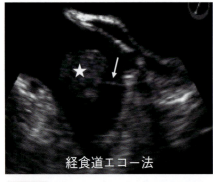
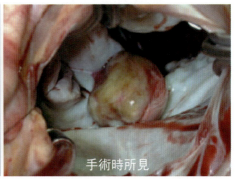

経食道エコー法　　　　　手術時所見

図13-1 細い茎（矢印）にて付着する左心耳血栓（☆）（左図）とその肉眼的所見（右図）（58歳，非弁膜症性心房細動例）[1]

心房細動の存在が血栓を疑わせるのみであった．

13. 血栓・血腫・腫瘍を鑑別する

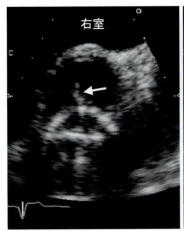
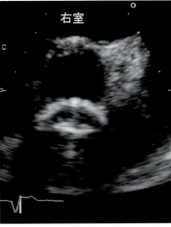

図 13-2 僧帽弁置換術 13 年後に観察された左室流出路のヒラヒラエコー
人工弁レベルの左室短軸像である．縫合糸やフィブリンかもしれないが確認はできていない．術後に完全房室ブロックを合併してペースメーカーを植え込んだ症例である．感染性心内膜炎の兆候はない．心房細動例である．

> 弁に付着，振動する小さい異物には，腫瘍，疣腫，過長腱索，腱索断端，ランブル (Lambl) 疣腫 (26 頁図 2-23 参照) やストランド，乳頭状線維弾性腫，がある．弁の血栓は稀である．

感染性心内膜炎であれば弁破壊があるので弁逆流シグナルを見ることが多い．浮遊，振動のない心内異物や腫瘤なら，さらに

> 変性僧帽弁 (myxomatous change) (130 頁図 6-19 参照)，弁瘤，膿瘍，肺静脈隔壁，肉柱，石灰沈着 (乾酪壊死も含む)，その他の腫瘍が鑑別診断に加わる．

逸脱の一部にムコ多糖体の増殖を反映して腫瘍状に膨らんだ (redundant = 余剰な) 変性僧帽弁を見ることがある．しばしば僧帽弁腫瘍とまぎらわしいが，わが国では少ない印象がある．これとは別に腱索が拡張期にヒラヒラして，一見，ヒモ状血栓かと思われるものがある．余剰腱索であろう．僧帽弁置換術後例では閉鎖に関与しない過長腱索，手術時の腱索断端，あるいは縫合糸などがある (図 13-2)．

最終判断は基礎疾患と状況証拠による．

A 血栓

血栓はルチン検査の他に，脳，四肢，体腔臓器の塞栓症を契機に発見される．

> ①血液凝固能の亢進，②血流のうっ滞，③血管内皮の障害，は Virchow の提唱した血栓誘因の三因子である．

臨床の現場では，瘤の存在と壁運動異常，カテーテルなどの人工異物の存在，が発生因子となる．心房内血栓の一因子は心房細動による血液のうっ滞である．

> 心房細動は心房内うっ滞や血栓形成の大きな危険因子となる．血栓，塞栓を語るときは先に心房細動の有無を述べるべきである．

　Chiari's network や静脈洞弁（36 頁参照）にも血栓は付着すると言われる．末梢静脈系からの遊離血栓の付着も考慮しなければならない．心室瘤や大動脈瘤内の血栓はうっ滞によるものである．

> 凝固障害の起こりうる基礎疾患としては，悪性腫瘍，血液疾患〔悪性リンパ腫，白血病，DIC，ヘパリン起因性血小板減少症 heparin-induced thrombocytopenia（HIT），その他〕，抗リン脂質抗体症候群，好酸球増多症候群，妊娠，ホルモン剤・抗がん剤・経口避妊薬および免疫抑制薬投与例，アンチトロンビンⅢ欠損症，プロテインＣ・Ｓ欠乏，その他の凝固因子の障害がある．

　とくに他科から心エコー図検査を依頼されて血栓を見つけたときはこれらの基礎疾患をチェックすべきである．
　つねに閉鎖，開放する弁には血栓は付着しないのでは，と考えていたが，下肢塞栓を契機に発見された大動脈弁血栓の症例報告がある[2]．

［1］左房内血栓

　心房細動は左房内血栓発症の大きなリスク因子である．慢性心房細動例の 6〜18％，心房粗動では 4〜11％に左房内血栓はあると言われる[3]．48 時間以上持続する除細動前の心房細動，粗動例に経食道エコー図検査を行うと，左心耳に 10％，ちなみに右心耳には 1％以下，で血栓が見つかる[3]．しかも，心房細動の方が粗動よりやや頻度は高いという．左心耳は好発部位である（図 13-3）．非弁膜症性心房細動は虚血性脳卒中のリスクを 6 倍増加させる．脳卒中の年間発症率は 4〜7％と言

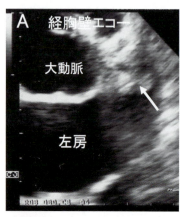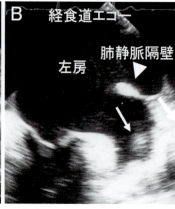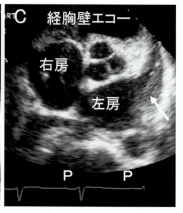

図 13-3 左心耳血栓の 3 例
A，B は心房細動のある僧帽弁狭窄症である．経胸壁エコーのみでは難しいことがあるが，A は経食道エコーで確認されている．肺静脈隔壁はときに経胸壁エコーでは腫瘤状に見えることがある．C は洞調律例の心アミロイドーシス例で左房から左心耳まで及んでいる血栓（矢印）である．小さい P 波を認める．

13．血栓・血腫・腫瘍を鑑別する

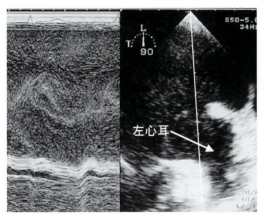

図 13-4 脳塞栓を発症した非弁膜症性心房細動例
経食道エコーでは左房内にもやもやエコーが観察されたが，血栓は存在しなかった．

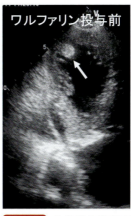
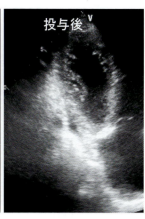

図 13-5 心尖部心筋梗塞瘤で見られた血栓（洞調律例）
ワルファリン投与 10 日後には消失した．

われている[4]．心原性塞栓の 50％，脳梗塞患者の 15％，および一過性脳虚血発作の 2～8％は心房細動例である．心房細動は年齢とともに増加する．加齢だけでなく高血圧，心不全，糖尿病，冠動脈疾患は危険因子である．脳梗塞・一過性脳虚血発作の既往があればリスクは 2.5 倍となる．

左房内血栓は同時にもやもやエコーを見ることがある（図 13-4 参照）．これは赤血球とフィブリンのブリッジ形成によるもので，塞栓症の危険因子となる．心房細動の持続が一般には 48 時間以内なら血栓は形成されないとされている．

同じ心房でもなぜか右房血栓の報告はほとんどない．心房細動のある左房が圧倒的に多い．しかも，

> 左房内血栓の 90％以上は死腔となる左心耳内である（図 13-3）．

心房細動があれば一応，胸壁エコーでもこの部位はチェックすべきである．左心耳は明瞭には描出できないことが多いので小さい血栓は診断できない．左心耳血栓と肺静脈隔壁（31 頁参照），櫛状筋（pectite muscle）との鑑別はときに難しい．健常例で左心耳の構造を数多く経験して自分なりの正常像を構築しておく必要がある．どうしても否定したいなら経食道心エコー図検査である．

> 左心耳入口部の流速は 50 cm/sec 以上である．20～25 cm/sec 以下はうっ滞を意味する（図 13-4）．

■洞調律と左房内血栓

きわめて稀である．洞調律で左房内血栓が見つかった例は経食道心エコー図検査を施行した洞調律 20643 例中 20 例（0.1％），また，左房内血栓例の中では洞調律は 6.1％という報告がある[5]．それによると洞調律の左房内血栓 20 例中 19 例は左室疾患か発作性心房細動の既往がある例で，心房細動の既往や基礎疾患がない洞調律で血栓合併例は 1 例のみである．

> 基礎疾患のない洞調律での左房内血栓はきわめて稀である．

しかし，洞調律でも左房圧が高い例では左心耳流速は低下するので[6]，血栓は発生しうる．心房中隔瘤や膠原病，atrial failure のあるアミロイドーシスでは血栓が生じることがある（図 13-3）[7]．膠原病ではうっ滞だけでなく凝固障害も関与しているのかもしれない．Maze 手術やアブレーション後[8]にも左房内血栓が見られる．

したがって，洞調律での左房内血栓検索は効率の悪い検査となるが，多発性脳塞栓，若年者の脳梗塞・塞栓症（cryptogenic stroke）では血栓だけでなく腫瘍否定のために施行しておく価値はある．ランブル疣腫，ストランド，粘液腫や乳頭状線維弾性腫は心エコー図検査でしか発見されないからである．心房内 band（276 頁参照）と血栓の鑑別も問題になろう．

［2］左室内血栓

左室に生じる血栓は心筋梗塞（図 13-5）（97 頁図 4-19 参照），心室瘤（真性，仮性），心筋炎，拡張型心筋症，二次性心筋症などによる壁運動異常部で，多くは心尖部である．SLE の Libman-Sacks 心内膜炎（222 頁参照）に見られる壁在血栓は心尖部とは限らないが，これは凝固障害による．そのほか，たこつぼ心筋症（93 頁参照）や左室中部閉塞型心筋症（296 頁参照），心尖部肥大型心筋症（298 頁参照）で血栓が見られる．存在するのはやはり壁運動障害のある心尖部内である．

好酸球増多症で見られる心筋炎〔Churg-Strauss 症候群（316 頁図 10-43 参照），アレルギー性肉芽腫性血管炎〕，Loeffler 心内膜炎[9]での左室血栓もやはり壁運動障害部である．心内膜障害は好酸球から分泌される心筋毒性因子によるものと言われている．

ルチンの心エコー図検査で偶然観察された左室内異物が血栓か腫瘍か，悩むことが多い．

左室内を横断する正常構造物としての仮性腱索や肉柱との識別はしばしば難しい．また，健常な腱索や肉柱に血栓が付着するかという問題も起こる．肉柱か異物か疑わしければ造影 X 線 CT を行ってみる価値はあるが，それでも難しい．血栓であれば壁運動異常か凝固障害がある可能性が高い．基礎疾患がなければ血栓は生じるはずはないので，肉柱と考えるべきである．もちろん，小さい腫瘍を否定できるものではないが，証明は不可能である．

心筋梗塞部には心エコー図検査では同定できない壁在血栓はあるという認識で検査に従事すべきである．

> 壁運動障害がない左室では凝固障害がなければ血栓は生じにくい．

［3］右心の血栓

左心に比較してはるかに少ない．存在すれば肺動脈塞栓症の大きな危険因子となる．右室には肉柱が発達しているのでエコーだけ見ると小さい異物の存在を否定できないことになるが，うっ滞を引き起こす病気がなければ無視するのが現実であろう．心房細動例では右房血栓は充分に検索されないこともあるのか，きわめて稀である．右房・右心耳の拡張，右房のもやもやエコー，右室機能低下は左心と同様，リスクファクターである．右房血栓の頻度は心房細動例の 1% 以下[10]である．左房血栓に比較して半分の発生頻度[11]という報告がある．

右心では洞調律，正常心であっても下肢静脈からの遊離血栓が観察されたり[12]，腱索にトラップされて発見されることがある[13]．

そのほか，鑑別すべきものに Chiari's network や静脈洞弁，仮性腱索がある．右房の血栓は肺動脈塞栓のみならず，奇異性塞栓を起こしうる（図 13-6）[14]．なお，洞調律での右房血栓が不整脈原性右室心筋症で見られた報告がある[15]．右房壁にはひだ状の構造物が観察されるので心房細動例では鑑別が問題になる．

■奇異性塞栓

右心の血栓，腫瘍は肺動脈塞栓だけでなく，卵円孔開存（258 頁参照）を通して体循環の塞栓症を起こす[14,16]．卵円孔にエントラップされて発見される右房血栓は impending paradoxical embolism と言われる（図 13-6）[17,18]．緊急摘出術の対象である．

[4] 動脈内・静脈内血栓

血栓は動脈瘤（仮性，真性）内やうっ血のある静脈（瘤）内にも生じる．Valsalva 洞内血栓報告がある[19]．大動脈解離では偽腔内に発生する．大動脈内膜肥厚部の潰瘍形成はときに血栓とまぎらわしいが，プラークであれば瘤ではなく，血栓と判断するなら瘤であろう．流速の速い箇所で血栓は形成しにくいという判断だけであるが，根拠はない．悪性腫瘍に先行して診断されることがある（次項のB参照）．

最近は血管エコーが普及しており，下肢静脈の血栓が描出されるようになった．

■血栓の治療

明らかな塞栓症状のある大きい血栓，症状はないが弁口に嵌頓する恐れのある血栓，あるいは遊離した血栓は摘出術の適応となる．卵円孔開存があれば心カテーテルによる閉鎖術が試みられる．

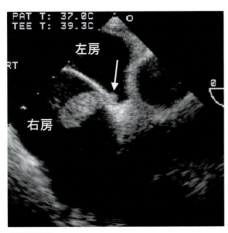

図 13-6 経食道エコーで捉えた impending paradoxical embolism（洞調律例）
右房内血栓が卵円孔を介して一部，左房に顔を出していた（矢印）．その後，緊急摘出術と閉鎖術を施行．

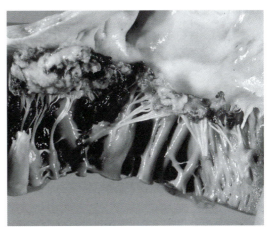

図 13-7 肺癌末期で DIC を併発して出現した non-bacterial thrombotic endocarditis（洞調律例）
僧帽弁に多数の血栓が付着している（剖検例）．70 日前の心エコー図所見は正常であった．

腫瘍が否定できなければ切除されることがある．しかし，抗凝固療法で消失した血栓の報告もあるので，小さいものでは内科治療を試みる選択肢がある．抗凝固療法で血栓が融解して塞栓症に至った症例もあるのでその見極めは容易ではない．一般には巨大血栓では内服の効果は期待できないので，塞栓症の予防を目的に，また僧帽弁膜症合併が多いこともあるので置換術と同時に摘出が行われている．凝固能の不安定な状態での血栓は数日で出現したり，消失することがある．もやもやエコーとの共存，あるいはアーチファクトを含めて疑わしいときは造影 X 線 CT，経食道エコーにて確認すべきである．

> 手術当日の朝，確認心エコー図検査が大事なことがある．

手術当日朝の心エコー図検査で消失していたために，手術中止に至ったケースがある．

B 非細菌性血栓性心内膜炎 nonbacterial thrombotic endocarditis（NBTE）

血栓と疣腫の鑑別はときに容易ではない．本疾患は弁や心内膜に付着する疣腫は血小板とフィブリンからなる無菌性血栓である[20,21]が，感染，炎症所見のないこと，何らかの基礎疾患があることが診断には必須であろう．本症は剖検例の 1.2％に認められ，65 例の検討では 51 例が悪性疾患で，DIC（播種性血管内凝固症候群）は 18.5％に見られたという[22]．NBTE が確認された術後摘出弁 30 例の検討では 18 例（60％）に抗リン脂質抗体症候群，膠原病を含む免疫異常が指摘されている[23]が，悪性腫瘍や DIC は認められていない．なお，心エコーでは術前に 8 例に疣腫を認めたが，NBTE が疑われたのは 1 例のみである．

ムチン産生腫瘍である悪性腫瘍例で DIC 合併の末期例に合併するときはかつて消耗性（衰弱性）心内膜炎 marantic endocarditis，あるいは消耗性血栓 marantic thrombus とも言われていた．臨床的意義は感染性疣腫との鑑別，塞栓源となること，である．僧帽弁に多く，次が三尖弁である．弁の破壊がないので原則として弁逆流は発生しない．著者の経験した 2 例はいずれも悪性腫瘍に合併し僧帽弁に附着したものである（図 13-7）．一方，心内病変がはっきりせず，あるいは診断されないで動脈，静脈の血栓塞栓症が先行する悪性腫瘍は Trousseau 症候群と言われている[24-26]．

NBTE と疣腫との鑑別は基礎疾患，付着部位，形状，弁逆流の有無が参考となろう．しかし，本症に感染が加わった報告がある．

本症は SLE，抗リン脂質抗体症候群による Libman-Sacks 心内膜炎ともオーバーラップする疾患である（222 頁参照）ので鑑別診断の一つに挙げるべきである．無症候性の SLE 患者で僧帽弁前尖に付着し，左室流出路に突出した 2 cm 大の血栓を切除した報告がある[27]．

C 血腫

血腫は外傷性，医原性を問わず，心臓外，心筋内，心膜腔内の出血に起因する．血腫は吸収される過程で凝固したものである．心膜腔内への出血はタンポナーデになるが，開心術後例の心膜内血腫は一部，心タンポナーデに至らず，発見の遅れることがある（図 13-8）．臨床的意義は閉塞，圧排，および，腫瘍・血栓との鑑別である．血腫は稀には交通外傷で見られるが，多くは開心術後か

368

13. 血栓・血腫・腫瘍を鑑別する

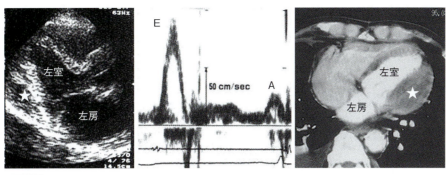

図 13-8 バイパス術 5 年後に発見された心膜内血腫（☆）を有する収縮性心膜炎[28]
開胸にて左室を圧排する血腫を除去したが症状は改善しなかったため，後に心膜切除術を受けた．E/A＝3.1，DT＝120 msec であった．

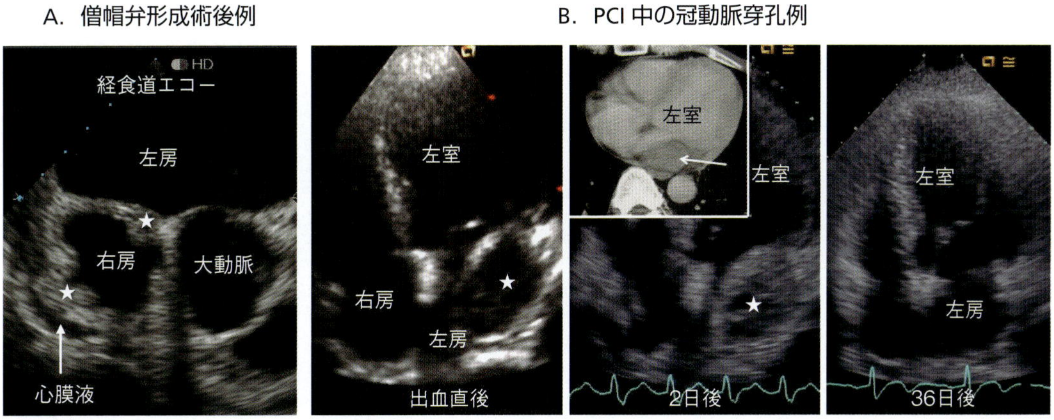

A．僧帽弁形成術後例　　　B．PCI 中の冠動脈穿孔例

図 13-9 経過観察で消褪した左房筋内出血（☆）の二例
A：経胸壁アプローチにて右房壁に血栓様エコーを見たために経食道エコーを施行した．右房壁と心房中隔へ進展した解離であった．安静のみで消失した[30]．B：左房内に占拠する血腫（☆）は直後 echolucent であったが，2 日後には一部 echogenic となり，その後に消失した．

心臓カテーテルによる穿孔で起こる．PCI 中での冠動脈穿孔は 0.5％以下の合併症であるが，完全閉塞（CTO）での PCI では 2.9％と高くなる[29]．PCI 時の穿孔による心外膜下血腫で緊急開心術に至った sub-epicardial hematoma の報告がある[29]．

> 心房筋内血腫[31-35]，あるいは心房解離[36]は心房内に腫瘤状に突出することが多く，経過観察で消褪する例がある（図 13-9）．

出血時期の不明な血腫や[37]，心臓外血腫によってショックに至った例もある[38]．
PSVT に対するアブレーション後の心エコー図検査で右房を占拠する大きな血腫が発見されたが，観察のみで echolucent となって消失した症例報告がある[39]．
右房，右室を圧排するコアグラで心タンポナーデを合併することもある[40]．血腫の診断には経食

道エコー法, X線CT (図13-9), MRIが有用である. 経過観察やワルファリン投与中止で縮小, 消失を見るので摘出術は慎重に決定する.

僧帽弁置換術後の0.84%に見られる稀な心房解離[41]は再手術の適応と言われる. 心室壁内の血腫, 出血は心カテーテル検査[42], 胸部打撲[43]のほか, 心筋梗塞でも起こる. 一部は心腔内に破裂して仮性心室瘤との鑑別で問題になる (dissecting hematoma) (100頁参照).

D 腫瘍

心臓原発性腫瘍は剖検例では一般に0.001から0.03%と推定されている[44]. 日常経験する腫瘍は正常な心臓に発生することの方が多い. 良性腫瘍と悪性腫瘍がある (表13-1). 良性でも塞栓と狭窄か閉塞があれば摘出の対象となるが, 障害がなくても悪性腫瘍が否定できないので, 大きさと発生部位によっては切除される. 代表的腫瘍の病態を熟知しなければならない. 心臓腫瘍の部位別頻度は図13-10のごとくである. 個々の例では参考にはなっても診断には役立たない. 確定診断は切除による.

[1] 良性腫瘍

きわめて小さい腫瘤では診断確定できないまま経過観察に終わる例もあろう.

原発性腫瘍の2/3は良性であり, 粘液腫が最も多い.

表13-1 心臓の良性腫瘍と悪性腫瘍[44]

benign tumors	total (%)	malignant tumors	total (%)
myxoma	114 (29%)	sarcoma	137 (35%)
papillary fibroelastoma	31 (8%)	angiosarcoma	33
rhabdomyoma	20 (5%)	unclassified	33
fibroma	20 (5%)	malignant fibrous histiocytoma (MFH)	16
hemangioma	17 (4%)		
lipomatous hypertrophy, atrial septum	12 (3%)	osteosarcoma	13
AV nodal tumor	10 (3%)	leiomyosarcoma	12
granular cell tumor	4 (1%)	fibrosarcoma	9
lipoma	2	myxosarcoma	8
paraganglioma	2	rhabdomyosarcoma	6
myocytic hamartoma, not further classified	2	synovial sarcoma	4
histiocytoid cardiomyopathy	2	liposarcoma	2
inflammatory pseudotumor	2	malignant schwannoma	1
benign fibrous histiocytoma	1	lymphoma	7 (2%)
epithelioid hemangioendothelioma	1		
bronchogenic cyst	1	total malignant tumors	144
teratoma	1		
total benign tumors	242		

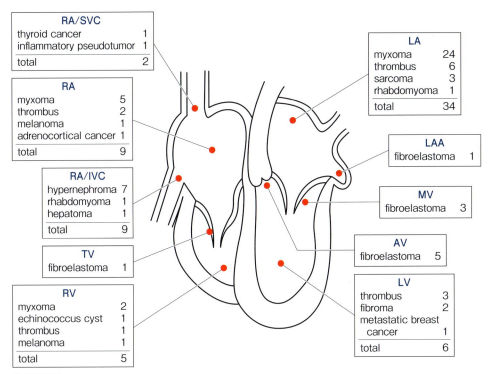

図 13-10 心内腫瘍と血栓の部位別頻度（Oh JK, Seward JB, Tajik AJ. The Echo Manual. 3rd ed. Baltimore: Lippincott, Williams & Wilkins; 2007. p.311）

a）粘液腫（図 13-11）

　かつては病理学的には血栓由来説もあったが[45]，腫瘍である．粘液腫の 95%は心房でその 3/4 は左房（1/4 は右房内），しかも心房中隔卵円窩から発生する．エコー所見はソリッドな円形ないし多房性の腫瘤で内部は均一，不均一，石灰沈着，エコーフリー（壊死），様々である．血管新生も見られる．ある程度の大きさに達した有茎性のものは拡張期に僧帽弁口に逸脱，嵌頓して収縮期に左房内にもどる像が観察される．腫瘍が陥頓・閉塞する拡張期には高流速ジェットとともに tumor plop が出現する[46]と言われる．粘液腫の 5%はその他，左室，右室，弁である．全身症状を伴うこともあり，微熱，貧血，体重減少，咳，炎症所見などから心エコー図検査の普及以前は僧帽弁狭窄のほか，感染性心内膜炎や肺結核，膠原病などと誤認されることがあった．腫瘍細胞からのインターロイキン 6 の作用とされている．M モードエコー法が導入された頃の筆者の第 1 例は肺結核の疑いで結核病棟に入院していた中年女性である．やせ，息切れ，微熱，咳が主訴であった．因みに断層法での第 1 例の初診時診断は気管支炎であった．

　粘液腫は良性であるが，再発（2%），多発，家族内発症（5%以下）の報告があり，悪性的病態をとることがある．皮膚・粘膜の色素沈着，乳房・副腎・皮膚などの粘液腫や内分泌腫瘍の合併も報告され，Carney complex[47,48]や syndrome myxoma[49]と称されている．若年者では家族内スクリーニングの価値はある．最近は遺伝子解析も進んでいる[48]．

　なお，合併する MR に対して摘出時に弁形成[50]や弁輪形成[51]，あるいは置換術[52]を施行した報告がある．粘液腫に合併する MR の一部は過小評価することが知られている．弁の二次的損傷，弁輪

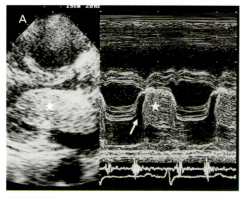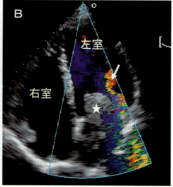

図 13-11 心房中隔に付着する左房粘液腫の2例
表面平滑な腫瘤で拡張期には僧帽弁口に逸脱するという共通項がある．AのMモードエコー図で明らかなごとく，僧帽弁開放に遅れて（矢印）弁口部に逸脱するのが特徴である．Bでは弁と腫瘍の間に流入血流を見る．

拡張が一因となる．しかし，摘出後にMRが減弱することもあるので弁修復の適応は慎重でなければならない．

b）乳頭状線維弾性腫[53,54]（図 13-12）

papillary fibroelastoma，あるいは papilloma，myxofibroma とも言われる．粘液腫に次ぐ2番目に多い良性腫瘍であったが，最近は心エコー図検査装置の解像力が向上したため，小さい異物や結節として偶然に見つかる例があり，粘液腫よりは増えている印象がある．

> 弁に付着して振動する小さい異物はまず，乳頭状線維弾性腫を考える．

脳塞栓，TIA，肺塞栓，失神，狭心痛や急死の原因という．小さいものを含めると病理学的には決して稀ではないらしい．84％は弁由来で僧帽弁・大動脈弁の弁が最も多いが，三尖弁・肺動脈弁の閉鎖縁や腱索，心室，心房にも発生する[54]．摩擦・損傷を契機に生じるランブル疣腫 Lambl's excrescence（26頁図 2-23 参照）との異同が論じられることがあったが，両者は肉眼では明らかに異なっている．腫瘍の表面は多数の乳頭状ヒダを有する線維組織でイソギンチャク（anemone）様の外観である．表面の動きはMモードエコー法や3D心エコー図検査で記録するとわかりやすい．ブーケのような小さい茎で心内膜と結ばれている．

切除の適応は大きさと症状の有無によって決定する．表面が浮動するために疣腫や血栓との鑑別が困難な腫瘍であるが，弁逆流の原因にはならないはずである．状況証拠にて診断するしかない．

> 鑑別診断は感染性疣腫（215頁参照），nonbacterial thrombotic endocarditis〔NBTE（368頁参照）〕，ランブル疣腫・ストランドか fibrous band である．臨床的意義は感染性心内膜炎との鑑別，体腔臓器，冠動脈，脳血管，および四肢塞栓のリスクである．

誘因となる基礎疾患や発熱，逆流がなければ，感染性疣腫の可能性は少ない．腫瘍に血栓が付着することもあれば，ランブル疣腫は感染性心内膜炎の病巣になるという記載[56]がある．

13. 血栓・血腫・腫瘍を鑑別する

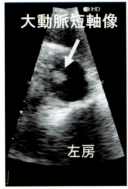
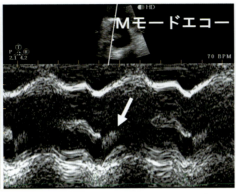
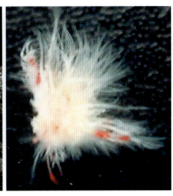

図 13-12 健常者で観察された大動脈弁付着の乳頭状線維弾性腫[55]
収縮期には腫瘤は振動していた（白矢印）．弁逆流は見られていないので感染性心内膜炎は考えにくい．右端は切除された腫瘍で sea anemone（イソギンチャク）様と言われる．赤い小さい付着物は血栓である．本例は文献 55 と同一症例である．

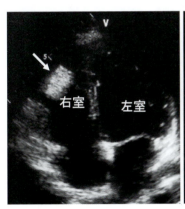
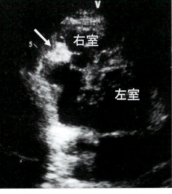

図 13-13 結節性硬化症例に見られた右室内腫瘍（40 歳代男性）
右室自由壁と肉柱に付着する辺縁不整の高輝度腫瘤で，横紋筋腫を考えているが，確定されていない．

c）線維腫

小児に多く，小児では横紋筋腫に次ぐ良性腫瘍である．心室中隔か左室壁内発生で左室腔内に突出する例が多い．成人で偶然，発見される稀なケース[57]，心不全，不整脈，突然死の報告がある．

d）横紋筋腫

15 歳以下の学童・小児，ほとんどは乳幼児，胎児である[44]．最も多い子供の心筋の良性腫瘍で，ときに複数存在する[58]．左室，心室中隔のほか右室，弁発生の報告がある．内腔占拠による症状，不整脈が診断の契機となる．約半数は脳の結節性硬化症を合併し，逆に結節性硬化症の 60％（子供），25％（成人）は本腫瘍を有するという（図 13-13）．成長とともに消褪する．肥大型心筋症と誤認されていた成人例での報告もある[59]．最近は胎児診断の報告がある[60]．単純 X 線 CT 像では境界鮮明な高輝度腫瘤で胎児心臓腫瘍の 40〜80％は横紋筋腫との記載がある．

e）血管腫

良性腫瘍の中では頻度として 5 番目に位置する腫瘍である[44]（表 13-1，図 13-14）．45 例の統計では平均年齢 43 歳，男性に多い．うち 15 例は心房，12 例は左室・心室中隔，11 例は右室，6 例が

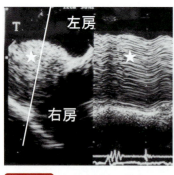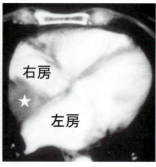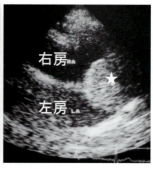

図 13-14 右房内腫瘤と診断した心房中隔由来の血管腫

胸骨左縁，経食道アプローチ（左図）と造影 X 線 CT（中央）で右房内腫瘤（☆）と診断したが，手術では組織診断で心房中隔の腫瘤（血管腫）だったために心臓を開けることなく，一部，摘出して終わった．胸骨右縁アプローチ（右図，術後に紹介医より送付）では心房中隔の腫瘤に見える．

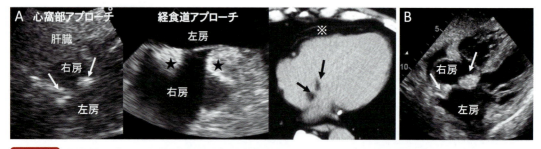

図 13-15 心窩部アプローチで観察された心房中隔 lipomatous hypertrophy の二例

A：高血圧症例のルチン検査で観察された．卵円窩を挟んだダンベル状の腫瘤（★）と言われているが，心房中隔に接した 2 個の右房内腫瘍のように見える．単純 X 線 CT（右図）の density は脂肪組織であった．本例では右室前面側に著明な心外膜脂肪（※）を認める．B：動悸を主訴に施行された検査で偶然，観察された例．

心膜から発生する．多くは無症状である．なお，血管腫のエコー所見には内腔フリーの cystic 像になるものがある[61]．この報告によれば血管腫の病理像は capillary type, cavernous type, および mixed type である．cystic に見えるのは capillary type であり，cavernous type は内部が均一なソリッド状に観察される．鑑別には MRI が参考になるという．

以下のものは必ずしも腫瘍とは言いがたいが，鑑別すべき腫瘤である．

f）心房中隔の脂肪腫様肥大　lipomatous hypertrophy （図 13-15）[62-64]

卵円窩を挟んでダンベル様に右房内に突出する脂肪の沈着で，エコーフリーにはならず，腫瘤に見える．心房中隔の描出には四腔断層像よりも心窩部アプローチがよい．X 線 CT によれば健常者心房中隔厚は通常 5〜6 mm の厚さであるが，本例では 15 mm 以上[62]，あるいは 20 mm 以上[63]と定義される．1292 例の連続 CT 検査では 2.2％に認められ（径は平均 32 mm，最大 62 mm），右房壁や心室中隔まで達することがある[63]．高齢者（平均 72 歳）であること，肥満，肺気腫を合併しやすく，脂肪は冠静脈領域にも見られ，心外膜脂肪も多いという．FDG-PET 陽性例もある．心房期外

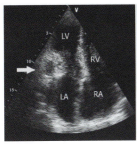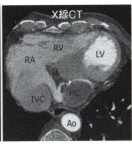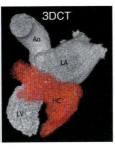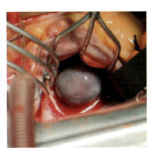

図 13-16 エキノコッカス感染による心膜嚢胞[68]
72歳，男性の包虫症で観察されたもので，左室の前側後壁側心膜に発生したhydatid cyst（3.7×2.5 cm）であった．HC（矢印）＝hydatid cyst

図 13-17 僧帽弁前尖に付着していた blood cyst[72]

収縮が出現しやすいとされる．経胸壁アプローチでは描出には限界があるので，経食道心エコー図検査，X線CT，MRIによる．切除の対象にはならない．

g）嚢胞

奇形である心膜嚢胞 mesotherial cyst[44]（347頁 図 11-21 参照），気管支嚢胞 bronchogenic cyst[65,66]，およびエキノコッカスによる嚢胞形成[67]（図 13-16）の3種がある．心膜嚢胞は右側 cardiophrenic angle 部に発生するので[44]胸部X線写真上の右側異常陰影が契機となる．良性腫瘍である気管支嚢胞は心臓内外に発生する．左房内の膜状構造物が気管支分岐部原発の嚢胞による圧迫だった症例報告がある[65]．心房中隔に発生する嚢胞もあるらしい[69]．

寄生虫による嚢胞は肝臓，肺の感染症で数％が冠循環から心筋に寄生する．包虫症 echinococcosis とも言われる．multilocular あるいは unilocular cyst を左右の心房・心室，心膜に形成するが[70]，わが国では報告を見ない輸入感染症である．症状は息切れ，胸痛，および心不全である．場所と大きさ如何によるが，無症状も多い．破裂により全身，肺の塞栓を惹起する．

h）血液嚢腫（図 13-17）

弁や心房中隔に付着する血液成分に富んだ嚢腫（blood cyst）で生下時に発見され，6カ月で消失するという．ときに多発する[44]．成人の報告例がある[71,72]．

i）その他

心外膜脂肪（図 13-18）や冠動脈瘤（図 13-24 参照）も腫瘤に見えることがある．前者は右室前壁と大動脈前壁の移行部，弁輪部に多い．

［2］悪性腫瘍

心臓原発性腫瘍の1/3を占める．ほとんどが肉腫である．発生部位は右房が多く，次は左房＞右室＞左室である[44]．心膜浸潤は高頻度に見られる．心臓の悪性腫瘍は組織診断でない限り，診断はできないので臨床像を参考にして悪性か否かの可能性を探らなければならない．血性心膜液，細胞診も参考となるが，確診や否定に至らないことがある．

急性心膜炎として発症することがあるので年齢を問わず，原因不明のときは注意深い観察か，心膜開窓術による心膜の組織診断を行う．X線CT，MRIも必要である．

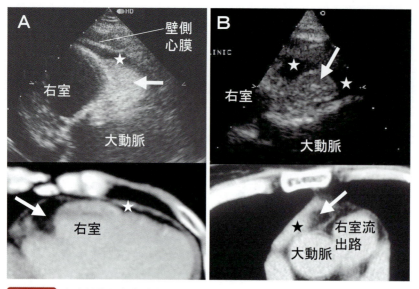

図 13-18 右室前壁と大動脈前壁の移行部に見られた心外膜脂肪の 2 例
A は初診の心エコー図検査で腫瘍と疑われた症例である．わずかな心膜液貯留（☆）を認めた．B では脂肪は腫瘤状で心膜液内で浮遊しているように観察され，脂肪腫が疑われている．下段の X 線 CT ではいずれも脂肪（矢印：黒く抜ける）と確認された．この領域の心外膜脂肪（19 頁図 2-12 参照）は稀でない印象がある．

a）肉腫

　悪性腫瘍の中で最も多い．とくに血管肉腫は右房原発で血性心膜液貯留や心タンポナーデにて発症することが多い[44]（図 13-19）．上・下大静脈や三尖弁口だけでなく肺に進展しやすく，進行性・致死的疾患である．左房内の多発性腫瘍にて粘液腫と紛らわしい像を呈する肉腫の報告[73]もある．心膜液の細胞診でも診断は難しい．カテーテルによる生検か試験開胸で確定される．経食道心エコー図検査や造影 CT 法を駆使して広がりを評価する．

> 心タンポナーデや心膜液貯留を見たときは，造影 X 線 CT や経食道エコー法も活用して右房内を検索すべきである．

　その他，心内膜肉腫，大動脈血管内肉腫，malignant fibrous histiocytoma，leiomyosarcoma，rhabdo-myosarcoma，fibromyosarcoma などがある[74]．

b）悪性リンパ腫

　本症は心臓原発性腫瘍の 1％で稀である．また悪性リンパ腫で心臓原発は 1％以下でもある．心臓に浸潤するタイプでは B-cell よりも T-cell lymphoma の方が多いと言われる[75]．房室ブロックや心膜液貯留（心タンポナーデ），心腔内腫瘤として発症する．腫瘤を形成せずに体液貯留で発症するタイプは primary effusion lymphoma と称され，心タンポナーデをきたした報告がある[76]．心房，心筋にも浸潤する[77]．心筋に浸潤すると心筋症と誤認されやすい．不均一な肥厚をきたし，大動脈・冠動脈周囲にも浸潤する．心筋破裂もある[78]．化学療法で縮小や一時的緩解を見るのでエコーガイド下，心カテーテルによる生検は有効という[79]．

13．血栓・血腫・腫瘍を鑑別する

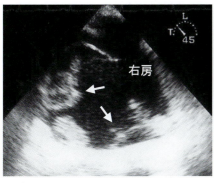
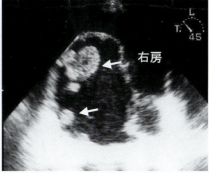

図 13-19 心膜腔内に右房が破裂して生じた腫瘤（洞調律例）（矢印）
経食道心エコー図検査にて記録．以前に原因不明の血栓心膜炎があり，心膜液は消失していた．心膜が一部癒着していたために心タンポナーデをきたさなかったものと思われる．検査直後，胸腔内破裂で緊急手術を行った．剖検にて右房の血管肉腫と肝臓転移を確認した．

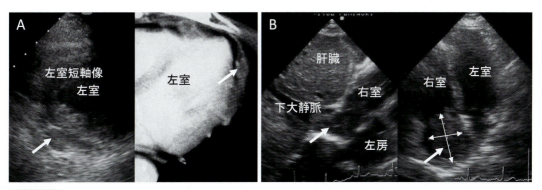

図 13-20 肺癌の心膜転移（A）と肝癌の右房内浸潤（B）
A では左室下壁側に 10 mm 大の腫瘤を見た．B では下大静脈から右房内に進展し，7×4.5 cm の腫瘍を形成していた．

c）悪性中皮腫
胸膜だけでなく心膜にも発生する悪性腫瘍である．当初，血性心膜炎にて発症することがある．全周性の心膜肥厚と浸潤が主体で収縮性心膜炎様の病態を呈した例がある[80]．心外膜下の心筋浸潤はあっても内腔には突出しないのが肉腫との違いであるという[81]．

d）転移性腫瘍
肺癌（図 13-20A），乳癌，肝癌（図 13-20B），腎腫瘍，卵巣癌，黒色腫（メラノーマ），悪性胸腺腫（図 13-21）などの報告がある．とくに前二者は心膜浸潤として，あるいは再発で発症することがある．肝癌は下大静脈から右房内に進展して肺塞栓に至る．腎臓・卵巣の悪性腫瘍は下大静脈からの浸潤・転移である．黒色腫はわが国では少ないが，最も心臓転移しやすい悪性腫瘍と言われている．carcinoid heart disease もきわめて稀に心筋転移を見る[82]．

手術なしには悪性とも良性とも診断はつかない例がある（図 13-22）．

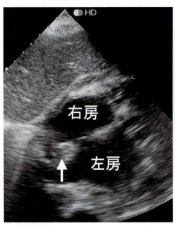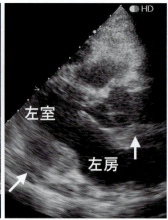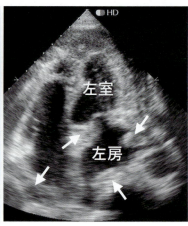

図 13-21 悪性胸腺腫の浸潤
心房，心膜への浸潤が著明である（矢印）．心膜液貯留は見られていない．悪性リンパ腫も同様な浸潤を見ることがある．

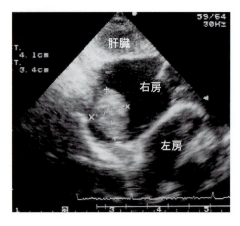

図 13-22 肺動脈塞栓症を契機に発見された右房内腫瘤（41×34 mm）
心房細動例であるので血栓は否定できないが，右房の血栓はきわめて稀である．手術拒否例で組織は確認されていない．心窩部アプローチによる．

E 鑑別を要するその他の腫瘤

[1] inflammatory（myofibroblastic）pseudotumor

感染を契機に発生した腫瘤で泌尿生殖器，呼吸器に多いが，どの臓器にも発生しうるもので，pseudosarcomatous とも言われる[83]．稀には心臓の弁や壁に発生することがあり，腫瘍や血栓との鑑別や弁障害を引き起こすので問題になる．8 cm に達するものもあるという[44]．房室中隔から発生した pseudotumor でステロイド投与にて縮小した症例報告がある[84]．

[2] 大きい弁輪石灰化と乾酪化（caseous calcification）

高齢者，透析患者で見られる僧帽弁後尖の基部左室側の小さい石灰沈着（MAC，23 頁参照）は生理的である（23 頁参照）．大きいと腫瘍や血栓と紛らわしくなる．加齢のほか，高血圧，腎不全（血液透析），糖尿病，女性，副甲状腺機能亢進症，僧帽弁逸脱（Marfan 症候群），肥大型閉塞性心筋症，

13. 血栓・血腫・腫瘍を鑑別する

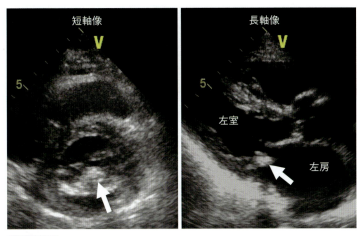

図 13-23 膿瘍との鑑別に苦慮した僧帽弁輪石灰化
発熱患者であったが，最終的には否定された．

Paget 病は石灰化の促進因子である．一部には Ca や P の代謝障害が関与している．
　弁輪も収縮と拡張を繰り返すために石灰沈着をきたすと有意な弁狭窄（sclerotic MS）や逆流を見るという報告はあるが稀である．石灰化は病理学的には後尖の中央部に始まり，後壁基部の心筋内，交連を超えて前尖に，あるいは中隔，His 束から大動脈弁までに及び，房室ブロック（Rytand's syndrome）[85]，大動脈弁狭窄に至る．
　乾酪化したものは内部が hypoechoic で大きく，腫瘍様に見えることがある．壊れると血栓や疣腫様に観察される[86]．X 線 CT 検査は不可欠である．

> 弁輪石灰化の内部が液化壊死に陥るとエコー輝度が低下し，caseous（乾酪）calcification と言われる病態となる．

　融解，消褪する報告もある．大きいものでは 24×22 mm 大に達する[87]．大きい弁輪石灰化とその壊死はリウマチ結節，腫瘍や膿瘍，疣腫との鑑別を要する．とくに発熱時の観察となれば疣腫，膿瘍との識別が問題になろう（図 13-23）．

[3] calcified amorphous tumor（CAT）

　フィブリン，コラーゲン線維，石灰沈着，炎症細胞を成分とする原因不明の腫瘤で，腫瘍や疣腫との鑑別が問題になる不定形（amorphous）の，ときに mobile の異物である[88-91]．2015 年の段階で 44 例の報告があり，うち 18 例は僧帽弁に認められ，多くは弁輪石灰化に伴うが，伴わない例は 4 例である[92]．別の 42 例の報告[93]では発生部位が僧帽弁・弁輪 15 例，右房 9 例で，右室，左室，左房，三尖弁は少ない．腎不全合併のほか，偶然に，塞栓症，発熱，息切れを契機に観察される．
　腎不全で弁輪石灰化 mitral annular calcification（MAC）に伴う例はとくに MAC-related calcified amorphous tumor と称される．Ca, P の代謝異常のみでは説明できない．先に述べた乾酪化した弁輪石灰沈着との関連[94]，感染性心内膜炎・疣腫・膿瘍の合併[95]，あるいは石灰化した腫瘍との鑑別，が問題になるので経食道エコー検査，造影 X 線 CT 検査は必須である．最終診断は病理所見に

379

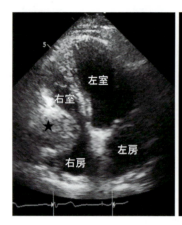
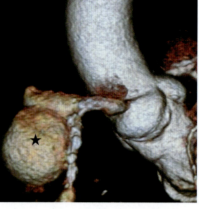

図 13-24 血栓化した巨大右冠動脈瘤（★）の断層像と 3DCT 所見

カラードプラー像では血流シグナルは観測されなかった．瘤は右房と右室を圧排していた．

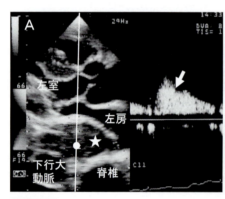
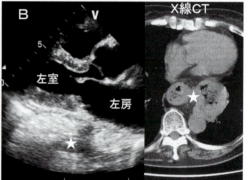

図 13-25 食道癌（A），裂孔ヘルニア（B）による心臓の圧迫

A は術前検査にて観察されたもので，矢印は腫瘍内の栄養血管からの連続性の動脈性血流ドプラーを示す．B では左室，左房の後壁側を占拠する大きな消化管が観察されている（☆）．両者とも圧排に伴う心症状はなかった．

よる．

[4] inverted left atrial appendage

反転した左心耳は左房内で腫瘍として観察される．血栓や粘液腫などとの鑑別を要する．僧帽弁狭窄と心房細動に合併した症例報告がある[96]．血栓と考えたが，手術診断は反転した左心耳であった．

[5] 心外性腫瘤

胸壁アプローチにより見つかる場合は心腔や血管の圧迫所見として，あるいは偶然，観察される腫瘤である．画面一杯に心臓を描出する習慣があると左室後方の腫瘤は見落としやすい．心外性か心腔内のものか迷う状況も少なくない．心臓後方の腫瘤エコーの鑑別はまずエコー輝度の高い心膜の外側か内側かの識別から始めるべきである．

経食道エコー法であればより確かな情報が得られるが，この領域は X 線 CT の絶対適応である．

13. 血栓・血腫・腫瘍を鑑別する

心外性腫瘍の鑑別診断には静脈グラフト瘤，食道癌（**図 13-25** 左），縦隔腫瘍，肺癌，下行大動脈瘤・解離，血腫，冠動脈瘤（**図 13-24**），横隔膜裂孔ヘルニア（**図 13-25** 右），肺癌，無気肺，さらには胸腺腫やリンパ腫を含めた縦隔腫瘍が挙がる．心外性腫瘍であっても，大きな腫瘍が左房を圧排すると一見，左房内発生に見えることがあるので注意を要する[65]．

■文献

1) Hesse B, Murphy BT, Myles J, et al. Left atrial appendage thrombus mimicking atrial myxoma. Circulation. 2006; 112: e456-7.
2) Amano H, Kubota K, Kozima A, et al. A case of native aortic valve thrombosis. J Echocardiogr. 2008; 6: 54-5.
3) Cresti A, García-Fernández MA, Miracapillo G, et al. Frequency and significance of right atrial appendage thrombi in patients with persistent atrial fibrillation or atrial flutter. J Am Soc Echocardiogr. 2014; 27: 1200-7.
4) 佐藤　洋. 心原性脳塞栓症発症のリスク因子. 日本醫事新報. 2005; 4231: 10-3.
5) Agmon Y, Khandheria BK, Gentile F, et al. Clinical and echocardiographic characteristics of patients with left atrial thrombus and sinus rhythm: experience in 20,643 consecutive transesophageal echocardiographic examinations. Circulation. 2002; 105: 27-31.
6) Tabata T, Oki T, Fukuda N, et al. Influence of left atrial pressure on left atrial appendage flow patterns inpatients with sinus rhythm. J Am Soc Echocardiogr. 1996; 9: 857-64.
7) Dubrey S, Polaak A, Skinner M, et al. Atrial thrombi occurring during sinus rhythm in cardiac amyloidosis: evidence for atrial mechanical association. Br Heart J. 1995; 74: 541-4.
8) Khairy P, Chauvet P, Lehmann J, et al. Lower incidence of thrombus formation with cryoenergy versus radiofrequency catheter ablation. Circulation. 2003; 107: 2045-50.
9) Murata M, Yasuda R, Tokuda H, et al. Loeffler endocarditis and restrictive cardiomyopathy with biventricular thrombi. J Echocardiogr. 2014; 12: 46-7.
10) Bashir M, Asher CR, Abdalla I, et al. Right atrial spontaneous echo contrast and thrombi in atrial fibrillation: a transesophageal echocardiography study. J Am Soc Echocardiogr. 2001; 14: 122-7.
11) De Divitiis M, Omran H, Rabahieh R, et al. Right atrial appendage thrombosis in atrial fibrillation: its frequency and its clinical predictors. Am J Cardiol. 1999; 84: 1023-8.
12) 泉　学, 藤原理佐子, 小野幸彦, 他. 右室流出路に血栓を認めた脳梗塞の1症例. 超音波医学. 2008; 35: 19-24.
13) 竹内博樹, 森野禎浩, 杉本篤彦, 他. 三尖弁に付着する可動性構造物. J Cardiol. 2006; 47: 215-7.
14) Pierre-Justin G, Pierard LA. Management of mobile right heart thrombi: A prospective series. Int J Cardiol. 2005; 99: 381-8.
15) Bilge M, Eryonucu B, Guler N. A case of arrhythmogenic right ventricular cardiomyopathy in sinus rhythm associated with thrombus in the right atrium. J Am Soc Echocardiogr. 2000; 13: 154-6.
16) Maron BA, Shekar PS, Samuel Z, et al Paradoxical embolism. Circulation. 2010; 122: 1968-72.
17) Verhamme P, Anné W, Herbots L, et al. Impending paradoxical embolism. Eur Heart J. 2007; 28: 2660.
18) Myers PO, Bounameaux H, Panos H, et al. Impending paradoxical embolism: Systemic review of prognostic factors and treatment. Chest. 2010; 137: 164-70.
19) Nagata Y, Miyamoto T, Komura M, et al. Giant organized thrombus in the left sinus of Valsalva causing intermittent left coronary obstruction. An unusual cause of acute myocardial infarction. Circ J. 2004; 68: 795-8.
20) Eiken PW, Edwards WD, Tazelaar HD, et al. Surgical pathology of nonbacterial thrombotic endocarditis in 30 patients, 1985-2000. Mayo Clin Proc. 2001; 76: 1204-12.
21) Asopa S, Patel A, Khan OA, et al. Non-bacterial thrombotic endocarditis. Eur J Cardiothorac Surg. 2007; 32: 696-701.
22) Deppisch LH, Fayemi AO. Non-bacterial thrombotic endocarditis: clinicopathologic correlations. Am Heart J. 1976; 92: 723-9.
23) Eiken PW, Edwards WD, Tazelaar HD, et al. Surgical pathology of nonbacterial thrombotic endocarditis in 30 patients, 1985-2000. Mayo Clin Proc. 2001; 76: 1204-12.
24) 大江康太朗, 荒木　勉, 今野哲雄, 他. 今月の画像: 発熱, 意識障害を呈した胆嚢癌患者. J Cardiol Jpn Ed. 2011; 6: 187-9.
25) Hénon P, Renard C, Leborgne L. Sixty-four slice computed tomography for the detection of multiple intra-thoracic thrombi in Trousseau syndrome. Eur Heart J. 2009; 30: 2968.

26) Carmier M, Le Gal G, Wells PG, et al. Sytematic review: the Trousseau syndrome revisited: should we screen extensively for cancer in patients with venous thrombo-embolism? Ann Intern Med. 2008; 149: 323-33.

27) 上嶋　亮, 鈴木健吾, 出雲昌樹, 他. 経食道エコー検査により詳細に術前評価し, 無症候のうちに治療しえた非細菌性血栓性心内膜炎の一例. Jpn J Med Ultrasonics. 2013; 40: 11-6.

28) 伊藤敦彦, 羽田勝征. A 63-year-old man complaining of shortness of breath after coronary bypass surgery. J Cardiol. 1996; 27: 159-61.

29) Higuchi Y, Fukamachi D, Fujii S, et al. Cardiogenic shock caused by a large sub-epicardial hematoma complicating percutaneous coronary intervention. Case Reports in Clinical Medicine. 2015; 4: 233-6.

30) 伊藤敦彦, 原田　修, 田部井史子, 他. 僧帽弁形成術後に見られた右房壁内血腫の一例. 第 22 回日本心エコー図学会学術集会. 鹿児島. 2011 年 4 月 23 日.

31) 下里あゆ子, 金子幸裕, 金　明愛, 他. 僧帽弁形成術およびメイズ手術後の心房内血腫の一例. J Cardiol. 2006; 48: 353-8.

32) Bruegger D, Sadoni S, Primaychenko M, et al. Coservative treatment of a left atrial intramural hematoma after left atrial thrombus resection and comcomitant mitral valve replacement-case report. J Cardiothorac Surg. 2011; 6: 50.

33) Sah R, Epstein LM, Kwong RY. Intramural atrial hematoma after catheter ablation for atrial tachyarrhythmias. Circulation. 2007; 115: e446-7.

34) Tavano D, Carlino M, Pisani M, et al. Conservative treatment of a left atrial hematoma and a localized tamponade occurring during treatment of coronary total occlusion. Circulation. 2007; 115: e603-6.

35) Looi JL, Lee Alex PW, Chan CP, et al. Intramural left atrial hematoma complicating catheter ablation for atrial fibrillation. J Am Coll Cardiol. 2013; 62: 252-2.

36) 高橋登美子, 竹中　克, 淺川雅子, 他. 弁置換術後にみられた左房内異常構造物. 心エコー. 2002; 3: 554-6.

37) Lombard A, Luciani N, Rizzello V, et al. Images in cardiovascular medicine. Spontaneous left atrial resection and hematoma mimicking a cardiac tumor: findings from echocardiography, cardiac computed tomography, magnetic resonance imaging, and pathology. Circulation. 2006; 114: 249-50.

38) Nishi T, Shibayama K, Tabata M, et al. A case of right ventricular diastolic dysfunction due to a large hematoma posterior to the left ventricle. J Cardiol Cases. 2015; 12: 8-11.

39) Mankongpaisarnrung C, Chattranukulchai P, Sunsaneewitayakul B, et al. Serial images of right atrial hematoma after catheter ablation for supraventricular tachycardia. J Am Coll Cardiol. 2012; 59: e33.

40) Beppu S, Ikegami K, Tanaka N, et al. Coagula tamponade as a open heart surgery: the clinical significance and diagnostic value of transesophageal echocardiography. J Cardiol. 1991; 21: 125-32.

41) Martinez-Sellés M, Garcia-Fernandez MA, Moreno M, et al. Echocardiographic features of left atrial dissection. Eur J Echocardiogr. 2000; 1: 147-50.

42) Grohmann A, Elgeti T, Eddicks S, et al. Interventricular septum hematoma during cineventriculography. Cardiovasc Ulturasound. 2008; 6: 4.

43) Hosaka Y, Kodama M, Chinushi M, et al. Intramyocardial hemorrhage caused by myocardial contusion. Circulation. 2004; 109: 277.

44) Burke A, Virmani R. Atlas of Tumor Pathology. Tumors of the heart and great vessels. AFIP. 1996.

45) Salyer WR, Page DL, Hutchins GM. The development of cardiac myxomas and papillary endocardial lesions from mural thrombus. Am Heart J. 1975; 89: 4-17.,

46) Kolluru A, Desai D, Cohen GI. The etiology of atrial myxoma tumor plop. J Am Coll Cardiol. 2011; 57: e371

47) Carney JA. Differences between nonfamilial and familial cardiac myxoma. Am J Surg Pathol. 1985; 9: 53-5.

48) Correa R, Salpea P, Stratakis CA, et al. Carney complex: an update. Eur J Endocrinol. 2015; 173: M85-97.

49) Vidaillet HJ, Seward JB, Fyke EF Ⅲ, et al. "Syndrome myxoma": a subset of patients with cardiac myxoma associated with pigmented skin lesions and peripheral and endocrine neoplasms. Br Heart J. 1987; 57: 247-55.

50) Yamaguchi K, Koide Y. Role of intraoperative transesophageal echocardiography in detecting masked mitral regurgitation during left atrial myxoma surgery. J Anesth. 2015; 29: 134-7.

51) Matsushita T, Huynh AT, Singh T, et al. Mitral valve annular dilatation caused by left atrial myxoma. Heart Lung Circ. 2009; 18: 145-7.

52) Kumar B, Raj R, Jayant A, et al. Left atrial myxoma, ruptured chordae tendinae causing mitral regurgitation and coronary artery disease. Ann Card Anaesth. 2014; 17: 133-6.

53) Sun JP, Asher CR, Yang XS, et al. Clinical and echocardiographic characteristics of papillary fibroelastomas: a retrospective and prospective study in 162 patients. Circulation. 2001; 103: 2687-93.

54) Gowda RM, Khan IA, Nair CK, et al. Cardiac papillary fibroelastoma: a comprehensive analysis of 725 cases. Am

13. 血栓・血腫・腫瘍を鑑別する

Heart J. 2003; 146: 404-10.

55) Ikenouchi H, Kasahara K, Kamata S. A sea anemone in the heart. Heart. 2009; 95: 1441.

56) Becker AE, Anderson RH. Cardiac Pathology. Edinburgh: Churchill Livingstone; 1984. p.116.

57) Otsuka T, Asano K, Murota Y. et al. Successful removal of a cardiac fibroma in an elderly patient. J Cardiovasc Surg. 1990; 31: 55-7.

58) Mariano A, Pita A, Leon R, et al. Primary cardiac tumors in children: a 16-year experience. Rev Port Cardiol. 2009; 28: 279-88.

59) Wage R, Kafka H, Prasad S. Cardiac rhabdomyoma in an adult with a previous presumptive diagnosis of septal hypertrophy. Circulation. 2008; 117: e469-70.

60) 衛藤英里子, 牧 尉太, 玉田祥子, 他. 胎児心臓腫瘍の3症例. Jpn J Med Ultrasonics. 2016; 43: 311-5.

61) Fathala A. Left ventricular cyst. Unusual echocardiographic appearance of a cardiac hemangioma. Circulation. 2012; 125: 2171-2.

62) Fyke 3rd EF, Tajik AJ, Edwards WD, et al. Diagnosis of lipomatous hypertrophy of the atrial septum by two-dimensional echocardiography. J Am Coll Cardiol. 1983; 1: 1352-7.

63) Heyer C, Kagel T, Lemburg SP, et al. Lipomatous hypertrophy of the interatrial septum. A prospective study of incidence, imaging findings and clinical symptoms. Chest. 2003; 124: 2068-73.

64) Pochis WT, Saeian K, Sagar KB. Usefulness of transesophageal echocardiography in diagnosing lipomatous hypertrophy of the atrial septum with comparison to transthoracic echocardiography. Am J Cardiol. 1972; 70: 396-8.

65) Ann SG, Tahk SJ, Shin JH. Abnormal left atrial membranous structure in transthoracic echocardiography caused by external compression from a large bronchogenic cyst. Heart. 2006; 92: 200.

66) Weinrich M, Lausberg HF, Pahl S, et al. A bronchogenic cyst of the right ventricular endocardium. Ann Thorac Surg. 2005; 79: e13-4.

67) Tufekcioglu O, Birincioglu CL, Arda K, et al. Echocardiography findings in 16 cases of cardiac echinococcosis: proposal for a new classification system. J Am Soc Echocardiogr. 2007; 20: 895-904.

68) Akpinar I, Tekeli S, Sen T, et al. Extremely rare cardiac involvement: recurrent pericardial hydatid cyst. Intern Med. 2012; 51: 391-3.

69) Foley JRJ, Irwin RB, Abidin N, et al. Multimodality characterization of interatrial cyst. J Am Coll Cardiol. 2012; 59: 2217.

70) Celic T, Iyisoy A, Kursaklioglu H, et al. Intracavitary left ventricular hydatid cysts rupture during cardio-pulmonary resuscitation in a patient with acute myocardial infarction. Int J Cardiol. 2006; 111: 155-7.

71) 矢鋪憲功, 斉藤 裕, 今川健久, 他. 右房血液嚢腫の一例. 胸部外科. 2006; 59: 23-8-40.

72) Yamamoto H, Nakatani S, Niwaya K, et al. Giant blood cyst of the mitral valve: Echocardiographic and intraoperative images. Circulation. 2005; 112: e341.

73) Hasegawa T, Nakagawa S, Chino M, et al. Primary cardiac sarcoma mimicking benign myxoma: a case report. J Cardiol. 2002; 39: 321-5.

74) Sheppard M, Davies MJ. Practical Cardiovascular Pathology. London: Arnold; 1998. p.163.

75) Chinen K, Izumo T. Cardiac involvement by malignant lymphoma: a clinicopathologic study of 25 autopsy cases based on the WHO classification. Ann Hematol. 2005; 84: 498-505.

76) Yunoki K, Naruko T, Ohashi J, et al. Primary effusion lymphoma compicating cardiac tamponade: a case report. J Cardiol. 2007; 49: 2065-10.

77) Ochi H, Hozumi T, Yamamoto M, et al. Cardiac involvement of malignant lymphoma and its improvement after chemotherapy. J Echocardiogr. 2013; 11: 38-9.

78) Armstrong EJ, Bhave P, Wong D, et al. Left ventricular rupture due to HIV-associated T-cell lymphoma. Texas Heart Inst J. 2010; 37: 457-60.

79) Tanaka H, Kawai H, Ishida H, et al. Echocardiographic findings of intracardiac mass. J Cardiol. 2007; 50: 155-7.

80) Lee MJ, Kim DH, Kwan J, et al. A case of malignant pericardial mesothelioma with constrictive pericarditis physiology misdiagnosed as pericardial metastatic cancer. Korean Circ J. 2011; 41: 338-41.

81) McAllister HA, Fenoglio JJ. Tumors of the cardiovascular system. AFIP; 1978. p. 77.

82) Pellikka PA, Tajik AJ, Khandheria BK, et al. Carcinoid heart disease. Clinical and echocardiographic spectrum in 74 patients. Circulation. 1993; 87: 1188-96.

83) Chughtai A, Cronin P, Kelly AM, et al. Cardiac pseudosarcomatous fibromyxoid tumor: a review of the literature. J Comput Assist Tomogr. 2005; 29: 749-51.

84) Tomiyama M, Nakatani S, Ishibashi-Ueda H, et al. Inflamatory psuedotumor of the heart. Ann Int Med. 2007;

147: 351-2.

85) Fulkerson PK, Beaver BM, Auseon JC, et al. Calcification of the mitral annulus: etiology, clinical associations, complications and therapy. Am J Med. 1979; 66: 967-77.

86) Gramenzi S, Mazzola AA, Tagliaferri B, et al. Caseous calcification of the mitral annulus: unusual case of spontaneous resolution. Echocardiography. 2005; 22: 510-3.

87) Watanabe N, Taniguchi M, Maruo T, et al. Large calcified mass on the mitral annulus. J Echocardiogr. 2005; 3: 123-4.

88) Valdeeswar P, Karunamuthy A, Patwardhan AM, et al. Cardiac calcified amorphous tumor. J Card Surg. 2010; 25: 32-5.

89) Inamdar V, Wanat FE, Nand NC, et al. Amorphous calcific tumor of the mitral annulus echocardiographically mimicking a vegetation. Echocardiography. 2008; 25: 537-9.

90) Fujiwara M, Watanabe H, Iino T, et al. Two cases of calcified amorphous tumor mimicking mitral valve vegetation. Circulation. 2012; 125: e432-3.

91) Nazli Y, Colak N, Atar IA, et al. Sudden unilateral vision loss. Tex Heart Inst J. 2013; 40: 453-8.

92) Masuda S, Motoyoshi N, Ito K, et al. Surgical removal of calicified amorphous tumor localized to mitral valve leaflet without mitral annular calcification. Surg Case Rep. 2015; 1: 39.

93) de Hemptinne Q, de Cannière D, Vandenbossche JL, et al. Cardiac calcified amorhous tumor: A sytematic review of the literature. Int J Cardiol Heart Vasc. 2015; 7: 1-5.

94) 本田早潔子, 川崎達也, 山野倫代, 他. 乾酪様僧帽弁輪石灰化との関連が疑われた calcified amorphous tumor の1例. Jpn J Med Ultrasonics. 2016; 43: 577-0.

95) Ross JWD, Ura M, Kruger A, et al. Surgical management of mitral valve infective endocarditis with annular abscess and calcification in the setting of a leaking mycotic infrarenal abdominal aneurysm: a case report. J Cardiothorac Surg. 2014; 9: 154.

96) Nunes MCP, Gelape CL, Braulio R, et al. Inverted left atrial appendage presenting as a large left atrial mass. J Echocardiogr. 2010; 8: 30-2.

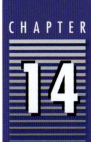

誤認はなぜ起こるのか

　誤認は人間の認知・知識・記憶力と思考過程が完璧でないというほかに，生体側の不確実性で起こる．同じ所見であっても同じ病気とはかぎらない．可能性が50％・50％でも決断しなければならないのが診療である．医療は科学ではない．100％はありえない．診断しようとすればするほど誤認は生じる．いわゆる"ヒヤリハット"である．多忙なときの検査や読影は大きな一因となる．

　診断しなければ誤認や誤診は起こりえない．いかに防ぐかよりも，いかに最小限にとどめるかである．診療のプロセスは症状の出現や検査結果の度ごとに解釈し，鑑別診断の順序を変えつつ，診断を絞り込む作業なので，小さい誤認の連続である．検査の選択を誤っても誤認を招く．検査をすればするほど誤認は増える可能性もある．目的は診断と治療に早く到達することである．誤認＝不利益＝不名誉とは限らない．重大な誤認があっても不利益にならなければ誤診とは言わない．不利益となるのか，不利益にならないのか，最後までわからないのが診療である．念のために施行した検査が重大な誤認を生むことがある．

A 誤認とは何か[1]

　1つの評価・判断が，次のステップで，あるいは最終診断で間違いとわかって誤認だったと認識される．1人の患者の心エコー図検査1つにしても僧帽弁，エコーフリースペース，左室壁動態……などの読み方，どれを取っても誤認になりうる要素を持っている．"誤認"そのものの定義もときにはあいまいである．

　意見が8対2に分かれたときに2人の意見が誤認になるわけではない．結果を知って見直しても誤認と言えないことがある．

> 観察困難でもあえて読もうとするのがプロである．判定不能と言えないのがプロである．解釈しなければ誤認は起こらない．

　誤認は，①観察しなかった，②観察した，あるいは記録があるが注目しなかった，③所見はあったが，解釈に誤りがあった，④疾患の知識がなかった，のいずれかである．昨今では⑤レポート記載の見落とし，もある．①と②には検査者の思い込みもある．描出の限界で見えないものを存在しないと考え，正常と判断することがある．見えない＝存在しない，ではない．通常では起こりえない検査であっても，短時間の検査で見えにくい領域を省略した，複数所見を見落とした，などである．心臓を大きく観察して後方の縦隔腫瘍を見ていなかった自験例がある．また，"心そこにあらず"であれば記録していても見ていない，あるいは必要と考えた情報しか観察しなかった場合もあ

る．心臓内の異物は過去の記録をそのつもりで見直してみると意外に存在していることがある．診断のあとで見直すと恥じ入る経験は誰しもあるはずだ．結果を知って他人の誤認を指摘するのは容易であるが，逆の立場になったとき，正しく診断できたか，である．

③は検査者や主治医の経験と知識不足によることもあるし，不可抗力の場合もある．経験ある人には当たり前のことでも経験がなければ落とし穴となる．逆に経験あることが思い込みにもなり誤認を生む．病気そのものを知らない④は致命的である．⑤レポートの見落とし，はときに重大な誤認になりうる．最近は一律な書式で詳細な数値の羅列に終わる報告が増えてきた．読んでも病態や問題点がわからないことがある．サインする読影者も臨床像までは知らないことも多い．昔の手書きのレポートの方は勘所が書きやすく，ポイントは一目瞭然であった．最終診断は簡潔に，かつ，予想外の，あるいは注目すべき所見は依頼医にわかるように，あらためて記載すべきである．

> ヒヤリハットは避けなければならない．しかし，起こった場合はそれを糧にすることがエコー上達の近道である．

失敗や誤認を経験していない人がいるとすれば，その人は積極的に診断しない人，あるいは，誤認に気づいていない人であろう．誤認は自慢にはなるものではない．なぜこんなことがという思いは専門家といえども経験しているはずである．誰しも胸に手を当てれば思いあたることはある．

B 誤認の実例

昔の機器は解像力が悪く，観察領域も限られていたので，最近ではありえないヒヤリハットも過去にはあった．Mモード法全盛時代は方法論に起因する誤認も数多くあった．しかし，診断機器が向上した今日でも誤認はなくならない．以下の例は誰でもどこでも経験する症例である．初心者には教訓的と思われるのでいくつか症例を順不同で提示する．最近は検査はソノグラファー任せの施設が多くなった．誤認のリスクは医者でもソノグラファーでも同じであろう．

初めての経験は忘れないものである．以下の症例の多くはソノグラファーのいなかった昔の著者自身の検査例である．

> 誤認には，①初心者の誤認と経験者の誤認，②ソノグラファーの誤認と医師の誤認，③恥ずかしい誤認と恥ずかしくない誤認，がある．

医師の心エコー図検査はとくに救急の場合，短時間で必要とする情報しか見ないため，思い込みが加わって誤認することがある．

■ case 1 ■

昔，息切れで入院した患者の心エコー図検査で心膜液貯留を観察，息切れの原因がわかったとしたが，右房内腫瘍を見落としたことがある．X線CTで診断されて心エコー図の再検査で観察されたので明らかな見落としである．このような複数病変では見落とすことが少なくない．最近の機器は解像度も上がっており見落としは少なくなった．病変の少ない領域は簡単に終わりがちである．

14. 誤認はなぜ起こるのか

> 悪性腫瘍（肺癌，乳癌，悪性リンパ腫，血管肉腫，その他）は心膜浸潤しやすい．高齢者心膜液貯留の鑑別診断には念頭に置くべき疾患である．

■ case 2 ■

悪性腫瘍末期患者の発熱，動悸と胸痛で心エコー図検査の病棟往診を昔，依頼されたことがある．何か診断できても予後と治療が変わる疾患が見つかるとも思えないが，胸部 X 線写真と心電図，身体所見は異常なく，心エコー図検査は当然正常であった．その後死亡，剖検で僧帽弁に付着する 1 cm 程の血栓を認めた．心エコー図検査のときの姿勢であろう．発熱で IE を疑われての検査か，心雑音精査なのか，検査者の熱の入れ方にもよる．夜間の検査などはとくにおろそかになりがちだ．本例は病理医に教えられた消耗性心内膜炎 marantic endocarditis（nonbacterial thrombotic endocarditis，368 頁参照）の 1 例目であった．こんな血栓も観察できなかったのかという目で見られた昔の臨床病理カンファ（CPC）の思い出である．

> 終末期癌患者の心エコー図検査もおろそかにできない．DIC による非感染性疣腫があるからである．

治療方針と予後に影響を及ばさなくても，心エコー図検査に従事している者にとって見落としは恥である．それ以降，ターミナル患者での記録では注意していたが，nonbacterial thrombotic endocarditis を診断したことはない．肺癌，発熱で依頼を受け心エコー図検査で弁に異常をみとめなかった患者が 70 日後に DIC を併発して死亡，剖検で僧帽弁に疣腫を見た例がある（367 頁図 13-7 参照）．

■ case 3 ■

胸痛，息切れにて徒歩来院した患者，Ⅱ，Ⅲ，aVF で ST 上昇，全収縮期雑音を聴取した．乳頭筋不全による僧帽弁閉鎖不全と考え，外来のポータブルエコー図検査（カラードプラーはなかった）で下壁梗塞を確認して即，入院となった．心カテーテル検査直前の血液ガス分析結果が悪く，カラードプラーで再検したところ，心室中隔破裂とわかり，緊急手術となった．

> 急性下壁梗塞の心雑音には乳頭筋不全と心室中隔穿孔がある．

それまで著者の経験していた中隔穿孔例はいずれも重症でサブショックだったこと，および，前壁中隔梗塞には中隔穿孔が，下壁梗塞には乳頭筋不全が多い，という思い込み以外の何ものでもない．ちょい当てエコーの落とし穴でもある．

■ case 4 ■

息切れがあるため検診を受け，心拡大を指摘されて紹介状を持って外来受診．聴診で大動脈弁閉鎖不全あり．その場で施行したポータブルエコーでは上行大動脈が 5 cm 以上に拡大していた．intimal flap なし（正確には"見えず"である）．大動脈瘤のため手術を考えるべきと病態を説明，当日は混んでいたため早めに心エコー図検査を予約した．数日後の検査でソノグラファーが intimal flap を観察，大動脈解離による大動脈弁閉鎖不全と判明．症状が軽かったこともあり病態を軽視していたことをあらためて反省した次第である．患者のためと思った早めの多忙のときの検査が自分の首を絞めかねないのが医療である．いずれにせよ緊急手術となり，元気に社会復帰されている患者である．検診を受ける患者にも救急心疾患はある．

> ポータブル（ちょい当て）エコー検査には誤診のリスクが潜んでいる．

■ case 5 ■

高齢患者が右下肢麻痺にて救急受診した．下肢痛はない．意識清明．心電図正常．心雑音なし．神経内科に紹介してとりあえず入院となった．病棟の研修医から麻痺がないと電話あり．神経内科専門医が再診察して神経内科の疾患ではなさそう，と著者に再コール．造影 X 線 CT にて下行大動脈解離を確認した．Adamkiewicz 動脈の一過性血流障害による対麻痺であった．これなど下肢麻痺は神経内科という思い込み以外の何ものでもない．

> 急性大動脈解離（242 頁参照）の 4%に下肢の対麻痺がある．

■ case 6 ■

貧血にて緊急入院した血液内科の若年患者．白血病らしいと報告あり．心電図と胸部 X 線写真は異常がないが，息苦しいと言っているのでと病棟往診の依頼があった．発熱あり，貧血で息苦しいのは当たり前という心持ちで型のごとく診察した．心電図で洞調律，正常胸部 X 線写真を確認．心雑音なし．ポータブル心エコー図検査では頻脈以外，所見はなかった．その後転院し，心エコー図検査で左房内血栓が見つかったという話を人づてに聞いた．これなども思い込みによるちょい当て検査以外の何ものでもない．転院後に発生した血栓とは思わない．

> 悪性血液疾患では血栓，腫瘍もチェックすべきである．

心内腔内に腫瘍を形成する白血病がある[2]．

■ case 7 ■

カラードプラーのない断層心エコー法が普及しはじめた昔，下壁心筋梗塞の疑いの依頼で下壁の壁運動異常を確認して自信を持ってレポートしたが，後の左室造影検査では大きい仮性心室瘤を合併していた．ビデオ見直しでそれらしきものを観察したため，再検査して下壁基部に大きな心外膜下心室瘤があることを知った．著者の仮性心室瘤第 1 例目であった．小さい仮性心室瘤は今日でも見落とされることがある．

■ case 8 ■

昔，M モードエコー法全盛の時代，他科から急性心筋梗塞の患者で変な雑音があるとエコー依頼を受けた．

心電図は明らかに下壁梗塞で聴診は楽音様雑音であった．本人は比較的元気であった．心エコー

14. 誤認はなぜ起こるのか

図検査で壁運動正常, 僧帽弁異常なし, 内腔拡大もない. 左室は正常, 心不全なし. これこそ乳頭筋不全症候群 (137頁参照) であると報告した. 関心があったために1週間後再検をお願いしたところ, すでに急死し, 剖検では乳頭筋断裂だったいう報告をうけた. 当時はまだ冠動脈造影検査もない時代で, 検査時, 乳頭筋がすでに断裂していたとは思えない. 一過性MRぐらいの甘い認識しかなかったことを反省している次第である. 今日の急性冠症候群である. 断層心エコー図検査があれば不全断裂による僧帽弁逸脱が検出されていたかもしれない. 急性冠症候群のMRは重大である. しかし, 当時, 中隔穿孔を否定していたという自信もない.

> 急性冠症候群の僧帽弁逆流性雑音は心エコードプラー所見がどうであれ, 乳頭筋断裂に発展しうる重大な所見のことがある.

■ case 9 ■

高血圧患者が腹痛で救急受診した. 処置室で診察, 腹部に圧痛あり, 緊急検査で貧血があったために消化器内科に紹介した. 医師は腹部エコー検査を施行, 腹部大動脈拡大を観察したために循環器内科に転科した. 緊急造影X線CTで腹部大動脈の解離による破裂と診断した. 拡張がなくても解離や破裂はあるのでエコー図検査のみでは診断が難しいことは確かである.

> 腹痛と貧血でも循環器疾患がある. 腹部大動脈や分枝動脈の解離/破裂を忘れてはならない.

■ case 10 ■

腰痛で整形外科病棟に入院中の患者. 高血圧があり, 腹部大動脈瘤疑いにてエコー図検査の依頼を受けた. 1週間続く鈍痛である. 腰痛でなぜ腹部を? と思案しながら施行. 心臓は異常なく, 腹部大動脈径は正常と返事した. その後造影X線CTで大動脈破裂と診断され, 緊急手術となった. woozing (染み出す) タイプでは後腹膜に出血して腰痛・腹痛が出現することを知った次第である. 貧血の程度は軽く年相応と判断していた. 心エコー図診断は難しいが, 知識不足と熱心な観察でなかったことの反省である.

> 腹部大動脈解離の後腹膜への破裂は慢性腰痛の原因となる. そのつもりで観察しても見落とす疾患である.

■ case 11 ■

心エコー図検査で発見される異物の鑑別診断は難しい. 他科に息切れで緊急入院した中高年男性, 心エコー図検査の依頼があった. 洞調律で心雑音なし. 断層心エコー図検査で, 右心の多発性腫瘤あり. 心臓腫瘍の診断で緊急手術となった. 手術時に凝固障害が疑われ, 血栓摘出術をうけた. その後プロトロンビンⅢ欠損症であることがわかった. 数カ月前に再発性・多発性粘液腫を経験したばかりの思い込みである[3]. 本症例はやむを得ない診断であった.

389

> 基礎に心疾患がない洞調律例の心臓内異物はまず腫瘍，次が稀な血液凝固障害による血栓であろう．

■ case 12 ■

　数日前から発熱，息切れ，動悸で紹介受診，肥満あり．比較的元気な方であった．他院で高血圧にて通院中であった．持参のX線写真でCTRは大きめで大動脈弓と併せて高齢者の高血圧で矛盾しない．肺野は正常，心電図は頻脈の洞調律，心膜摩擦音なし．外来ポータブルエコー図検査にて心膜液貯留あり．急性心膜炎と診断，そのまま入院とし，主治医に血液検査一式と血液培養提出を指示した．CT検査は翌日にと伝えた．その日の深夜，トイレで急死した．剖検は大動脈解離と心膜腔内破裂であった．

> 大動脈解離の心膜腔内破裂はすべてが心タンポナーデになるわけではない．発熱で始まる心膜液貯留がある（244頁参照）．

ことを知った次第である．カルテに心膜摩擦音なしと記入していても，内膜剥離と大動脈弁閉鎖不全には記憶がなかった．

> 重要な陰性所見は記載すべきである．記載がなければ念頭になかったことであり，説得力はない．

　心膜液貯留の原因に大動脈解離があることは知っていても，そのときに念頭に浮かべる鑑別診断の順序はいろいろな条件にて左右される．高熱と肥満，心膜炎があれば息切れは説明可能という思いこみである．フルスペックエコーにて解離を疑って検査をすればintimal flapは見えていたかもしれない．緊急X線CTは施行すべきであった．しかし，解離が念頭にないと単純X線CTのみでは不充分である．以前に高熱の続く化膿性心膜炎を経験していたことも災いしている．外来での症状が心タンポナーデとは思えず，“右室前壁の拡張期虚脱”（331頁参照）の有無も意識していなかった．“心そこにあらず”が敗因である．

> 心エコー図検査をしてわからないと診断を下すには勇気がいる．読み難きを読み，測り難きを測るのがプロである．

■ case 13 ■

　下肢筋肉痛で整形外科に緊急入院した土曜日午後の患者．高血圧と多少の息苦しさがあり往診依頼を受けた．心電図は正常であった．雑音なし，大動脈も見える範囲では正常，右心負荷なし，心エコー図所見は異常ないので心臓は考えられない，と報告したが，その後入院時検査データから高K血症と腎不全と判明，心エコー図検査時，腎不全が頭になかったことは確かである．著者が血液データや胸部X線写真を見ていなかった．主治医に確かめなかったというのが敗因である（整形外科の主治医が血液データを見ないで依頼したことと，著者が血液データは異常ないと思いこんだこと，が一番大きい問題であろう）．

390

データを確認しないまま，専門でない主治医の説明を鵜呑みにすると大変な誤認を招くことがある．

> 循環器専門医はその前に内科医であるという自覚を持つべきである．

■ case 14 ■

息切れを主訴に救急車で来院した高齢の医師．ラ音あり，心雑音なし．心電図は非特異的ST/T変化あり．当直医に呼ばれてポータブル心エコー図検査を施行したが，どう見ても左心拡大はなく，全く正常．以前の検診では血液検査はすべて正常だったと言われる．腑に落ちなかった．狭心症を疑ったが，その後の胸部 X 線写真撮影，血液検査結果は肺うっ血，腎不全であった．腰痛にて 6 カ月間，消炎鎮痛薬を服用していたことが後に判明した．その後，以前の心電図を入手，ST/T 変化は以前からのものであることを確認した．

> 急性腎不全の肺水腫では心エコー図所見は正常である．

放射線科技師，検査技師がまだ，当直していない昔の経験である．胸部 X 線写真や血液検査を知ってからの心エコー図検査なら誤認は起こらない．

■ case 15 ■

急性大動脈弁閉鎖不全による救急入院例であった．流出路に拡張期に出現する紐状疣腫の振動を認めた．発熱，炎症所見が欠如していたが，読影の依頼を受け，感染性心内膜炎と診断した．手術では二尖弁で大動脈内壁と弁尖を結ぶストランドが断裂した例であった（173 頁図 6-65 参照）．病気を知らなかったための誤認である．

■ case 16 ■

著者の経験した"恥ずかしい"誤認例である．心尖部長軸像で左房内に出没する腫瘤像のコメン

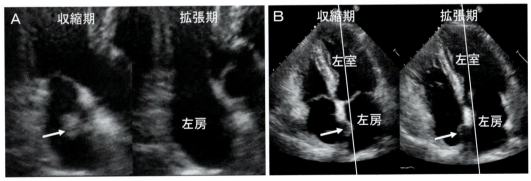

図 14-1．不適切な心尖部長軸像（A）で左房内腫瘤（左矢印）と誤診した心房中隔瘤
　　　　（霞が関診療所　大川眞一郎先生のご厚意による）

心尖部四腔像（B）を見ていれば正しく診断できた症例である．心房中隔瘤の多くは収縮早期に左房内に突出する．

トを求められ（図14-1 A），左房内腫瘍として経食道心エコー図検査を薦めたが，結果的には収縮期に左房側に飛び出す心房中隔瘤だった（図14-1 B）苦い経験がある．検査の初めにビデオ収録されていた心尖部四腔像の心房中隔瘤を観察しなかったためである．

> 一断面でしか観察しない心エコー図診断は重大な誤認を招く．

■ case 17 ■

病態を誤認した例である．"moderate to severe MR，EF 45%，正常冠動脈造影"の診断にて手術適応ありと紹介になった患者．心雑音なし，心房細動あり，症状に乏しく，中等度機能性MRを考え高血圧は意識していなかった．著明な下腿浮腫はニフェジピン服用後から目立ってきたと言われる．試みに数日間中止を指示したが，1カ月の中止で心不全を発症，血圧162/110 mmHgで救急入院となった．降圧薬再開と利尿薬増量で血圧はコントロールされ，手術適応なし，で退院となったが，下肢浮腫は改善していなかった．退院時診断はADHF，moderate MRであった．正確な診断名は#1．hypertensive heart failure with Af and functional moderate MR．#2．原因不明の下腿浮腫，とすべきであった．

最近は機械的な略字が多く，病態を正しく捉えておらず，かつ問題点の記載がない診断名が目立つ．

■文献

1) 羽田勝征. 誤認はなぜ起こるか: 超音波検査における誤認の問題. In: 羽田勝征, 鄭　忠和, 吉田　清, 編. 心エコー図を撮る, 診る. 東京: メジカルビュー; 2002. p.21.
2) Marcos-Alberca P, Ibanez B, Rey M. et al. Cardiac granulocytic sarcoma（Chloroma）: In vivo diagnosis with transesophageal echocardiography. J Am Soc Echocardiogr. 2004; 17: 1000-2.
3) Hada Y, Takahashi T, Takenaka K, et al. Recurrent multiple myxomas. Am Heart J. 1984; 107: 1280-1.

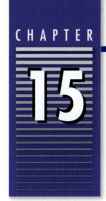

心エコー上達への道

　心エコー図検査の上達を目指すものは患者に学ぶ姿勢が必要である．患者を診ない心エコー図検査は上達しない．心エコー図検査のみですべての心疾患がわかるものでもない．ソノグラファーでも検査時の患者は見ているはずである．最低，息苦しさのある，なしはわかる．

　念のための検査なのか，1時間費やしてでも病態を極めなければならないのか，の判断は大切である．正常であることを確認するためのルチン検査と問題点解決のための再検査では力の入れ方は同じではない．

　著者の経験による上達法は以下の12項目である．

［1］知的好奇心と探求心を欠かさない

　両者は学問の世界だけでなく，診療の場でも不可欠である．

> 臨床研究は数少ない経験で規則性，方向性，統一性，あるいは普遍的事実を誰よりも早く見つけ出そうとする競争でもある．

　一方，診療は病態の多様性，あるいは複雑性を知る行為であり，エビデンスやガイドラインの限界を学ぶ作業でもある．毎日の心エコー図検査や読影は惰性になりやすい．誤認の原因にもなる．1人の患者から何かを学ぶ姿勢を持つべきである．自分の経験に照らして論文を読む習慣は大切である．何事にも貪欲であるべきだ．疑問を持つ行為は大切である．疑問を持つことはアンテナを張り巡らせることになる．ある時記録していて，読影していて，あるいは文献を読んで，学会に出席して，などで，日頃の疑問が解決されたときの喜びは大きい．これが新発見，研究のはじまりとなることがある．

> 一回の検査で何かを学び取る姿勢を忘れてはならない．自分の経験した一患者，一所見がいかなる論文よりも重みを持つことがある．

　二度疑問をもち，三度同じことを経験すれば，新事実の発見に結びつくかもしれない．

［2］ルチン検査で正常像を学ぶ

　初心の医師は異常や所見のある患者にのみ関心を示す．慣れてくると肥満例，呼吸器患者，あるいはスクリーニング患者の検査にはタッチしなくなる．初心者は貪欲であるべきだ．プロは異常例だけでなく，正常者の経験が豊富である．正常所見を数多く知ることが上達の進歩でもある．

> 多くの正常を経験するから異常がわかる.

　発表や論文のための計測とデータ解析は大切であるが，それのみではすぐれた臨床医にはなりえない．経験豊富な医師の発表は聞いていても心地よい．患者を知り，方法論の限界，指標・数値の重みを知っているからである．

[3]　ドプラー検査と計測は最後にする

　目的のわかる依頼とそうでない依頼がある．初心者は決められた手順で検査を進めるべきである．検査のポイントがすでにわかっていると時間配分と効率的検査が可能である．一番見たい箇所，あるいは依頼目的は後回しにするのも一法である．断層法による観察を充分に行う．カラードプラーは断層像である程度方向性をつかんだ後にする．Mモードエコー図はポイントを絞って断層ガイド下に記録する．ドプラー中心の検査では弁動態や壁運動異常，などのチェックがおろそかになりやすい．費やすべき検査時間を考慮しつつ，計測は診断の方向性を見極めてから最後に行うのがよい．

　このあたりはあくまでも原則なので臨機応変に対処する．

[4]　検査中の心電図所見に留意する

　心房細動の有無は必須である．洞調律ではP波の明瞭な記録に努める．検査中は心房，心室期外収縮の発生にも注意し，エコーレポートに記入する．そのとき，症状の有無を確認すればHolter心電図以上の情報を得ることができる．

[5]　求めた数値・計測値の妥当性を考える

　初心者は視認や印象と合わない計測値や指標をそのままレポートしがちである．求めた指標が妥当であるか否かがわかるようになるのがプロである．臨床像と合わない数値でも自信が持てればプロである．指標の限界や測定誤差を学ぶべきである．再計測が大切なときがある．

[6]　グループ内，施設内で討論する

　お互いが所見や疑問について自由に討論できる場は大切である．耳学問は重要な情報源となる．また，誤認があったときのフォローも大切であろう．見落としか，知識不足か，"心そこにあらず"か，不可抗力か，の違いは大きい．他人の指摘に耳を傾ける，あるいは再検査，再読影する，という姿勢が大切である．とくに施設内での計測と評価法は自ずから統一されるべきである．

[7]　自分の判断・診断に対して問題点を残しておく，また，結果を知る

　他科からの依頼の患者であっても，疑問や不確かさがあればその後の診断を知る努力をすべきである．

> 新たな事実があればフィードバックして心エコー図所見の読み方に磨きをかける.

読みっぱなしはいくら症例が多くても勉強にはならない．記録だけでは進歩はしない．深く，積極的に読影して反省する努力も大切である．

> 他人より10倍多い症例を経験することは，1例に費やす時間は1/10になり，読影はおろそかになることでもある．

症例数も大事である．しかし，中身も大切である．心エコー図検査だけの検討は井の中の蛙になりがちである．心臓カテーテル所見があれば対比すべきである．また，X線CTやMRI，RI検査との対比は心エコー図の読みを深め，また，心エコー図検査の限界を知る契機となる．手術，病理所見も大いに参考にすべきである．見落としていたときは以前の記録を見直してみる．すでに存在していることが多い．見落としや誤認は恥ずべきであるが恐れてはならない．

> ヒヤリハットによる反省は心エコー図検査の上達には必須である．

[8] 説得力のある記録に徹する

事実であると自分が理解していても他人が納得できない記録は信頼性に乏しい．いくら数値を出されても，計測の元になった原図が不鮮明であれば，そこから導き出される結論に説得力はない．

とくに症例報告では画像がすべてである．たとえ珍しい症例であっても，記録困難な画像であれば，その症例報告の価値は低下する．

> 1枚の写真から記録者の思いが伝わらなければならない．美的感覚が要求される．

最近は動画中心となり，思いの伝わる静止画像の価値は軽視されつつある．デジタル記録が増えているので以前のような苦労はない．たとえば，大動脈弁狭窄でなくて閉塞性肥大型心筋症だったなら，ピーク流速値の記入だけでなく，SAMやMR，狭窄血のプロフィルを呈示すべきである．誰もすべての動画は見ない．

[9] 講習会，研究会，学会に発表，参加する，そしてまとめる

つねにテーマや目的，関心を持つことは検査や読影に興味がわく．他人の発表を聞いていればその施設だけでなく，自施設のレベルがわかる．自己流，独善を反省するきっかけともなる．初耳というのは決して忘れないし，日頃の疑問が解決されることがある．あるいは新たな疑問が生じてくることもある．発表者の気づかない所見を画面のスミに見つけるのはささやかな楽しみともなる．研究の材料にもなる．"説得力のある記録がいかに大事であるか"がわかってくる．書くことは勉強することであり，知識不足を知り，知識の整理に繋がる行為になる．文献を多く読む契機にもなる．

> 自ら提示・発表するのはよい刺激になる．

［10］ 教科書と文献検索: 他人の経験と EBM を学ぶ

　自分の経験で知ったことが過去に記載があるとがっかりすることがある．知っていれば無駄を省くことにもなるし，エコーの読み方を深めるものである．教科書とエビデンスは不可欠である．経験を裏付けるのにも役立つ．また，自己流＝わが道を行く，ことの戒めとなる．文献を読んで自分の経験と違うことに気づき反省することもあれば，新たな研究にも繋がる．教科書は知識を高めるだけでなく，日頃の疑問を解決する大きな手段である．経験不足を恥じることもあれば経験ある箇所を読んで，著者の経験不足を見つけることもできるし，自信を深めることもできる．しかし，論文だけ読んでも経験の積み重ねがないと，自分の読影や発表には説得力がない．知っていても解釈を誤ることがあるように知識と読影は同じではない．

> 心エコー図検査は学問である．解釈は論理的でなければならない．

　しかし，文献がすべてではない．過去には有用とされていたが，経験と症例の蓄積から見向きもされなくなった指標や所見がある．日頃の注意深い検査と疑問から論文や指標の問題点が浮き彫りにされることがある．

［11］ 心エコー図検査の前に考える

　ルチンエコーとは言え，“とりあえず心エコー”という姿勢は避けるべきである．何を疑い，否定したいのは何か，といった簡潔な依頼がすべてである．保険病名は不可である．多忙な外来で依頼目的を詳細に書く時間はないが，頭で考えるのは数秒である．検査前の診断通りであれば自信が深まるし，思いもよらない結果であれば再診察や再検討して反省すればよい．考えない依頼では心エコー図検査は上達しない．

> 依頼の書き方には依頼医師の臨床能力が表れる．

　弁膜症や心不全で心エコー図検査を依頼して何もなければ恥じるべきである．

［12］ 1拍保存・1拍計測の限界を知る

　どの心拍で計測し，どの画像を残すかは検査者に一任されている．あとで見る医師は数拍の画像を繰り返して判定するので，過大評価，過小評価のリスクを伴う．測定誤差はつねに誤認やヒヤリハットの一因となる．良くなったのか，悪くなったのか，数値のみではわかりにくいことがある．

> 弁を見て心臓を忘れてはならない．心臓を見て患者を忘れてはならない．
> たった1拍にて人の一生を決めてはならない．

　人の体は環境に応じて刻々と変化している．それほど複雑である．デジタル時代に心エコー図検査に従事する者への警鐘である．

索引

あ
亜急性細菌性心内膜炎 213
悪性胸腺腫 377
悪性腫瘍 326, 364, 375, 387
悪性中皮腫 377
悪性リンパ腫 100, 376
圧回復現象 161, 290
圧較差 158, 290
圧半減時間 121, 178

い
医原性心房中隔欠損症 261
異常 Q 波 6
逸脱 111, 128, 138, 172

う
右室 34, 60, 231, 357
右室梗塞 87, 99
右室内狭窄 293
右室二腔症 264, 268
右心機能 60
右房 34

え
エコー輝度 88
エコーフリースペース 27, 326
炎症性大動脈瘤 250
遠心性肥大 105
エントリー 238

お
横隔膜ヘルニア 90, 381
横紋筋腫 373

か
開心術後 330
楽音様雑音 164, 175
拡張型心筋症 133, 300
拡張期奇異性血流 297
拡張期虚脱 331
拡張機能 63, 283
拡張期の僧帽弁逆流 141
拡張障害 70, 235, 332
拡張相肥大型心筋症 300, 307
拡張中期"L"波 67
下行大動脈 30
　　解離 243
下肢の対麻痺 388
仮性腱索 17
仮性心室瘤 100, 388
下大静脈 38
脚気心 73, 360
化膿性心膜炎 333
下壁梗塞 87, 99, 387
カルチノイド症候群 138, 191
川崎病 100
肝静脈 40
冠静脈洞 38, 261
冠静脈洞型心房中隔欠損症 261
肝静脈ドプラー 230, 337
完全左脚ブロック 91, 302
感染性心内膜炎
　　132, 170, 175, 191, 212, 293
感染性動脈瘤 217, 250
冠動脈奇形 100, 274
冠動脈造影 92
冠動脈ドプラー 83
冠動脈の支配領域 12, 86, 95
冠動脈瘤 381
冠動脈瘻 274
乾酪化 378

き
奇異性運動 90, 207, 255
奇異性塞栓 259, 367
機械弁 199
気管支嚢胞 375
偽腔 245
偽腔閉塞型解離 249
器質的三尖弁逆流 188
器質的僧帽弁閉鎖不全 145
偽性肥厚 17, 315
機能性雑音 3, 45, 196
機能性三尖弁逆流 186, 231
機能性僧帽弁閉鎖不全
　　98, 111, 133, 136, 146, 227
機能性弁逆流 231
奇脈 9, 331, 338
逆流性雑音 3, 217
逆流率 143, 178
逆流量 143, 178
求心性リモデリング 105
急性冠症候群 87, 92, 247, 389
急性心筋炎 314
急性腎不全 61, 391
急性心膜炎 93, 326
急性大動脈解離 239, 388
急性大動脈弁閉鎖不全 172, 391
凝固障害 366
胸骨右縁アプローチ 15
胸部 X 線写真 3, 233, 334
胸部大動脈解離, 瘤 242
虚血性心筋症 84, 95
虚血性心疾患 82
虚血のカスケード 93
筋ジストロフィー 312
筋束 17, 276

く
駆出血ドプラー 44
駆出率
　　15, 53, 57, 61, 97, 106, 107, 283

け
経カテーテル大動脈弁留置術,
　　または置換術 167
頸静脈エコー 40, 334
頸静脈怒張 334
頸静脈波曲線 337
経食道エコー 257, 364
頸動脈波曲線 285
経皮的心筋焼灼術 294
経皮的僧帽弁交連裂開術 122, 261
経皮的僧帽弁置換術 148
経皮的僧帽弁輪縫縮術 147

397

経皮的 paravalvular leak 閉鎖術　　169, 201
血液嚢腫　　375
血管腫　　373
血管肉腫　　376
血腫　　100, 362, 368
　　心房筋内—　　369
　　心膜—　　346
結節性硬化症　　373
血栓　　362
　　右心—　　366
　　左室—　　97, 366
　　左房，左心耳—　　208, 226, 362, 364
　　生体弁—　　203
血栓弁　　202
限局性心膜炎　　344
腱索　　18, 190, 289
　　断裂　　131, 132, 213, 217
　　仮性—　　17
減速時間　　41, 64, 235, 283, 343

こ

硬化・変性　　24, 154, 170
高血圧　　104
高血圧性心疾患　　106, 307
膠原病　　314
好酸球性心筋炎　　315
好酸球増多症候群　　316, 364
甲状腺機能亢進症　　73, 316, 360
高心拍出量症候群　　73, 357, 361
拘束型心筋症　　72, 306, 343
後乳頭筋，梗塞　　88, 98
抗リン脂質抗体症候群　　364, 368
交連切開術　　139
交連部の癒合　　118
孤立性拡張不全　　72
コレステロール心膜炎　　332
コントラストエコー法　　259, 304

さ

細菌性骨髄炎　　222
細動　　21, 218, 360
索状構造物　　276
左室・右房短絡　　220, 266
左室狭小化　　357
左室中部閉塞　　165
左室中部閉塞型心筋症　　296

左室内径短縮率　　57
左室肥大　　105
左室容量　　57
左室流出路　　28
左心耳　　31, 227, 362, 364
左心耳瘤　　276
左房　　28, 31, 71, 226
左房・食道瘻　　221
三次元心エコー法　　75
三心房心　　276
三尖弁　　36, 186, 270
三尖弁位人工弁　　206
三尖弁狭窄　　193
三尖弁閉鎖不全（逆流）　　207, 270, 341, 357
　　手術適応　　192
　　外傷性—　　191
　　器質的—　　188
　　機能性—　　186
　　薬剤性—　　190
三尖弁輪縫縮術　　193

し

弛緩　　65
失神　　6
視認　　8, 15
収縮期雑音　　3, 153, 293
収縮機能　　56
収縮性心膜炎　　72, 332
　　手術適応　　344
　　浸出性—　　345
収縮中期半閉鎖　　290, 360
修正大血管転位症　　268
縮流帯，部　　143, 178
腫瘍　　362, 370
腫瘍循環器学　　317
上行大動脈　　29, 240
上行大動脈解離　　246
上行大動脈瘤　　176
静脈血栓塞栓症　　356
静脈洞弁　　36, 364
消耗性心内膜炎　　368, 387
食道癌　　381
徐脈　　235
心アミロイドーシス　　72, 308, 364
心外性腫瘍　　380
心外膜　　27, 326
心外膜下心室瘤　　100

心外膜脂肪　　27, 327
心窩部アプローチ　　15
心機図　　21, 58
心機能　　53, 55, 106, 232
心胸郭比　　3
心筋梗塞　　93, 97, 137
心筋重量　　104
心筋障害後症候群　　329
心筋内出血　　100, 368
人工弁　　199
　　僧帽弁位—　　204
　　大動脈弁位—　　204
心雑音　　2, 212
心サルコイドーシス　　311
心室憩室　　275
心室中隔　　9, 17, 90, 282
心室中隔欠損症　　212, 262
心室中隔穿孔　　99, 387
心室中隔膿瘍・解離　　220
心室中隔扁平化　　358
心室同期不全　　302
心室頻拍　　300
心室瘤　　100, 311
　　仮性—　　100, 205, 388
　　心外膜下—　　100
浸出性収縮性心膜炎　　345
心尖拍動　　21
心尖部　　13
心尖部肥大型心筋症　　298
心尖部瘤　　299, 365
心臓再同期療法　　302
身体所見　　2, 110
心タンポナーデ　　98, 331, 390
心電図　　4
心拍出量　　58
心肥大　　104
心 Fabry 病　　313
深部静脈血栓症　　356
心不全　　53, 97, 107, 222, 233
シンプソン変法　　57
心房解離　　369
心房筋内血腫　　369
心房細動　　31, 72, 110, 118, 134, 164, 191, 225, 227, 305
　　非弁膜症性—　　113, 230, 231, 233
　　発作性—　　66
心房中隔　　34

索引

心房中隔欠損症　90, 253, 342
　　閉鎖術　258
　　医原性—　261
　　冠静脈洞型—　261
心房中隔の脂肪腫様肥大　33, 374
心房中隔瘤　31, 273, 392
心房内・心室内 band　276
心膜液　98, 326
心膜エコー　27, 326, 335, 347
心膜血腫　346
心膜欠損　346
心膜穿刺　332
心膜嚢胞　346, 375
心膜癒着・肥厚　335

す

ステントグラフト留置術　249
ストランド　26, 156, 172, 215, 372
ストレインイメージング　75, 302
ストレインエコー　88
スペックルトラッキング　75
スポーツ心　107

せ

生体弁　199
生体弁血栓症　203
線維腫　373
前下行枝　85
前収縮期開放　195, 338
先天性心疾患　253
前乳頭筋　18, 98
前壁中隔梗塞　99

そ

僧帽弁位人工弁　204
僧帽弁逸脱　20, 111, 128, 138, 257
僧帽弁逸脱症候群　133
僧帽弁奇形　277
僧帽弁狭窄　118
僧帽弁クレフト　141, 277
僧帽弁形成術　140, 201, 295
僧帽弁口面積　140
僧帽弁置換術　91, 199
　　経皮的—　148
僧帽弁の収縮期前方運動
　　23, 283, 285
僧帽弁副組織　276

僧帽弁閉鎖不全（逆流）
　　20, 98, 125, 134,
　　142, 164, 180, 290
　　手術適応　145
　　器質的—　145
　　機能性—　98, 111, 133,
　　136, 146, 227, 229
僧帽弁流入ドプラー
　　41, 64, 283, 336
僧帽弁輪（石灰化）　21, 70, 378
早老症　120
塞栓症　217
組織ドプラー　42, 60, 66, 69, 339

た

大動脈　28
大動脈炎症候群　100
大動脈解離　93, 100, 176,
　　239, 247, 388, 390
　　急性—　388
　　胸部—　242
　　腹部—　248
大動脈騎乗　267
大動脈縮窄　250
大動脈・心房瘻　219
大動脈内プラーク　241
大動脈二尖弁
　　154, 170, 173, 182, 212
大動脈弁　24
大動脈弁位人工弁　204
大動脈弁逸脱　264
大動脈弁狭窄　153
　　重症度評価　157, 165
　　低圧・低流量の—　159
大動脈弁硬化性雑音　2, 24, 44
大動脈弁上狭窄　273
大動脈弁置換術　199
　　術後の弁下狭窄　208
大動脈弁の拡張期細動　175
大動脈弁複合体　170
大動脈弁閉鎖不全（逆流）
　　48, 164, 169, 245, 388
　　急性—　172, 391
大動脈弁輪拡張症　240
大動脈弁輪径　176
大動脈弁輪部膿瘍　248
たこつぼ心筋症　93, 291
短絡　255, 259, 262, 266, 267

ち

緻密化障害　303
中隔穿孔　99
中隔帯　17
重複僧帽弁口　277
陳旧性前壁中隔梗塞　87

て

低圧・低流量の大動脈弁狭窄　159
定量化　115, 177
転移性腫瘍　377

と

洞管移行部　29
東京女子医大心研分類　262, 263
糖原病　314
動静脈瘻　73, 360
動脈管開存症　73, 212, 266
動脈内・静脈内血栓　367
等容拡張期　65, 136
等容収縮期　136
特発性右房拡張症　191
特発性心筋症　281
特発性大動脈弁下狭窄　285
特発性肺動脈拡張症　195
特発性肺動脈性肺高血圧症　354
ドーミング　155
ドパミンアゴニスト　137
ドブタミン負荷　77, 291

な

内頚静脈　39
内膜剥離　246
内膜肥厚　240

に

ニース分類　353
肉腫　376
二次性心筋症　281, 307
乳頭筋　18
乳頭筋梗塞　88, 98, 137
乳頭筋断裂　98, 221, 389
乳頭筋不全　98, 137, 221, 387
乳頭筋付着異常　287
乳頭状線維弾性腫　215, 372

399

ね

粘液腫	371
粘液水腫	332

の

脳血管障害	94
脳塞栓	226
嚢胞	375
ノック音	334

は

バイアビリティ	95
肺癌	377
肺血栓塞栓症	93, 190
肺高血圧	186, 189, 256, 353
肺動脈性—	354
慢性血栓閉塞性—	356
肺静脈隔壁	31
肺静脈血流ドプラー	45, 66, 68
肺静脈閉塞性疾患	357
肺水腫	391
肺性心	354
肺動脈	37
肺動脈血栓塞栓症	355
肺動脈性肺高血圧症	354
肺動脈楔入圧	54
肺動脈分枝狭窄	195
肺動脈弁	37
肺動脈弁狭窄	194, 256, 267
肺動脈弁上狭窄	194
肺動脈弁閉鎖不全（逆流）	
	68, 194, 267
肺毛細血管腫症	357
麦角アルカロイド	138
パラシュート僧帽弁	141, 277
バルーンによる肺動脈拡張術	356

ひ

ピーク流速	
	3, 45, 48, 110, 116, 158, 204
非細菌性血栓性心内膜炎	222, 368
肥大型心筋症	282
拡張相—	300, 307
心尖部—	298
閉塞性—	165, 285
非対称性の中隔肥大	284
左回旋枝	85, 86

左冠動脈肺動脈起始異常	275
左上大静脈遺残	274
左前下行枝	83
非弁膜症性心房細動	
	113, 230, 231, 233
肥満	107
貧血	73
頻脈性不整脈	292
頻脈誘発性心筋症	305

ふ

負荷心エコー図法	76
腹水	90, 334
腹部大動脈解離，瘤	248, 389
腹部大動脈ドプラー	174
不整脈原性右室心筋症	307

へ

閉鎖術	258
閉塞性肥大型心筋症	165, 285
ペースメーカーリード	190
壁運動	10, 85, 90
壁厚	16
壁の菲薄化	88
ヘモクロマトーシス	312
弁下狭窄	17, 208, 294, 295
弁口面積	121, 144
解剖学的—	160
機能的—	121, 160
逆流—	143, 178
弁穿孔	218
弁の透視	206
弁膜症	109, 118, 136, 153, 199
重症度診断 109, 122, 157, 178	
手術の適応	
	117, 124, 166, 181, 192
薬剤性—	137, 191
弁瘤	218
弁輪拡張	135, 228
弁輪径	29, 226
弁輪石灰化	23, 141, 378
弁輪部解離	218
弁輪部仮性瘤	219
弁輪部膿瘍，瘤	209, 218, 219, 220
弁輪縫縮	140, 201

ほ

房室ブロック	43, 311

放射線照射	100, 317, 326, 333
発作性心房細動	66
ポンプ機能	53

ま

膜様部心室中隔瘤	263
末端肥大症	316
慢性血栓閉塞性肺高血圧症	356
慢性心膜炎	332

み

右冠動脈	85, 86, 99
ミトコンドリア心筋症	316

む

ムコ多糖代謝異常症	313
ムチン産生腫瘍	368

や

薬剤性三尖弁閉鎖不全	190
薬剤性心筋障害	317
薬剤性弁膜症	137, 191
痩せ薬	138

ゆ

疣腫	212, 215, 372

よ

四尖弁	172

ら

ライソゾーム病	312
卵円窩	31, 255
卵円孔開存	31, 258, 367
ランブル疣腫	26, 215, 363, 372

り

リウマチ性僧帽弁膜症	118, 128
リウマチ性大動脈弁狭窄	156
リモデリング	96
求心性—	105
流出路狭窄	94, 285, 289, 292
流入血ドプラー	41
良性腫瘍	370

れ

連続の式	159
漏斗胸	91

索引

漏斗部狭窄　　　　　　267, 268

A

AC サイン　　　　　　　　248
accessory mitral valve　　276
acromegaly　　　　　　　316
anechoic crescent sign　　248
annular constrictive pericarditis
　　　　　　　　　　　　344
annular dilatation　　　　135
annuloaortic ectasia（AAE）
　　　　　　　30, 175, 240
annulus paradoxus　　　　339
annulus reversus　　　　　339
anomalous mitral arcade　277
aortic valvar complex　　170
aortic regurgitation（AR）169
aortic stenosis（AS）　　153
apical hypertrophy（APH）298
area-length 法　　　　　　71
arrhythmogenic right ventricular
　dysplasia　　　　　　　307
asymmetric septal hypertrophy
　（ASH）　　　　　　　　282
asynchrony　　　　　　　302
athlete's heart　　　　　　107
atrial failure　　　　　　　309
atrial functional mitral
　regurgitation　　　　　229
atrial septal aneurysm　　273
atrialized right ventricle　270
atrioventricular discordance　269

B

B-B' ステップ　　　　63, 301
balloon pulmonary angioplasty
　（BPA）　　　　　　　　356
ballooning　　　　　　　130
Barlow syndrome　　　　130
Behçet 病　　　　　　100, 250
bending　　　　　　113, 174
Bernoulli 式　　　　　　290
bioprosthetic valve thrombosis
　（PVT）　　　　　　　　203
Bland-White-Garland 症候群
　　　　　　　　　　　　275
blunt chest trauma　　　100
Braunwald　　　　　　　285

bronchogenic cyst　　　　375
Burch　　　　　　　　　137

C

calcified amorphous tumor
　（CAT）　　　　　215, 379
cardiac output（CO）　　58
cardiotoxicity　　　　　　317
Carney complex　　　　　371
caseous calcification　　　378
cavity obliteration　　　　285
Chagas 病　　　　　　　317
Chiari's network　　　36, 364
chronic thromboembolic
　pulmonary hypertension
　（CTEPH）　　　　　　356
Churg-Strauss 症候群　　316
cleft　　　　　　　141, 277
coaptation zone　　　　　18
coarse fluttering　　　　　218
complicated pericarditis　330
constrictive pericarditis（CP）
　　　　　　　　　　　　332
constrictive physiology　　341
Criley　　　　　　　　　130
CRT（cardiac resynchronization
　therapy）　　　　　　302
crypt　　　　　11, 275, 284
CTR　　　　　　　　　　4

D

DeBakey 分類　　　　　243
decerelation time（DT）
　　　　　　65, 283, 306, 343
deep vein thrombosis（DVT）
　　　　　　　　　　　　356
degeneration　　　　112, 154
delamination failure　　　270
detachment　　　　　　199
diastolic collapse　　　　331
diastolic descent rate（DDR）63
diastolic paradoxical flow　297
diastolic stunning　　　　96
DIC　　　　　　　367, 387
dilated cardiomyopathy（DCM）
　　　　　　　　　　　　300
dip　　　　　　　　　　336
dip and plateau　　　　　339

discrete 型大動脈弁下狭窄
　　　　　　　　　165, 272
dissecting hematoma　100, 370
drag 効果　　　　　　　286
Dressler syndrome　　　　329
dry pericarditis　　　　　329
Duchenne and Becker 型　312
Duke の診断基準　　　　213
dynamic auscultation　　163
dynamic obstruction
　　　　　　6, 17, 285, 295
dyssynchrony（asynchrony）
　　　　　　　91, 141, 302

E

e'　　　　　　　　306, 339
E/A 比　　　　283, 306, 339, 343
E/e'　　　　　　　　69, 283
Ebstein 奇形　　　　90, 270
effusive constrictive pericarditis
　　　　　　　　　　　　345
Eisenmenger 症候群 253, 262, 353
ejection fraction　　　　　15
Emery-Dreifuss 型　　　312
endovascular aortic repair
　（EVAR）　　　　　　　249
enhanced ventricular
　interdepedence　　　　332
epicardium　　　　　　　326
EPSS（E point septal separation）
　　　　　　　　　　59, 301
Eustachian valve　　　36, 221

F

Fallot 四徴症　　　　212, 267
fascioscapulohumeral 型　312
fine fluttering　　　　　　218
floppy mitral valve　　　130
Forrester 分類　　　　　55
Framingham study　　　54
Friedreich 徴候　　　　　334
fulminant myocarditis　　314
functional area change（FAC）
　　　　　　　　　　　　60
functional mitral regurgitation
　　　　　　　　　　133, 227

401

G

Gerbode defect	220, 266
glycogen storage disease	314
granular sparkling echo	308

H

handgrip	163
heart failure with preserved EF (HFpEF)	61, 153
heart failure with reduced EF (HFrEF)	53
hemochromatosis	312
high pressure TR	189
hinge point	10, 91
hypertensive heart failure	392
hypertensive hypertrophic cardiomyopathy	295
hypertrophic obstructive cardiomyopathy（HOCM）	285

I

ICD リード	192
idiopathic hypertrophic subaortic stenosis（IHSS）	285
IgG4 関連疾患	250
impending paradoxical embolism	359, 367
inflammatory pseudotumor	378
intimal flap	239, 246
inverted left atrial appendage	380
IPAH	354
ischemic cardiomyopathy（ICM）	95
isovolumic contraction time（ICT）	58
isovolumic relaxation time（IRT）	65

J

Janeway 斑点	213

K

Kirklin 分類	263
Kussmaul 徴候	334

L

Lambl's excrescence	26
late-systolic buckling	129
left anterior descending artery（LAD）	85
left circumflex artery（LCX）	86
Libman-Sacks 心内膜炎	215, 222, 368
limb-girdle 型	312
lipomatous hypertrophy	33, 374
lobster claw	292
Loeffler 心内膜炎	316
low pressure, low flow AS	77, 159
LVH with dynamic obstruction	295

M

M モードエコー法	9, 14, 63, 114, 119, 303, 329, 333
marantic endocarditis	368, 387
Marfan 症候群	175, 240, 244
McConnell's sign	359
mesotherial cyst	375
mid-ventricular obstruction（MVO）	296
MitraClip	147
mitral annular calcification（MAC）	23, 383
mitral ring calcification（MRC）	23
mitral valve prolapse syndrome	133
mitral regurgitation（MR）	125
mitral stenosis（MS）	118
modified Simpson	57
MRI	284, 304, 307, 311, 328, 370
mucopolysaccharidosis（MPS）	313
muscular dystrophy	312
mycotic aneurysm	217, 250
myotonic dystrophy	312

N

no reflow	95
Nohria 分類	55
non-compaction cardiomyopathy（LVNC）	303

nonbacterial thrombotic endocarditis（NBTE）	222, 368, 387
noncompliant RV	341
normal pressure TR	189

O

obesity paradox	107
Osler 結節	213

P

Paget 病	73
parachute 僧房弁	277
paradoxical low flow, low gradient AS	160
paradoxycal embolism	259
paravalvular leak	168, 170, 199
経皮的閉鎖術	201
Parkinson 病	137
patent foramen ovale（PFO）	258
patient-prosthesis mismatch（PPM）	206
PCH	357
peak dP/dt	59
penetrating atherosclerotic ulcer（PAU）	249
percutaneous transseptal mitral commissurotomy（PTMC）	122, 139, 261
percutaneous transseptal myocardial ablation（PTSMA）	294
pericardial pad	327
pericardium	326
PISA（proxymal isovelocity surface area）法	144, 180
plastering	270
platypnea-orthodeoxia syndrome	261
postinflammatory change	131
pressure half time（PHT）	121
pressure recovery	161, 290
prosthetic valve endocarditis（PVE）	209
prolapse	112, 128
pulmonary tumor thrombotic microangiopathy（PTMA）	357

402

索引

PVOD 357

R

raphe 155
rapid relaxation 334
remodeling 96, 105
restrictive cardiomyopathy
（RCM） 306
right coronary artery（RCA） 86
Rytand's syndrome 383

S

S 字状中隔 17, 165, 282, 294
SAM（systolic anterior motion
of the mitral valve）
23, 140, 283, 285, 298
septal band 17
septal bounce 9, 336, 339
sigmoid septum 17, 294
Simpson 変法 71
sino-tubular junction 29, 240
SLE 368
Soto 分類 263
spike and dome 285
splinter 出血 213
squatting 163
Stanford 分類 243
STJ（sino-tubular junction） 240
stuck valve 202, 204

subacute bacterial endocarditis
（SBE） 213
subacute constrictive pericarditis
345
syndrome myxoma 371
systolic time intervals（STI） 58

T

tachycardia-induced
cardiomyopathy 233, 305
TAPSE（tricuspid annular plane
systolic excursion） 60
Tau 68
Tei index 60, 73
Teichholz 法 57
tenting area 138
tenting distance 138
tethering（MR） 133, 135, 146,
186, 189, 191, 230, 300
tissue Doppler imaging（TDI）
42, 69
transannular patch 267
transcatheter aortic valve
implantation or replacement
（TAVI or TAVR） 167
Trousseau syndrome 357
tumor plop 371
Turner 症候群 245

U

ULP（ulcer-like projection） 249
unroofed coronary sinus 261, 274

V

Valsalva 洞 238
Valsalva 洞径 29, 240
Valsalva 洞瘤，破裂 241
Valsalva 負荷 298
valve strand 26
vegetation 212, 215
vena contracta（VC） 143
venous thromboembolism（VTE）
356
ventriculoarterial discordance
269
Venturi 効果 286
viability 95

W

Waffle procedure 345
Werner 症候群 120
Wilkins 123
Williams 症候群 273

X

X 線 CT 327, 328, 370, 380

403

著者略歴

羽田勝征 　はだ よしゆき

1972	東京大学医学部卒業
1972	東大医学部附属病院内科にて研修
1974	三井記念病院外勤
1975	東大医学部附属病院第二内科非常勤医
1978	アメリカノースカロライナ大学循環器科
1980	東大医学部附属病院第二内科助手
1987	中央鉄道病院（現 JR 東京総合病院）循環器内科部長
1990	東大医学部附属病院非常勤講師
1995	JR 東京総合病院副院長
2004	榊原記念クリニック
	埼玉医科大学総合医療センター心臓内科客員教授

日本超音波医学会功労会員，日本心臓病学会功労会員，
日本心エコー図学会名誉会員

新・心エコーの読み方，考え方　　Ⓒ

発　行	2009 年 3 月 25 日　1 版 1 刷
	2012 年 3 月 15 日　2 版 1 刷
	2015 年 4 月 25 日　3 版 1 刷
	2018 年 8 月 25 日　4 版 1 刷

著　者　　羽　田　勝　征

発行者　　株式会社　中外医学社
　　　　　代表取締役　青　木　滋

〒162-0805 東京都新宿区矢来町62
電　話　（03）3268—2701（代）
振替口座　00190-1-98814番

印刷・製本/三報社印刷㈱　　　　　　　　　〈MS・HU〉
ISBN978-4-498-03789-2　　　　　　　　Printed in Japan

JCOPY　＜(社)出版者著作権管理機構 委託出版物＞

本書の無断複写は著作権法上での例外を除き禁じられています．
複写される場合は，そのつど事前に，（社)出版者著作権管理機構
（電話 03-3513-6969，FAX 03-3513-6979，e-mail: info@jcopy.
or.jp）の許諾を得てください．